Rehabilitation und Prävention 46

Springer

Berlin
Heidelberg
New York
Barcelona
Hongkong
London
Mailand
Paris
Singapur
Tokio

Günther Bringezu Otto Schreiner

Lehrbuch der Entstauungstherapie 1

Grundlagen, Beschreibung und Bewertung der Verfahren

Mit Beiträgen von
Tjado Galic, Hans Seidl und Anne Tuchtfeldt

Mit einem Geleitwort von H. Weissleder

Mit 271 zum Teil farbigen Abbildungen und 17 Tabellen

Springer

Günther Bringezu
Masseur/med. Bademeister
Ltd. Fachlehrer und Bereichsleiter
Akademie Damp
Lehrinstitut für Physikalische Therapie und Sportmedizin
24349 Damp

Otto Schreiner
Physiotherapeut
Fachlehrer für Manuelle Lymphdrainage/
Komplexe Physikalische Entstauungstherapie
Akademie Damp
Lehrinstitut für Physikalische Therapie und Sportmedizin
24349 Damp

ISSN 0172-6412
ISBN 3-540-64985-9 Springer-Verlag Berlin Heidelberg New York

Die Deutsche Bibliothek – CIP-Einheitsaufnahme
Bringezu, Günther:
Lehrbuch der Entstauungstherapie 1 / Günther Bringezu; Otto Schreiner. – Berlin; Heidelberg; New York; Barcelona; Hongkong; London; Mailand; Paris; Singapur; Tokio: Springer
1. Grundlagen, Beschreibung und Bewertung der Verfahren. – 2001
(Rehabilitation und Prävention; Bd. 46)
ISBN 3-540-64985-9

Springer-Verlag Berlin Heidelberg New York
ein Unternehmen der BertelsmannSpringer Science+Business Media GmbH

Printed in Italy

Zeichnungen: Adrian Cornford, MEDICAL ART, Reinheim
Umschlaggestaltung: Künkel + Lopka Werbeagentur GmbH, Heidelberg
Satz: K+V Fotosatz GmbH, Beerfelden

Gedruckt auf säurefreiem Papier SPIN: 10674518 22/3130/is – 5 4 3 2 1 0

Im Andenken
an unseren langjährigen Lehrmeister

Professor Dr. med. Hannes Schoberth († 31.07.1996)

Geleitwort

Im Zusammenhang mit lympho- und phlebostatischen Extremitätenödemen beinhaltet eine Entstauungstherapie den kombinierten Einsatz verschiedener physikalischer Maßnahmen.

Eine wesentliche Komponente der physikalischen Entstauungsbehandlung ist die „Manuelle Lymphdrainage". Diese durch Dr. Vodder bereits 1936 praktizierte Massageform hat lange Zeit ein Schattendasein geführt, bis ihre Wirkungsweise und Wirksamkeit wissenschaftlich fundiert nachgewiesen wurde. Durch spezielle Massagegriffe wird sowohl eine Erhöhung der Transportkapazität des Lymphgefäßsystems als auch eine Verschiebung interstitieller Flüssigkeit von der Peripherie in zentrale Stromgebiete erreicht. Beides zusammen führt mit der unverzichtbaren Kompressionsbandagierung zu einer Ödemverminderung.

Optimale Behandlungsergebnisse lassen sich jedoch nur dann erzielen, wenn die „Manuelle Lymphdrainage" und die anschließende Kompressionsbehandlung von qualifizierten Therapeuten durchgeführt wird. Die Ausbildung dieser Personengruppe einschließlich der Lymphdrainagetherapeuten wird in Deutschland durch staatliche Richtlinien bestimmt. Dadurch läßt sich zwar ein momentaner, aber kein kontinuierlicher und gleichbleibend hoher Qualitätsstandard erreichen. Der wichtigste Schritt in diese Richtung ist die regelmäßige, durch Zertifikat bestätigte Fortbildung.

Neben der persönlichen Fortbildung durch qualifiziertes Lehrpersonal sind eine kontinuierliche Anwendung dieser Behandlungsform und ein ständiger intra- und interdisziplinärer Erfahrungsaustausch weitere Voraussetzungen für einen gleichbleibenden, den aktuellen Bedürfnissen angepaßten Qualitätsstandard. Nur die Sicherstellung eines hohen Wissensstandards, verbunden mit ausreichenden praktischen Erfahrungen, bietet Gewähr für eine umfassende Patientenbetreuung.

In diesem Zusammenhang ist es sehr zu begrüßen, daß sich Günther Bringezu und Otto Schreiner entschlossen haben, ihre langjährigen und umfassenden Erfahrungen auf dem gesamten

Gebiet der physikalischen Entstauungsbehandlung zu publizieren und somit einem großen Leserkreis zugänglich zu machen. Die Autoren beschränken sich dabei nicht nur auf die Therapie der chronischen lympho- und phlebostatischen Extremitätenödeme. Es werden auch Konzepte für die Behandlung akuter posttraumatischer Weichteilschwellungen und von Ödemen im Zusammenhang mit Erkrankungen aus dem rheumatischen Formenkreis vorgestellt.

Bei sorgfältiger Indikationsstellung und Berücksichtigung der Kontraindikationen ist die Manuelle Lymphdrainage unverzichtbarer Bestandteil einer qualifizierten physikalischen Entstauungsbehandlung. Das für die Praxis geschriebene Buch ist in erster Linie als Lehrbuch und Nachschlagewerk für die in der physikalischen Entstauungsbehandlung tätigen Berufsgruppen gedacht. Es soll dazu beitragen, daß die vielfach bewährte Behandlungsmethode nicht durch eine kritiklose Anwendung in Mißkredit gebracht wird.

Freiburg, Januar 2000 H. Weissleder

Vorbemerkungen zum Konzept des Buchs

Eine Sparflamme mag vor dem Erfrieren schützen,
aber so richtig wärmen kann sie einen nicht.

Christine Nöstlinger

Die Entstauungstherapie wird in der Massage und in der Physiotherapie bislang eher stiefmütterlich behandelt – eine Tatsache, die für Nichtangehörige dieser Berufszweige sicher erstaunlich klingt.

Wir, die Autoren und Herausgeber des Buchs, wissen, wovon wir sprechen. Wir sind seit mehr als 20 Jahren in diesem Bereich tätig und haben durch unsere Aus- und Weiterbildungen alle Veränderungen miterlebt. Ende der 70er/Anfang der 80er Jahre haben wir die Manuelle Lymphdrainage bei ihren „Urvätern" erlernt – zuerst nach der „Vodder-Methode" und danach bei Herrn Dr. Asdonk persönlich. Daher kennen wir auch diese Paradedisziplin der Entstauung seit einer Zeit, als noch „Pionierarbeit" zu leisten war. Der Manuellen Lymphdrainage ist es zu verdanken, daß der Entstauungsgedanke immer mehr in den Vordergrund physiotherapeutischen Denkens rückte. Deshalb nimmt diese Therapieform im Buch besonders viel Raum ein.

Wir mußten mit diesem Werk eine Art Spagat vollführen, da wir selbstverständlich *alle* physiotherapeutischen Methoden darstellen wollten, die sich zur Behandlung von Stauungen eignen. Die Manuelle Lymphdrainage stellt dabei eine Sonderform dar, da sie nicht zur Grundausbildung gehört, sondern in Deutschland als sog. „Zertifikatsposition" weiterbildungspflichtig ist, d.h. nur in besonderen Lehrgängen nach der eigentlichen Ausbildung erlernt werden kann. Solche Lehrgänge führen wir als anerkannte Fachlehrer seit Anfang der 80er Jahre regelmäßig durch.

Die *Manuelle Lymphdrainage* wird daher in ihrer gesamten Bandbreite dargestellt. Berücksichtigt werden auch Aspekte, die nicht direkt mit der Beseitigung von Schwellungen zu tun haben, so z.B. die schmerzlindernde und die beruhigende Wirkung, die besonders in der Kopfschmerzbehandlung genutzt wird (siehe Kapitel 8).

Einen weiteren Schwerpunkt bildet die *Kompressionstherapie.* Auch diese Therapieform ist unserer Ansicht nach in der Massage- und Physiotherapieausbildung noch nicht angemessen vertreten.

Die übrigen entstauungsfördernden Maßnahmen werden jeweils nur in dem Ausmaß beleuchtet, wie es zur Klarstellung ihrer Rolle bei der Ödembehandlung nötig war. Die *Muskel- und Gelenkpumpmechanismen* (nicht zu vergessen die sog. „Hautpumpe“) und die rückflußfördernden Mechanismen der *Atmung* beispielsweise sind quasi „gewünschte Nebenwirkung“ des üblichen bewegungstherapeutischen Vorgehens. Trotzdem werden gerade diese Aspekte im allgemeinen unterschätzt bzw. nicht in ausreichendem Maße zielgerichtet eingesetzt. So wird z. B. bislang nirgends erwähnt, daß die Komplexbewegungen, die auf Kabat zurückgehen und heute allgemein als Propriozeptive Neuromuskuläre Fazilitation (PNF) bekannt sind, den Muskel-, Gelenk- und Hautpumpeffekt optimal fördern!

Jeder Angehörige eines physiotherapeutischen Berufs hat gelernt, daß *Elektrotherapie* resorptionsfördernd wirken kann – wie, wann und warum dies der Fall ist, bleibt jedoch meist unklar. Daher haben wir diesem Thema ein eigenes Kapitel gewidmet.

Zudem war es uns wichtig, allgemein übliche Maßnahmen wie die *Hochlagerung* im Kontext der Entstauungstherapie „ins rechte Licht“ zu rücken: Wir stellen klar, bei welchen Schwellungen Lagerung einen prophylaktischen Charakter und wann sie einen therapeutischen, also schwellungsmindernden Effekt hat.

Ein weiterer wichtiger Aspekt im Zusammenhang mit Schwellungen ist die *Kühlung*, deren Rolle derzeit noch nicht vollständig geklärt ist. Wir geben den aktuellen Stand der Forschung zur Wirkung der Kühlung wieder und bewerten die Aussagen. Ein besonderer Dank gilt in diesem Zusammenhang Tjado Galic. Er hat uns davon überzeugt, daß ein Entstauungsbuch selbstverständlich auch die *hydrotherapeutischen Aspekte* bei kardiopulmonalen Stauungen berücksichtigen muß. Daß er sich darüber hinaus noch bereit erklärte, den Abschnitt selbst zu schreiben, ist nur mit der jahrelangen Freundschaft zu erklären, die uns verbindet. Tjado Galic ist außerdem der Initiator und Künstler der *Trans-Paint-Darstellungen* in Kapitel 1 und 2. Er hatte den Ehrgeiz, das Lymphgefäßsystem auf dem lebenden Körper möglichst realistisch und plastisch darzustellen. Das Ergebnis sind unendlich aufwendige, sehr gelungene Anatomiedarstellungen.

Einen weiteren wichtigen Abschnitt bilden die Ausführungen von Herrn Dr. med. Hermann Ewald, Oberarzt aus Kiel, zur *Strahlentherapie* und zur *Palliativmedizin*. Wir sind besonders glücklich darüber, daß diese beiden schwierigen Themen so umfassend, gut verständlich und vor allem unter besonderer Berücksichtigung der physiotherapeutischen Belange dargestellt werden.

Die Arbeit am Manuskript hat sich über mehr als 2 1/2 Jahre erstreckt – viel länger, als ursprünglich vorgesehen war! Dafür gibt es zahlreiche Gründe. Wir mußten Recherchen und Schreibarbeit parallel zu unserer zeitintensiven Tätigkeit als Lehrkräfte an einer Akademie für berufliche Weiterbildung bewältigen. Gleichzeitig war einer der Autoren mit der Erarbeitung eines weiteren Manuskripts zum Thema Elektrotherapie beschäftigt (Galic T, Schreiner O [2001] Elektrotherapie – systematisch angewandt. Springer, Berlin Heidelberg New York Tokyo. Rehabilitation und Prävention, Bd. 54). Dies hat die Arbeit gleichzeitig befruchtet und verzögert.

Ohne die Mithilfe der neun Koautoren hätten wir dieses komplexe Thema sicherlich niemals in diesem Maße aufarbeiten und herausbringen können – an dieser Stelle deshalb nochmals unseren aufrichtigen Dank an alle für ihr Engagement.

In diesem Zusammenhang möchten wir auch den vielen Fotomodellen wie z. B. Mira, Natascha, Trevor, Britta, Elke, Rolf, Biggi und anderen mehr danken, die manchmal stundenlang Geduld hatten und sich „zur Verfügung" stellten. Gleichfalls danken wir all den Patientinnen und Patienten, die es uns erlaubt haben, sie zu fotografieren.

Dank gebührt auch Herrn Prof. Dr. med. Hahn von Dorsche, Anatom aus Stralsund, der uns durch engagierte und selbstlose Recherchen zum Thema „Einflüsse der Skelettmuskulatur auf das Venensystem der oberen Extremitäten" sehr geholfen hat.

Weiterhin möchten wir Marga Botsch, Leiterin des Fachlektorats Rehabilitation beim Springer-Verlag, und unserer Hauptlektorin Stephanie Kaiser-Dauer danken, die wir in nahezu regelmäßigen Abständen vertrösten mußten und die trotz des ständig wachsenden Manuskriptumfanges geduldig blieben und uns alle Hilfe zuteil werden ließen, die wir so dringend brauchten.

Zu danken haben wir in ganz besonderem Maße unseren Familien, deren bewundernswerte Geduld vor allem gegen Ende der Schreibarbeiten auf eine harte Probe gestellt wurde.

Wir hoffen, daß wir mit diesem Buch dem Themenkomplex „Entstauungstherapie mit physiotherapeutischen Mitteln" den Stellenwert in der Physikalischen Therapie verschaffen können, der ihm zusteht.

Damp, Lindau/Schlei, Januar 2000

Günther Bringezu
Otto Schreiner

In den Kapiteln 1 und 2 werden erstmals „Trans-Paint"-Darstellungen des Lymphgefäßsystemes verwendet. Es handelt sich dabei um ein spezielles Darstellungsverfahren, das die menschliche Anatomie besonders wirklichkeitsnah wiedergibt. Der Begriff „Trans-Paint" ist rechtlich geschützt, über die Rechte verfügen Tjado Galic und Otto Schreiner. Die Wiedergabe und Verwendung von Trans-Paint-Abbildungen ist ohne ausdrückliche Erlaubnis unzulässig. Zuwiderhandlungen unterliegen den Strafbestimmungen des Warennamenschutzgesetzes. Nähere Informationen zu Trans-Paint gibt Tjado Galic, Bödekerstr. 102, 30161 Hannover (E-Mail: T.Galic@t-online.de, außerdem unter www.transpaint.de).

Um den Lesefluß nicht zu stören, wurde im Fließtext meist nur die männliche Form von Berufs- und Personenbezeichnungen verwendet, also statt „Therapeutin/Therapeut" nur „Therapeut", statt „Ärztin/Arzt" nur „Arzt" etc. Selbstverständlich ist immer auch die weibliche Form gemeint.

Band 1: Inhalt

Band 2: Inhalt

Beitragsautorinnen und -autoren

GÜNTHER BRINGEZU
Masseur/med. Bademeister
Ltd. Fachlehrer und Bereichsleiter
Akademie Damp
Lehrinstitut für Physikalische Therapie und Sportmedizin
24349 Damp

DR. MED. HERMANN EWALD
Oberarzt der Klinik für Strahlentherapie (Radioonkologie)
der Christian-Albrechts-Universität Kiel
(Direktor: Prof. Dr. med. Dr. rer. nat. B. Kimming)
Arnold-Heller-Straße 9
24105 Kiel

TJADO GALIC
Heilpraktiker/Klassische Homöopathie
Masseur/med. Bademeister
Bödekerstraße 102
30161 Hannover

DR. MED. GERNOD HEUSINGER VON WALDEGG
Klinik für Frührehabilitation und Geriartrie
Westküstenklinik Heide
Esmarchstraße 50
25746 Heide

BARBARA SCHREINER
Physiotherapeutin
Institut für Physiotherapie im Margarethen-Zentrum
Konsul-Lorentzen-Straße 3a
24376 Kappeln

Otto Schreiner
Physiotherapeut
Fachlehrer für Manuelle Lymphdrainage/
Komplexe Physikalische Entstauungstherapie
Akademie Damp
Lehrinstitut für Physikalische Therapie und Sportmedizin
24349 Damp

Hans Seidl
Masseur/med. Bademeister
Bierwinkl 4
93499 Zandt

Paul Streibl
Masseur/med. Bademeister
Fachlehrer für Manuelle Lymphdrainage/
Komplexe Physikalische Entstauungstherapie
Akademie Damp,
Lehrinstitut für Physikalische Therapie und Sportmedizin
24349 Damp

Dr. med. Harald Trettin
Arzt für Neurologie und Psychiatrie
Chefarzt MEDIAN-Klinik Grünheide
An der REHA-Klinik 1
15537 Grünheide

Anne Tuchtfeldt
Produktmanagerin medi Bayreuth
Chr.-R.-v.-Langheinrich-Straße 24
95448 Bayreuth

Dr. med. Bernhard Wiedenhofer
Dermatologe, Arzt für Allergologie
und Naturheilverfahren
Plessenstraße 13 (Haus am ZOB)
24837 Schleswig

Kapitel 1

Allgemeine theoretische Grundlagen

G. Bringezu · T. Galic · O. Schreiner

1.1 Blutkreislauf, Interstitium und Lymphgefäßsystem

O. Schreiner

1.1.1 Einleitung: Salz-Wasser-Haushalt

Der menschliche Körper besteht zum größten Teil aus Wasser. Beim Erwachsenen macht es etwa 66%, beim Neugeborenen sogar 75% des Körpergewichtes aus. **Abb. 1.1** zeigt, wie sich das Wasser unter physiologischen Bedingungen in den einzelnen Flüssigkeitsräumen verteilt.

Die Aufnahme der täglich notwendigen Wassermenge von ca. 2,5 l erfolgt zum größten Teil über die feste und flüssige Nahrung; lediglich ca. 300 ml Wasser entstehen durch oxidativen Abbau von Kohlenhydraten, Fett und Eiweiß. Die gleiche Wassermenge wird wieder abgegeben, und zwar v.a. über die Nieren (ca. 1,4 l Urin/Tag), die Lungen und die Haut (knapp 1 l/Tag) sowie über den Stuhl (lediglich 100 ml).

Der Wasser- und damit auch der Salzhaushalt unterliegen weitreichenden, überwiegend hormonellen Steuermechanismen, die die Filtervorgänge in der Niere beeinflussen. Tritt beispielsweise ein *Wasser- und Elektrolytverlust* (z.B. durch vermehrtes Schwitzen) ein, erkennen Osmo-Rezeptoren, die hauptsächlich im Hypothalamus angesiedelt sind, das gestörte Verhältnis zwischen Salz und Wasser im Blutplasma. In diesem Fall wird über das ADH hormonell eine verminderte Wasserausscheidung der Niere bewirkt. Gleichzeitig wird über Angiotensin II ein Durstgefühl (im Hypothalamus) ausgelöst. Angiotensin II bewirkt aber auch eine verminderte

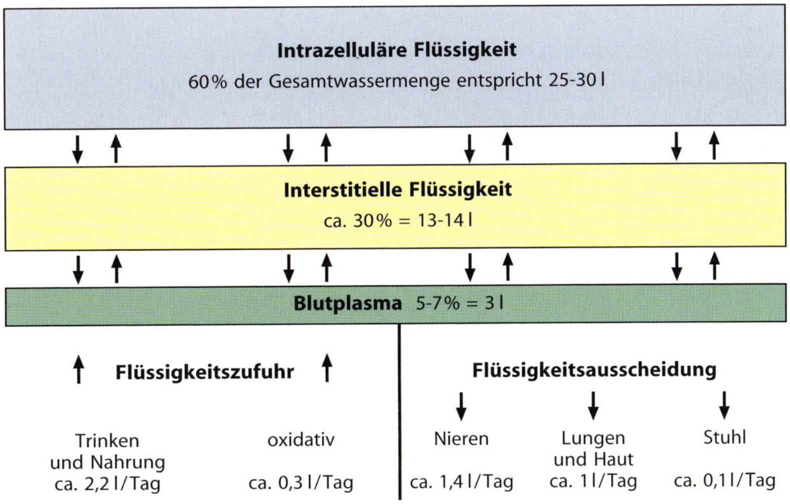

Abb. 1.1. Flüssigkeitsverteilung auf die einzelnen Flüssigkeitsräume sowie Zufuhr- und Ausscheidungsmenge

Wasserausscheidung und stimuliert zusätzlich das Nebennierenrindenhormon Aldosteron, das einen entsprechenden Effekt auf die Niere, aber auch auf den Darm und die Speichel- und Schweißdrüsen ausübt. Aldosteron ist wiederum gemeinsam mit dem Renin, das seinerseits für die Bildung von Angiotensin II verantwortlich ist, im Renin-Angiotensin-Aldosteron-System (RAAS) eingebunden.

„ADH" steht für „*anti*di*uretisches* *H*ormon", auch Adiuretin oder Vasopressin genannt. Es wird im Hypothalamus gebildet und im Hypophysenhinterlappen gespeichert. ADH wirkt insbesondere an den Sammelrohren der Niere und führt v.a. zu Wasserretention, Permeabilitätssteigerung in den distalen Tubuli und Sammelrohren sowie zu verstärkter Harnkonzentrierung. Zudem wirkt es vasokonstriktorisch.

Angiotensin II wird in der Leber aus Angiotensin I gebildet. Es wirkt v.a. vasokonstriktorisch und führt dadurch zu einer verminderten Nierendurchblutung, wodurch die glomeruläre Filtrationsrate gesenkt wird.

Renin wird direkt im glomerulären Apparat gebildet.

Eine erhöhte Flüssigkeitszufuhr mit der Folge eines zeitweiligen *Wasserüberschusses* dagegen führt zur vermehrten renalen Wasserausscheidung. Anderenfalls würde sich das Plasmavolumen vergrößern und einen erhöhten Blutdruck in den Gefäßen verursachen. An diesen Vorgängen sind neben den Mechanismen des RAAS auch Volumenrezeptoren in den Vorhöfen des Herzens, das dort freigesetzte Hormon ANP (*a*rtriales *n*atriuretisches *P*eptid) und Volumenrezeptoren in den Lungenvenen beteiligt, die das Blutvolumen kontrollieren. Dies erklärt beispielsweise das Phänomen der sog. Nykturie bei Patienten mit schwergradiger Rechtsherzinsuffizienz. Hier staut sich bei vorwiegend aufrechter Körperhaltung tagsüber im Interstitium Wasser, das nachts in horizontaler Körperlage erleichtert in die Blutkapillaren reabsorbiert wird, dadurch das Plasmavolumen vermehrt und deswegen ausgeschieden werden muß.

An der Regelung dieser osmotischen Balance sind zudem das Schilddrüsenhormon Calcitonin, das an der Niere die Elektrolytausscheidung (v.a. von Phosphat-, Calcium-, Natrium-, Kalium- und Magnesiumionen) steigert, das Kortisol aus der Nebennierenrinde, das die renale Wasserausscheidung herabsetzt und gleichzeitig auch die Natriumausscheidung hemmt, und die Östrogene, die ebenfalls zur Wasser- und Salzzurückhaltung (Retention) führen, beteiligt.

Die Balance wird letztlich angestrebt, um das innere Milieu der einzelnen Zelle konstant zu halten, die ja alle wichtigen Substanzen aus der interstitiellen Flüssigkeit aufnimmt und wiederum Substanzen in sie abgibt. Damit sich dieses Milieu nicht in kürzester Zeit erschöpft (quasi „umkippt"), bedarf es einer ständigen Erneuerung. Dies geschieht über den Austausch durch das Plasma, das über die arteriellen Blutgefäße antransportiert wird, sowie über den Rücktransport über das venöse Plasma und über die Lymphgefäße.

Bereits in den 70er und auch 80er Jahren stellten u.a. Castenholz, Földi, Hauck und Tischendorf endgültig klar, daß Blutkreislauf und Lymphgefäßsystem bei höher entwickelten Wirbeltieren und natürlich auch beim Menschen funktionell eine untrennbare Einheit bilden. Gerade in der Kreislaufperipherie, d.h. im Bereich der terminalen Blutgefäße und der initialen Lymphgefäße, wird diese funktionelle Einheit deutlich. Dennoch wurde zur Erklärung der Austauschvorgänge an den terminalen Blutgefäßen und der interstitiellen Flüssigkeitsbalance noch sehr lange ausschließlich das Modell von Starling verwendet, das bereits zu Beginn des 20. Jahrhunderts entwickelt wurde. Dieses Modell berücksichtigt die Lymphgefäße nur am Rande bzw. billigt ihnen höchstens eine untergeordnete „Bedarfs-Rolle" zu.

Heute weiß man, daß das Funktionieren der interstitiellen Flüssigkeitsbalance maßgeblich von der ungehinderten Funktion der Lymphgefäße abhängt. Castenholz (1998) prägte daher für die Funktionseinheit terminale Blutbahn und initiale Lymphgefäße den Begriff „Blut-Lymph-Schranke".

Ebenso hat sich das Bild der „Einheits-Blutkapillare“ grundlegend verändert. So stellte u.a. Hammersen (zit. in Tischendorf 1991) ebenfalls in den 70er Jahren fest, daß das Gefäßbett jeweils von den lokalen Erfordernissen geprägt ist. Mit anderen Worten: Die jeweils organspezifischen Gegebenheiten stellen Stoffwechselanforderungen, die entsprechende Kapillartypen erforderlich machen. Auch die Durchlässigkeit der Blutkapillarwandung zum Interstitium hin wird von diesen gewebstypischen Stoffwechselanforderungen geprägt und ist keineswegs „einheitlich“.

In den folgenden Ausführungen wird zum besseren Verständnis und aus Gründen der Übersichtlichkeit allerdings ebenfalls vereinfacht und z.T. stark schematisiert. Dies ist dem Ziel der Ausführungen auch durchaus angemessen: Zur Erläuterung der Ödempathophysiologie und v.a. der Behandlungsmöglicheiten mit physiotherapeutischen Mitteln ist es nicht nötig, das „verwirrend vielgestaltige Bild der Kreislaufperipherie“ (Tischendorf 1991) in allen Einzelheiten darzulegen.

Die einzelnen Stoffaustauschvorgänge am Übergang der terminalen Blutbahn zum Interstitium und die Aufnahme in die initialen Lymphgefäße werden einzeln, quasi unabhängig voneinander dargestellt, obwohl sie natürlich alle ständig gleichzeitig, und sich dadurch auch gegenseitig beeinflussend, stattfinden. Auch dies soll dem besseren Verständnis dienen.

1.1.2 Das Blut – Zusammensetzung und Aufgaben

■ DEFINITION. *Blut* ist ein spezielles Gewebe bzw. ein „flüssiges Organ“, das im Röhrensystem des Blutgefäßsystemes bewegt wird. Die Blutmenge des Menschen beträgt ca. 5–6 l und macht damit durchschnittlich 8% des Körpergewichtes aus (sog. Normovolämie).

Das Blut besteht aus
- Blutkörperchen und
- Blutplasma.

(**Abb. 1.2**)

BLUTKÖRPERCHEN. Die Blutkörperchen bilden den korpuskulären (lat. corpus = Körper), d.h. den zellulären Anteil. Der prozentuale Bestandteil aller Blutkörperchen bezogen auf das Blutgesamtvolumen wird „Hämatokrit“ genannt. Er ist beim Mann größer als bei der Frau und beträgt durchschnittlich 42%.

Die Blutkörperchen lassen sich unterteilen in
- Erythrozyten (rote Blutkörperchen, Anteil: 99%,
- Leukozyten (weiße Blutkörperchen, Abwehrzellen) und
- Thrombozyten (Blutplättchen).

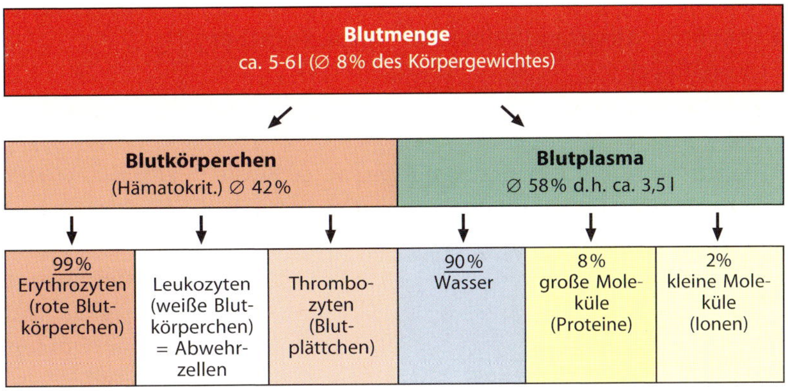

Abb. 1.2. Feste und flüssige Bestandteile des Blutes

Die *Erythrozyten* transportieren O_2 und CO_2.

Die *Leukozyten* lassen sich weiter unterteilen in

- Granulozyten (ca. 67%),
- Lymphozyten (ca. 27%) und
- Monozyten (ca. 6%).

Die Granulozyten sind unspezifische Abwehrzellen, die Lymphozyten spezifische Abwehrzellen und die Monozyten unspezifische große Freßzellen (d.h. Makrophagen).

Die *Thrombozyten* sind an der Blutgerinnung beteiligt.

Blutplasma. Das Blutplasma bildet den flüssigen Anteil und macht 58% der Blutmenge (ca. 3,5 l) aus. Blutplasma ohne die Gerinnungsfaktoren heißt Serum. Wenn also Blut in einem Röhrchen gerinnt, bleibt das Serum als flüssiger Überstand.

Das Blutplasma besteht aus

- Wasser (90%),
- großen Molekülen, d.h. Proteinen (8%, 70–80 g/l, insgesamt 200 g) und
- kleinen Molekülen, d.h. Ionen (2%).

Das *Plasmawasser* steht mit ca. 3,5 l einer ca. 10–12 l umfassenden interstitiellen Flüssigkeitsmenge und einer ca. 30–35 l umfassenden intrazellulären Flüssigkeitsmenge gegenüber.

Die *großen Moleküle* sind ein Gemisch aus ca. 100 verschiedenen Proteinen, die sich unterteilen lassen in

- ca. 60% Albumine (einfacher wasserlöslicher Eiweißkörper),
- fast 40% α-, β- und γ-Globuline (lat. globulus = Kügelchen) und
- Fibrinogen, ein Gerinnungsfaktor; u. a. Eiweiße z.B. des Komplementsystems (lat. complementum = Ergänzung; weiteres System der Infektabwehr).

Die *kleinen Moleküle* lassen sich unterteilen in

- Ionen (Elektrolyte), auch Blutsalze genannt, und
- Nichtelektrolyte (z.B. Glukose, Enzyme, Hormone, Blutfette, Aminosäuren, Harnstoff).

Bei den Ionen unterscheidet man zwischen

- Kationen und
- Anionen.

Die Aufgaben des Blutes sind in einer Übersicht zusammengefaßt.

Aufgaben des Blutes

- Transportfunktion zur Gewährleistung der ständigen Präsenz aller lebensnotwendigen Stoffe auf „schnellem Wege". Hier spielt auch die Signalübermittlung über die transportierten Hormone eine große Rolle.
- Abwehrfunktion v.a. über die zirkulierenden Leukozyten, aber auch über sog. humorale Abwehrsubstanzen.
- Schutz vor Flüssigkeitsverlust durch die Gerinnungs- und damit „Abdicht-Faktoren".
- Wärmeregulation durch den Transport und die Verteilung der dem Körper zugeführten bzw. der vom Körper selbst produzierten Wärme. So wird gewährleistet, daß der Körper im Kern die gleichbleibende, lebensnotwendige Temperatur von ca. 36,5 °C aufrechterhalten kann.
- Pufferfunktion durch mitgeführte Substanzen wie Plasmaproteine, CO_2 etc.

Plasmaproteine

Für die weiteren Betrachtungen sind vor allem die Plasmaproteine von Bedeutung. Sie sind für die Aufrechterhaltung des Flüssigkeitsgleichgewichtes zwischen Blutplasma und interstitieller Flüssigkeit wichtig und spielen andererseits auch in der Ödempathophysiologie eine z.T. erhebliche Rolle.

Aufgaben der Plasmaproteine

- Nährfunktion bzw. Proteinreservoir,
- Erzeugung des kolloidosmotischen Druckes des Blutes,
- „Vehikelfunktion" (Transportfunktion),
- Pufferfunktion,
- Abwehrfunktion und
- Schutz vor Blutverlust.

NÄHRFUNKTION BZW. PROTEINRESERVOIR. Die ca. 200 g gelöstes Protein stellen eine rasch verfügbare Reserve dar. Im Gegensatz zu den meisten Körperzellen, die lediglich die Bausteine von Proteinen – nämlich Aminosäuren – aufnehmen, sind insbesondere phagozytierende Zellen in der Lage, Plasmaproteine als Ganzes aufzunehmen und enzymatisch in dann für alle Körperzellen rasch verfügbare Aminosäuren zu zerlegen.

Diese Funktion hat für die Ödementstehung insofern eine gewisse Bedeutung, als diese Proteinreserve bei ungenügender Nahrungsaufnahme aufgebraucht wird, was auf Dauer zum Absinken der Proteinmenge (v. a. der Albuminmenge) führt. Daraus resultiert eine Verringerung des kolloidosmotischen Druckes bzw. Soges des Plasmas – eine mögliche Ursache der Ödementstehung (siehe dazu Abschn. 1.2).

ERZEUGUNG DES KOLLOIDOSMOTISCHEN DRUKKES DES BLUTES. Der Konzentrationsunterschied zwischen den Plasmaproteinen und dem Eiweißanteil der interstitiellen Flüssigkeit sorgt für den Rückstrom von Wasser in die Blutkapillare und somit für die Reabsorption (siehe die Abschn. „Osmose" und „Reabsorption", S. 16 u. 17).

„VEHIKELFUNKTION" (TRANSPORTFUNKTION). Ihre spezielle Molekularstruktur mit zahlreichen Bindungsstellen macht die Plasmaproteine zu idealen „Vehikeln" für manche Hormone und Lipide, Bilirubin u. a. Auch Medikamente sind teilweise erst so transportierbar.

Diese Funktion spielt u. a. für den Transport der durch die Verdauung angefallenen verschiedenen Fettmoleküle eine erhebliche Rolle und wird im Zusammenhang mit den über das Lymphgefäßsystem transportierten Fetten näher erläutert (S. 27).

PUFFERFUNKTION. Durch ihre Fähigkeit, abhängig vom bestehenden pH-Wert H^+-Ionen und/oder OH^--Ionen zu binden, tragen die Plasmaproteine zum konstanten pH-Wert bei. Solche Moleküle werden deshalb auch Ampholyte genannt (griech. amphi = beide im Sinne beider Arten von Elektrolyten).

ABWEHRFUNKTION. Speziell in der Gruppe der γ-Globuline finden sich die sog. Antikörper, d. h. spezielle Eiweiße gegen spezielle Antigene.

SCHUTZ VOR BLUTVERLUST. Über den Anteil an Fibrinogen hat der Organismus die Möglichkeit, unter Zusammenwirkung vieler einzelner Faktoren aus dem Fibrinogen den Faserstoff Fibrin zu bilden, der wesentlich an der Festigkeit eines „Leckverschlusses" beteiligt ist.

1.1.3 Aufbau und Aufgaben des Blutgefäßsystems

Bei höherentwickelten Lebewesen reicht die bloße Diffusion der Nährstoffe zur Versorgung der einzelnen Zellen nicht aus. Daher müssen die Körperflüssigkeiten in einem speziellen Gefäßsystem zirkulieren, um auf schnellem Wege alle Zellsysteme ver- und auch entsorgen zu können.

Dieses geschlossene System stellt wohl das wichtigste Transportsystem des menschlichen Organismus dar. Es wird angetrieben vom „Motor" Herz, weshalb man auch vom *kardiovaskulären System* spricht.

Das kardiovaskuläre System

Das kardiovaskuläre System teilt man einerseits ein in

- Lungen- oder kleinen Kreislauf und
- Körper- oder großen Kreislauf (**Abb. 1.3**)

und andererseits in

- Hochdruck- oder arterielles System (mit dem linken Ventrikel als „Druck-Pumpe“) und
- Niederdruck- oder venöses System (mit dem rechten Ventrikel als „Saug-Pumpe“). (**Abb. 1.4**)

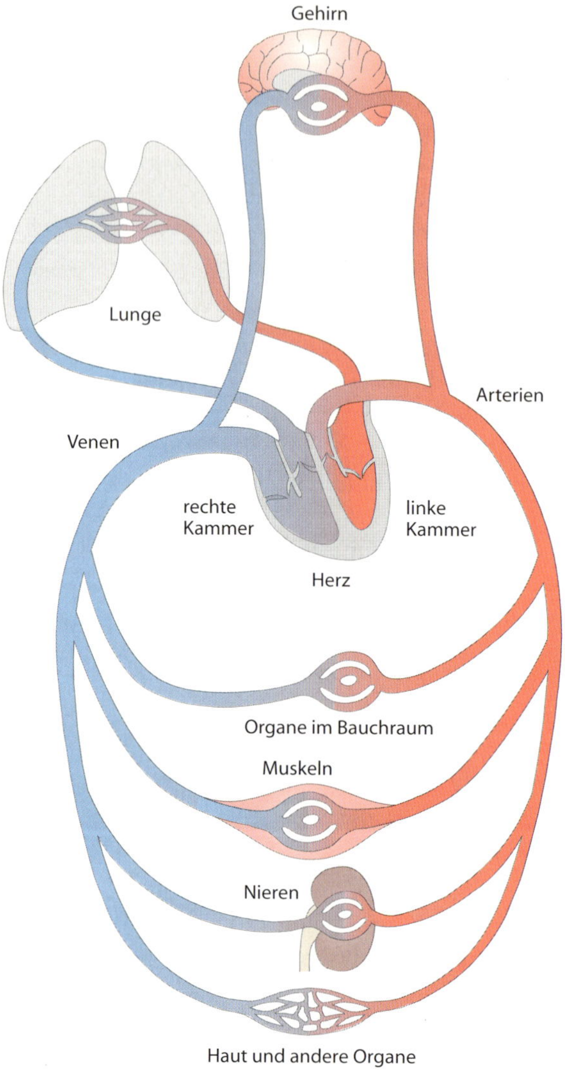

Abb. 1.3. Blutkreislauf

LUNGENKREISLAUF. Im Lungenkreislauf erfolgt der Gasaustausch im Sinne einer O_2-Anreicherung des Blutes und einer CO_2-Abgabe an die Atemluft.

KÖRPERKREISLAUF. Im Körperkreislauf erfolgt die Ver- und Entsorgung aller Organe des Körpers im Sinne der Aufgaben des Blutes (siehe Abschn. 1.1.2).

HOCHDRUCKSYSTEM. Das Hochdrucksystem hat eine Versorgungsfunktion. Von einem mittleren Druckwert von 100 mmHg (unterschieden in systolisch 120 mmHg und diastolisch 80 mmHg als „Normwerte“) in der Aorta und den großen Körperarterien wird der Blutdruck zunächst in den kleinen Arterien auf 80–70 mmHg und schließlich in den Arteriolen – man spricht von Widerstandsgefäßen – von 70 mmHg erheblich reduziert bis auf ca. 40 mmHg.

Die Maßeinheit „mmHg“ (Hg steht für Quecksilbersäule) entspricht der Maßeinheit Torr und wird im Bezug auf Körperflüssigkeiten vielerorts der internationalen Maßeinheit (SI) Pa für Pascal vorgezogen.

NIEDERDRUCKSYSTEM. Das Niederdrucksystem hat eine Rückführ- und Reservoirfunktion. In den Kapillaren kommt es zu einem raschen Druckabfall vom arteriellen Beginn von 40 auf 15 mmHg am Übergang zu den Venolen, wo der Druck noch weiter bis auf 10 mmHg sinkt. In den kleinen Venen reduziert sich der Druck weiter bis er in der V. cava am Übergang zum Atrium dextrum nur noch 2–4 mmHg beträgt.

In den Venen befinden sich rund zwei Drittel (!) der Blutmenge, weshalb die Venen auch Kapazitätsgefäße genannt werden (**Abb. 1.5**).

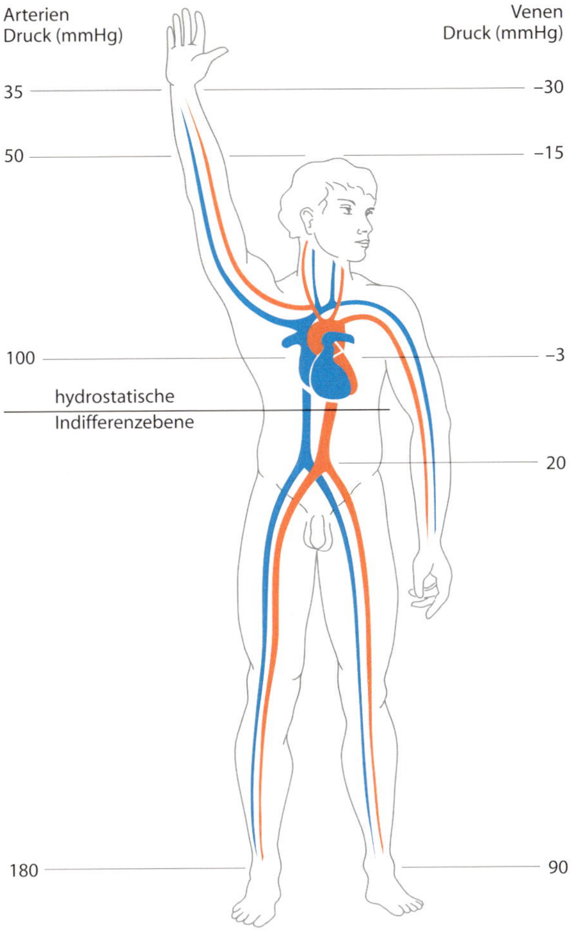

Abb. 1.4. Mittlere arterielle und venöse Drücke beim ruhig stehenden Menschen. Durch die Wirkung der Muskelpumpe sind die Drücke in den Beinvenen beim Gehen deutlich niedriger als beim ruhigen Stehen. (Nach Schmidt u. Thews 1997)

1.1.4 Unterschiede zwischen Hochdruck- und Niederdrucksystem

Prinzipiell unterscheiden sich Arterien und Venen hinsichtlich ihres Wandaufbaus zunächst nicht. Beide Gefäßsysteme haben drei Schichten (**Abb. 1.6, 1.7**):

- Tunica externa bzw. Adventitia,
- Tunica media bzw. Media oder auch Muskularis und
- Tunica intima bzw. Intima.

Die dem *Lumen* zugewandte Intima besteht aus Endothelzellen und einer elastischen Membran (sog. Elastica interna) und, je nach Gefäßtyp, aus einem Gerüst aus feinsten kollagenen Fasern.

Die anliegende *Media* wird von einer mehr oder weniger dicken Schicht aus zirkulären und/ oder spiraligen glatten Muskelzellen gebildet, die wiederum von Bindegewebsfasern „verstärkt" werden.

Die äußere Schicht, die *Adventitia*, weist ebenfalls noch glatte Muskelzellen auf, wenn auch deutlich weniger als die Media, dafür jedoch umso mehr Bindegewebsfasern, die dem Gefäß zusätzliche Festigkeit verleihen und es andererseits auch mit der Umgebung verbinden, d.h., es verankern.

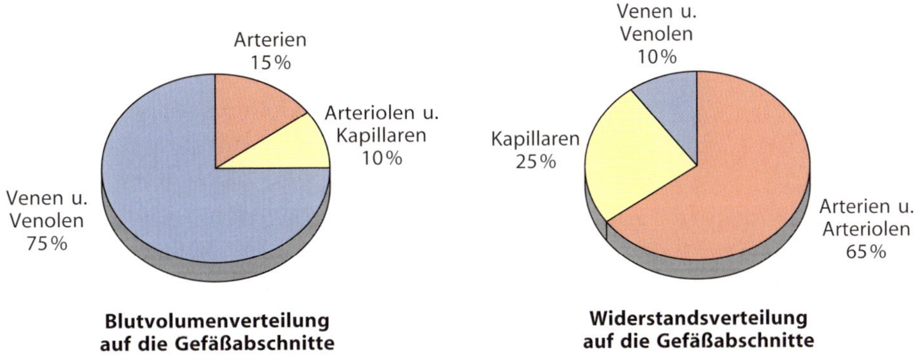

Abb. 1.5. Schematische Angaben über die Verteilung von Blutvolumen und Widerstand in den einzelnen Gefäßabschnitten. Die Angaben sind gerundet

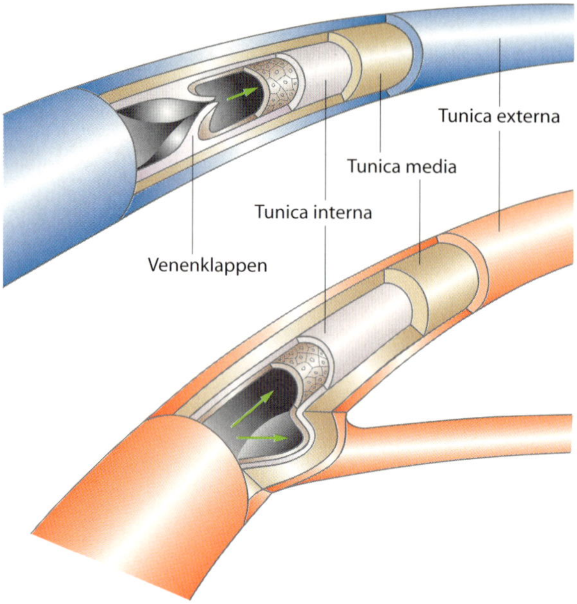

Abb. 1.6. Wandaufbauschichten von Venen und Arterien

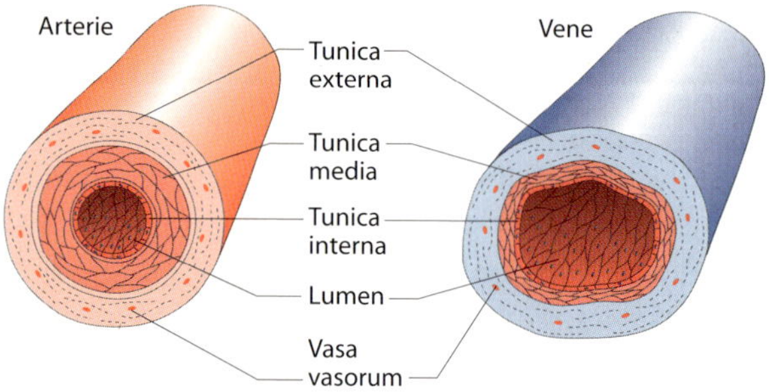

Abb. 1.7. Arterie und Vene im Querschnitt. Die Wand der Venen ist dünner, weil die Tunica media schwächer ist. Vasa vasorum befinden sich in der Tunica externa bzw. Adventitia

Lediglich das innere Drittel der Gefäßwandung eines größeren Gefäßes wird direkt aus dem Blutstrom per Diffusion ernährt. Die beiden äußeren Drittel besitzen eigene Gefäße – sog. Vasa vasorum (also nicht nur versorgende Arterien, sondern auch venöse Vasa vasorum *und* Lymph-vasa-vasorum!). Die glatte Muskulatur der Gefäße ist außerdem durch vegetative Fasern, nämlich überwiegend durch den sympathischen Teil des unwillkürlichen Nervensystems, innerviert. Auf diese Weise wird sowohl ein bestimmter Grundtonus reguliert als auch eine aktive Rückstellfunktion aus einem erweiterten Lumen des Gefäßes ermöglicht. Eine echte Kontraktion, d.h. eine wesentliche aktive Lumenverringerung, die vom Grundlumen ausgeht, ist lediglich im Arteriolenbereich zu beobachten; sie hat jedoch keine Transportfunktion, sondern dient der Druckregulierung.

Die Punkte, in denen sich Arterien und Venen unterscheiden, sind in **Tabelle 1.1** zusammengefaßt.

Grundsätzliche topographische Betrachtungen des venösen Systems

Die Anordung des venösen Gefäßsystems der Extremitäten ist als zweischichtig zu verstehen. Es gibt

- ein tiefes System und
- ein oberflächliches System.

Während das oberflächliche Venensystem extrafaszial, d.h. im subkutanen Bereich liegt, befindet sich das tiefe, also subfasziale System zwischen der Muskulatur und verläuft meist zusammen mit den Arterien, den tiefen Lymphgefäßen und den Nervenstämmen bindegewebig umschlossen in Muskellogen (**Abb. 1.8**).

Die Verbindung zwischen diesen beiden Systemen bildet das auch als „drittes Venensystem" bezeichnete transfasziale Venensystem, auch *Perforansvenen* (Vv. perforantes) genannt.

Tabelle 1.1. Unterschiede zwischen Arterien und Venen

Arterien	Venen
Beschaffenheit Herznah: Arterien vom elastischen Typ für die Windkesselfunktion.	Wand wesentlich dünner als bei gleichgroßen Arterien. Sehr große Dehnbarkeit, daher große Aufnahmekapazität für Blut ohne Behinderung des Rückstroms = Kapazitätsgefäße
Peripher: Arterien vom muskulären Typ mit geringer Wanddehnbarkeit.	Klappen im Lumen zur Richtungsbestimmung und zur Verhinderung des retrograden Flusses. Klappen besitzen vor allem die Extremitätenvenen und hier wiederum das tiefe System mehr als das oberflächliche. Die großen Venenstämme sind klappenlos (obere und untere „Hohlvene").
Strömung Die Strömung zu den Organen hin ergibt sich aus dem Blutauswurf (d.h. aus der rhythmischen Kontraktion) der linken Herzkammer.	Strömung zum Herzen zurück durch viele Mechanismen: *Muskelpumpeffekt*, wobei z.B. die „Architektur" des Fußes eine nicht unerhebliche Rolle spielt (daher auch die Bezeichnung „Muskel-Gelenk-Pumpeffekt"). *Druck-Sog-Effekt durch die Atmung* im Wechsel zwischen abdominalem und thorakalem Raum. *Sogwirkung des rechten Herzens*, auch Ventilebenenmechanismus genannt. Wirkt sich v.a. auf die herznahen Gefäße aus. *Schwerkrafteinwirkung*. Während beim stehenden Menschen eine hydrostatische Druckerhöhung auf die Gefäße unter Herzniveau zu bewältigen ist, wirkt sich die Schwerkraft auf die Blutsäule über Herzniveau im venösen Gefäßabschnitt zusätzlich rückflußfördernd aus. Etwa 5–10 cm unter dem Zwerchfell zeigt sich ein lageunabhängiger Druck („hydrostatische Indifferenzebene"). Beim liegenden Menschen können die hydrostatischen Effekte weitgehend vernachlässigt werden.

Die Perforansvenen durchbrechen (perforieren) die Extremitätenfaszie und verbinden so das oberflächliche mit dem tiefen Venensystem. Für den gesamten venösen Rücktransport aus den Extremitäten ist hauptsächlich das tiefe Venensystem verantwortlich, und zwar in einer Größenordnung von >90% (!) – man spricht deshalb von den „Leitvenen".

Funktionell entscheidend ist, daß die Klappen der Perforansvenen in die Tiefe zeigen, so daß das Blut von der Oberfläche in die Tiefe abgesaugt wird.

Die spezielle Topographie des Venensystemes der unteren und oberen Extremitäten wird unter funktionellen Gesichtspunkten in Abschn. 2.3

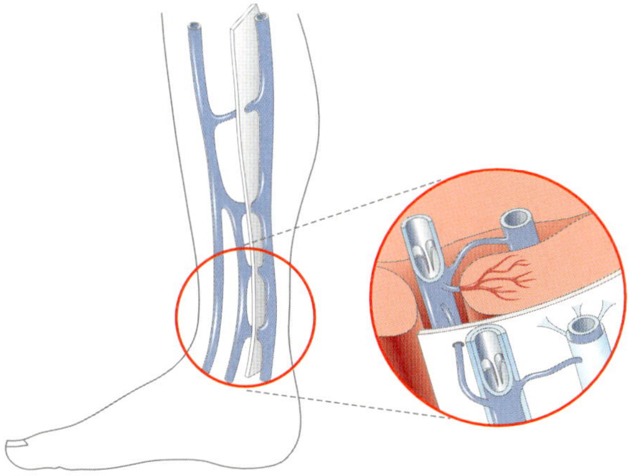

Abb. 1.8. Anordnung des Venensystems in 2 Schichten: Hautvenen und subfasziale Leitvenen. Beide Schichten sind durch Perforansvenen verbunden

(„Entstauende Wirkung der Muskel- und Gelenktätigkeit") beschrieben. Weitere Hinweise zur Venenanatomie und Pathologie finden sich außerdem im Kapitel 5.

1.1.5 Terminale Strombahn und die Stoffaustauschvorgänge zwischen Kapillaren und Gewebe

Der Begriff der terminalen Strombahn (**Abb. 1.9**) umfaßt die Gesamtheit der kleinsten Blutgefäße wie

- Arteriolen ∅ 100–20 μm = 0,1–0,02 mm,
- Metarteriolen ∅ 20–8 μm = 0,02–0,008 mm,
- Kapillaren ∅ 8–3 μm = 0,008–0,003 mm; mit einer ≈ Länge 750 μm = 3/4 mm,
- Venolen ∅ 8–30 μm = 0,008–0,03 mm (Busser 1997; Tischendorf 1991),

die man als funktionelle Einheit auffassen muß und als *Mikrozirkulation* bezeichnet.

1 μm entspricht dem 1millionsten Teil eines Meters bzw. dem 1tausendsten Teil eines mm.

Zur Mikrozirkulation gehören außerdem der *interstitielle Raum* und das *initiale Lymphgefäßsystem.*

Bedenkt man,

- daß die Strömungsgeschwindigkeit des Blutes von den Arteriolen von 3 mm/sek zu den Kapillaren auf 0,3 mm/sek abnimmt,
- daß die Gesamtzahl aller Kapillaren von ca. 40 Milliarden (!) eine theoretische Ober- und damit Austauschfläche von 600 m^2 ergibt,
- daß man die an den Austauschvorgängen mitbeteiligten Venolen dabei z. T. mitberechnen muß, was die mögliche Austauschfläche dann auf 1000 m^2 (!) erhöht,

so wird deutlich, daß das Prinzip des Stoffaustausches auf relativ langen Kontaktzeiten des vorbeiströmenden Blutes mit der größtmöglichen Austauschfläche beruht.

Rein mathematisch stehen für jeden mm^3 Gewebe 600 Kapillaren zur Verfügung, was wieder-

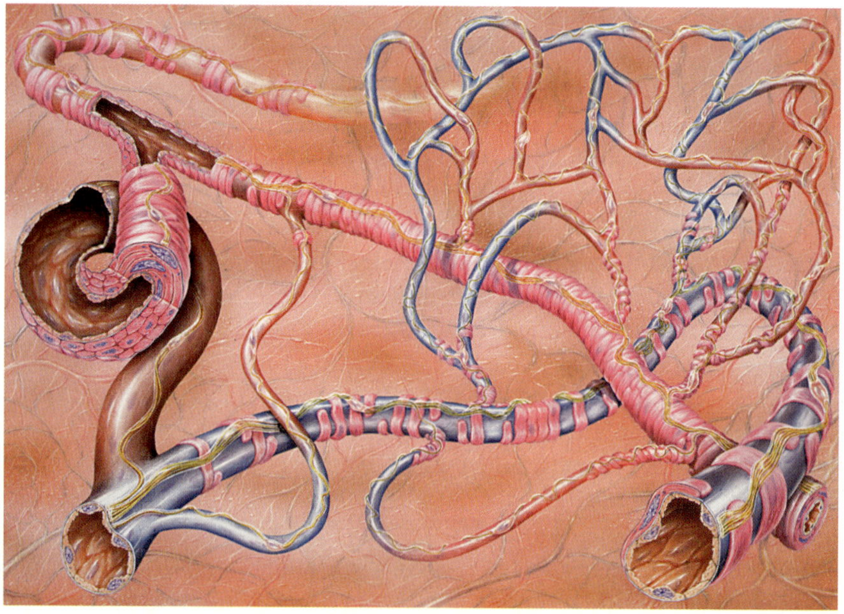

Abb. 1.9. Schematische Darstellung der dreidimensionalen terminalen Gefäßabschnitte. (Mit freundlicher Genehmigung von Medical-Art Service Isabel Christensen, 81675 München)

um verdeutlicht, daß jede einzelne lebende Zelle in ihrer unmittelbaren Nähe genügend Austauschgefäße findet. Der Stoffaustausch zwischen Blutkapillaren und interstitieller Flüssigkeit ist dabei natürlich immer in beide Richtungen zu verstehen, d.h. sowohl vom Plasma zum Interstitium hin als auch „zurück".

Unter Ruhebedingungen sind jedoch nur ca. ein Drittel aller Kapillaren durchblutet, und die Verteilung der Kapillaren im Organismus ist selbstverständlich nicht mathematisch homogen, sondern funktionell zu sehen. Manche Organe haben ein sehr dichtes Kapillarnetz, z.B. das Gehirn und das Myokard mit 2500–3000 Kapillaren je mm^3, während andere Organe wie etwa die Skelettmuskulatur dagegen verhältnismäßig wenige Kapillaren pro mm^3 haben. Knochen, Knorpel und Fettgewebe weisen noch viel weniger Kapillaren auf, ebenso Sehnen und Bänder. Letztere zählen deshalb zum sog. bradytrophen Gewebe (griech. brady = langsam; griech. troph/Throphik steht für den Ernährungszustand des Gewebes).

Die Evolution hat für hochsauerstoffzehrende und hochsauerstoffabhängige Organsysteme eine besonders dichte Kapillarisierung entwickelt. So enthält z.B. 1 mm^3 graue Substanz des Gehirns, also ein stecknadelkopfgroßes Teilchen, eine Kapillarstrecke von etwa 1100 mm Länge. Dennoch nimmt das Kapillarkonvolut nur 17% dieses Raumes ein, da hier hauptsächlich Neurone, Nervenfasern und Gliagewebe untergebracht sind. Die Herzmuskulatur hat eine ähnlich dichte Kapillarisierung, wobei jede Herzmuskelzelle von 4 Kapillaren umgeben ist. Nur so ist gewährleistet, daß die Diffusionsstrecke kurz genug ist, um das lebenswichtige System ausreichend zu versorgen.

Bei der Skelettmuskulatur ist interessant, daß in den sog. „phasischen Einheiten" (d.h. in den Einheiten, die v.a. für hohe konzentrische Kraftentwicklung in kurzer Zeit gebraucht werden) ca. 300–400 Kapillaren je mm^3 zu finden sind, in den „tonischen Einheiten" (zuständig für Ausdauer, Halte- und exzentrische Bremsarbeit) dagegen nur 100 Kapillaren je mm^3.

→ Die Stoffaustauschprozesse, die im Bereich der terminalen Strombahn (also der Kapillaren und Venolen) erfolgen, stellen den funktionell wichtigsten Vorgang des gesamten Bluttransportes dar.

Für die Betrachtungen in diesem Zusammenhang ist das allgemein gebräuchliche Kapillarmodell ausreichend. Es basiert auf der Annahme, daß von den kleinen Arteriolen ein dreidimensionales Kapillarnetz abgeht, das direkt in die Venolen übergeht. Zudem genügt es für unsere Zwecke, von einer Art „Einheitskapillare" auszugehen (**Abb. 1.10**), obwohl es diese funktionell gar nicht geben kann (siehe Abschn. 1.1.1).

Die Wandung dieser „haardünnen" Blutkapillaren besteht aus platten Endothelzellen, die in ihrer Form an Puzzleteile erinnern und einem Kapillargrundhäutchen – der Basalmembran – anliegen. Glatte Muskelzellen sind nicht zu finden, und eine direkte Verbindung zum vegetativen Nervensystem wie in den anderen Gefäßabschnitten ist auch nicht vorhanden. Bei manchen Kapillartypen findet man eine andere Zellart „außen aufgelagert", die man Perizyten nennt.

In Wirklichkeit stellen die Kapillaren keine direkte Verbindung zwischen Arteriolen und Venolen dar; sie sind entweder über arteriovenöse Anastomosen quasi „kurzgeschlossen" oder über sog. „Metarteriolen" mit den kleinen Venolen verbunden. Erst von den Metarteriolen zweigen die echten Kapillaren ab, deren Durchströmung hier (meist) über präkapilläre Sphinktere geregelt wird.

Man unterscheidet heute im wesentlichen 3 Typen von Kapillaren, nämlich

- die Kapillare mit durchgehender Membran;
- den sog. fenestrierten Typ und
- den diskontinuierlichen Typ.

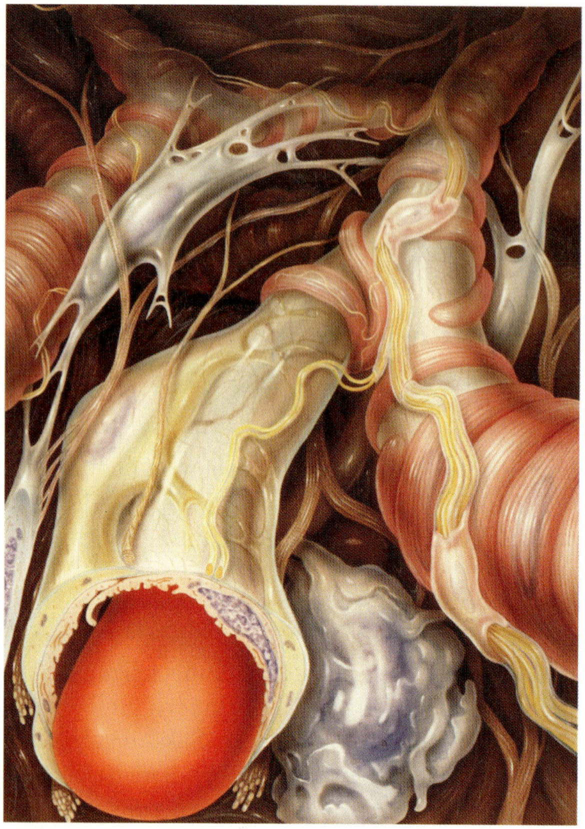

Abb. 1.10. Schematische Darstellung des Aufbaus der Blutkapillare. Um die innere Endothelzellschicht befindet sich die Basalmembran. Perizyten sind aufgelagert. Am Übergang von der Arteriole befindet sich der präkapilläre Sphinkter. (Mit freundlicher Genehmigung von Medical-Art Service Isabel Christensen, 81675 München)

Der Typ mit durchgehender Membran ist die am weitesten verbreitete Form und kommt v.a. im Muskelgewebe, im Fett- und Bindegewebe sowie in der Lunge vor. Bei den Betrachtungen der Austauschvorgänge an der Kapillare entspricht dieser Typ am ehesten der angenommenen „Einheitskapillare". Der Typ mit intrazellulären Fensterungen kommt v.a. in den Glomeruli der Nieren und der Darmschleimhaut vor, während der diskontinuierliche Typ mit relativ großen Zwischenräumen zwischen den Endothelzellen der Kapillarwandung überall dort anzutreffen ist, wo zelluläre Blutbestandteile ausgetauscht werden müssen (v.a. Erythrozyten). Dies ist in Milz, Leber und Knochenmark der Fall.

Die Bezeichnung „Blutkapillare" stammt aus dem Jahr 1661 und wurde von Malpighi geprägt, der von „vasi capillari" sprach, was mit „Haargefäße" übersetzt werden kann und bezogen auf die Gefäßstärke auch so gemeint war.

Dies alles bedeutet, daß die Kapillaren die Durchströmung nicht aktiv regeln. Maßgeblich sind vielmehr

- der anatomische Aufbau vorgeschalteter Gefäßabschnitte, z.B. sog. präkapilläre Sphinkter (lokalisiert im Bereich der Metarteriolen, d.h. in den kleinen Gefäßabschnitten im Anschluß an die Arteriolen),
- „exogene" Einflüsse außerhalb der Gefäße, d.h. vasoaktive Substanzen, sog. vasoaktive Mediatoren wie Histamin, Bradykinin, Serotonin, Prostaglandine etc. (die ebenfalls auf die Arteriolen einwirken) und
- „physikalische" Faktoren wie Wärme und Kälte.

Austauschvorgänge in der terminalen Strombahn

Im Bereich der terminalen Strombahn finden folgende Austauschvorgänge statt:

- Diffusion/Osmose,
- Filtration und Reabsorption,
- Eiweißübertritt z.T. durch zellaktive Austauschvorgäng (sog. „Zytopempsis" oder auch „Transzytose") und
- Migration von Zellen.

Welche dieser Austauschvorgänge in welchem Ausmaß stattfinden, hängt im wesentlichen vom Aufbau, d.h. von der sog. „Ultrastruktur" des entsprechenden Kapillartyps ab. Im folgenden werden die einzelnen Vorgänge näher betrachtet.

Diffusion

■ DEFINITION. Unter *Diffusion* (lat. für verbreiten, zerstreuen) versteht man die Wanderung von Teilchen einer Lösung vom Ort der hohen Konzentration zum Ort niederer Konzentration zum Zwecke des Konzentrationsausgleichs (**Abb. 1.11**). Die ursächliche Kraft ist die „thermische Molekularbewegung".

Die Diffusionsgeschwindigkeit ist grundsätzlich gering. Mit anderen Worten: Ohne Berücksichtigung fördernder Einflüsse benötigt z.B. Kochsalz im Wasser 1 Stunde für eine effektive Strecke von 0,5 mm, während das größere Zuckermolekül in der gleichen Zeit lediglich 0,3 mm zurücklegt.

Die Geschwindigkeit ist zudem vom Medium abhängig, d.h., sie ist in Gasen größer als in Flüssigkeiten und hier wiederum größer als in festen Stoffen. Ein weiterer Faktor ist die herrschende Temperatur: Unter Wärmezufuhr erhöht sich die Diffusionsgeschwindigkeit. Prinzipiell ist die Diffusionsrate umso größer, je größer der Konzentrationsunterschied ist.

Die Diffusionszeit wächst quadratisch mit der zu überwindenden Strecke: Bei Verdopplung der Transitstrecke benötigt eine Substanz die 4fache Zeit, bei Vervierfachung der Strecke bereits die 16fache Zeit etc.

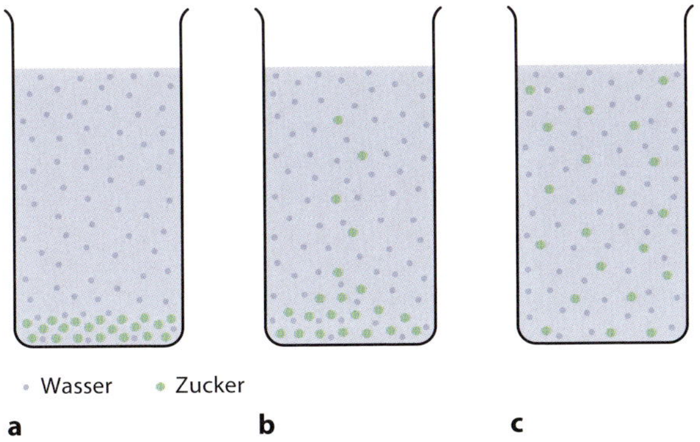

Abb. 1.11a–c. Schema der Diffusion von Zucker (gelbe Teilchen) im Lösungsmittel Wasser

Diese Zusammenhänge erklären die große Zahl an Blutkapillaren und deren unterschiedlichen Verteilung zwischen tachytrophen (griech. tachy = schnell, beschleunigt, troph = ernähren) Organen wie dem Gehirn, dem Herzmuskel etc. und bradytrophen Geweben wie Sehnen, Knorpel etc. Nur der auf „maximalen Gewebskontakt" angelegten großen Anzahl an Blutkapillaren gelingt es, extrem sauerstoffabhängigen Zellen wie denen des ZNS die nötige Menge „zudiffundieren" zu lassen.

Bei der Diffusion von Stoffen durch eine *Membran*, wie sie in biologischen Systemen nahezu üblich ist, spielt die Struktur und der Aufbau der Membran eine wesentliche Rolle. Im Falle der *Blutkapillarwandung* ist die Möglichkeit für Substanzen, diese zu durchdringen, davon abhängig,

- wie „groß" die Substanz im Verhältnis zur Porengröße zwischen den einzelnen Endothelzellen ist und
- ob die Substanz „nur" wasserlöslich oder „sogar" lipidlöslich ist, da biologische Membranen sog. „Phospholipid-Membranen" sind, die für lipidlösliche Substanzen wie O_2 und CO_2 keinerlei Hindernis darstellen, d.h., diese können frei diffundieren.

Die Diffusionsvorgänge an der terminalen Strombahn spielen rein mengenmäßig gesehen die größte Rolle am Gesamtstoffaustausch. In der kurzen Zeit von ca. 2 Sekunden, in der das Blut die Kapillare einmal passiert, geschieht folgendes:

- Das Wasser des Blutplasmas wird ca. 40mal (!) mit dem Wasser des Interstitiums ausgetauscht. Es erfolgt also eine ständige Vermischung, wobei die auswärtsdiffundierende Menge genauso groß ist wie die einwärtsdiffundierende Menge (Nettodiffusion = 0).
  Bezogen auf die Gesamtaustauschfläche aller Blutkapillaren ergibt dies die ungeheure Menge von ca. 85000 l/24 Std.
- Gleichzeitig diffundieren wasserlösliche Substanzen wie Natrium-Ionen, Chlorid-Ionen,

Glucose, Albumine als Plasmaproteine und andere ausschließlich durch die wassergefüllten Poren zwischen den Endothelzellen.

Die Diffusionsrate ist dann abhängig vom Verhältnis zwischen Molekülgröße zur Porengröße. Mit anderen Worten: Kleine Moleküle wie H_2O und NaCl diffundieren viel leichter als die größeren Glucose-Moleküle oder gar die Plasmaproteine als Makromoleküle.

Deutlich wird dies, wenn man die *diffundierte Wasserrate* mit der Größe 1 als Bezugswert heranzieht. Die Diffusionsrate für *Glucose* beträgt dann im Verhältnis dazu 0,6; die für das *Albuminmolekül* gar <0,0001. Glucose kann also nur etwa halb so gut diffundieren und das Eiweißmolekül Albumin weniger als 1/10000 so gut durch die Poren der Kapillarwandung wie Wasser! Dies ist allerdings abhängig vom jeweiligen Kapillartyp und damit vom jeweiligen Stoffwechsel der Organe. In der Leber z. B. sind die Kapillaren viel eiweißdurchlässiger als in der Haut.

→ Man kann mit Recht von einem „Siebeffekt" der Kapillarwandung sprechen, der zu einem deutlichen Proteinunterschied zwischen Plasma und interstitieller Flüssigkeit führt. Dies ist funktionell von außerordentlicher Bedeutung.

- Dagegen diffundieren lipidlösliche Substanzen wie O_2 und CO_2 ungehindert auf der gesamten Fläche, so daß Sauerstoff die Blutbahn in Richtung Interstitium und damit in Richtung lebender Zelle ungehindert verlassen kann und im Gegenzug CO_2 als Stoffwechselendprodukt vom Interstitium in das Blut zurückdiffundiert.

Da das CO_2 im Blut zu 80% chemisch umgewandelt als Bikarbonat (HCO_3^-) transportiert wird, ändert sich der pH-Wert leicht und damit die Blutfarbe – „dunkleres" venöses Blut.

Osmose

■ **DEFINITION.** Als *Osmose* (griech. das Stoßen, der Stoß) bezeichnet man den Übergang des Lösungsmittels einer Lösung durch eine feinporige Scheidewand, die zwar für das Lösungsmittel selbst, jedoch nicht für den gelösten Stoff durchlässig ist (**Abb. 1.12**).

Membranen, die für manche Stoffe gut durchlässig sind, für andere dagegen schwer oder gar nicht durchlässig, werden als „semipermeabel" bezeichnet. In einem solchen Falle kommt es nicht zu einer ungehinderten Stoffbewegung innerhalb einer Lösung entlang des Konzentrationsgefälles, sondern dazu, daß das Lösungsmittel – z. B. das Wasser – durch die semipermeable Membran zum gelösten Stoff hin quasi „angesaugt" wird.

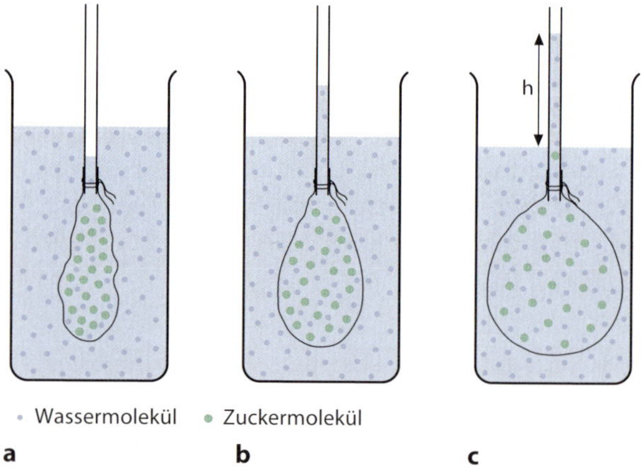

Abb. 1.12 a–c. Schema der Osmose von Wasser durch die für Zuckermoleküle undurchlässige Wand einer Schweinsblase. Der Einstrom von Wasser in die Blase ist durch den allmählich sinkenden Wasserspiegel von **a** nach **c** bei gleichzeitigem Anstieg der Wassersäule im Steigrohr erkennbar. Die Kraft, die die Wassersäule im Steigrohr anhebt, ist Ausdruck des osmotischen Drucks der Zuckerlösung. Würde man statt des Steigrohres die Blase fest verschließen, könnte es infolge des osmotischen Drucks der Zuckerlösung zum Platzen der Blase kommen

Für die *Blutkapillarwandung* trifft dies v.a. im Bezug auf die Kraft, die von den *Plasmaproteinen* ausgeht, durchaus zu (**Abb. 1.13**).

Da Plasmaproteine nur in sehr geringem Maß durch die Wandung diffundieren können, besteht ein relatives „Mißverhältnis" zwischen Wasser und Eiweißmolekülen intravasal zu extravasal. Dadurch strebt das interstitielle Wasser mit einem gewissen Druck nach intravasal, wo das „Mischungsverhältnis Eiweiß/Wasser" zu Lasten des Wassers geht.

Bildhaft üben deshalb die Eiweiße des Blutplasmas indirekt einen osmotischen Druck auf die Flüssigkeit des Interstitiums aus. Diese osmotische Kraft wird im weiteren zum besseren Verständnis als „Sog" bezeichnet. Da der Sog von den großen Eiweißmolekülen ausgeht, spricht man vom *kolloidosmotischen* bzw. *onkotischen Sog* der Plasmaproteine (kolloid = nicht in „echter" Lösung befindlich, sondern in feinster Verteilung; onkotisch = geschwollen).

Reabsorption

Die Gesamtplasmaproteinmenge von ca. 200 g entspricht 70–80 g/l Plasma mit einer bildhaften „Saugkraft" auf die interstitielle Flüssigkeit, die wiederum einem Druckwert von 25 mmHg entspricht (= *onkotischer Sog der Bluteiweiße*). Der Gesamtplasmaproteinmenge steht eine durchschnittliche Eiweißmenge von 10–15 g/l im Interstitium z.B. der Haut entgegen, die man als *onkotischen Sog der Gewebeeiweiße* auffassen kann.

Die *interstitielle „Gegenkraft"* beträgt deswegen durchschnittlich 3 mmHg (wobei nochmals betont werden muß, daß diese Werte aus didaktischen Gründen verwendet werden und lediglich dem prinzipiellen Verständnis des Vorgangs an sich dienen und nicht als absolut angesehen werden dürfen!).

In der Muskulatur liegt der Wert der durchschnittlichen Eiweißmenge leicht höher als im Interstitium der Haut; in anderen Organen, z.B. in der Leber, kann er sogar wesentlich höher sein.

Geht man davon aus, daß sich die Werte während der Kapillarpassage des Blutes nicht ändern, bedeutet dies, daß Flüssigkeit und darin gelöste kleinmolekulare Substanzen, die die Poren der Kapillarwandung ungehindert passieren können, mit einem durchschnittlichen Wert von 22 mmHg (25 mmHg intravasaler onkotischer Sog, gemindert durch 3 mmHg extravasalen onkotischen Sog) in die Blutkapillare „zurückgesaugt" werden (**Abb. 1.14**). Man spricht deshalb von „Rücknahme" bzw. „zurücknehmen" in die Kapillare, d.h. von *Reabsorption*.

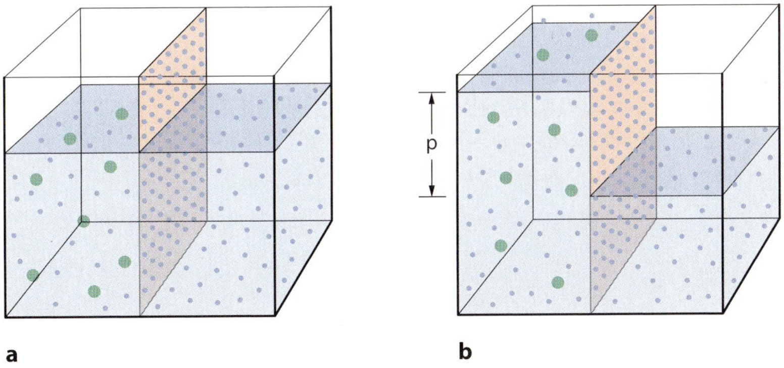

Abb. 1.13 a, b. Schema der Osmose, ausgehend von großen Molekülen, vergleichbar den Plasmaproteinen. Die Kraft, die zum Einstrom von Wasser aus der rechten Seite des Behältnisses (vergleichbar mit den Verhältnissen im Interstitium) führt, ist Ausdruck des kolloidosmotischen Druckes (bzw. Sogs)

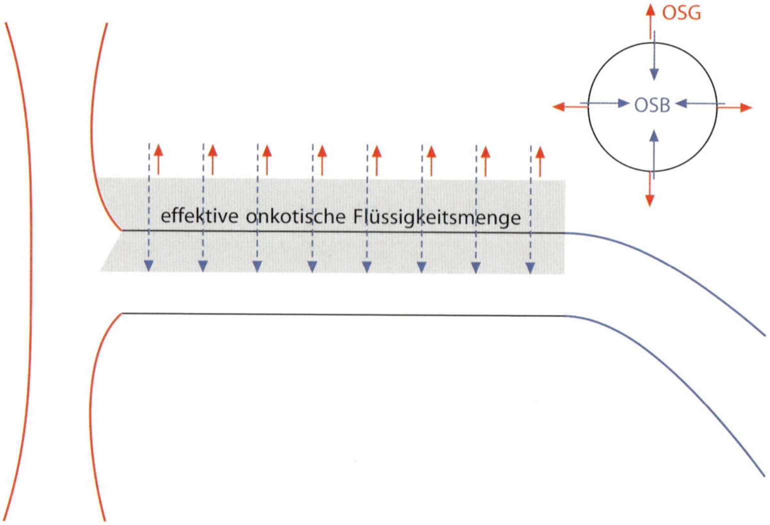

Abb. 1.14. Schema der onkotischen Flüssigkeitsbewegung
OSB = onkotischer Sog der Bluteiweiße
OSG = onkotischer Sog der Gewebeeiweiße

Filtration/Ultrafiltrat

> Prinzipiell ist der *Blutdruck* in allen Gefäßabschnitten eine auswärtsgerichtete Kraft. Zu einem Flüssigkeitsübertritt von intra- nach extravasal kommt es jedoch erst in den Blutkapillaren durch deren speziellen Wandbau. Da lediglich kleinmolekulare Bestandteile übertreten, spricht man auch vom *Ultrafiltrat.*

Auf der Strecke der Kapillarpassage kommt es zu einer *starken Reduzierung* des noch bestehenden Blutdrucks von ca. 40 mmHg am Übergang von der Arteriole zur echten Kapillare auf 15 mmHg am venösen Ende. So läßt sich erklären, warum am arteriellen Beginn der Kapillare verhältnismäßig viel Flüssigkeit mit darin gelösten Substanzen durch die Poren der Kapillarwand tritt und an deren venösem Ende (eine lineare Druckabnahme vorausgesetzt) sehr viel weniger (**Abb. 1.15**).

Zwar werden durch den Vorgang der Filtration und Reabsorption gelöste Substanzen mitgerissen; deren Menge ist jedoch im Verhältnis zur Diffusionsmenge äußerst gering.

Der filtrierenden Kraft steht extravasal der Druck entgegen, der durch das Gewebe selbst entsteht – der *gewebespezifische Druck.*

Die Bestimmung dieses Gewebedruckes ist sehr schwierig und kann gleichzeitig logischerweise kein absoluter Wert sein. Die insgesamt stark differierende „Gewebsfestigkeit" wird bestimmt durch

- den Anteil an Bindegewebsfasern,
- die interstitielle Flüssigkeit und
- „mechanische" Faktoren wie z. B. einen angespannten Muskel.

Das Ergebnis sind Druckwerte von +10 mmHg bis zu negativen Werten von –8 mmHg, je nach Betrachtungsweise und Autor (vgl. Kirsche 1998; Schad 1996; Schmidt u. Thews 1997).

Verdeutlicht wird dies durch die Tatsache, daß der Druck innerhalb eines Skelettmuskels im kontrahierten Zustand viel höher liegt als im entspannten Zustand. Es ist weiterhin nachvollziehbar, daß in Organen mit eher weicher Konsistenz wie beispielsweise der Lunge andere intersitielle Drücke herrschen als in einer Bandscheibe.

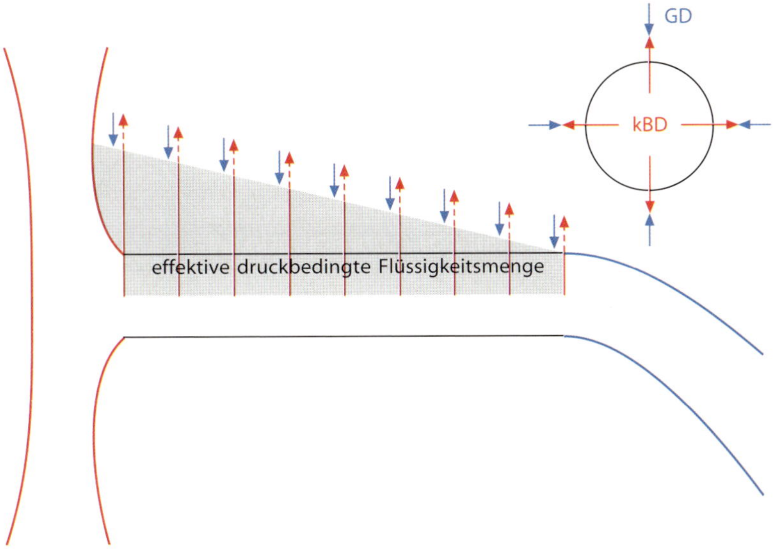

Abb. 1.15. Schema der druckbedingten Flüssigkeitsbewegung
kBD = intrakapillärer Blutdruck
GD = gewebespezifischer Druck

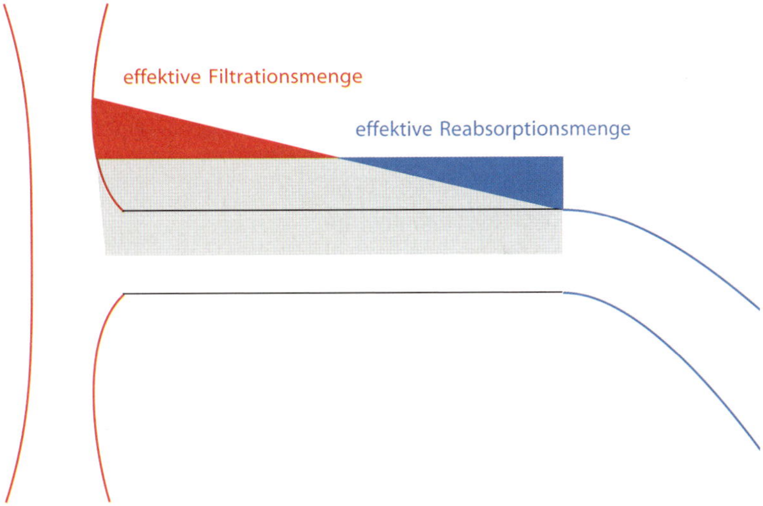

Abb. 1.16. Gegenüberstellung der filtrierten und reabsorbierten Flüssigkeitsmenge

Im folgenden nehmen wir aus rechnerischen und didaktischen Gründen für den Gewebedruck eine *durchschnittliche Größe von 1 mmHg* an.

Setzt man diese Erkenntnisse nun zueinander in Beziehung, so lassen sich für den Austausch zwischen Blutplasma und interstitieller Flüssigkeit per Filtration und gleichzeitig stattfindender Reabsorption (**Abb. 1.16**) folgende Berechnungen anstellen. Sie sind als „didaktische Zahlenbeispiele" zu verstehen, die die vorausgegangenen Aussagen verdeutlichen sollen.

Am arteriellen Beginn der Blutkapillare:

- kBD_{art} von 40 mmHg
- wird *von extravasal „gebremst"* durch GD (für den durchschnittlichen Gewebedruck) von 1 mmHg;
- OSB (für den onkotischen Sog der Eiweiße im Blutplasma) von 25 mmHg

- wird *von extravasal gemindert* durch den OSG (für onkotischer Sog der Proteine in der Gewebsflüssigkeit) von 3 mmHg;

→ $kBD_{art}40-GD\,1-OSB\,25+OSG\,3=17$ mmHg effektiver Filtrationsdruck.

Am venösen Ende der Blutkapillare:
- kBD_{ven} von 15 mmHg
- wird *von extravasal „gebremst"* durch den GD (für den durchschnittlichen Gewebedruck) von 1 mmHg;
- OSB (für den onkotischen Sog der Eiweiße im Blutplasma) von 25 mmHg
- wird *von extravasal gemindert* durch den OSG (für onkotischer Sog der Proteine in der Gewebsflüssigkeit) von 3 mmHg;

→ $kBD_{ven}15-GD\,1-OSB\,25+OSG\,3=-8$ mmHg effektiver Filtrationsdruck,

wobei der rechnerisch negative Wert anzeigt, daß es sich um ein Überwiegen der reabsorbierenden Kräfte handelt. Dieser Wert stellt also *den effektiven Reabsorptionsdruck dar.*

In die Berechnung ließe sich jeder beliebige Wert zwischen den 40 mmHg am arteriellen Beginn und den 15 mmHg am venösen Ende einbeziehen. Dabei würde man feststellen, daß die Filtration insgesamt etwas stärker ist als die Reabsorption.

Bleibt man bei diesen theoretischen Zahlenbeispielen, ergibt sich noch eine interessante Zahlenkombination nämlich bei:

→ $kBD\,23$ mmHg$-GD\,1-OSB\,25+OSG\,3=0$

→ Theoretisch ergibt sich durch den Blutdruckabfall in der Kapillare bei einem bestimmten Wert ein *Ausgleich* der filtrierenden und reabsorbierenden Kräfte, so daß weder der Flüssigkeitsausstrom noch der Flüssigkeitsrückstrom überwiegt. Mit anderen Worten: Bei diesem Wert endet die effektive Filtration, und die effektive Reabsorption kann beginnen.

Gelegentlich wird diese theoretische Stelle des „Patt" zwischen Filtration und Reabsorption auch *„Isoring"* genannt und als bildhafte Verdeutlichung der Austauschvorgänge benutzt.

Einige Autoren (z.B. Schad 1996, 1998) stellen, ausgehend von einem weitgehend negativen interstitiellen Druck, sogar Berechnungen an, wonach es nicht zu einer effektiven Reabsorption kommen kann (von Organen wie v.a. Niere, Leber und Darm abgesehen) und leiten daraus ab, daß die gesamte effektiv filtrierte Flüssigkeitsmenge über das Lymphgefäßsystem drainiert wird. Ob sich diese Auffassung durchsetzt, ist derzeit noch nicht absehbar, da es auch zahlreiche Gegenstimmen gibt.

Wie die Kenntnis dieser Vorgänge an der Blutkapillare für die *Entstauungstherapie* genutzt werden kann, soll nun anhand von Beispielen verdeutlicht werden.

BEISPIEL:

1. Eine *Druckerhöhung im venösen Kreislauf* (entweder durch verminderten venösen Rückfluß bei insuffizienten Venen oder durch rechtsventrikuläre Schwäche) führt zu einem verzögerten Blutdruckabfall in der Kapillare.
   Dies bedeutet, daß die effektive Filtration – auf die Gesamtstrecke der Kapillarpassage bezogen – erst viel später den Wert 0 erreicht und damit auch die effektive Reabsorption erst viel später beginnen kann. Bildhaft gesehen hat sich der „Isoring" zur venösen Seite der Kapillare verschoben.
   Das Resultat ist ein größerer Abstrom von Wasser aus dem Blutplasma in das Interstitium mit der *Möglichkeit der Ödembildung.*
2. *Legt man bei einem venös insuffizienten Patienten* von außen eine Kompression an das Bein an, erhöht man damit den die Filtration „abbremsenden" Gewebedruck und vermindert wieder die zu hohe Filtrationsrate.
   Mit anderen Worten: Der Isoring „verschiebt" sich wieder etwas zur arteriellen Seite hin – eine durchaus sinnvolle, nahezu kausale Maßnahme.
3. Bei einer *kardialen Insuffizienz* jedoch könnte eine plötzliche Vergrößerung der Reabsorptionsmenge zur Vorlasterhöhung führen und dadurch fatale Folgen haben.

Eiweißübertritt – Zytopempsis/Transzytose

In Bezug auf die Plasmaproteine und deren unterschiedliche Konzentration zwischen intra- zu extravasal sind nun noch folgende Fragen offen:

- Wie gelangen die Plasmaproteine durch die Wandung der Blutkapillare?
- Wie gelangen die Plasmaproteine aus der interstitiellen Flüssigkeit wieder in den Blutstrom zurück?

→ Die Wandung der Blutkapillare ist nicht völlig undurchlässig gegenüber Plasmaproteinen. Mit anderen Worten: Die Plasmaproteine können als wasserlösliche Substanzen durch die wassergefüllten Poren der Kapillarwand diffundieren, wobei die Diffusionsrate gering ist (siehe Abschn. „Diffusion", S. 15).

Dies ist wiederum vom Kapillartyp und damit auch vom jeweiligen Organ abhängig. Insgesamt jedoch gelangt mindestens die Hälfte der in der Blutbahn zirkulierenden Eiweißmenge in 24 Stunden in die interstitielle Flüssigkeit.

Prinzipiell gilt, daß dabei die Eiweißpermeabilität von arteriell nach venös *zunimmt.* Die Porengröße der Kapillarwandung ist also im venösen Abschnitt und in den anschließenden Venolen größer als am arteriellen Beginn. Dadurch diffundieren Makromoleküle wie die Plasmaproteine vorwiegend im venösen Abschnitt der Blutkapillare und im postkapillären Venolenbereich in zunehmendem Maße in die interstitielle Flüssigkeit (**Abb. 1.17**).

Ein weiterer Durchtrittsvorgang, der diskutiert wird, wird *durch die Zellen der Blutkapillarwandung selbst* bewerkstelligt. Es handelt sich also um einen aktiven und damit energieverbrauchenden Vorgang. Dabei geschieht folgendes:

■ DEFINITION. Die Endothelzellen nehmen auf der Lumenseite mittels *Endozytose* Proteine in Vesikeln auf und geben diese per *Exozytose* unverändert auf der Gegenseite wieder ab. Diesen Vorgang nennt man *Transzytose* oder *Zytopempsis.*

Die Endozytose ist ein aktiver, da von der Zelle gesteuerter Vorgang. Die Zellmembran bildet dabei eine Einstülpung, die den aufzunehmenden Stoff bläschenförmig umschließt.

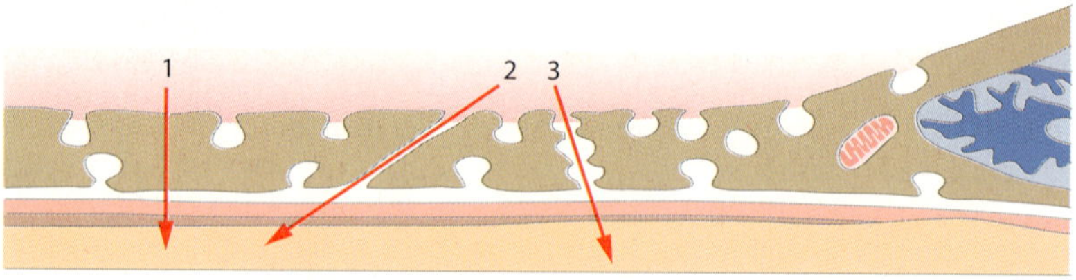

Abb. 1.17. Passagemöglichkeiten durch die Blutkapillarwandung am Beispiel einer Blutkapillare vom kontinuierlichen Typ, die quasi als „Norm-" oder „Einheitskapillare" fungiert. *1* stellt dabei den transzellulären Passageweg mittels Diffusion von lipidlöslichen Stoffen dar, *2* den Passageweg von wasserlöslichen Stoffen durch die Endothelzellfugen, *3* den transzellulären Passageweg durch zelluläre Kanäle. Ob diese sich durch Vesikelverkettung bilden und damit als „Zytopempsis" verstanden werden können, ist immer noch ungeklärt. (Nach Schmidt u. Thews 1997)

Die Exozytose ist ebenfalls ein aktiver Transport per Vesikel (Bläschen), bei dem die Zelle Substanzen quasi „exportiert".

Der Wortteil „pempsis" in Zytopempsis kommt aus dem Griechischen und steht für „ein Paket packen/versenden". Asdonk verdeutlichte dies mit dem Begriff „Zellpaketpost".

Mit dem Verlassen der Blutbahn „verlieren" die Plasmaproteine quasi ihr Transportmittel, den Blutstrom. Da eine Anreicherung der Proteine im Gewebe mit dem Funktionsprinzip der Flüssigkeitsbalance des Gewebes nicht vereinbar wäre, muß es Mechanismen zur ständigen Beseitigung der Proteine geben.

→ Da die Reabsorption von den Eiweißen ausgeht, ist es mit den Naturgesetzen nicht vereinbar, daß die Eiweiße per Reabsorption in die Blutbahn zurückgelangen. Für die Aufnahme der Eiweiße aus der interstitiellen Flüssigkeit, für ihren Weitertransport und damit schließlich für die Rückführung aus dem Interstitium in die Blutbahn ist das Lymphgefäßsystem quasi „pflichtgemäß zuständig" (**Abb. 1.18**).

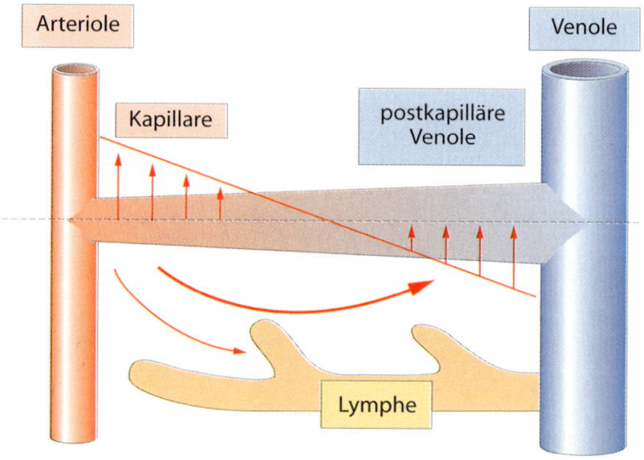

Abb. 1.18. Zusammenspiel der Filtrations-/Reabsorptionsvorgänge an der Blutkapillare unter Beteiligung des Lymphgefäßsystemes. (Nach Schmidt u. Thews 1997)

Földi prägte daher den Begriff der *„lymphpflichtigen Eiweißlast"* (Földi 1971; Rusznyák et al. 1969).

Zu den näheren Umständen der Aufnahme sowie für die Beschreibung weiterer lymphpflichtigen Stoffe siehe Abschn. 1.1.7.

Migration von Zellen

Alle *Leukozyten* sind in der Lage, sich „amöboid" fortzubewegen. Mit anderen Worten: Sie können die Wand der Blutkapillaren im Bereich der Interendothelialfugen durchwandern (**Abb. 1.19**). Auch im Gewebe wandern die weißen

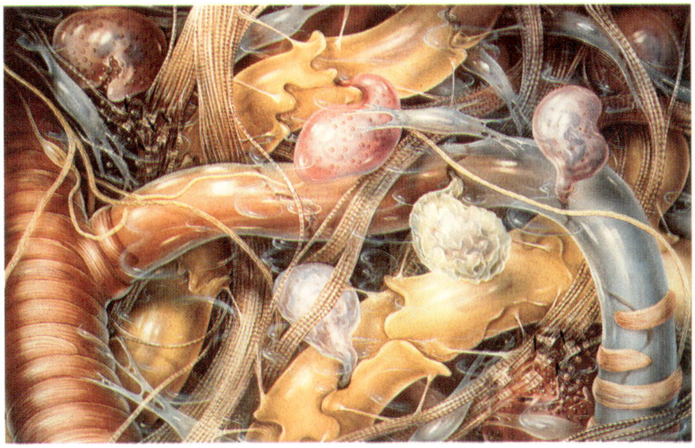

Abb. 1.19. Beispiel für den Zellübertritt durch interendotheliale Fugen an der Blutkapillare und an der postkapillären Venole sowie der Zellwanderung in die initialen Lymphgefäße. (Mit freundlicher Genehmigung von Medical-Art Service Isabel Christensen, 81675 München)

Blutzellen „umher", um ihre Aufgaben als Abwehrzellen zu erfüllen.

Die *Erythrozyten* gelangen nur unter besonderen Bedingungen in das Interstitium. Vor allem bei einer Verletzung sind sie vermehrt in der Gewebsflüssigkeit zu finden. Da sie im Gegensatz zu den Leukozyten nicht eigenbeweglich sind, müssen sie sowohl zellulär (d.h. durch „Freßzellen") als auch auf dem Lymphgefäßwege beseitigt werden.

1.1.6 Interstitium/Zusammensetzung der Körperflüssigkeiten

■ DEFINITION. Das *Interstitium,* auch interstitieller Raum oder interzellulärer (Zwischenzell-) Raum genannt, ist der Flüssigkeitsraum, der alle Zellen unmittelbar umgibt.

Weitere synonym gebrauchte Begriffe sind extrazellulärer Raum, Gewebsflüssigkeitsraum oder ganz allgemein „Gewebe".

Man unterscheidet

- Interzellular*substanz* und
- interstitielle Flüssigkeits*räume.* (**Abb. 1.20**)

INTERZELLULARSUBSTANZ. Die Interzellularsubstanz besteht aus einem gewebespezifischen Anteil kollagener und elastischer Bindegewebsfasern und der Bindegewebs-Grundsubstanz.

INTERSTITIELLER RAUM Der interstitielle Raum definiert sich dagegen durch paravasale (also die Gefäße umgebende bzw. begleitende) Spalträume und durch die sog. „Gewebsspalten", die die Grundsubstanz durchziehen.

Die Bewegung der aus den Blutkapillaren ausgetretenen Flüssigkeit und aller anderen Substanzen zu den gewebespezifischen Zellen hin – bzw. von diesen weg zu den Blutkapillaren hin – findet vorwiegend in diesen Spalträumen statt, wobei auch die Grundsubstanz (allmählich) durchdrungen wird.

In die Gewebsspalten hinein ragen die kapillären Anfangsteile der Lymphgefäße, um die Flüssigkeit und die Substanzen zu drainieren, die nicht reabsorbiert werden (**Abb. 1.20, Abb. 1.21, Abb. 1.22**). Von Lymphologen werden diese Spalträume deshalb auch als „low-resistance pathway" (Hauck 1988) bzw. gar als „prälymphatische Transportwege" (Castenholz 1984).

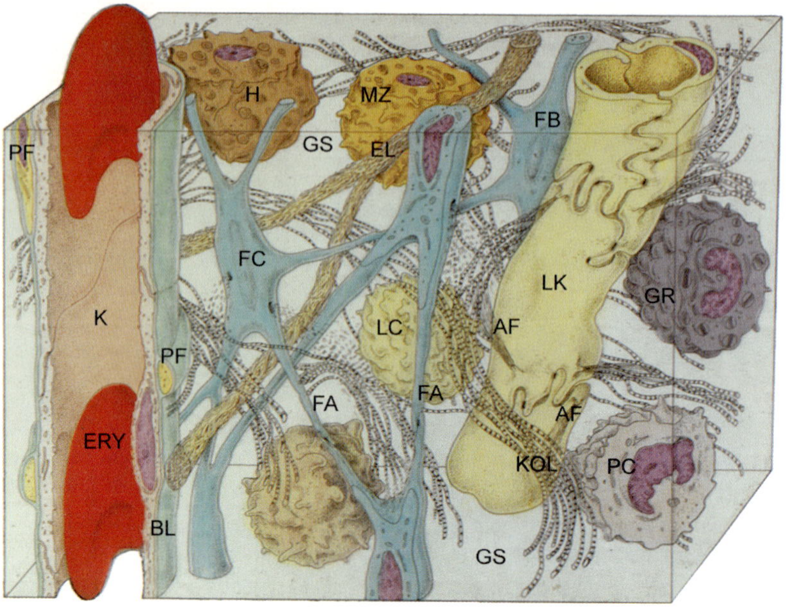

Abb. 1.20. Dreidimensionale Darstellung eines Bindegewebsabschnittes mit Blutkapillare und Lymphkapillare. Zwischen den verschiedenen Zellen (*FC* Fibrozyten, *FB* Fibroblasten die sich über ihre Ausläufer *FA* berühren und damit ein Maschenwerk bilden; *H* Histiozyten, *MZ* Mastzellen, *LC* Lymphozyten, *GR* Granulozyten und *PC* Plasmazellen bewegen sich frei zwischen diesem Gerüst) befindet sich die Grundsubstanz *GS*. Kollagene Fasern (*KOL*) stabilisieren den interstitiellen Raum. (Mit freundlicher Genehmigung von Medical-Art Service Isabel Christensen, 81675 München)

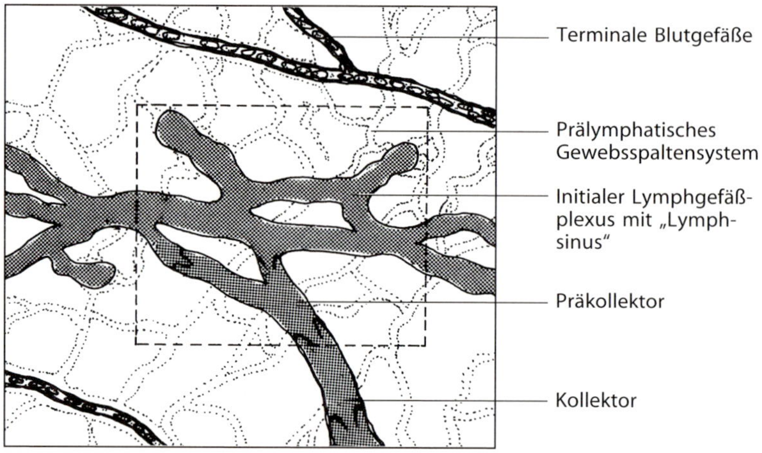

Abb. 1.21. Schematische Darstellung zum Konzept der „initialen Lymphbahn" (umrahmt). (Mit freundlicher Genehmigung von Prof. A. Castenholz, Kassel)

Prinzipiell werden im Organismus drei unterschiedliche Flüssigkeitsräume definiert (**Abb. 1.1, Abb. 1.23**):

- Blutplasma,
- interstitielle Flüssigkeit und
- interzelluläre Flüssigkeit.

Auf die Zusammensetzung der intrazellulären Flüssigkeit wird hier nicht eingegangen. Zur besonderen Bedeutung der hormonellen Regelung des Salz-Wasser-Haushaltes und damit letztlich der Flüssigkeitsverteilung im Körper siehe Abschn. 1.1.1.

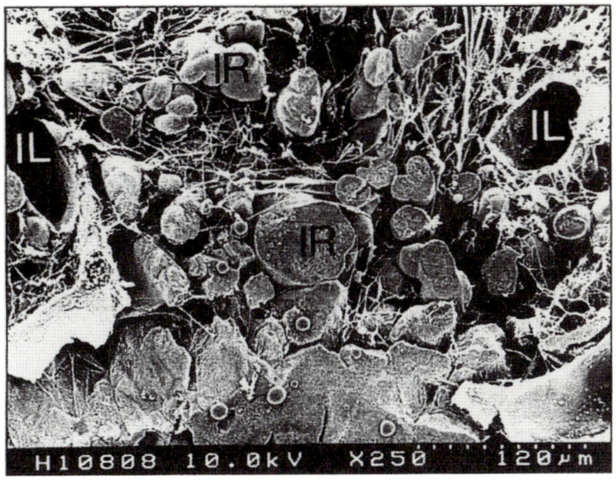
IR
IL
IL
IR
H10808 10.0kV X250 120µm

Abb. 1.22. Rasterelektronische Aufnahme aus dem Faserbindegewebe der Rattenzunge, deren interstitielles Raumsystem mit einer flüssigen Plastikmasse (Mercox) gefüllt wurde. Das Präparat wurde nicht, wie üblich, dem Mazerationsprozeß unterzogen, so daß die bindegewebigen Fasern zusammen mit dem interstitiellen Raum (*IR*), die normalerweise mit Gewebsflüssigkeit gefüllt sind, dargestellt sind. Der Plexus initialer Lymphbahnen (*IL*) ist an zwei Stellen angeschnitten. (Mit freundlicher Genehmigung von Prof. A. Castenholz, Kassel)

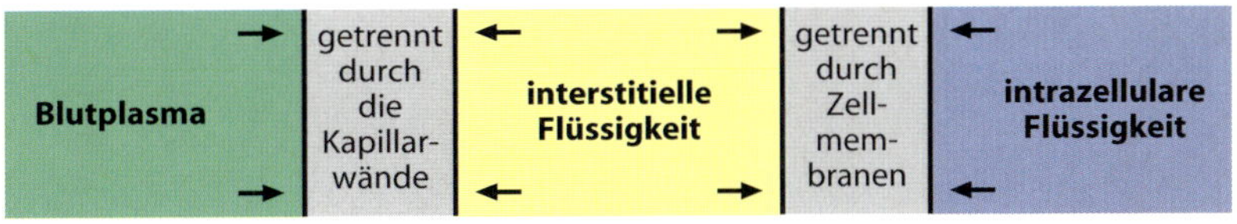
Blutplasma
getrennt durch die Kapillarwände
interstitielle Flüssigkeit
getrennt durch Zellmembranen
intrazellulare Flüssigkeit

Abb. 1.23. Die drei Flüssigkeitsräume im Organismus

Vergleicht man die Zusammensetzung von *Blutplasma* und *interstitieller Flüssigkeit,* so wird folgendes deutlich:

- Die Verteilung der Elektrolyte etc. ähnelt sich weitgehend, was aufgrund der Zusammenhänge zwischen Filtrations- und Reabsorptionsmenge einerseits und der ausgeglichenen Diffusionsrate für niedermolekulare Blutplasmabestandteile andererseits eigentlich auch zu erwarten war.
- Bei der Proteinkonzentration jedoch besteht ein gravierender Unterschied: Im Blutplasma kann eine relativ hohe, im Interstitium dagegen nur eine sehr geringe Konzentration gemessen werden.
  Da jedoch überall in den Geweben (mit Ausnahme v.a. des Gehirns und der Niere) Eiweiße aller Größenordnungen aus den Blutkapillaren austreten, weist dieses „Defizit“ in der interstitiellen Flüssigkeit auf ein „eiweißbewältigendes Transportmittel“ hin.

Dieses Transportmittel können nur die Lymphgefäße sein, die je nach Organ mehr oder weniger Eiweiße aus dem Interstitium aufnehmen. Um dies zu untermauern, muß man sich die Eiweißkonzentration der Lymphe der einzelnen Organe ansehen. Busse (1997) wies dabei folgende Werte nach:

- 10–15 g/l in den Lymphgefäßen der Haut,
- 15–30 g/l in den Lymphgefäßen der Skelettmuskulatur,
- 30–40 g/l in den Lymphgefäßen des Intestinaltraktes,
- 40–50 g/l in den Lymphgefäßen der Lunge und
- bis zu 60 g/l in den Lymphgefäßen der Leber.

Für die folgenden Betrachtungen zur Physiologie der Lymphbildung und für das Verständnis der Ödementstehung (siehe dazu auch Abschn. 1.2) ist hinsichtlich der Verhältnisse im interstitiellen Raum jedoch noch eine weitere Eigenschaft von Bedeutung: Bei ausgeglichenen Filtrations-/Reabsorptionsverhältnissen weist das normal hydratisierte Interstitium nur eine geringe Weitbarkeit (auch Compliance genannt) auf. Mit anderen Worten: Unter physiologischen Bedingungen kommt es zu keinen meßbaren Volumenschwankungen (Busse 1997).

Bei erhöhtem Flüssigkeitseinstrom – wie etwa unter den Bedingungen der Ödementstehung – steigt der interstitielle Druck bereits bei einer Zunahme des Flüssigkeitsvolumens von 25–50% der Normalhydrierung an. Danach nimmt jedoch auch die Weitbarkeit (prinzipiell unendlich) zu, ohne daß es zu einer weiteren Steigerung des Gewebedruckes kommt (Schad 1996).

Für das Ödemverständnis und die Ödembehandlung bedeutet dies zweierlei:

→

1. Erst eine Zunahme der Flüssigkeitsmenge von etwa 100% des Normalwertes macht sich als interstitielles Ödem klinisch bemerkbar. Wenn das Symptom „Ödem" also subjektiv erkannt wird, befindet sich bereits mindestens die doppelte Flüssigkeitsmenge im Interstitium wie unter „Normalbedingungen" (Busse 1997).
2. Außerdem läßt sich die geringe Gewebedrucksteigerung durch die zusätzliche Flüssigkeit nicht mehr filtrationsmindernd nutzen. Dies kann nur durch „künstliche" Drucksteigerung von außen, also z. B. durch Bandagierung geschehen.

Insgesamt ist festzustellen, daß der Körper relativ lange die Möglichkeit hat, einer Ödembildung entgegenzuwirken.

Dies läßt sich dadurch erklären, daß bei einer erhöhten Filtration von Wasser gleichzeitig der Proteingehalt des Interstitiums „verdünnt" wird. Das Verhältnis von OSB zu OSG verschiebt sich also zugunsten des OSB mit der Folge einer erhöhten Reabsorption. Gleichzeitig kommt allerdings ein weiterer ödemverhindernder Faktor hinzu: Der Lymphabtransport steigt deutlich.

Nach Busse (1997) löst z. B. im Intestinaltrakt eine venöse Druckerhöhung um 30 mmHg einen meßbaren Anstieg des Lymphflusses um das 20fache aus. Der damit verbundene erhöhte Eiweißabtransport aus dem Interstitium bewirkt, daß die Plasmaproteinkonzentration im Verhältnis zur Proteinkonzentration im Interstitium noch deutlicher überwiegt. Die Folge ist eine weitere Reabsorptionsverbesserung.

→

Das Lymphgefäßsystem ist für die Flüssigkeitsbalance des Körpers von grundlegender Bedeutung, und der Abtransport von Substanzen wie extravasalen Eiweißkörpern ist hauptsächlich dem Lymphgefäßsystem vorbehalten. Mit anderen Worten: Das Lymphgefäßsystem spielt eine „pflichtgemäße Rolle" bei der Bewältigung dieser Substanzen, die daher auch „lymphpflichtige Stoffe/Lasten" genannt werden.

1.1.7 Lymphpflichtige Lasten/Stoffe

■ **Definition.** Alle Stoffe, die aus der interstitiellen Flüssigkeit nur ausreichend über die Lymphgefäße zu beseitigen sind, werden als *lymphpflichtige Lasten* bezeichnet.

Lymphpflichtige Lasten sind:

- Eiweißkörper,
- Fette,
- Zellen,
- Wasser und
- sonstige korpuskuläre Teile.

LYMPHPFLICHTIGE EIWEISSLAST. Neben dem physiologischen Eiweißübertritt aus den Blutkapillaren in das Interstitium der einzelnen Gewebe kann es auch zu einer unphysiologischen Eiweißansammlung im Interstitium kommen.

Jede Entzündung, unabhängig von ihrer Ursache, stellt eine *Exsudation* dar. Die unspezifischen Entzündungsmechanismen bedingen einen Eiweißübertritt in hohem Maße durch die Blutkapillarwände. Damit steigt die lymphpflichtige Eiweißmenge enorm an.

LYMPHPFLICHTIGE FETTLAST. Im Dünndarm (v.a. im Duodenum = Zwölffingerdarm und im oberen Jejunum = Leerdarm) sind u.a. fettspaltende Enzyme (Lipasen) des Pankreas und Salze der Galle an der Spaltung und Vermischung der Lipide beteiligt. Auf diesem Wege entstehen kurz-, mittel- und langkettige Fettsäuren, die nur teilweise ungehindert durch die Zellen der Dünndarmwand und hier über Blutkapillaren weiter über das Pfortadersystem zur Leber transportiert werden. Der größte Teil muß zunächst „weiterbehandelt" werden, um im wässrigen Milieu des Plasmas sowie in der Lymphflüssigkeit problemlos transportiert werden zu können. Solche Fettsäuren werden dadurch wasserlöslich („hydrophil") gemacht, indem sie durch Eiweißmoleküle „ummantelt" werden. Solche Chylomikronen werden in der Dünndarmwandung nicht in die Blutgefäße resorbiert, sondern zusammen mit allen anderen lymphpflichtigen Stoffen (v.a. wiederum Proteine) in die Lymphkapillaren der Dünndarmzotten, „Chylusgefäße" genannt, aufgenommen.

Durch die „Zumischung" der Lipide in die Lymphflüssigkeit des Darmes erscheint die ansonsten wässrigklare Lymphflüssigkeit (lat. lympha = klares Wasser, Quellwasser) hier ausnahmsweise milchig „chylös", was zur Entdekkung der Lymphgefäße bereits vor Tausenden von Jahren führte und sich in anatomischen Bezeichnungen wie „*Cisterna chyli*" und „*Milchbrustgang*" für Ductus thoracicus auch heute noch niederschlägt.

LYMPHPFLICHTIGE ZELLAST. Wie bereits erwähnt (siehe Abschn. „Migration von Zellen", S. 22), verlassen die weißen Blutzellen – die Leukozyten – ständig die Blutkapillaren durch deren Interendothel-Fugen, um immunologische Aufgaben zu erfüllen. Aus diesem Grunde sind sie auch alle in der Lymphe nachweisbar.

Rote Blutzellen, die Erythrozyten, gelangen meist nur unter den Bedingungen eines Traumas aus den Blutgefäßen in das Interstitium, so daß sie nicht obligat in der Lymphe nachweisbar sind.

Krebszellen können ebenfalls den Weg über die Lymphgefäße nehmen, um sich vom ursprünglichen Entstehungsort zu verbreiten, d.h. zu metastasieren (= lymphogener Metastasierungsweg).

LYMPHPFLICHTIGE WASSERLAST. Da die Vorgänge bei Filtration und Reabsorption immer zu einem Überhang an Ultrafiltrat im Interstitium führen, wird diese nichtreabsorbierte Flüssigkeit „pflichtgemäß" von den Lymphkapillaren aufgenommen und bildet so die eigentliche Lymphflüssigkeit.

Neuere Studien gehen sogar davon aus, daß lediglich in den „klassisch" flüssigkeitsresorbierenden Organen wie Niere und Darm der Hauptteil des filtrierten Wassers wieder in die Blutbahn reabsorbiert wird. In anderen, „nichtresorbierenden" Organen wie der Haut, Muskulatur etc. übernimmt das Lymphgefäßsystem die Hauptmenge der Flüssigkeitsrückführung (Schad 1996, 1998).

Die so entstandene Lymphflüssigkeitsmenge wird unter „Normbedingungen“ mit 2 l/24 Std. angegeben (Busse 1997). Dies ergibt sich einerseits aus der physiologischen „Standardgleichung“: 20 l Filtration minus 90% Reabsorption, also 18 l in 24 Std., bleiben 10% = 2 l Lymphflüssigkeit.

Starke körperliche Arbeit, sportliche Ausdauertätigkeit und ähnliche Aktivitäten können die tägliche Filtrationsmenge natürlich erheblich erhöhen, wobei die Reabsorptionsmenge durch die Plasmaproteinmenge von 70–80 g/l Plasma jeweils eine fixe Größe darstellt. Hier wird das Lymphgefäßsystem kompensatorisch tätig und hält das Flüssigkeitsgleichgewicht aufrecht.

SONSTIGE LYMPHPFLICHTIGE STOFFE. Körperfremde Substanzen wie

- Keime,
- eingeatmeter Staub,
- Farbstoffpartikel (z. B. durch Tätowierung oder Kontrastmittel) etc.

gelangen manchmal in das Interstitium und werden z. T. bereits dort durch die körpereigene Abwehr oder aber spätestens nach ihrem Transport über die Lymphgefäße zu den regionären Lymphknoten neutralisiert und/oder „abgelagert“.

1.1.8 Lymphbildung/Lymphflüssigkeit

■ DEFINITION. Erst mit der Aufnahme aller „lymphpflichtigen Lasten“ in die Kapillaren des Lymphgefäßsystemes kommt es zur Lymphbildung. Diese Flüssigkeit darf erst jetzt *Lymphflüssigkeit* bzw. *Lymphe* genannt werden.

1.1.9 Abschnitte und Größenordnung der Lymphgefäße

Ähnlich wie das venöse Blutgefäßsystem stellt das Lymphgefäßsystem ein Rücktransportsystem dar. Es kann durchaus als Parallelsystem zum venösen Kreislauf betrachtet werden, wobei es jedoch – nicht zuletzt durch die den Kollektoren zwischengeschalteten Lymphknoten – nicht nur Transportaufgaben, sondern auch immunologische Funktionen erfüllt.

Daß das Lymphgefäßsystem erst in jüngster Zeit die ihm zustehende Beachtung fand, hat u. a folgende Gründe:

- Der Aufbau der kleinsten, funktionell jedoch wichtigsten Abschnitte des Lymphgefäßsystemes (initiale Lymphgefäßabschnitte) ist erst seit dem Einsatz von Elektronenmikroskopen bekannt. Bei Leichen, die im Präpariersaal für das Anatomiestudium zur Verfügung stehen, sind sie kollabiert und somit kaum zu erkennen. Dadurch behielt das Lymphgefäßsystem lange Zeit den Status eines „verborgenen Systems“ (Berens v. Rautenfeld et al. 1996).
- Die Herstellung von entsprechend aussagekräftigen Präparaten ist sehr aufwendig, weshalb sie nach Aussagen von Hochschullehrern nur spärlich zu finden sind.
- Die Nomenklatur ist nicht einheitlich.

Aufbau des Lymphgefäßsystems

Das Lymphgefäßsystem wird in Bezug auf seine Größenordnung, seine Wandstruktur und die daraus resultierenden Funktionen in folgende Abschnitte eingeteilt:

- initiale Lymphgefäße (Vasa lymphatica initialia) als peripherste, kleinste Abschnitte mit
  - Lymphkapillaren (Vasa lymphocapillaria) und
  - Präkollektoren (Vasa lymphatica praecollectoria),
- Lymphkollektoren (Vasa lymphatica collectoria) mit zwischengeschalteten Lymphknoten (Nodi lymphatici) und
- Lymphstämme (Trunci lymphatici) als größte Abschnitte.

Die lateinischen Begriffe stammen teilweise von Berens v. Rautenfeld et al. (1996). Sie dienen als Vorschlag für die unbedingt nötige einheitliche Benennung des Lymphgefäßsystemes.

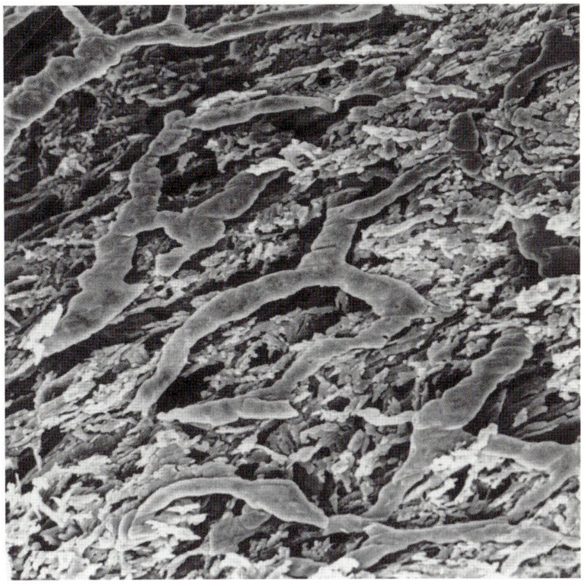

Abb. 1.24. Rasterelektronenmikroskopische Aufnahme von Ausgußpräparaten (Mercox) des initialen Lymphgefäßplexus (×30). (Mit freundlicher Genehmigung von Prof. A. Castenholz, Kassel)

■ **DEFINITION.** Funktionell stellen die Lymphkapillaren und teilweise auch die Präkollektoren den flüssigkeitsaufnehmenden Teil dar. Sie werden deshalb auch als *Resorbtionsgefäße* bezeichnet. Die Kollektoren und Lymphstämme hingegen transportieren die Lymphe; man nennt sie deshalb auch *Leitungsgefäße* (Kubik 1993).

Initiale Lymphgefäße (Vasa lymphatica initialia)

Die initialen (lat. für anfänglich, beginnend) Lymphgefäße sind die kleinsten Abschnitte und bilden gleichzeitig die Peripherie des Lymphgefäßsystems (**Abb. 1.24**). Sie sind im Interstitium zu finden, also in den Gewebsspalträumen, in denen sich die aus dem Blutgefäßsystem übergetretenen Substanzen – per Filtration, Diffusion, Zellmigration oder gar Transzytose/Zytopempsis – bewegen (siehe auch **Abb. 1.21**).

Diese kleinsten Gefäßabschnitte bilden hier ein Netzwerk. Die Größenordnung (Lumen) bewegt sich in Bereichen von durchschnittlich 50–100 µm (Földi u. Kubik 1993; Berens v. Rautenfeld et al. 1996). Sie sind also kleiner als 1/10 mm und damit für das bloße Auge nicht erkennbar. Trotzdem sind sie damit weitergestellt als die vergleichbaren kleinsten Blutgefäßabschnitte (siehe Abschn. 1.1.5: Die Arteriolen werden mit einer durchschnittlichen Weite von 100–20 µm beschrieben, die Metarteriolen haben ein Lumen von 20–8 µm, die Blutkapillaren ein Lumen von 3–8 µm, die Venolen sind durchschnittlich 8–30 µm „weit").

Das „initiale Lymphgefäßplexus" (Castenholz 1984) gliedert sich in

- die sog. Lymphkapillaren, die vom initialen Netzwerk in die Gewebsspalträume ragen, und
- in die Präkollektoren,

wobei die Übergänge zwischen beiden Gefäßanteilen fließend sind und nur elektronenmikroskopisch unterschieden werden können.

Lymphkapillaren (Vasa lymphocapillaria)

Die Lymphkapillaren (**Abb. 1.25**) kann man sich als fingerförmige Fortsätze des initialen Lymphgefäßnetzes vorstellen. Wie die Blutkapillaren sind sie aus Endothelzellen aufgebaut; ihre Basalmembran ist jedoch im Gegensatz zu den Blutkapillaren unregelmäßig oder lediglich „fleckenförmig".

Rasterelektronenmikroskopische Darstellungen, die vor allem von Castenholz stammen, zeigen (**Abb. 1.26**), daß um die „schlauchförmigen" Lymphkapillargebilde eine filzartige Bindegewebsschicht zu finden ist. Diese Schicht besteht aus Filamenten, die z.T. parallel zur Endothelzellschicht verlaufen – sog. *Basalfilamente* – oder auch radiär angeordnet sind – sog. *Ankerfilamente.* Diese verankern die Lymphkapillaren im Bindegewebe des Interstitiums und erfüllen gleichzeitig *„Öffnungsfunktion"*.

Die Endothelzellen erinnern in ihrem Aussehen an Puzzleteile (oder auch an Eichenblätter, siehe **Abb. 1.25**), da sie zungenförmige Ausläufer besitzen, die sich in die Einbuchtung der ähnlich geformten Nachbarendothelzelle einfügen, deren zungen- bzw. zipfelartige Ausläufer sich an anderen Stellen wiederum mit den Nachbarendothelzellen überlappen (**Abb. 1.27, 1.28**). Diese Überlappungen werden als Hauptöffnungsstellen der Lymphkapillaren zum Interstitium hin betrachtet und allgemein als Junktionen (eingedeutscht von „open junctions" = nicht festgefügte Fugen der sich berührenden Endothelzellen) bzw. „Flatterventile" bezeichnet.

Da der Endothelzellverband der Lymphkapillarwandung an vielen Stellen sehr instabil und „lückenhaft" ist, übertragen sich darauf – ausgelöst z.B. durch den Flüssigkeitseinstrom in das

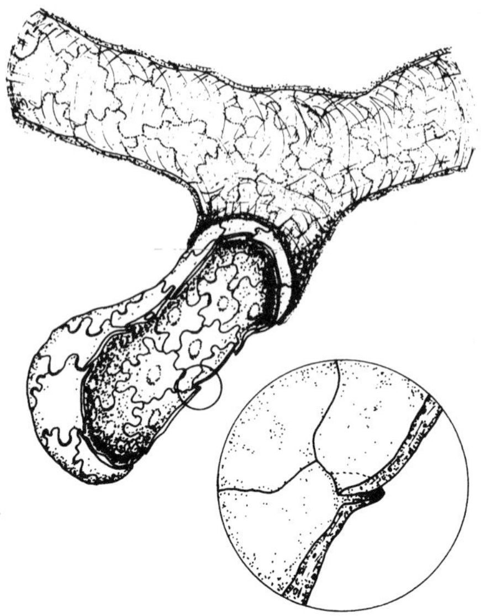

Abb. 1.25. Zeichnerische Rekonstruktion eines initialen Lymphgefäßes mit Überlappungsstellen der Endothelverbindungen. (Mit freundlicher Genehmigung von Prof. A. Castenholz, Kassel)

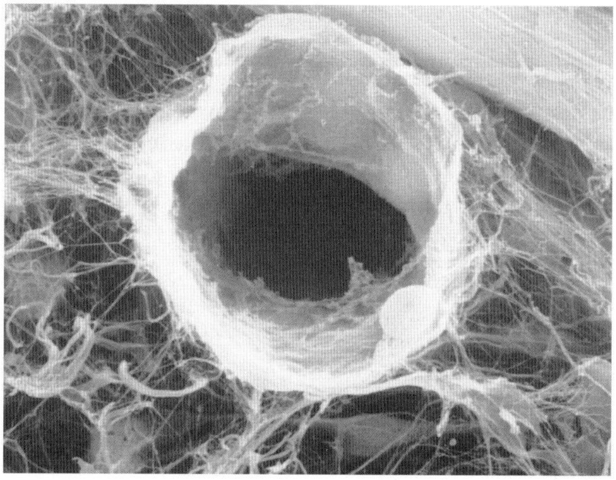

Abb. 1.26. Rasterelektronische Aufnahme eines Gefäßes der initialen Lymphstrombahn. Querschnitt mit umgebendem Faser-Zellsystem des interstitiellen Raumes. (Mit freundlicher Genehmigung von Prof. A. Castenholz, Kassel)

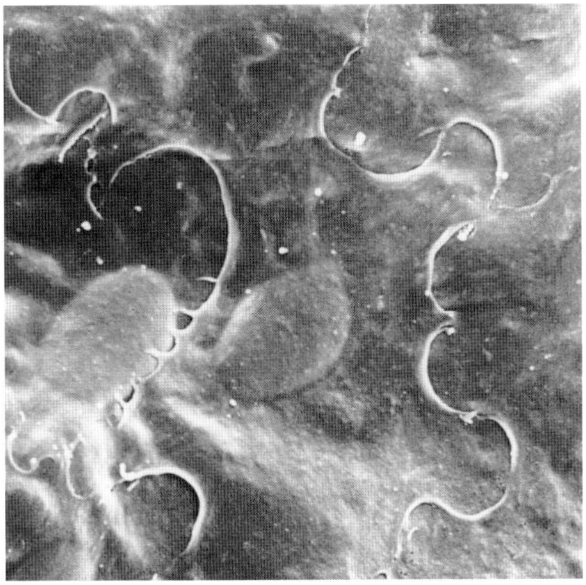

Abb. 1.27. Rasterelektronenmikroskopische Aufnahme der inneren Oberfläche eines initialen Lymphgefäßes. Deutlich sichtbar sind die „puzzleförmige" Ausbreitung der Endothelzellen sowie deren Kerne. (Mit freundlicher Genehmigung von Prof. A. Castenholz, Kassel)

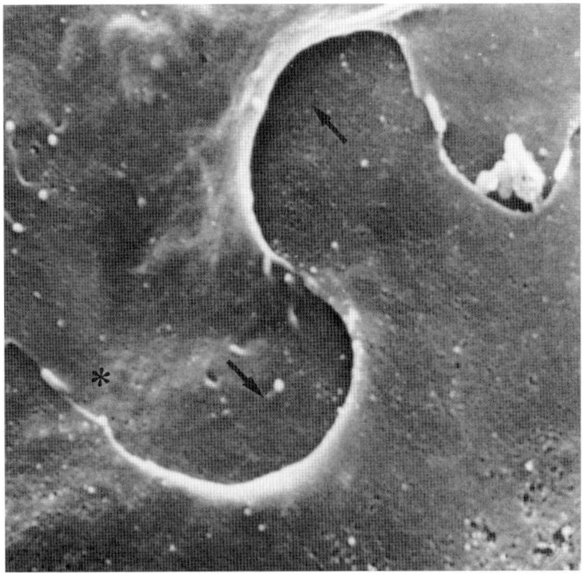

Abb. 1.28. Vergrößerter Ausschnitt aus dem Bereich der interendothelialen Grenze. Die Zytoplasmaabschnitte der benachbarten Zellen sind miteinander verzahnt unter Bildung taschenartiger Formationen (→) (∗ = Zone mit einfachem Endothelkontakt). (Mit freundlicher Genehmigung von Prof. A. Castenholz, Kassel)

Interstitium – über die Ankerfilamente Zugkräfte des Gewebes. Dadurch werden die Junktionen vergrößert, und aus den Spalträumen des Interstitiums (den prälymphatischen Kanälen) kann nahezu ungehindert Flüssigkeit mit allen lymphpflichtigen Stoffen in das Kapillarlumen einströmen (**Abb. 1.29**).

Da sich dabei die zipfelartigen Endothelzellausläufer frei im Flüssigkeitsstrom bewegen, werden sie als „schwingende Zipfel" der Junktionen bezeichnet. Diese Bezeichnung geht auf Casley-Smith zurück, der von „swinging flaps" sprach.

Einen weiteren, wenngleich weniger bedeutsamen Weg in das Lymphkapillarlumen bildet nach Kubik (1993) die Zytopempsis. Sie funktioniert hier in gleicher Weise wie an der Blutkapillare, jedoch quasi von „außen nach innen", d.h. aus dem Interstitium in das Lymphgefäß hinein.

Mit dem Einstrom gleicht sich der relative Unterdruck im Lumen der Lymphkapillare aus, so daß sich die interendothelialen Öffnungen wieder schließen (**Abb. 1.30**). Damit ist der Vorgang der eigentlichen Lymphbildung abgeschlossen.

Die Mehrheit der vorhandenen Lymphkapillaren eines bestimmten Gewebsareals wird unter physiologischen Bedingungen – d.h. bei „normalen" Stoffwechselvorgängen – nicht gebraucht. Sie sind deshalb ungenutzt und dann kollabiert (weshalb lange Zeit keine eindeutigen Aussagen über das Vorhandensein von Lymphgefäßen in den einzelnen Gewebsarten getroffen werden konnten), stellen aber ein Potential dar, das unter gesteigerten Stoffwechselbedingungen eine Ödembildung zunächst verhindert.

Die Dichte des initialen Lymphgefäßnetzes scheint – analog zur Verteilung der terminalen Blutgefäße – von der Stoffwechsellage des Gewebes abhängig zu sein. Mit anderen Worten: Bra-

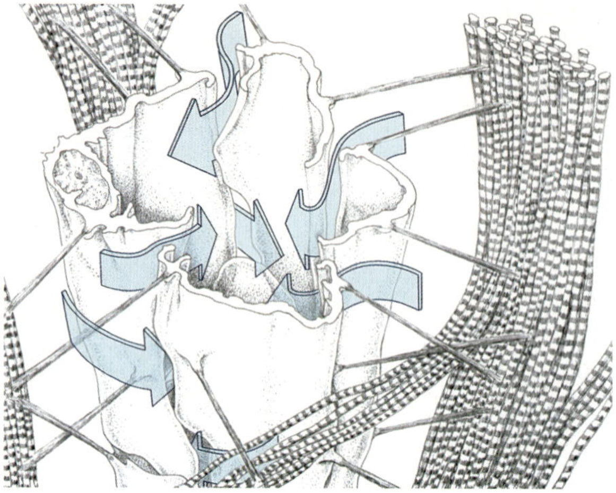

Abb. 1.29. Synoptische Darstellung des Drainagemechanismus einer Lymphkapillare. Da die einzelnen Endothelzellen über „Ankerfilamente" an den kollagenen Faserstrukturen des interstitiellen Raumes verankert sind, wirken sich verformende Kräfte z.B. durch Flüssigkeitseinstrom als Zugkräfte auf den lockeren Endothelzellverband aus. Die Junktionen öffnen sich weit, so daß es zum Flüssigkeitseinstrom kommen kann (siehe auch Abb. 1.20 und 1.26). (Mit freundlicher Genehmigung von Medical-Art Service Isabel Christensen, 81675 München)

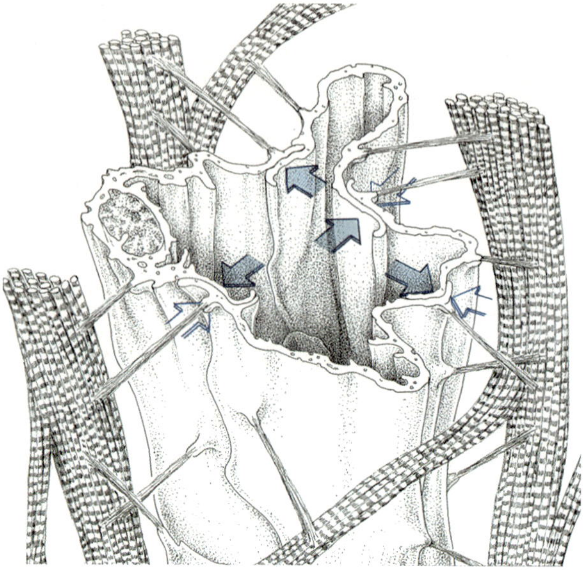

Abb. 1.30. Mit dem Einstrom von Flüssigkeit aus dem Interstitium erfolgt ein intravasaler Druckausgleich, so daß die Junktionen sich schließen. Die Lymphbildung ist abgeschlossen. (Mit freundlicher Genehmigung von Medical-Art Service Isabel Christensen, 81675 München)

dytrophe Gewebe haben relativ wenige Lymphgefäße, während Gewebe mit hohem Stoffwechsel (tachytrophe Gewebe) zahlreiche Lymphgefäße aufweisen.

Lymphkapillaren – und damit eine lymphatische „Entsorgung" – gibt es in fast allen Geweben unseres Organismus.

Keine Lymphkapillaren sind zu finden

- im ZNS, d.h. in der Substanz des Gehirns und des Rückenmarkes einschließlich der Meningen,
- im Inneren des Auges,
- in der Kompakta des Knochens,
- in der Substanz des Knorpels und
- in allen nicht durchbluteten Hautteilen und deren Anhangsgebilden (Haare, Nägel etc.).

Präkollektoren (Vasa lymphatica praecollectoria)

Die einzelnen fingerartigen Lymphkapillaren einer bestimmten Region finden sich in Gefäßabschnitten zusammen, die ein deutlich weiteres Lumen besitzen (bis zu 150 µm, d.h. etwas größer als 1/10 mm) und geflechtartig verbunden sind. Hier wird die in den Lymphkapillaren „eingesammelte" Lymphe – d.h. die Flüssigkeit mit lymphpflichtigen Stoffen, die je nach Stoffwechsellage angefallen ist – zum ersten Male „vorgesammelt", daher die Bezeichnung „Präkollektoren".

Der Wandbau der Präkollektoren weist bereits vereinzelt glatte Muskelzellen auf. Hier wurden jedoch auch schon Übertritte von lymphpflichtigen Stoffen aus der umgebenden interstitiellen Flüssigkeit in das Lumen beobachtet. Dies unterstreicht die Tatsache, daß der Übergang zwischen den Lymphkapillaren und Präkollektoren fließend ist.

Die Präkollektoren leiten die vorgesammelte Lymphe in nachgeschaltete größere Gefäße – die eigentlichen Sammelgefäße – ab. Im Lumen findet man nun bereits vereinzelt taschenklappenähnliche Gebilde (**Abb. 1.31, 1.32**), die jedoch noch unregelmäßig sind und keinen wesentlichen Einfluß auf die Gesamt-Strömungsrichtung dieses Areals haben.

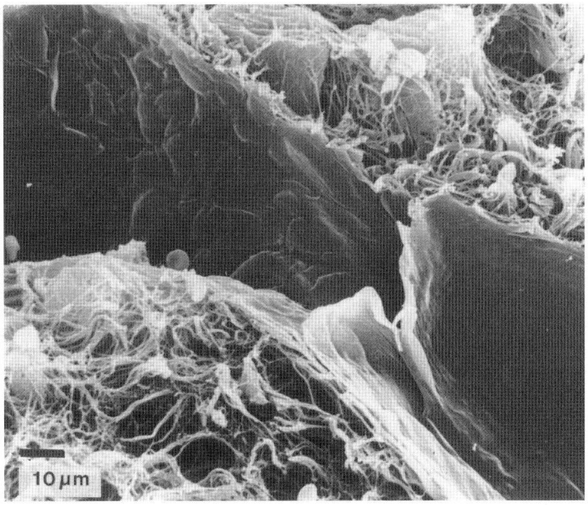

Abb. 1.31. Rasterelektronenmikroskopische Aufnahme eines Gefäßes der initialen Lymphstrombahn im Längsschnitt mit Ausstromklappe. Beachtenswert sind die Dünnwandigkeit und das umgebende Faser-Zellsystem des interstitiellen Raumes. (Mit freundlicher Genehmigung von Prof. A. Castenholz, Kassel)

Lymphkollektoren (Vasa lymphatica collectoria)

Im Anschluß an das initiale Lymphgefäßplexus findet man die Lymphkollektoren. Dabei handelt es sich um Gefäße mit einem Durchmesser von 600 µm und größer (d.h. >1/2 mm bis 1,5 mm). Die Lymphkollektoren sind also bereits mit dem bloßen Auge gut erkennbar.

Aufbau und Funktion

Der Wandaufbau entspricht nun dem der Blutgefäße, d.h., sie zeigen den typischen dreischichtigen Aufbau (Adventitia, Media/Muskularis und Intima) (**Abb. 1.33**). Neben dieser Schichtung (die jedoch nicht so eindeutig erkennbar ist wie z.B. bei den Venen) erinnern die nun regelmäßig vorkommenden Taschenklappen im Lumen an die analogen „Rücktransport-Aufgaben" der Venen.

Die glatten Muskelzellen der Media sind bei größeren Kollektoren mehrschichtig angeordnet, weshalb man sie durchaus als „muskulöse Transportröhren" bezeichnen kann. Die Muskelschichten sind jedoch nicht über die gesamte Länge eines Kollektors, sondern nur jeweils im Mittelstück zwischen der distalen und der proximalen Taschenklappe im Lumen gleichmäßig angeordnet (**Abb. 1.34**). Damit erscheint der Kollektor als Folge von muskulären Abschnitten,

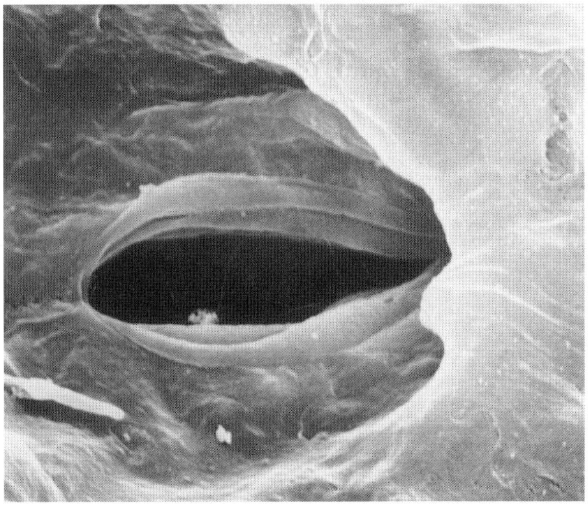

Abb. 1.32. Rasterelektronenmikroskopische Aufnahme einer zweizipfligen geöffneten Klappe eines initialen Lymphgefäßes. (Mit freundlicher Genehmigung von Prof. A. Castenholz, Kassel)

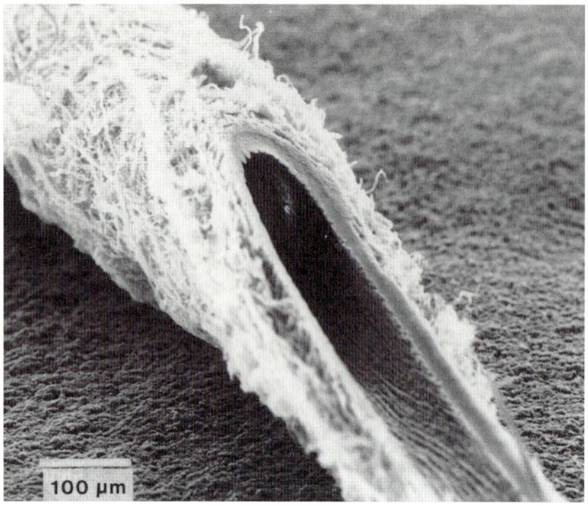

Abb. 1.33. Rasterelektronenmikroskopische Aufnahmen eines Kollektorgefäßes. Der schräge Anschnitt zeigt die Intima und Media als kompakte Schichten, die vom lokkeren Faserwerk der Adventitia umhüllt werden. (Das Längsrelief der lumenseitigen Oberfläche ist präparationsbedingt). (Mit freundlicher Genehmigung von Prof. A. Castenholz, Kassel)

unterbrochen von muskelarmen bis zu muskellosen Abschnitten im Klappenbereich die sog. „*Lymphangione*“. Zudem sind die Kollektoren im muskelführenden Mittelstück durch vegetative Fasern innerviert.

Vieles weist darauf hin, daß sog. Pressorezeptorzellen in der Wandung eine ähnliche Funktion haben wie vergleichbare Strukturen in der Carotiswandung, nämlich Registrierung und Weiterleitung der Informationen über den Wandspannungszustand des Gefäßes (Kubik 1993).

→ Die Lymphgefäße sind in der Lage, auch abschnittweise, d.h. Segment für Segment, zu kontrahieren.

Die Kontraktion der glatten Muskelzellen führt nicht nur – wie bei den Blutgefäßen – zu einer Rückstellung des durch Füllung aufgedehnten Gefäßes in das Ursprungslumen, sondern auch zu einer deutlichen Lumeneinengung (**Abb. 1.36**). Dies läßt sich sicherlich u.a. durch die filigrane Gefäßwandarchitektur der Lymphkollektoren erklären.

Die Kontraktionen werden also v.a. durch den Anstieg des Gefäßinnendruckes bewirkt, ausgelöst durch die Füllung der distal gelegenen Lymphgefäßabschnitte (**Abb. 1.35**). Die damit verbundene Zunahme der Wandspannung scheint – möglicherweise im Zusammenspiel mit Gefäßwandspannungsrezeptoren (Kubik 1993) – ab einem bestimmten Punkt den auslösenden Reiz für das Zusammenziehen der glatten Muskelzellen der Media zu bilden.

Die maximale intralymphvaskuläre Drucksteigerung, die noch Lymphangiomotorik hervorruft, wird mit 8 mmHg angegeben. Eine größere Drucksteigerung führt dagegen zu einer Frequenzverminderung (Földi u. Kubik 1993).

Ob dieses Verhalten also durch die bloße Dehnung der glatten Muskelzelle ausgelöst wird oder aber zusätzlich nervös koordiniert ist, ist noch nicht ausreichend erforscht.

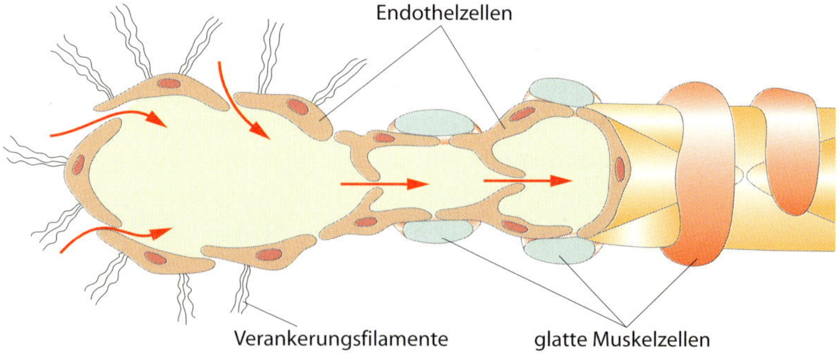

Abb. 1.34. Schematische Darstellung der Muskularis der Lymphangione zwischen den luminalen Klappenabschnitten. (Aus Schmidt u. Thews 1997)

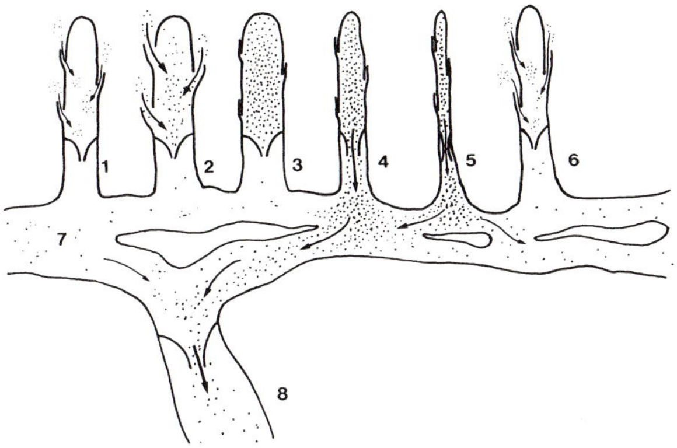

Abb. 1.35. Verschiedene Füllungs- und Entleerungsphasen der initialen Lymphstrombahn. *7* stellt den initialen Lymphgefäßplexus dar, *8* den anschließenden Kollektor. (Mit freundlicher Genehmigung von Prof. A. Castenholz, Kassel)

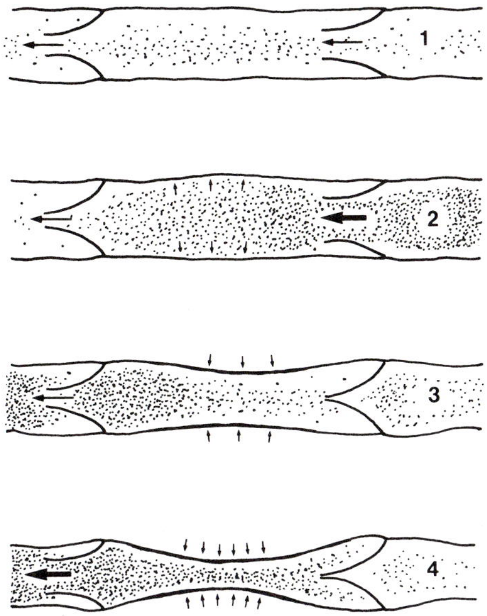

Abb. 1.36. Verschiedene Aktionsphasen eines Lymphangions. *1* Kontinuierlicher Durchfluß bei gleichzeitiger Öffnung der distalen und proximalen Klappe. *2* Wanddehnung bei stärkerer Füllung von distal. *3* und *4* Kontraktion der Angionwand im Abschnitt zwischen den Klappen; in der Folge schließt sich die distale Klappe, und die Flüssigkeit wird nach proximal ausgetrieben. (Mit freundlicher Genehmigung von Prof. A. Castenholz, Kassel)

Beobachtungen wie etwa ein Anstieg der Lymphgefäßtätigkeit bei Erschrecken lassen darauf schließen, daß sogar eine zentralnervöse Koordination erfolgt (Földi u. Kubik 1993).

Diese einzelnen Kollektorabschnitte, heute einheitlich lymphologisch als *Lymphangione* bezeichnet, weisen also eine echte *Eigenmotorik* auf.

Der Anstieg des Drucks auf die Lymphflüssigkeit, hervorgerufen durch die Kontraktion, befördert diese nach proximal in das nächste durch Klappen begrenzte Segment, d.h. in das proximale Lymphangion. Gleichzeitig wird auch eine bestimmte Menge Lymphe gegen die distale Klappe gedrückt, die jedoch – falls sie nicht pathologisch verändert ist oder das Gefäß insgesamt einen pathologischen Dilatationszustand aufweist – den retrograden Fluß verhindert (**Abb. 1.36**).

→

Die *Technik der Manuellen Lymphdrainage* beruht auf folgender Hypothese: Die Wanddehnung wird nicht nur durch den intralymphvaskulären Druckanstieg mit Lymphangion-Kontraktionen beantwortet, sondern es ist auch eine Einflußnahme von außen möglich, wenn nämlich durch Gewebeverformung quasi „künstliche" Gefäßwanddehnungen erzeugt werden. Zusätzlich lymphflußanregend dürfte dabei die Verschiebung von interstitieller Flüssigkeit zu weiteren Lymphkapillaren wirken, die sich dann füllen und dehnen.

Sicherheitsventilfunktion der Lymphgefäße

Die Möglichkeit der selektiven Kontraktion der einzelnen Angione bringt es mit sich, daß sich das Lymphgefäßsystem variabel an die Flüssigkeitsmenge im Interstitium anpaßt:

- Bei *geringen Mengen* anfallender lymphpflichtiger Last genügt es, wenn „hin und wieder" ein Angion kontrahiert, um über mehrere, quasi „passive" Segmente hinweg einen ausreichenden Lymphstrom zu erzeugen. Da sich das „aktive" Angion nur allmählich wieder füllt, vergeht eine verhältnismäßig lange Zeit bis zur neuerlichen „kritischen" Füllungsmenge, die dann den gleichen Mechanismus wieder bewirkt.
- Bei einer *größeren Menge* lymphpflichtiger Last füllen sich die Lymphangione pro Zeiteinheit häufiger, so daß die Kontraktionen in kürzeren Zeitabständen erfolgen und auch mehrere Angione „in Serie" tätig sind.

Die durchschnittliche Kontraktionsfrequenz wird mit 8–10/min (Földi u. Kubik 1993) bzw. mit 10–12/min (Berens v. Rautenfeld 1996) angegeben, wobei hier lediglich die Ruhefrequenz gemeint ist. Das dadurch bewältigte normale *Lymphzeitvolumen* läßt sich mindestens um das 10fache steigern (gelegentlich wird sogar von einer Steigerungsmöglichkeit bis auf das 20fache gesprochen). Damit ist dann das höchstmögliche Lymphzeitvolumen erreicht, das nach Földi als *Transportkapazität des Lymphgefäßsystems* zu verstehen ist.

→ Im Hinblick auf die Flüssigkeitsbalance des Gewebes ist die bluteiweißabhängige Reabsorption eine fixe Größe. Das Lymphgefäßsystem spielt dabei eine variable Rolle. Földi spricht in diesem Zusammenhang von der *Sicherheitsventilfunktion*.

Direkte lymphflußbestimmende Faktoren

Wieviel lymphpflichtige Last anfällt, die dann das Lymphzeitvolumen und damit den Grad der Eigenmotorik festlegt, wird durch folgende Faktoren bestimmt:

- die Stoffwechsellage des jeweiligen Gewebes,
- die körperliche Aktivität,
- die Nahrungsaufnahme und
- die Temperatureinwirkung,

Stoffwechsellage des jeweiligen Gewebes. Neben der gewebespezifischen physiologischen besteht auch eine pathophysiologische Abhängigkeit. Mit anderen Worten: Die lymphpflichtige Menge steigt immer dann, wenn ödemauslösende Mechanismen eine Rolle spielen, wie z. B. bei Entzündungen des Gewebes etc. (siehe dazu Abschn 1.2).

Allerdings muß dabei berücksichtigt werden, daß bei entzündlichen und traumatischen Vorgängen gleichzeitig Schmerzmediatoren frei werden, unter deren Einwirkung dann wiederum eine Verringerung der momentanen Lymphangiomotorik erfolgt. Nach Földi (1993) führt dies mit hoher Wahrscheinlichkeit zu einem Lymphangiospasmus.

Körperliche Aktivität. Bei hoher Aktivität ist der Stoffwechsel v. a. der Skelettmuskulatur hoch, so daß die lymphpflichtige Menge ansteigt. So kann man bei manchen Langstreckenläufern direkt nach dem Wettkampf deutlich angeschwollene Lymphknoten im Kniekehlen- und Leistenbereich feststellen.

Dies unterstreicht, daß das Lymphgefäßsystem nicht unwesentlich an den Rücktransportmechanismen beteiligt ist und verdeutlicht dessen Wert in der Gewebsdrainage der Muskulatur.

NAHRUNGSAUFNAHME. Während des Verdauungsvorganges steigt naturgemäß die Menge der lymphpflichtigen Fettlast.

→ Wenn man Flüssigkeit (Wasser) zu sich nimmt, erhöht sich nicht die lymphpflichtige, sondern nur die harnpflichtige Last.

TEMPERATUREINWIRKUNG. *Wärmezufuhr* erhöht die Menge der lymphpflichtigen Last durch die damit verbundene Stoffwechselsteigerung. Gleichzeitig läßt sich eine Frequenzzunahme der Lymphangione beobachten (Mislin 1961, zit. in Földi u. Kubik 1993). Hitze scheint die Lymphgefäße zu lähmen (Mislin 1961).

Kälte vermindert sowohl den Stoffwechsel und damit die anfallende Lymphmenge als auch die Eigenfrequenz der Lymphgefäße (Tischendorf 1991).

→ Bei einer direkten Einwirkung von Eis über mehr als 8 min, die das Gewebe erheblich abkühlt, läßt sich aufgrund einer erheblichen Wanddurchlässigkeit ein Austritt von Lymphflüssigkeit aus den Lymphgefäßen nachweisen (Meeusen 1986, zit. in Wingerden 1992; siehe auch Abschn. 2.7).

Indirekte lymphflußbestimmende Faktoren

Natürlich hängt der Lymphtransport nicht nur von den Faktoren *Menge der lymphpflichtigen Last* und damit von der *Eigenmotorik der Angione* ab, sondern – in Analogie zum venösen Rücktransport – auch von „indirekten", quasi von außen einwirkenden Transportmechanismen ab wie

- dem Gelenk- und Skelettmuskelpumpmechanismus v.a. an den Extremitäten und
- der thorakalen Sogwirkung der Atmung im Rumpfinneren.

GELENK- UND SKELETTMUSKELPUMPMECHANISMUS V.A. AN DEN EXTREMITÄTEN. Hier ist festzuhalten, daß sich dieser Faktor nur auf die Lymphbahnen direkt auswirkt, die zwischen den Muskeln verlaufen und damit zum tiefen System zählen. Die oberflächlich verlaufenden subkutanen Kollektoren sind mit dem Muskelpumpeffekt direkt nicht zu erreichen. Dies ist von weitreichender therapeutischer Bedeutung, zumal das oberflächliche Lymphgefäßsystem der Extremitäten eine größere Rolle spielt als das tiefe System – im Gegensatz zur Funktion der Venen.

→ Sollen Bewegungsübungen zu entstauenden Zwecken eingesetzt werden, ist folgendes zu beachten: Viele periphere Ödeme sind extrafaszial gelagert und entziehen sich damit dem Einfluß der Muskelpumpe weitgehend.

THORAKALE SOGWIRKUNG DER ATMUNG IM RUMPFINNEREN. In der Phase der Inspiration entsteht intrathorakal ein Unterdruck, während intraabdominal gleichzeitig ein Überdruck besteht. Dadurch werden die Bauchraum-Lymphgefäße nach proximal in den Thoraxraum „entleert"; gleichzeitig wird die Lymphe aus den venenwinkelnahen Gefäßen in das Blut gesaugt. Diese Vorgänge lassen sich entstauungstherapeutisch nutzen (siehe v.a. Abschn. 2.1 und 2.5).

Als weitere Faktoren, die für den Lymphfluß allerdings von untergeordneter Bedeutung sind, sind noch zu nennen:

- die Peristaltik des Darmes und
- die Pulsation der benachbarten Arterien.

PERISTALTIK DES DARMES. Entstauungstherapeutisch hat die Darmperistaltik eine untergeordnete Bedeutung. Sie spielt lediglich bei begleitender Obstipation im Zusammenhang mit einem behandlungsbedürftigen Ödem der unteren Extremitäten eine Rolle, da die Abflußwege vom Bein durch den Becken-Bauch-Raum behindert sein könnten.

PULSATION DER BENACHBARTEN ARTERIEN. Die Pulsation der benachbarten Arterien spielt lediglich beim Ductus thoracicus wegen dessen Verlauf neben der Aorta sowie bei den tiefen Lymphkollektoren der Extremitäten (Arterien in den Logen der Muskelgruppen) eine Rolle. Entstauungstherapeutisch ist dies nicht von Bedeutung.

Lymphgefäßsystem der einzelnen Gewebe

Außer im ZNS, in der Kompakta des Knochens und im Knorpel sind in allen Organen Lymphgefäße vorhanden. Ihr jeweiliger anatomischer Aufbau wird im folgenden beschrieben. Die Ausführungen basieren auf den Aussagen von Kubik (1993).

HAUT. In der Haut findet man *initiale Lymphgefäße*, v.a. in der Dermis (bzw. dem Corium), beginnend bereits in der papillären Schicht; die *Kollektoren* sind dagegen in der Subkutis angeordnet. Zusammen mit den initialen Lymphgefäßabschnitten aus der Dermis bildet das Lymphgefäßsystem der Haut insgesamt das *oberflächliche* bzw. *epifasziale* oder auch *subkutane Kollektorsystem* (siehe Abschn. „Die Haut des Rumpfes“, S. 57ff., und die **Abb. 1.70** bis **1.76**).

SKELETTMUSKULATUR. Die *Kollektoren* der Skelettmuskulatur verlaufen zusammen mit den größeren Blutgefäßen in den Logen zwischen den einzelnen Muskeln. Die einzelnen Muskelfaserbündel werden von *initialen Lymphgefäßen* drainiert, die jedoch lediglich bis zum Perimysium in den Muskel vordringen. Sie finden sich nicht im Endomysium (**Abb. 1.37a**).

SEHNEN. Ähnlich wie mit der Skelettmuskulatur verhält es sich mit den Sehnen. Die *initialen Lymphgefäße* drainieren die einzelnen Sehnenfaserbündel, die durch das Peritendineum internum umschlossen sind (**Abb. 1.37b**).

GELENKE. Die Gelenke weisen *initiale Lymphgefäße* in der Synovialhaut (Membrana synovialis) sowie im Periost der beteiligten Knochen auf. Der Gelenkknorpel selbst sowie die Kompakta der Knochen besitzen keine initialen Lymphgefäße. Die initialen Lymphgefäße in der Membrana synovialis drainieren den Binnenraum insgesamt, wobei die ableitenden *Kollektoren* in der äußeren Kapselschicht (Membrana fibrosa oder auch Stratum fibrosum) angesiedelt sind (**Abb. 1.37c**).

INNERE ORGANE. Die *Kollektoren* der inneren Organe findet man in der Organkapsel (und der Adventitia mit dem entsprechenden Fettgewebe). Am Beispiel des Dünndarmes stellt dies letztlich das Peritoneum dar. Das *initiale Lymphgefäßsystem* ist eng verknüpft mit der Funktion des jeweiligen Organs und findet sich im Interstitium der entsprechenden Gewebe. Beim Dünndarm ist es in den einzelnen Zotten, den Villi intestinales (lat. villus = Zotte; Schleimhautfortsatz eines Organes), angesiedelt. Die *Kollektoren* führen die entsprechende Organ-Lymphe früher oder später in die Lymphgefäßstämme (**Abb. 1.37d**).

BLUTGEFÄSSE. Die größeren Blutgefäße wie die Aorta und die V. cava weisen *initiale Lymphgefä-*

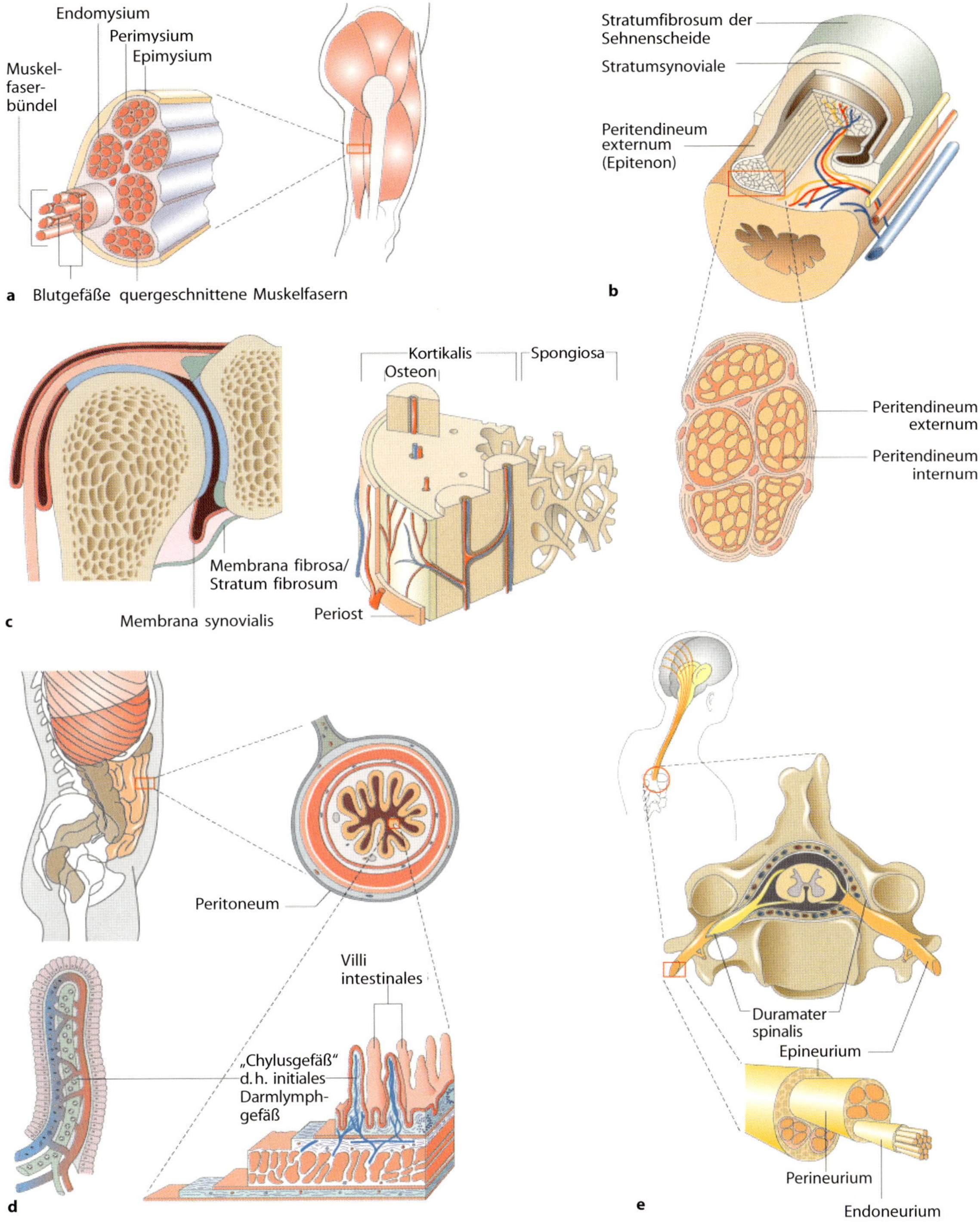

Abb. 1.37 a–e. Übersicht über Aufbau und Struktur einzelner Organe. zur Verdeutlichung der Anordnung des Lymphgefäßsystemes. **a** Skelettmuskulatur, **b** Sehnen, **c** Gelenke, **d** innere Organe, **e** Nerven

ße in der Media und der Adventitia auf (siehe **Abb. 1.6** und **1.7**, S. 10).

NERVEN. Auch im Epineurium der peripheren Nerven sind Lymphgefäße zu finden. Sie beginnen an der Stelle, an der der periphere Nerv durch die Dura mater spinalis hindurchtritt (**Abb. 1.37 e**). Subdural befinden sich keine Lymphgefäße (siehe auch die Ausführungen zur intrakraniellen Drainage im Abschn. „Die Kopf- und Halsregion", S. 47 ff.).

Jedem Organ – ob Haut, Muskulatur oder Hohlorgane – sind zunächst noch organzugehörige *Lymphknoten* (Nodus lymphaticus/Nodi lymphatici, Abk. N.ll oder Lymphonodus/Lymphonodi, Abk. L.nn) zugeordnet (**Abb. 1.38**), in die die drainierenden Kollektoren einmünden.

Von den regionären Organlymphknoten führen efferente Kollektoren die Lymphe in „überregionäre" Lymphknotenansammlungen, die die Lymphe mehrerer Organe aufnehmen. Erst nachdem all diese „Klärstationen" durchlaufen sind, mündet die Lymphe in die *Lymphgefäßstämme*, die das Ende des Lymphgefäßsystemes eines jeweiligen Gebietes darstellen und quasi „Riesenkollektoren" sind (**Abb. 1.39**).

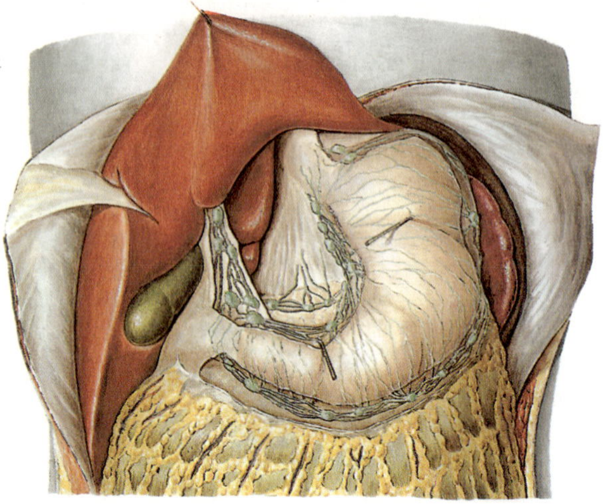

Abb. 1.38. Der Magen als Beispiel für die Anordung von organeigenen Lymphknoten und von deren efferenten und afferenten Kollektoren. Die Lymphe des Magens wird schließlich z. B. in den Truncus gastrointestinalis drainiert. (Mit freundlicher Genehmigung entnommen aus: Putz, R. und Pabst, R. (Hrsg.): Sobotta, Atlas der Anatomie des Menschen. 20. Auflage, Urban & Schwarzenberg 1998)

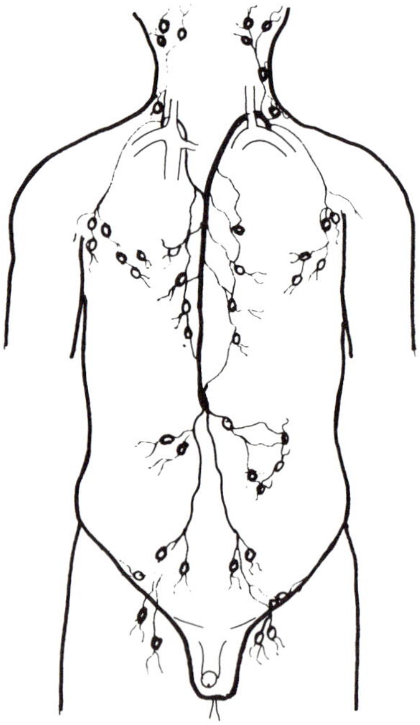

Abb. 1.39. Übersicht über die wichtigsten Lymphgefäßstämme. (Mit freundlicher Genehmigung von Prof. A. Castenholz, Kassel)

Lymphknoten (Nodi lymphatici)

■ **DEFINITION.** Die *Lymphknoten* zählen zu den (sekundären) lymphatischen Organen unseres Körpers. Sie nehmen jedoch eine Sonderstellung ein, da sie funktionell in das Lymphgefäßsystem eingeschaltet sind.

Aufbau und Funktion

Der einzelne Lymphknoten, der zwischen 0,3 cm (=3 mm) und 3 cm Durchmesser haben kann, variiert in der Form zwischen rund, oval und bohnen-/nierenförmig (**Abb. 1.40**). Die Gesamtzahl der Lymphknoten wird von Kubik (1993) mit 600–700 angegeben.

Lymphknoten sind im Fettgewebe der entsprechenden Region eingebettet. Die äußere Hülle wird von einer *Kapsel* gebildet, die aus kollagenen Bindegewebsfasern und glatten Muskelzellen besteht. Von der Kapsel ragen bälkchenartige *Septen* (auch Trabekel genannt) in das Zentrum des Lymphknotens hinein (**Abb. 1.41**) und bilden so sein inneres Gerüst. Dadurch wird der Lymphknoten quasi räumlich unterteilt und gleichzeitig auch stabilisiert.

Die Kapsel wird von außen, vorwiegend im konvexen Bereich, von mehreren zuführenden (afferenten) Lymphgefäßen durchstoßen. Die Anzahl bzw. der Gesamtquerschnitt dieser *Vasa afferentia* ist meist größer als die Anzahl der *Vasa efferentia,* die den Lymphknoten vorwiegend im konkaven „nabelartigen" Lymphknotenhilus verlassen.

Das dominierende Gewebe ist das *lymphoretikuläre Gewebe,* ein schwammartiges Netzwerk aus retikulärem Bindegewebe und Lymphozyten, das zur Kapsel hin als Rinde (Cortex) zahlreiche *Lymphfollikel* (auch Rinden- oder Sekundärfollikel genannt) aufweist (**Abb. 1.42**) und im Zentrum des Lymphknotens eher strangartig erscheint.

Lymphfollikel stellen Keim- und Reaktionszentren für Lymphozyten dar und sind im histologischen Schnittbild im Lymphknotenkortex durch ein helles, rundes Zentrum mit einem dunklen Rand gekennzeichnet.

Das dichte Netzwerk wird von einem Spaltsystem durchzogen – dem *Sinussystem* (lat. sinus = Ausbuchtung, Hohlraum) (**Abb. 1.43**). Das Sinussystem ist im Vergleich zum lymphoretikulären Gewebe weitmaschiger.

Direkt unter der bindegewebigen Kapsel befindet sich ein erster Hohlraum, der als Rand- oder *Marginalsinus* (lat. margo = Grenze, Rand) bezeichnet wird. Dieser Marginalsinus wiederum ist Teil eines anastomosierenden Hohlraumsyste-

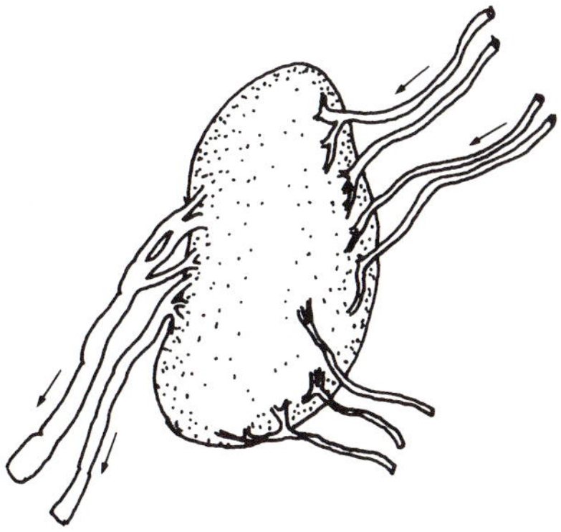

Abb. 1.40. Äußere Ansicht eines „typischen" Lymphknotens mit afferenten (zuführenden) und efferenten (wegführenden) Lymphgefäßen. Letztere treten aus dem Hilum des Lymphknotens aus, zusammen mit der Ein- und Austrittsstelle für die Blutgefäße. (Mit freundlicher Genehmigung von Prof. A. Castenholz, Kassel)

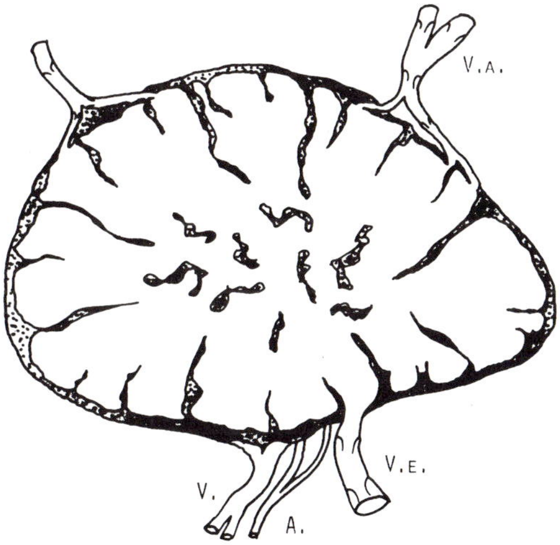

Abb. 1.41. Das Kapsel-Trabekel-System eines Lymphknotens in zweidimensionaler Schnittansicht. (Mit freundlicher Genehmigung von Prof. A. Castenholz, Kassel)

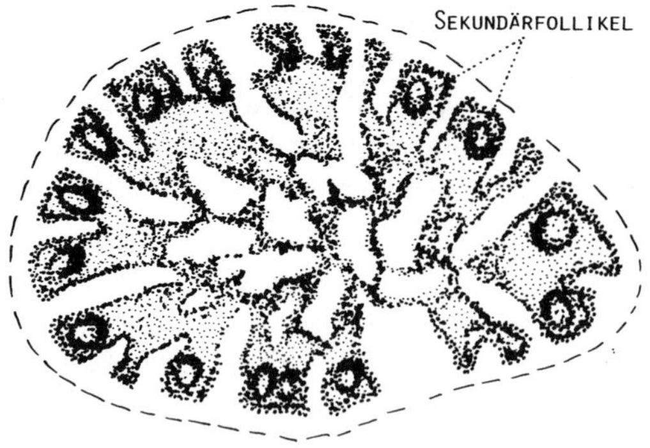

Abb. 1.42. Die Anordnung des lymphatischen Gewebes im Lymphknoten mit strangartiger Markzone und randständigen Keimzentren (= Sekundärfollikel). (Mit freundlicher Genehmigung von Prof. A. Castenholz, Kassel)

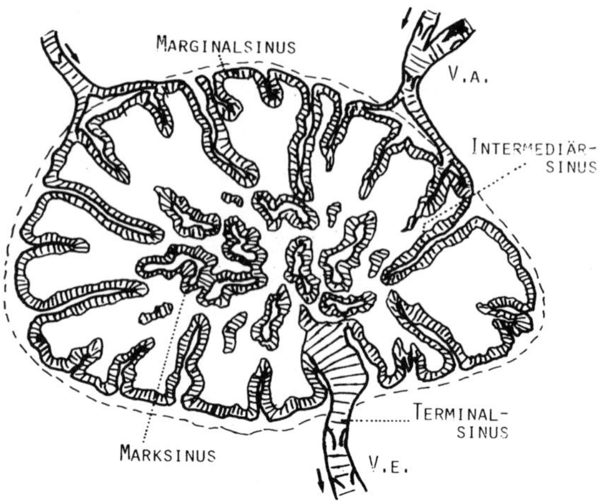

Abb. 1.43. Das verzweigte Sinussystem des Lymphknotens in zweidimensionaler Schnittansicht. (Mit freundlicher Genehmigung von Prof. A. Castenholz, Kassel)

mes, das sich im Verlauf der Trabekel in das System der *Intermediärsinus* und der *Marksinus* verzweigt. Der *Zentralsinus* (oder auch Terminalsinus) schließlich führt die Lymphe zu den abführenden Lymphgefäßen (im Hilusbereich).

Der Lymphknoten ist so aufgebaut, daß die Lymphflüssigkeit auf dem Passageweg durch das „weiträumigere" Sinussystem und durch das engermaschigere lymphoretikuläre Gewebe sowohl vom „ortsansässigen" als auch vom „mobilen" Immunsystem spezifisch wie auch unspezifisch bearbeitet wird (**Abb. 1.44**).

Durch diese weite Verzweigung der Sinus vergrößert sich der Raum, der der Strömung der Lymphe zur Verfügung steht, im Verhältnis zum Lumen der Lymphgefäße erheblich. Zusätzlich zur mechanischen Fließbehinderungen, die sich aus der Gewebestruktur des Lymphknotens ergibt, wird die *Strömungsgeschwindigkeit* also auch auf diese Weise verlangsamt.

Mit anderen Worten: Die Strömungsgeschwindigkeit der Lymphe in den Kollektoren, die mit ca. 10 Angionkontraktionen/min als Ruhefrequenz sowieso schon sehr gering ist, wird durch die spezielle Architektur des Lymphknotens um

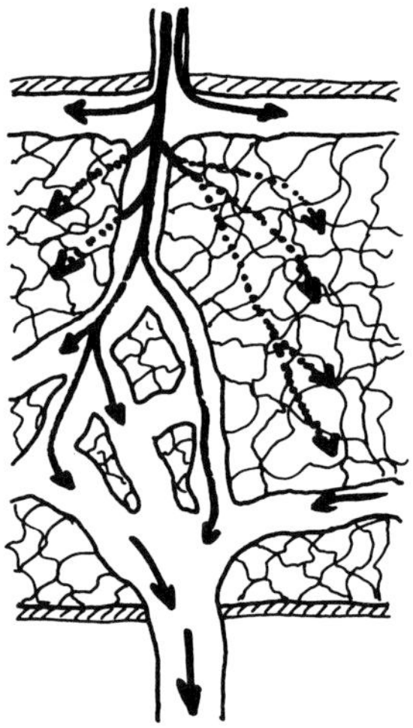

Abb. 1.44. Schema der intranodalen Lymphpassage. Einerseits „schnell" durch das Sinussystem, andererseits (gestrichelte Pfeile) durch das gesamte Lymphknotengewebe. (Mit freundlicher Genehmigung von Prof. A. Castenholz, Kassel)

ein Vielfaches verringert. Aus diesem Grund wird in der Entstauungstherapie gerade den Lymphknotenansammlungen mit der *Manuellen Lymphdrainage* besondere Aufmerksamkeit gewidmet. Dies schlägt sich darin nieder, daß auf diesen Regionen immer wieder mittels sog. „Stehender Kreise“ manipuliert wird. Dabei muß jedoch folgendes bedacht werden:

→ Die Strömungsverlangsamung ist biologisch sehr sinnvoll. Daher muß eine Manipulation, die eine Strömungsbeschleunigung zum Ziel hat, gründlich bedacht werden.

Die Lymphsinus werden von besonderen *Endothelzellen* (sog. Uferzellen) begrenzt, die sich durch eine hohe Phagozytose- und Speicherfähigkeit auszeichnen. Zudem sind sie von einem weitmaschigen Netz durchzogen, das aus Fasern des retikulären Bindegewebes gebildet wird und in dem spezifische und unspezifische Abwehrzellen vorkommen. Dieses Gewebe, das als retikuloendotheliales System (Abk. RES) oder retikulohistiozytäres System (RHS) bekannt ist, heute jedoch als *Monozyten-Makrophagen-System* bezeichnet wird, dient als eine Art Reusensystem. Hier wird sowohl „schädliches“ organisches Material wie Bakterien, Zellfragmente, entartete Zellen etc. abgefangen, als auch anorganische Fremdkörper wie Kohle-, Staub- und evtl. Farbteilchen (was dazu führen kann, daß sich so belastete Lymphknoten dunkel verfärben).

Eine Verfärbung wurde vor allem bei Lymphknoten des Lungenhilusbereiches beobachtet, wo die Rückstände der Atemluft „endgelagert“ werden, sowie bei Lymphknoten, die tätowierte Haut drainieren.

Nach einem ersten unspezifischen Kontakt mit Antigenen präsentieren die Freß- und Speicherzellen dem spezifischen Abwehrsystem – sowohl dem humoralen B-Zellsystem als auch dem zellulären T-Zell-System – markante (d.h. immunrelevante) Teile dieses Antigens und setzen so die entsprechende spezifische Abwehrreaktion in Gange.

Die *Arterie*, die den Lymphknoten versorgt, tritt im Hilusbereich in das Organ ein und verzweigt sich in ein immenses Kapillarsystem, das sowohl die Gewebe innerhalb der Kapsel versorgt als auch teilweise die Kapsel durchbricht und das kapsuläre und perikapsuläre Gewebe mit einschließt (**Abb. 1.45, 1.46**). Die dazugehörige *Vene* verläßt den Lymphknoten ebenfalls im Hilusbereich. Diese starke Vaskularisierung hat neben der Ver- und Entsorgung des Gewebes auch den Zweck, daß alle Abwehrmechanismen des zirkulierenden Blutes in hohem Maße präsent sind. Außerdem wird über die Kapillaren die lymphpflichtige Wasserlast stark reduziert. Dies geschieht in einer Größenordnung von bis zu 50% (Kubik 1993; Schad 1996, 1998). Die *Innervation* des Lymphknotens erfolgt begleitend mit den Blutgefäßen ebenfalls über den Lymphknotenhilus.

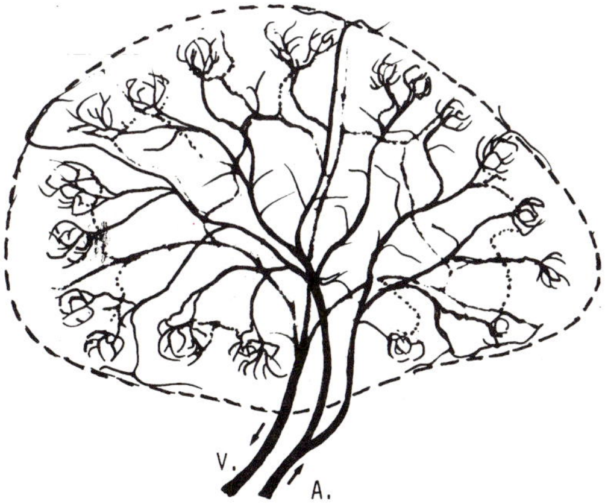

Abb. 1.45. Schema der Blutgefäßversorgung des Lymphknotens in zweidimensionaler Schnittansicht. (Mit freundlicher Genehmigung von Prof. A. Castenholz, Kassel)

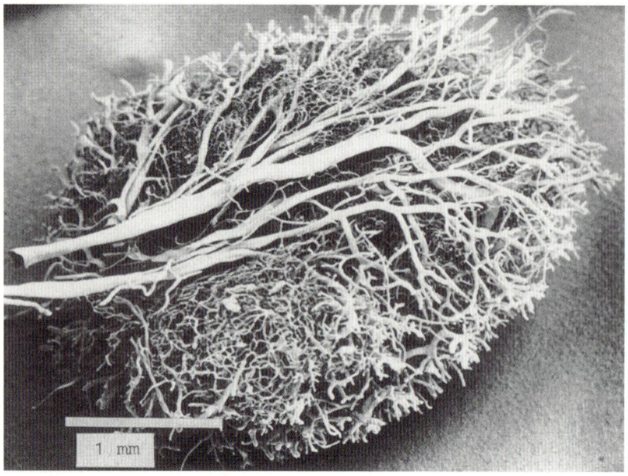

Abb. 1.46. Korrosionspräparat eines Lymphknotens mit Darstellung der zuführenden arteriellen Gefäße und Teilen des Kapillarsystems der Rindenzone. Das Präparat wurde durch Injektion eines Kunststoffes in die arterielle Blutbahn gewonnen. (Mit freundlicher Genehmigung von Prof. A. Castenholz, Kassel)

Das *Verhältnis von Flüssigkeit zu Proteinen* in der Lymphe des entsprechenden Lymphknotens ist naturgemäß davon abhängig, aus welchem Organ die Lymphe stammt bzw. welchem Organ der Lymphknoten zugeordnet ist:

- In Lymphknoten der *Haut* und der *Muskulatur* ist das Verhältnis zwischen dem Proteingehalt der Lymphe und der Plasmaproteinkonzentration so, daß ein Teil der Lymphflüssigkeitsmenge bereits reabsorbiert und dadurch die efferente Lymphmenge reduziert wird.
- In Lymphknoten mit hohem Proteingehalt der afferenten Lymphe (wie v.a. in der *Leber*) wird dagegen Flüssigkeit in die Lymphe filtriert, so daß deren Eiweißgehalt quasi verdünnt und die abfließende Lymphmenge dadurch vergrößert wird.

Diese Vorgänge erklären gemeinsam den durchschnittlichen Proteingehalt der venennahen Lymphe (z.B. des Ductus thoracicus), der in Lehrbüchern mit 20 g/l angegeben wird (vgl. Schmidt u. Thews 1997).

Zusammenfassung

Im Überblick lassen sich die Aufgaben und Funktionen der Lymphknoten folgendermaßen charakterisieren:

- Filter und Speicher für schädliche Bestandteile aus der Peripherie, die nicht in die Blutbahn gelangen dürfen.
- Neubildung von spezifischen Abwehrzellen – Lymphozyten.
- Orte des konzentrierten Zusammenwirkens aller Immunreaktionen.
- Verlangsamung des Lymphstromes/Volumenspeicher für Lymphe.
- Regulierung der Lymphzusammensetzung.

Erst nachdem die Lymphe durch zahlreiche Lymphknoten quasi auf „Unbedenklichkeit" hin kontrolliert und verändert wurde, wird sie über die Lymphgefäßstämme dem venösen System zugeführt.

Lymphgefäßstämme (Trunci lymphatici)

■ DEFINITION. Die größten Kollektoren des Lymphgefäßsystemes werden als *Lymph(gefäß)-stämme* bezeichnet (Trunci lymphatici; lat. truncus = Stamm, Rumpf).

Der Wandbau der Lymphgefäßstämme entspricht dem der kleineren Kollektoren, wobei die Muskularis stärker ausgeprägt ist und die Klappen in regelmäßigen, allerdings größeren Abständen zu finden sind.

Im Prinzip befinden sie sich unmittelbar vor der Einmündung in das venöse System. „Unmittelbar" bedeutet jedoch nicht etwa, daß sie lediglich wenige Zentimeter vor den beiden Venenwinkeln zu finden sind, sondern vielmehr, daß sie das jeweilige „Hauptabflußrohr" einer bestimmten „Entsorgungsregion" darstellen, deren Lymphe vorher durch zahlreiche Lymphknoten immunologisch „gereinigt" wurde. Erst wenn all diese Lymphknotenstationen durchlaufen sind, wird die Lymphe in diese Hauptgefäße „freigegeben".

→ Die Lymphgefäßstämme sind (meist) nicht mehr durch Lymphknoten unterbrochen.

Die Lymphgefäßstämme im einzelnen

Im folgenden werden die Lymphgefäßstämme im einzelnen dargestellt (siehe auch **Abb. 1.39**).

Das größte menschliche Lymphgefäß ist der *Ductus thoracicus.* Er entsteht aus

- den beiden Trunci lumbales (Tr. lumbalis dexter und Tr. lumbalis sinister) und
- dem Truncus intestinalis, auch Truncus gastrointestinalis genannt (intestinal = zum Darmkanal gehörend, gastrointestinal = zum Magen-Darm-Trakt gehörend).

Diese drei Gefäße werden auch als „Wurzeln" des Ductus thoracicus bezeichnet. An ihrem meist gemeinsamen Zusammenfluß auf der Höhe des thorakolumbalen Übergangs bilden sie manchmal eine Gefäßaussackung, die dann *Cisterna chyli* (lat. cisterna im Sinne von „Wasserbehälter", griech. chylus = Milchsaft, d.h. hier fettreiche Verdauungslymphe) genannt wird.

Weitere größere Lymphstämme sind

- die Trunci parasternales,
- die Trunci intercostales,
- die Trunci tracheobroncheales und
- die Trunci mediastinales

(jeweils dexter und sinister).

Diese Gefäße bilden gelegentlich einen gemeinsamen Gefäßstamm, der dann *Truncus bronchomediastinalis* genannt wird (lat. mediastinum = Mittelfell).

Das Mediastinum ist das mittlere Gebiet des Brustraums, der sog. Mediastinal- oder Mittelfellraum. Es handelt sich dabei um den Raum zwischen den beiden Pleurahöhlen (bzw. Lungen); er reicht von den Körpern der Brustwirbel bis zum Brustbein und wird nach beiden Seiten durch die Pleurae mediastinales begrenzt. Kaudal endet das Mediastinum am Zwerchfell, kranial steht es durch die obere Thoraxapertur mit dem Bindegeweberaum des Halses in direktem Zusammenhang.

Außerdem führen *Trunci subclavii* die Lymphe aus den Lnn. axillares ab, während *Trunci jugulares* die Lymphe der Kopf-Hals-Region in das venöse System überleiten. *Trunci supraclaviculares* entstehen manchmal aus den Lnn. supraclaviculares.

Der *Ductus* (auch Truncus) *lymphaticus dexter* wird als gelegentlich vorkommende Vereinigung der jugularen und sub- sowie supraklavikulären Lymphgefäßstämme des rechten Körperquadranten beschrieben, ist jedoch inkonstant.

1.1.10 Topographie des Lymphgefäßsystems

Aus den zahlreichen heute zur Verfügung stehenden Quellen zur Topographie der Lymphgefäße des menschlichen Körpers wurde hier eine Auswahl getroffen, die im Hinblick auf die entstauungstherapeutischen Belange wichtig und notwendig erschien.

Ein Schwerpunkt liegt auf dem Gebiet der „Lymphdrainage der Haut", da dieses Organ für den Lymphdrainagetherapeuten von primärem Interesse ist. Weiterhin sind die Extremitäten von großer Bedeutung, da zu behandelnde Schwellungen jeglicher Art häufig dort lokalisiert sind sowie die Kopf-Hals-Region. Die darüber hinausgehenden tieferen Abflußwege werden nur so weit besprochen, wie es für das Verständnis von Entstauungsmaßnahmen nötig ist.

Auch auf die ausführliche Beschreibung der lymphatischen Entsorgung einzelner Organe wird hier weitgehend verzichtet, da dies entstauungstherapeutisch irrelevant ist.

Auf eine Benennung der jeweiligen Lymphknotenanzahl wird ebenfalls bewußt verzichtet, da diese Zahlen stark variieren und auch dies für die Entstauungstherapie ohne Bedeutung ist.

Der Übergang der Lymphgefäßstämme in das venöse System

Der als Endstation aller Lymphgefäßstämme fungierende *rechte und linke Venenwinkel* (Angulus venosus dextra et sinistra) – in der Lymphdrainagetherapie als *Terminus* bezeichnet – entsteht durch das Zusammentreffen der V. jugularis interna (innere Hals- bzw. Drosselvene, kommt aus dem Schädelinneren) und der V. subclavia (Schlüsselbeinvene, kommt aus dem Arm-Schulter-Bereich) (siehe **Abb. 1.47**). Die dadurch gebildete V. brachiocephalica mündet in die obere Hohlvene (V. cava superior), die schließlich im rechten Vorhof des Herzens (Atrium dextrum) endet.

In den Bereich des *linken Venenwinkels* mündet der Ductus thoracicus, der manchmal vorher einen oder auch alle anderen Lymphgefäßstämme des linken oberen Körperquadranten – den Tr. jugularis sinister, den Tr. subclavius sinister und den Tr. supraclavicularis sinister – aufgenommen hat. Hin und wieder findet man Darstellungen, wonach dieser gemeinsame kurze Einmündungsgang sogar als „Ductus" oder „Truncus lymphaticus sinister" bezeichnet wird. Manche anatomische Beschreibungen nennen weiterhin den Tr. bronchomediastinalis sinister, der jedoch links noch seltener vorkommt als rechts.

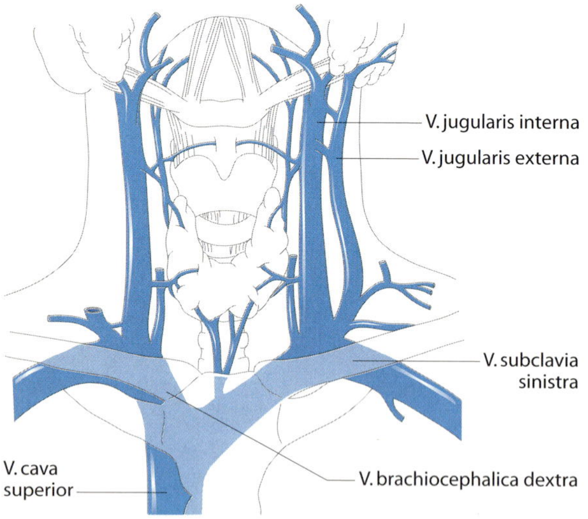

Abb. 1.47. Angulus venosus dexter et sinister, gebildet jeweils aus der V. jugularis interna und der V. subclavia. (Aus Diehm et al. 1999)

Im Bereich des *rechten Venenwinkels* münden neben dem Tr. jugularis dexter, dem Tr. subclavius dexter und dem Tr. supraclavicularis dexter auch der Tr. bronchomediastinalis dexter ein, der als Transportgefäß für die Lymphe der rechten Hälfte der Thoraxhöhle angesehen werden kann. Der Ductus oder *Truncus lymphaticus dexter*, der manchmal gar als Pendant des Ductus thoracicus dargestellt wird, ergibt sich nur im Falle einer gemeinsamen Einmündung der rechten Lymphstämme und stellt dann ein lediglich 1–1,5 cm langes Gefäß dar, das jedoch nach Kubik (1993) sehr selten überhaupt als solches erkennbar ist.

Viel häufiger findet man verschiedene Einmündungsvarianten im Bereich der Venenwinkel, wobei die großen Lymphgefäßstämme dann jeder für sich oder aber in mehreren Ästen und wechselnden Vereinigungen einmünden. Kubik schlägt aus diesen Gründen für das Einmündungsgebiet des Lymphgefäßsystems in das Venensystem die Bezeichnung *„Area jugulosubclavia"* vor (**Abb. 1.48**).

Der Druck im Ductus thoracicus wird durch Kubik mit mindestens 6–4 cmH_2O angegeben, was einem Wert von ca. 8 mmHg entspricht (1 cmH_2O entspricht ca. 1,35 mmHg), während gleichzeitig im Angulus venosus ein durchschnittlicher Druckwert von ca. 4 mmHg herrscht.

Diese Angaben machen folgendes klar:

- Der Übertritt der Lymphflüssigkeit in das venöse Blut folgt einem Druckgefälle, das sich bei Inspiration durch den dabei entstehenden Unterdruck in den zentralen Venen noch wei-

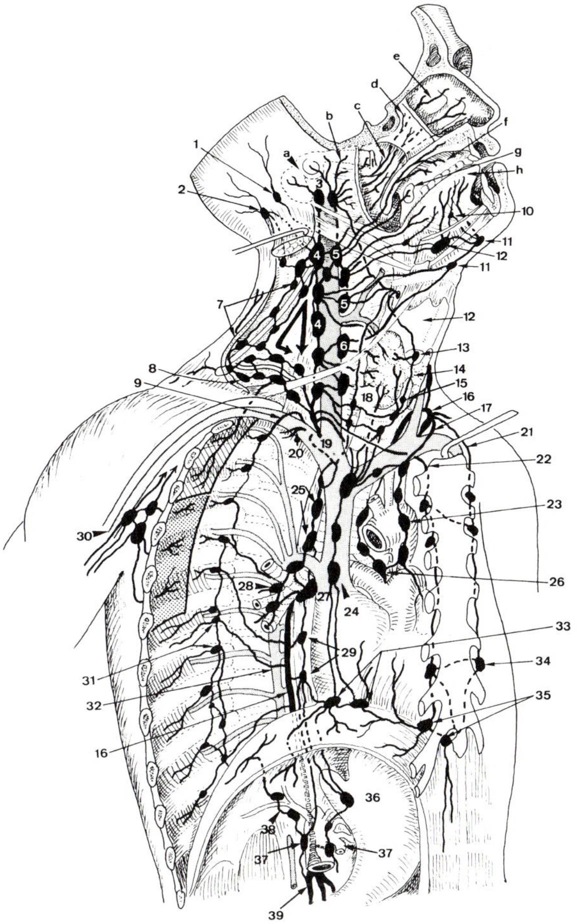

▶

Abb. 1.48. Einmündungsregion „Area jugulosubclavia". Tiefe Lymphknotengruppen des Halses und des Mediastinums. *a* Paukenhöhle, Trommelfell, *b* Tuba auditiva, *c* Pharynx, *d* Nasenseptum, *e* Nasenhöhle, *f* Gaumen, *g* Tonsille, *h* Zunge. *1* Ln. occipitalis, *2* Ln. retroauricularis, *3* Lnn. parapharyngei, *4* Lnn. jugulares laterales, *5* Lnn. jugulodigastrici, *6* Lnn. juguloomohyoidei, *7* Lnn. comitantes n. accessorii, *8* Lnn. supraclaviculares, *9* Truncus intercostalis dexter, *10* Ln. sublingualis, *11* Lnn. submentales, *12* Ln. submandibularis, *13* Ln. praelaryngeus, *14* Schilddrüse, *15* Lnn. praetracheales, *16* Ductus thoracicus, *17* Truncus mediastinalis anterior sinister, *18* Lnn. paratracheales (cervicales), *19* Ductus lymphaticus, *20* Truncus subclavius dexter, *21* Truncus parasternalis sinister, *22* Truncus parasternalis dexter, *23* Lnn. mediastinales anteriores sinistri, *24* Lnn. mediastinales anteriores dextri, *25* Lnn. laterotracheales dextri, *26* Lnn. laterotracheales sinistri, *27* Ln. tracheobronchialis inferior (bifurcationis), *28* Lnn. bronchopulmoneales (interlobares), *29* Lnn. juxtaoesophagei, *30* Lnn. axillares, *31* Lnn. intercostales, *32* V. azygos, *33* Lnn. lateropericardiaci (juxtaphrenici), *34* Lnn. parasternales, *35* Lnn. prepericardiaci, *36* Ln. gastricus (paracardiacus), *37* Lnn. lumbales (aortici), *38* Lnn. diaphragmatici inferiores, *39* Cisterna chyli. (Mit freundlicher Genehmigung von Prof. St. Kubik, Zürich)

ter erhöht. Dadurch kann man regelrecht von einem „Ansaugen" der Lymphe sprechen.

- Vergleicht man die angegebenen Druckwerte in den peripheren Lymphkapillaren von ca. 3–4 mmHg mit den Werten des zentralen Ductus thoracicus von mindestens 8 mmHg, wird klar, daß der Lymphtransport gegen das übliche hydrostatische Druckgefälle stattfindet, also ganz im Gegensatz zum venösen Transport.
- Dies bedeutet, daß man das venöse System als „passives System" ansehen kann, während das Lymphgefäßsystem ein „aktives" sein muß.

Damit wird nochmals einer der wesentlichen Unterschiede zwischen beiden rückführenden Gefäßsysteme deutlich, und gleichzeitig wird die große Bedeutung des Lymphgefäßsystems unterstrichen.

Die Kopf-Hals-Region (Abb. 1.49, 1.50)

Auffällig ist, daß im Gesichtsbereich wenige vereinzelte, *inkonstante* Lymphknoten zu finden sind, die *Lnn. faciales* . **An der Kopf-Hals-Grenze dagegen zeigt sich ein geschlossener** *Knotenring* (Circulus lymphaticus pericervicalis), bestehend aus

- Lnn. occipitales,
- Lnn. mastoidei,
- Lnn. parotidei,
- Lnn. submandibulares und
- Lnn. submentales.

Dieser Knotenring geht direkt in *seitliche Halslymphknotenketten* oder Lymphknotengruppen,

- die Lnn. jugulares interni (auch Jugularis-Interna-Kette) und
- die Lnn. cervicales (anteriores und laterales)

über. Sie lassen sich bis dicht an die Venenwinkelregion verfolgen.

Früher benannte man all diese Lymphknoten einheitlich als Lnn. cervicales profundi, woraus der Voddersche Begriff „Profundus" für die seitliche Halsregion abgeleitet ist.

→ Aus den seitlichen Halslymphknotenketten gehen die beiden Trunci jugulares hervor.

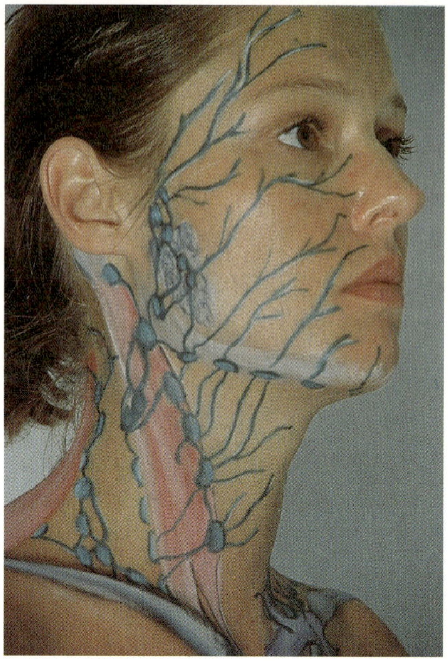

Abb. 1.49. TransPaint-Darstellung der superfizialen Lymphknoten und Lymphgefäße der seitlichen Hals- und Gesichtsregion

An der dorsalen Halsseite liegen Lymphknoten unter dem M. trapezius (Pars descendens) – die *Lnn. subtrapezoidei* cervicales et dorsales, die auch als *Akzessoriuskette* bezeichnet werden, da sie neben den Endästen des N. accessorius liegen. Sie nehmen die Lymphgefäße der oberflächlichen Muskulatur und der tiefen Nackenmuskeln auf.

Der N. accessorius ist der XI. Hirnnerv. Er innerviert den M. trapezius und den M. sternocleidomastoideus.

Die Akzessoriuskette mündet lateral in die *supraklavikulären Halslymphknoten,* die Lnn. supraclaviculares, die auch als transversale Halskette bezeichnet werden. Sie gehen ventromedial venenwinkelnah in den *Truncus supraclavicularis* über, der in den jeweiligen rechten bzw. linken Venenwinkel mündet.

Infraklavikuläre Lymphknoten (Lnn. infraclaviculares) sind zwischen den axillaren Lymphknoten und dem venenwinkelnahen *Truncus subclavius* zu finden und haben manchmal ebenfalls Verbindungen zur supraklavikulären Kette.

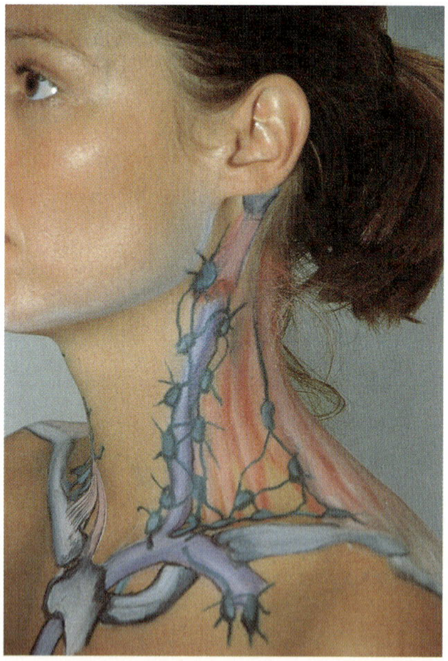

Abb. 1.50. TransPaint-Darstellung der Lymphknoten und Lymphgefäße der seitlichen Halsregion unter dem M. sternocleidomastoideus

In all diese klavikulären Lymphknoten und durch deren Verbindungen zu den seitlichen Halslymphknoten können Lymphgefäße aus den intrathorakalen und sogar intraabdominalen Organen münden, was erklärt, daß dort manchmal Metastasen von Tumoren dieser Organe gefunden werden.

All diese Lymphgefäße und Lymphknoten sind für die lymphatische Entsorgung sowohl der Haut als auch der Weichteile des Schädeläußeren und des Halses zuständig. Wie jedoch wird der intrakranielle Bereich lymphatisch entsorgt?

Lymphatische Entsorgung des intrakraniellen Bereichs

Nach Földi (1993) gibt es nach heutigem Wissensstand weder in der Substanz der ZNS, also des Gehirns und des Rückenmarkes einschließlich der Meningen, noch im Inneren des Auges Lymphgefäße. Dies scheint sich dadurch erklären zu lassen, daß aufgrund der sog. „Blut-Hirn-Schranke" keine lymphpflichtige Eiweißlast anfällt, womit die Entwicklung eines Lymphgefäßsystemes nicht erforderlich war.

Die „Blut-Hirn-Schranke" ist eine selektiv durchlässige Schranke zwischen Blutkapillaren und Hirnsubstanz. Durch den speziellen Kapillarwandbau unterliegt der Stoffaustausch mit dem ZNS einer „Kontrolle". Die „Blut-Hirn-Schranke" stellt v.a. eine Schutzeinrichtung dar, die schädliche Stoffe von den Nervenzellen abhält.

Aus folgenden Gründen können dennoch lymphpflichtige Stoffe im ZNS anfallen:

- Die Barriere ist in einigen Bereichen „lückenhaft".
- Unter traumatischen Bedingungen (z.B. bei einem Schädel-Hirn-Trauma) oder unter entzündlichen Bedingungen (z.B. bei einer Meningo-Encephalitis) entstehen lymphpflichtige Lasten, vor allem Eiweiß.

Földi (1993) beschreibt tierexperimentelle Untersuchungen und Obduktionsbefunde nach Hirnblutungen, wonach sich zeigt, daß sich Blut bzw. intrakraniell injizierte Farbstoffe in den Halslymphknoten ebenso wiederfinden lassen wie in Lymphgefäßen der Nasen-Rachen-Schleimhaut oder in Lymphgefäßen des Fettgewebes, das den Augapfel abpolstert.

Weiterhin besteht eine Verbindung zwischen dem Liquor cerebrospinalis (Gehirn-Rückenmark-Flüssigkeit) und dem Lymphgefäßsystem insofern, als der ständig v.a. in den Plexus choroidei der Hirnventrikel gebildete Liquor einerseits wieder resorbiert wird, andererseits aber auch über die Hirn- und Spinalnervenaus- bzw. durchtritte in extrakranielle bzw. extraspinale Lymphgefäße gelangen kann. So zeigte sich nach Földi eine deutliche Erhöhung im Lymphzeitvolumen des Truncus jugularis, wenn im Tierversuch durch Flüssigkeitsinjektion in den Liquorraum ein künstlicher Überdruck erzeugt wurde. Földi spricht deshalb von einer „Sicherheitsventilfunktion" des Lymphgefäßsystems für den Liquorraum.

Der *Weg lymphpflichtiger Stoffe aus dem ZNS* in extrakraniell gelegene Lymphgefäße läßt sich nach heutigen Kenntnissen folgendermaßen beschreiben:

- Entlang der Hirnnervendurchtrittsstellen durch den knöchernen Schädel bewegt sich intrakranielle lymphpflichtige Last. Dies gilt v.a. für die ersten beiden Hirnnerven, nämlich den N. olfactorius (I. Hirnnerv) und den N. opticus (II. Hirnnerv) (**Abb. 1.51a,b**).
  Entlang der Riechfäden des N. olfactorius (Fila nervus olfactorii) durch die in der vorderen Schädelgrube gelegenen Siebbeinplatte (Lamina cribrosa des Os ethmoidale) verläßt ein größerer Teil der im Gehirn anfallenden lymphpflichtigen Last das Schädelinnere. Manche Autoren sprechen von 40–50% der intrakraniellen lymphpflichtigen Last.
- Entlang der zerebralen Blutgefäße, d.h. in deren Adventitia in speziellen Spalträumen

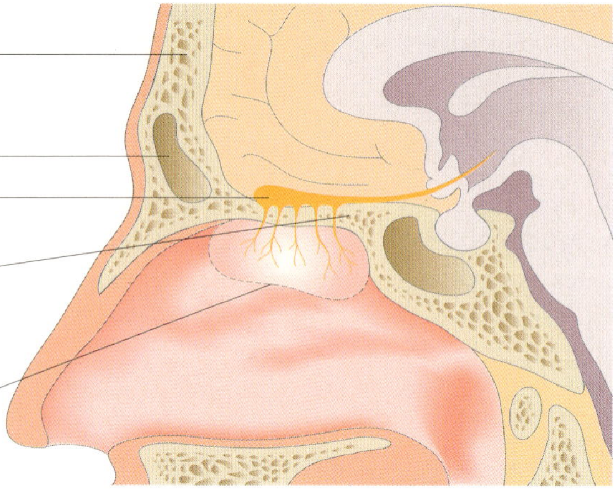

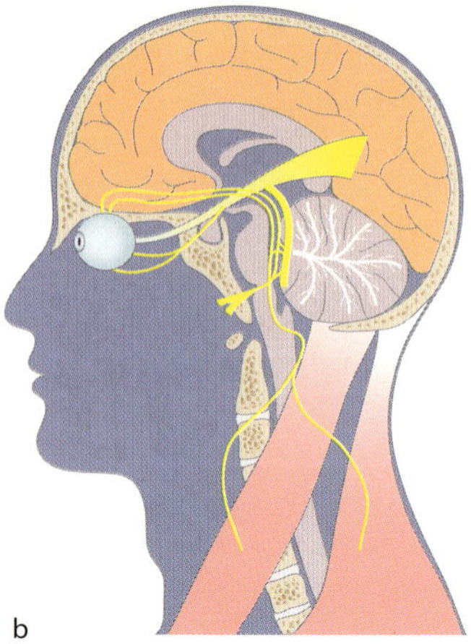

Abb. 1.51. a Schema des N. olfactorius mit Fila nervus olfactorii und deren Durchtritt durch die Lamina cribrosa an der tiefsten Stelle der vorderen Schädelgrube. **b** Schema des Verlaufes des N. opticus

(Virchow-Robinsche Räume) bewegt sich intrakraniell lymphpflichtige Last, die erst *extrakraniell* in die Lymphgefäße aufgenommen wird, die wiederum in den tiefen seitlichen Halslymphknoten münden.

Die oberen Extremitäten

Die Lymphgefäße des *Armes* lassen sich prinzipiell in zwei Schichten einteilen:

- in eine oberflächliche, also extrafaszial gelegene Schicht und
- in eine tiefliegende, subfasziale oder auch intramuskuläre Schicht.

Die distalsten kleinsten Lymphgefäße beginnen jeweils im Fingerendgliedbereich. Kubik (1993) beschreibt, daß ab dem 2. Fingerglied Kollektoren erkennbar sind, die jeweils an den Fingerrändern Richtung Handrücken und von hier sowohl radial als auch ulnar am Unterarm weiter nach proximal verlaufen (**Abb. 1.52**).

An den *Fingern* läßt sich nicht zwischen oberflächlichem und tiefem Lymphgefäßsystem unterscheiden. Die *palmare Fläche* der Hand wird den Kollektoren des Handrückens größtenteils über die ulnaren und radialen Handränder zugeführt (**Abb. 1.53**).

Nur die Lymphgefäße, die sich etwa auf Höhe der *Handwurzelknochen* und des *Karpaltunnelbereiches* befinden, bleiben volarseitig und verlaufen am Unterarm nach proximal, bis sie sich nach etwa zwei Dritteln der Strecke mit den radial und ulnar verlaufenden Unterarmlymphgefäßbündeln des *Handrückens* vereinigen. Diese zeigen ebenfalls etwa im proximalen Drittel des Unterarmes die Tendenz, nun von ihrem bisherigen streckseitigen Verlauf wieder volarseitig zu ziehen und anschließend auf der Höhe des *Ellenbogengelenkes* in das sog. *mediale Oberarmbündel* überzugehen (**Abb. 1.54**). Das mediale Oberarmbündel verläuft im Bereich des Sulcus bicipitalis medialis an der Oberarminnenseite zur *Achselhöhle*.

Ein Teil der Lymphgefäße der *Oberarmlateralseite* verläuft ebenfalls mit Tendenz nach medial (**Abb. 1.55**). Einige dieser Gefäße umgehen dabei quasi den axillaren Lymphknotenbereich und münden direkt in infra- oder sogar supraklavikuläre Lymphknoten. Da dieser Verlauf etwa dem der V. cephalica entspricht, spricht man manchmal auch von „zephalen Lymphgefäßen“ (**Abb. 1.56**).

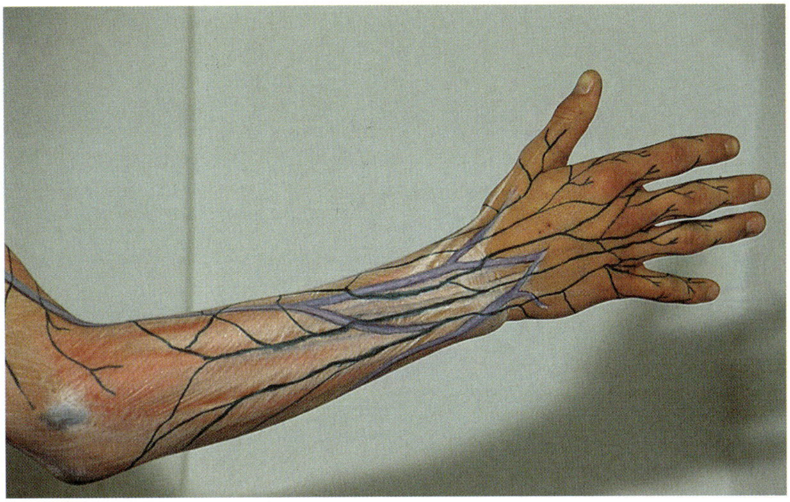

Abb. 1.52. TransPaint-Darstellung der superfizialen Lymphgefäße der Dorsalseite der Hand und des Unterarms

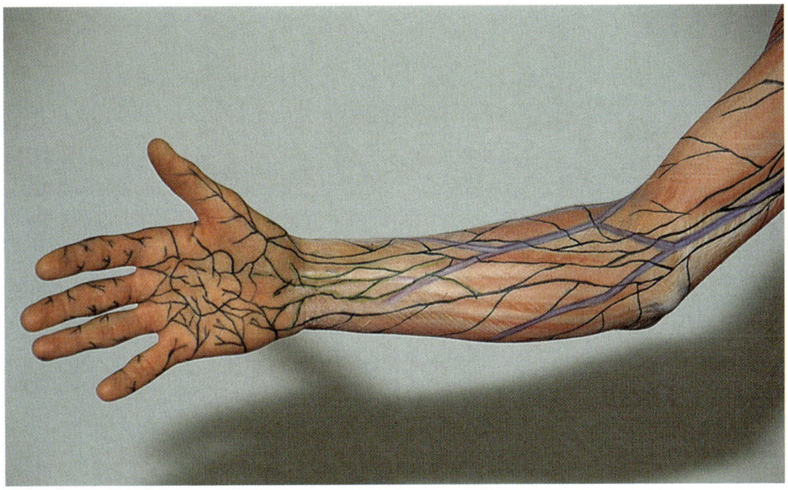

Abb. 1.53. TransPaint-Darstellung der superfizialen Lymphgefäße der Palmarseite der Hand und des Unterarmes sowie der Ellenbeuge

Die Lymphgefäße der Haut, die den *M. deltoideus* bedeckt, verlaufen größtenteils nach ventromedial zu Lymphknoten, die infraklavikulär liegen. Das Hautareal der Pars spinalis des M. deltoideus zeigt Lymphgefäße, die nach medial in die axillaren Lymphknoten münden.

Das tiefe Lymphgefäßsystem und die Lymphknoten des Armes

Als eine Art „Zwischenstation" auf dem Weg von den Fingern zur Achselhöhle (**Abb. 1.57**) kann man einige wenige (nicht immer vorhandene) kleine Lymphknoten der *Ellenbeuge* betrachten, die sowohl oberflächlich (Lnn. cubitales superficiales) als auch in der Tiefe der Ellenbeugenregion (Lnn. cubitales profundi) und im Sulcus bicipitalis medialis (Lnn. brachiales) liegen.

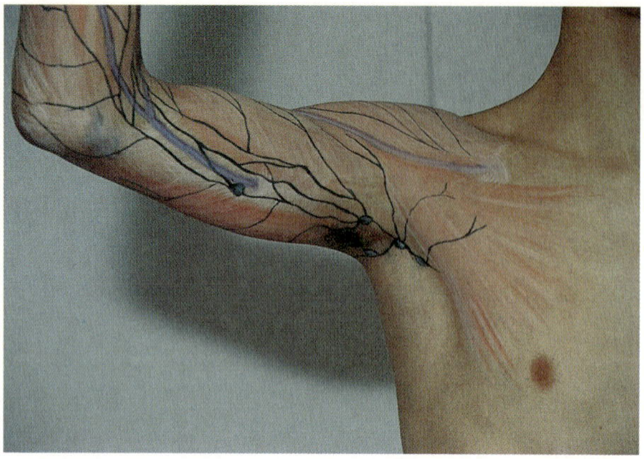

Abb. 1.54. TransPaint-Darstellung der „Entstehung" des medialen Oberarmbündels mit superfizialem kubitalem Lymphknoten an der Perforansstelle der V. basilica. Die superfizialen Lymphgefäße der Pars clavicularis deltoidei verlaufen nach infraklavikulär

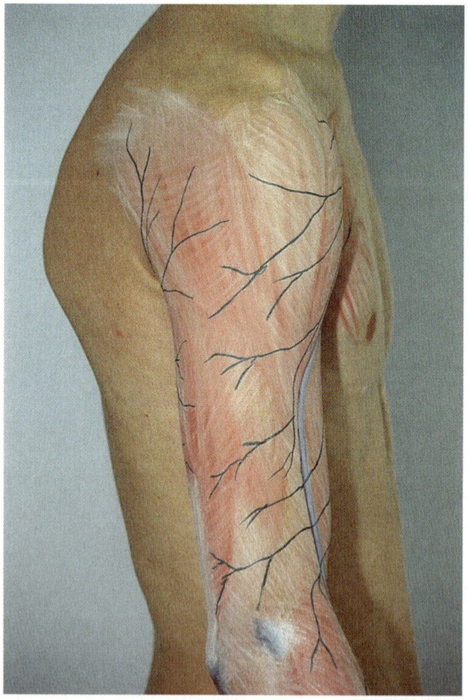

Abb. 1.55. TransPaint-Darstellung der superfizialen Lymphgefäße der Oberarmlateralseite

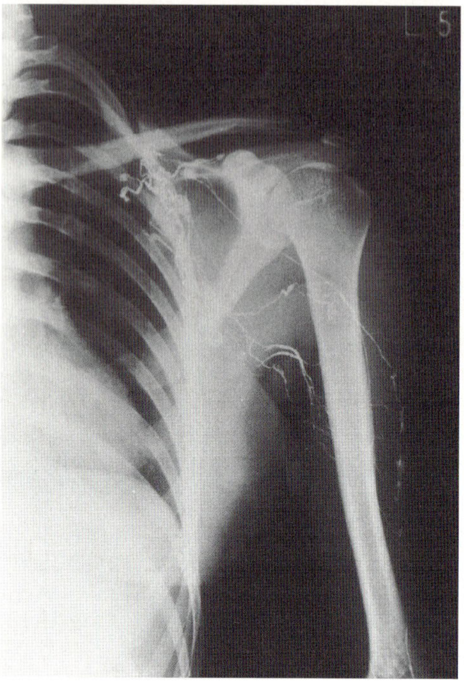

Abb. 1.56. Lymphangiographie der linken Achselhöhle mit einem zephalen Lymphgefäß, das etwa dem Verlauf der V. cephalica entspricht. (Mit freundlicher Genehmigung von Prof. A. Gregl, aus dem Bildarchiv der Radiologischen Abteilung der Universität Göttingen)

Die tiefen Lymphgefäße des *Unterarmes* folgen in ihrem Verlauf etwa den großen Blutgefäßen des Unterarmes (v.a. der A. radialis und der A. ulnaris). Im wesentlichen stellt man drei Bahnen fest:

- radial,
- ulnar und
- interosseal (im Raum zwischen Elle und Speiche).

In der Ellenbeuge bestehen z.T. Verbindungen zwischen tiefen und oberflächlichen Lymphgefäßbündeln in beide Richtungen.

Während die *Fingergelenke* vom oberflächlichen Lymphgefäßsystem drainiert werden, wird der *Karpus* teils vom oberflächlichen und teils vom tiefen System drainiert, wobei Kubik (1993)

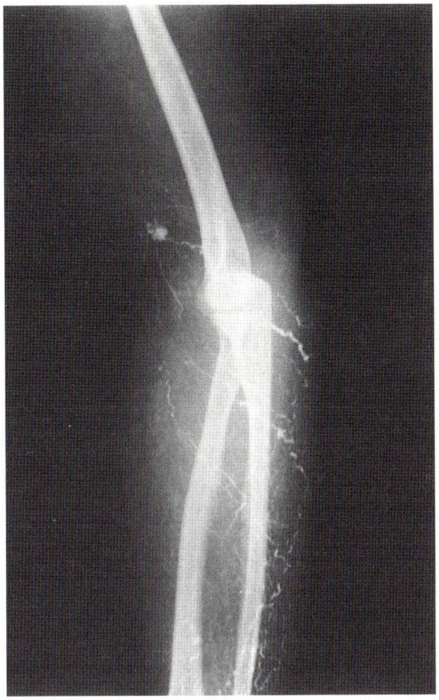

Abb. 1.57. Lymphangiographie der Ellenbogengelenkregion mit deutlich prallgefüllten Lymphgefäßen bei proximaler Lymphabflußbehinderung. (Mit freundlicher Genehmigung von Prof. A. Gregl, aus dem Bildarchiv der Radiologischen Abteilung der Universität Göttingen)

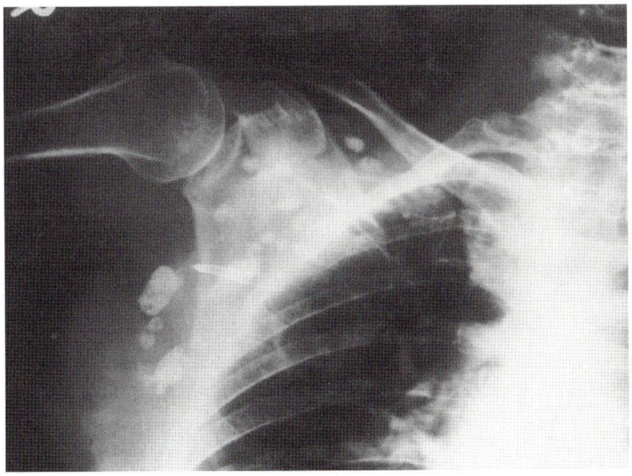

Abb. 1.58. Lymphadenogramm der rechten Achselhöhle mit einigen vergrößert erscheinenden Lymphknoten. (Mit freundlicher Genehmigung von Prof. A. Gregl, aus dem Bildarchiv der Radiologischen Abteilung der Universität Göttingen)

von hier zusätzlich Anastomosen vom tiefen zum oberflächlichen System beschreibt.

Das *Ellenbogengelenk* und das *Schultergelenk* werden ausschließlich über das tiefe Lymphgefäßsystem drainiert. Dies gilt im wesentlichen auch für die Muskulatur des *Armes*.

Die *axillaren Lymphknoten* (Lnn. axillares) liegen im Fettgewebe der Achselhöhle, im sog. Corpus adiposum axillae, und sind in verschiedenen Gruppen und Schichten angeordnet, die miteinander in Verbindung stehen (**Abb. 1.58, 1.59**; siehe auch **Abb. 1.70**). Die ventrale Gruppe der Lnn. axillares reicht z.T. unter die Brustmuskeln (Mm. pectorales major et minor), die dorsale Gruppe liegt im Bereich des dorsalen Achselwulstes (gebildet durch M. latissimus dorsi und M. teres major). Eine weitere Gruppe liegt innerhalb der Achselhöhle, wovon einige an der Basis und einige an der Spitze der sog. Achselhöhlenpyramide angesiedelt sind. Aus onkologisch-diagnostischer Sicht wird die Lage der axillären Lymph-

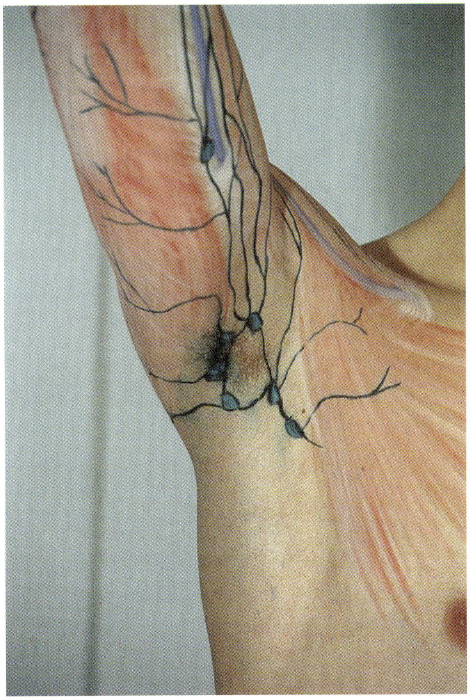

Abb. 1.59. TransPaint-Darstellung der Lnn. axillares

knoten in *Level I bis III* eingeteilt (siehe hierzu Abschn. 6.3.2).

Die ableitenden (efferenten) Lymphgefäße des axillaren Lymphknotenbereiches folgen im wesentlichen der V. subclavia und vereinigen sich venenwinkelnah zum Truncus subclavius.

Die unteren Extremitäten

Analog zu den Lymphgefäßen des Armes finden sich auch an den Beinen

- oberflächlich gelegene, also extrafasziale Lymphgefäße und
- tiefgelegene, subfasziale Lymphgefäße,

die durch die Faszienschicht voneinander getrennt sind. Ebenfalls findet man „auf halbem Wege" von distal nach proximal – nämlich in der *Kniekehle* – Lymphknoten, bevor dann in der Leistenregion die Hauptlymphknotenansammlung für die untere Extremität angesiedelt ist. Die distalsten Lymphgefäße findet man an den *Zehen*.

Die *plantare Fläche des Fußes* wird ähnlich drainiert wie die palmare Fläche der Hand, nämlich ausgehend von einer mittleren Fläche zum jeweiligen Fußrand und von hier zum Fußrücken hin.

Von *Fußrücken* und *Innenknöchel* (Malleolus medialis) zieht der größte Teil dieser oberflächlichen Lymphgefäße mit Tendenz nach medial zur medialen Tibiafläche, drainiert hierbei die Haut der gesamten *ventralen Unterschenkelfläche* (**Abb. 1.60**) sowie einen Teil der Haut, die die *Wade* bedeckt, bis auf einen schmalen dorsomedialen Streifen.

Über die *Knieinnenseite,* gelegentlich als „Flaschenhals" bezeichnet (**Abb. 1.61**), verlaufen diese Gefäße bis zur *Leistenbeuge*, dem Inguinalbereich (nach dem Ligamentum inguinale, dem Leistenband). Diese im Bündel verlaufenden Lymphgefäße begleiten die V. saphena magna (große Rosenvene oder Haupthautvene des Bei-

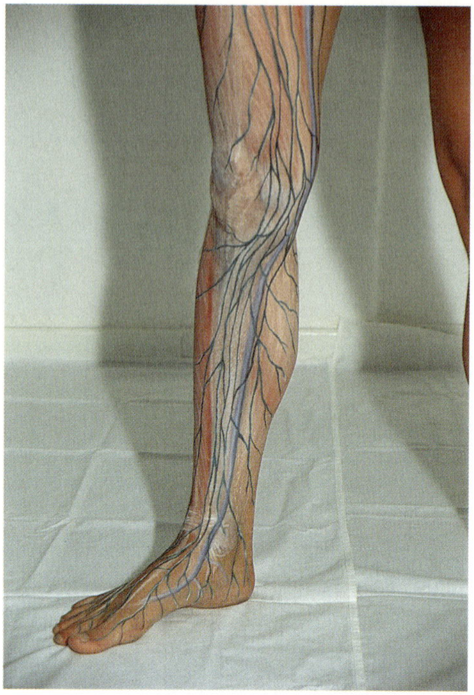

Abb. 1.60. TransPaint-Darstellung der superfizialen Lymphgefäße der medialen Fuß- und Unterschenkelseite, in Begleitung der V. saphena magna

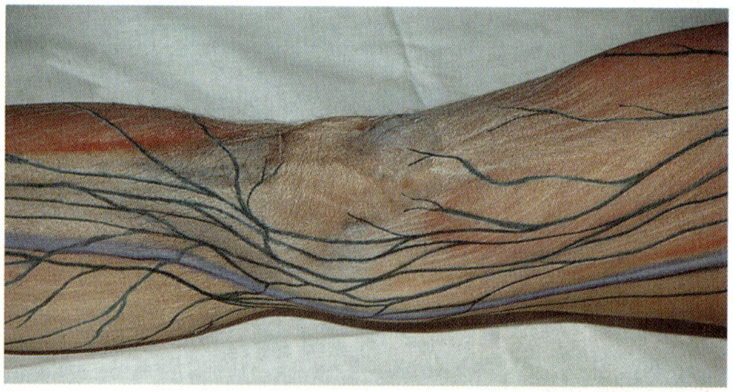

Abb. 1.61. TransPaint-Darstellung des „physiologischen Flaschenhalses" der superfizialen Lymphgefäße des ventromedialen Bündels auf Kniehöhe

nes). Sie werden auch als *ventromediales* oder vorderes präfasziales *Bündel* bezeichnet (**Abb. 1.62**).

Von der hinteren Hälfte des *lateralen Fußrandes* sowie der *Ferse* und dem lateralen *Malleolus* ziehen weitere oberflächliche Lymphgefäße über den Wadenbereich, etwa dem Verlauf der V. saphena parva (kleine Rosenvene) folgend, nach proximal zur *Kniekehle* (Poplitea). Dieses Lymphgefäßbündel bezeichnet man als *dorsolaterales* oder hinteres präfasziales *Bündel* (**Abb. 1.63**). Das dorsolaterale Bündel mündet in oberflächliche Lymphknoten der Kniekehle (Lnn. poplitei superficiales).

Die Haut der *dorsalen Oberschenkel-* und der *Gesäßregion* wird ebenfalls zu den oberflächlichen inguinalen Lymphknoten hin drainiert (**Abb. 1.64**). Auch hier kann man feststellen, daß – ähnlich wie auf der Fußsohle – die Lymphgefäße von einer Mittellinie ausgehend nach lateral bzw. nach medial verlaufen müssen, um schließlich zu den ventral gelegenen Leistenlymphknoten zu gelangen.

Das tiefe Lymphgefäßsystem und die Lymphknoten des Beines

Die Lymphknoten in der *Kniekehle* (Lnn. poplitei) sind sowohl oberflächlich (Lnn. poplitei superficiales), und zwar direkt unter der Faszie nach dem Durchtritt der V. saphena parva, als auch tiefer (Lnn. poplitei profundi), in Nachbarschaft der Gefäße der Kniekehle (A. poplitea) oder in der Nähe der Femurkondylen, zu finden (**Abb. 1.63** und **Abb. 1.65**).

In diese poplitealen Lymphknoten münden also sowohl Lymphgefäße aus dem oberflächlichen

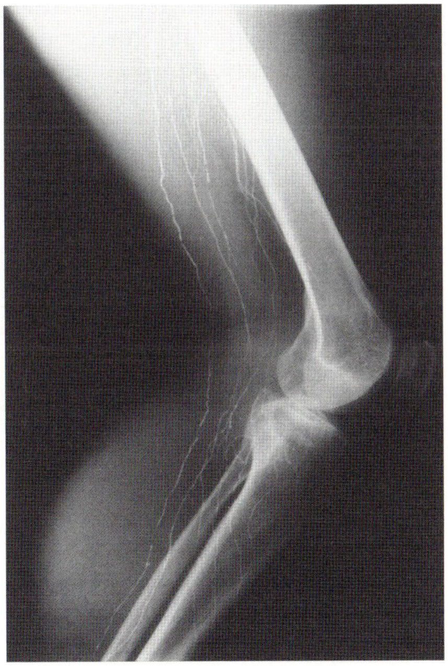

Abb. 1.62. Lymphangiographie des ventromedialen Bündels bei Flexionsstellung des Knies. (Mit freundlicher Genehmigung von Prof. A. Gregl, Göttingen)

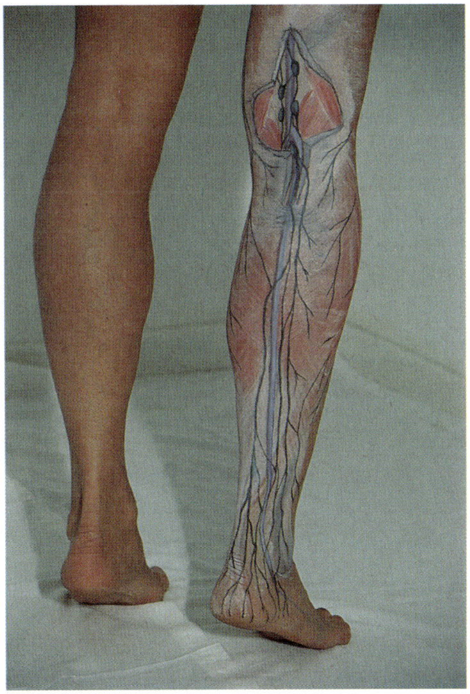

Abb. 1.63. TransPaint-Darstellung der superfizialen Lymphgefäße des dorsolateralen Bündels im Verlauf der V. saphena parva sowie der Einmündung in die Poplitea

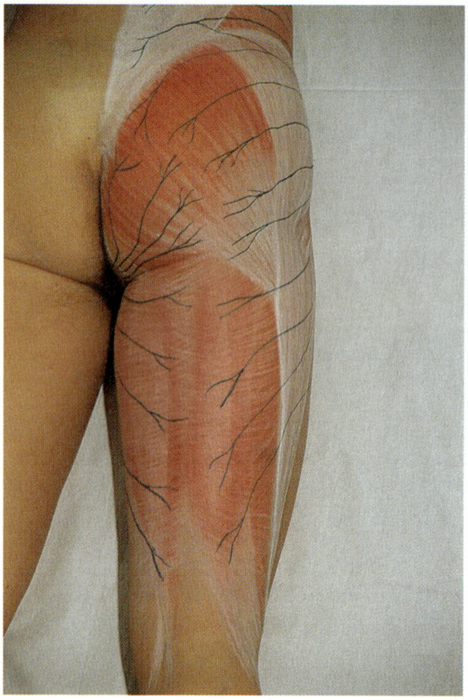

Abb. 1.64. TransPaint-Darstellung der superfizialen Lymphgefäße des dorsalen Oberschenkels einschließlich der Gesäßregion. Durch die territoreale Zuordnung nach medial und nach lateral ergibt sich die sog. „Hosenboden-Wasserscheide", die bis auf Höhe der proximalen Spitze der Poplitea reicht

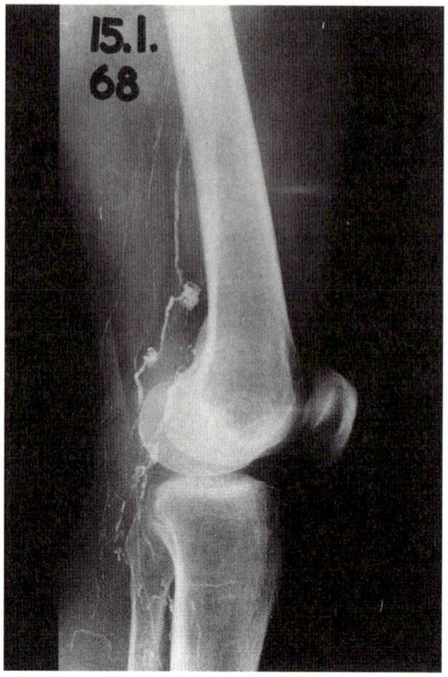

Abb. 1.65. Lymphangiographie der Lymphgefäße des dorsolateralen Bündels vom Unterschenkel und dessen weiterer Verlauf in der Tiefe. Sichtbar sind auch die Lnn. poplitei superficiales et profundi. (Mit freundlicher Genehmigung von Prof. A.Gregl, Göttingen)

dorsolateralen Bündel als auch die tiefliegenden (subfaszialen) Lymphgefäße aus dem *Unterschenkelbereich* und der Kniegelenkregion selbst. Die tiefen subfaszialen Lymphgefäße des Unterschenkels verlaufen meist mit den tiefen Blutgefäßen in einer gemeinsamen Faszienscheide.

Von den poplitealen Lymphknoten ziehen Lymphgefäße – weiterhin in Begleitung der tiefen Blutgefäße (A. und V. femoralis) – nach proximal zu tiefgelegenen Lymphknoten des *Leistenbereiches* (Lnn. inguinales profundi), wobei einige jedoch auch aus der Tiefe wieder zur Oberfläche ziehen können und in Lnn. inguinales superficiales münden.

Wiederum einige dieser profunden Lymphgefäße folgen dem Verlauf des N. ischiadicus und umgehen so quasi die Leistenlymphknoten, da sie über das Foramen ischiadicum majus und minus direkt zu den Lnn. iliaci interni in den Beckenbereich ziehen können.

Die *Gelenke des Beins* – von der Fußregion über das Kniegelenk bis zum Hüftgelenk – werden über die tiefen Lymphgefäßwege drainiert. Dies gilt im wesentlichen auch für die *Muskulatur* des Beins.

Für die *Fuß- und Unterschenkelregion* wurden Anastomosen vom tiefgelegenen System in das oberflächliche Lymphgefäßsystem beschrieben, die jedoch nach Kubik (1993) lediglich in pathologischen Fällen darstellbar sind.

Die Lymphknoten der *Leiste* (Lnn. inguinales) liegen – analog zur Trennung der Lymphgefäße in oberflächliche und tiefliegende – in einer oberflächlichen subkutanen Region (Lnn. inguinales superficiales) (**Abb. 1.66**) und einer tiefen Schicht (Lnn. inguinales profundi).

Die größte Anzahl der oberflächlichen Lymphknoten der Leiste liegt auf einer markanten Fläche unterhalb des Leistenbandes (Ligamentum inguinale), die als *Trigonum femorale mediale* (Oberschenkeldreieck) bezeichnet wird. Dieses Oberschenkeldreieck ist begrenzt durch die Verbindungslinien vom vorderen oberen Darmbeinstachel (Spina iliaca anterior superior) zur Symphyse und von der Symphyse nach kaudal entlang des M. adductor longus bis zu der Stelle, an der der M. sartoris (wiederum von der Spina iliaca anterior superior kommend) diagonal über den Oberschenkel verläuft und die Adduktoren kreuzt.

Die innerhalb dieses Trigonum femorale mediale liegenden Lnn. inguinales superficiales sind hier in mehreren Gruppen angeordnet, die verschiedene Einzugsbereiche haben:
- die ventrale Oberschenkelregion,
- die Bauchhaut,
- die dorsale Oberschenkelregion mit der Haut des Gesäßes und
- das äußere Genitale und die Dammregion.

Die tiefen Inguinallymphknoten (Lnn. inguinales profundi) sind im oberen Drittel der tiefen Beingefäße zu finden (A. und V. femoralis), die im sog. Adduktorenkanal (Canalis adductorius) verlaufen. Hier münden die von den Lnn. poplitei kommenden profunden Lymphgefäße des Oberschenkels ein.

Die efferenten (ableitenden) Lymphgefäße aus dem oberflächlichen und tiefen Inguinallymphknotenbereich treten unter dem Leistenband hindurch in Lymphknoten innerhalb des Beckens (Lnn. iliacales) ein (**Abb. 1.67, 1.68**). Der weitere Weg wird im folgenden (S. 65 ff.) beschrieben.

Die Rumpfwand

Wie bereits dargestellt, läßt sich auch am Rumpf ganz allgemein unterscheiden zwischen
- oberflächlichen (superfizialen) und
- tiefen (profunden)

Rumpfwand-Lymphgefäßen und -Lymphknoten.

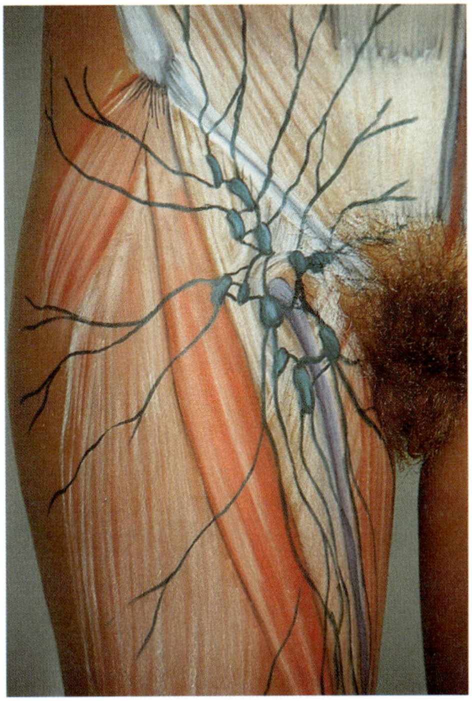

Abb. 1.66. TransPaint-Darstellung der Lnn. inguinales superficiales auf dem Trigonum femorale. Sichtbar sind auch die afferenten Kollektoren, die „sternförmig“ auf die Lnn. inguinales superficiales zulaufen

Die Haut des Rumpfes/Lymphatische Wasserscheiden

In der *Haut* und *Unterhaut* der ventralen und dorsalen Fläche des Rumpfes gibt es – abgesehen von inkonstanten, vereinzelt vorkommenden sog. „interkalaren“ (lat. für einschalten, einschieben) Lymphknoten – keine wesentlichen Lymphknotenansammlungen, die diesen Körperabschnitt großflächig drainieren könnten.

Deshalb orientieren sich die Lymphgefäße *zu den jeweiligen Extremitätenwurzeln* hin, um die dortigen Lymphknotengruppen der Extremitäten quasi „mitzunutzen“, wie z. B. in **Abb. 1.69** und **Abb. 1.70** dargestellt. Man kann dadurch die Haut des Rumpfes kaudal von einer Linie, die über die Schlüsselbeine zu den Schultern und von dort über die Schulterblattgräten verläuft,

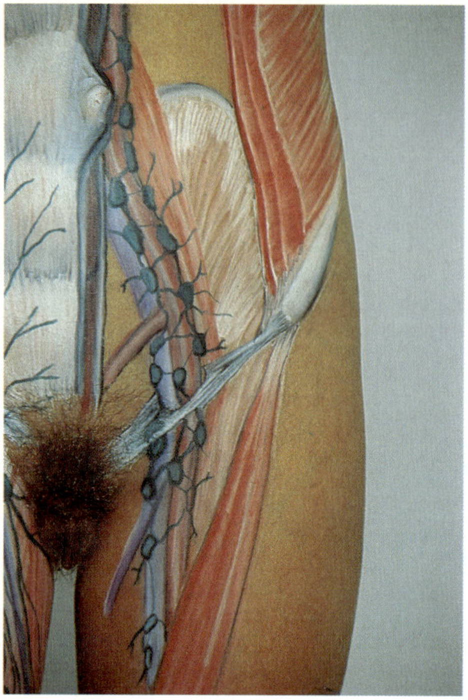

Abb. 1.67. TransPaint-Darstellung der Lnn. inguinales profundi im Canalis adductorius. Sichtbar ist auch der Durchtritt durch das Lig. inguinale im Bereich der Lacuna vasorum und der oberste der Lnn. inguinales profundi der sog. „Rosenmüllersche Lymphknoten“ im Leistenband. Proximal des Leistenbandes liegen die Lnn. iliaci externi im Verlauf der großen Becken-Blutgefäße

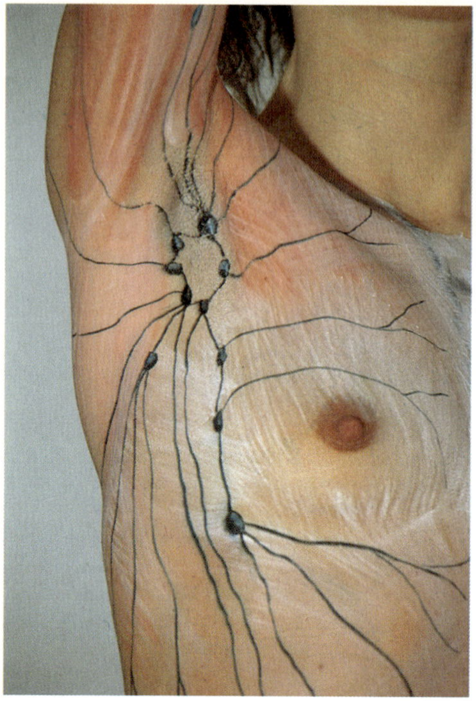

Abb. 1.69. TransPaint-Darstellung der Bedeutung der Lnn. axillares für die Haut des Rumpfes und die Lymphgefäße des Armes. Deutlich ist zu sehen, wie auch hier die afferenten Kollektoren „sternförmig“ auf die Lymphknoten zulaufen (vgl. Abb. 1.65)

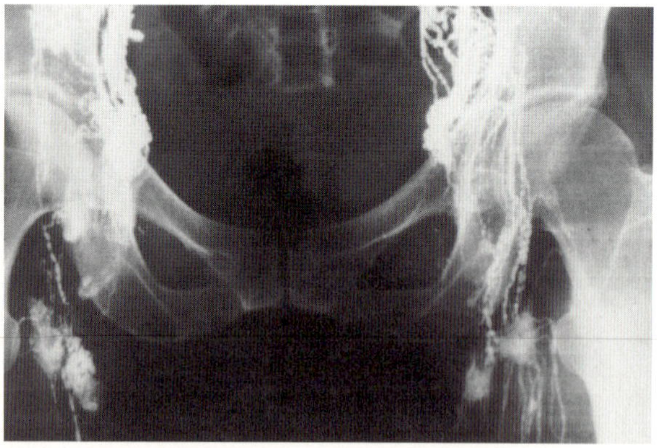

Abb. 1.68. Lymphangiographie der inguinalen und iliakalen Lymphknotenketten. (Mit freundlicher Genehmigung von Prof. A. Gregl, Göttingen)

sowohl dorsal als auch ventral in vier Quadranten einteilen. Das daraus entstehende Hautterritorium drainiert in die jeweilige axillare bzw. inguinale Lymphknotengruppe. Die **Abb. 1.70** und **1.71a–d** sollen diese Gegebenheiten nochmals illustrieren.

Dies erklärt die Trennung der Hautlymphgefäßverläufe für die Rumpfhaut. Die Trennungslinien, nach Kubik (1988, 1989, 1993) auch als *Wasserscheiden* bzw. nach dem Vorschlagskatalog von Berens v. Rautenfeld (1996) als *Divortia aquarum* bezeichnet, verlaufen folgendermaßen:

- vertikal entlang der Körpermittellinie (median-sagittale Linie), mit Zuordnung zu den linken und rechten Lymphknotengruppen der Extremitätenwurzeln,

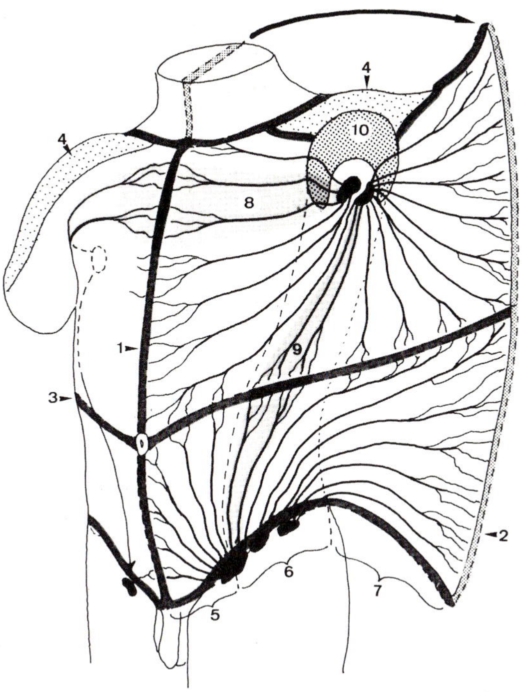

Abb. 1.70. Schema der Lymphdrainage der Rumpfwand (Rückenhaut seitwärts geklappt) mit den Wasserscheiden. *1* vordere senkrechte Wasserscheide = sagittomediane Wasserscheide, *2* hintere senkrechte, d.h. sagittomediane Wasserscheide, *3* transversale Wasserscheide, *4* Drainagegebiet des lateralen Oberarmbündels, *5* vordere Rumpfwand, *6* seitliche Rumpfwand, *7* hintere Rumpfwand, *8* interaxillare Kollateralen, *9* axillo-inguinale Kollateralen, *10* Amputationsstelle der Schulter. (Mit freundlicher Genehmigung von Prof. St. Kubik, Zürich)

- entlang einer Horizontallinie etwa auf Transversalebene, mit Zuordnung zu den beiden axillaren bzw. inguinalen Lymphknotengruppen der Extremitätenwurzeln,
- entlang einer weiteren Horizontallinie zwischen den Schlüsselbeinen und den Schulterblattgräten (siehe oben), die die Rumpfhaut von der Haut der Kopf-Hals-Region trennt und
- entlang des dorsolateralen Oberschenkelterritoriums; diese Linie trennt die Haut der Gesäßregion etwa handbreit neben der Analfalte von der Haut der lateralen Gesäßregion und der lateralen dorsalen Oberschenkelregion (daher *„Hosenboden-Wasserscheide"* genannt) (siehe **Abb. 1.64** und **Abb. 1.71 d**).

Da die Wasserscheiden des Rumpfes vor allem bei der *Entstauung von Extremitätenödemen mit Manueller Lymphdrainage* eine große Rolle spielen, müssen sie im folgenden genauer betrachtet und diskutiert werden. In Ergänzung zu den Erläuterungen über den Aufbau des Lymphgefäßsystemes in den einzelnen Organen (siehe Abschn. 1.1.9 und **Abb. 1.37, 1.38**) ist es dazu nötig, das Organ Haut genauer zu betrachten (**Abb. 1.72, 1.73**).

Es ist deutlich zu erkennen, daß mit der Grenze zwischen *Oberhaut* (Epidermis) und *Lederhaut* (Dermis bzw. Corium) nicht nur zahlreiche Blutkapillarschlingen zu finden sind, sondern daß neben den Blutkapillaren die typischen „fingerartigen Erweiterungen" des beginnenden Lymphgefäßsystems vorhanden sind: die Lymphkapillaren bzw. initialen Lymphsinus. An die eigentlichen Lymphkapillaren schließen sich die Präkollektoren an, die ebenfalls noch Resorptionsaufgaben wahrnehmen und deren Klappen für den Transport noch von untergeordneter Bedeutung sind. Sie sind netzartig miteinander verbunden und bilden in der Lederhaut das sog. *Rete cutaneum* (superficiale et profundum).

Daran schließen sich dann die Präkollektoren an, die die bis dahin aufgesammelte Lymphe in tiefere Hautschichten und schließlich zu den Kollektoren, die in der Unterhaut (Subkutis) der Faszie aufliegen, ableiten.

Gelegentlich durchbrechen solche Präkollektoren auch die Faszie und leiten Lymphe der Haut in subfasziale Lymphgefäße ab. Dies ist jedoch für die Gesamtdrainage der Haut unter physiologischen Bedingungen von geringer Bedeutung.

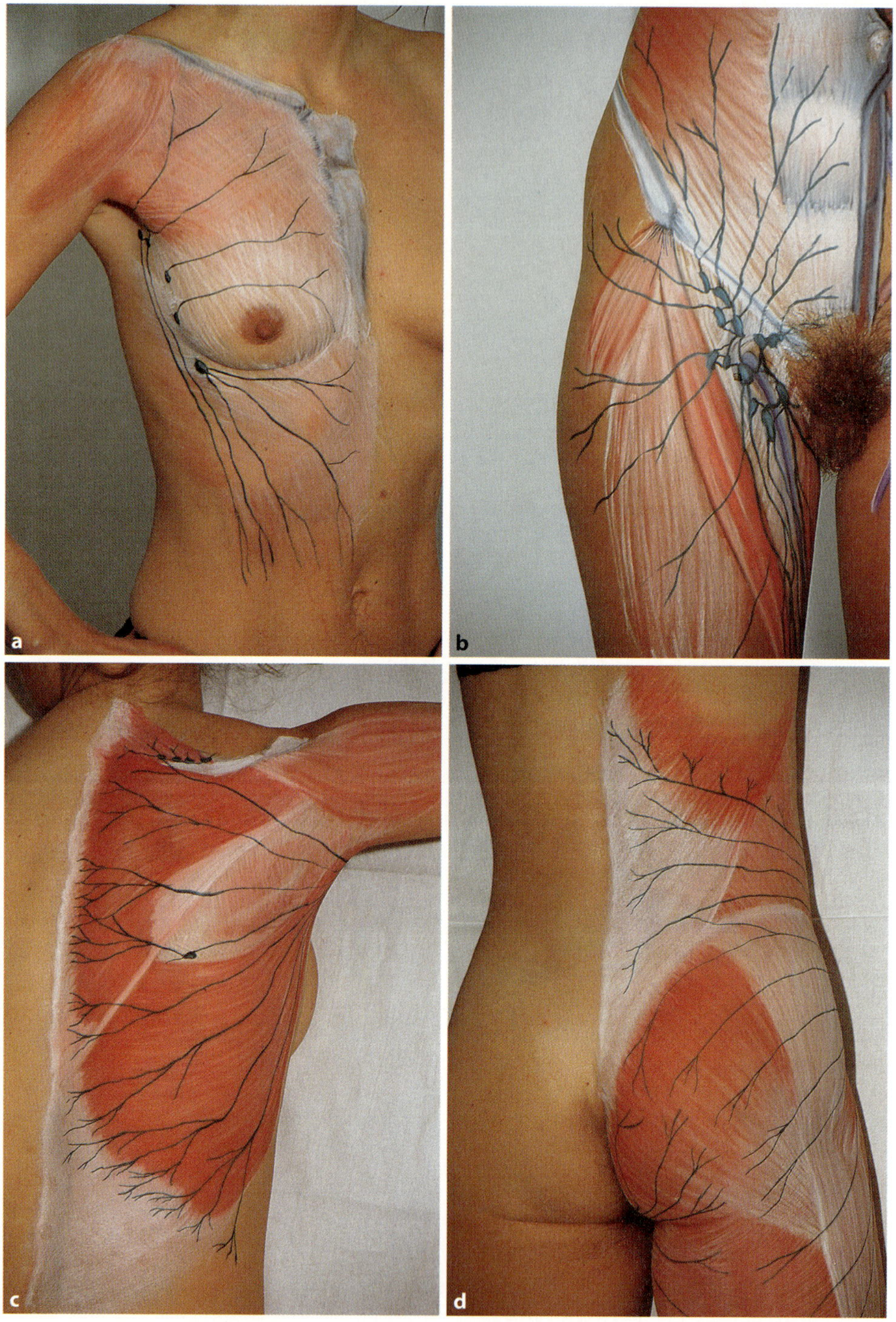

Abb. 1.71a–d. TransPaint-Darstellung der Lymphgefäße **a** der Brusthaut, **b** der Bauchhaut, **c** der Rückenhaut, **d** der Lenden- und Gesäßhaut

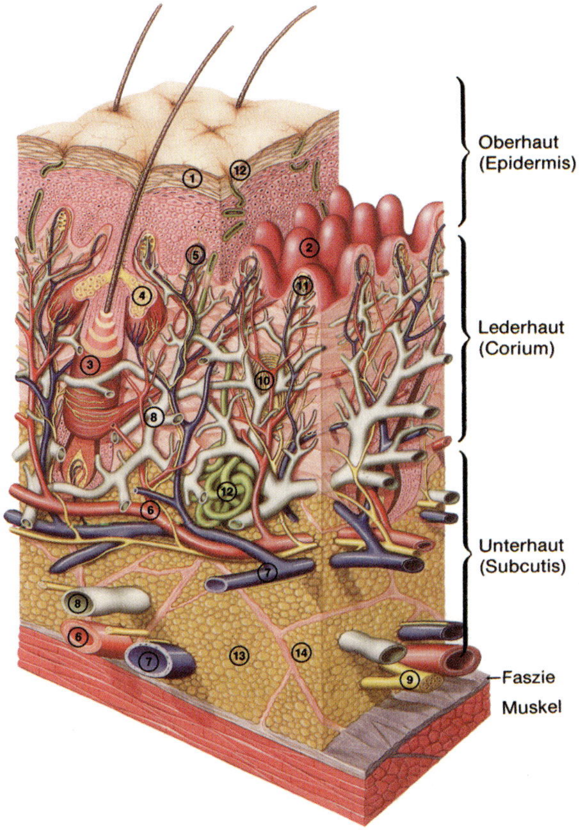

Abb. 1.72. Übersichtsschema der Felderhaut. *1* Hornschicht (Stratum corneum), *2* Coriumpapillen, *3* Haarfollikel, *4* Talgdrüse, *5* Kapillarschlinge mit initialem Lymphgefäß, *6* Arterie bzw. Arteriole, *7* Vene bzw. Venole, *8* Lymphgefäß, *9* Nerv, *10* Vater-Pacini-Tastkörperchen, *11* Meißnersches Tastkörperchen, *12* Schweißdrüse mit Ausführgang, *13* subkutanes Fettgewebe, kissenförmig zwischen Bindegewebssträngen eingelagert, *14* Bindegewebsstränge (Retinacula cutis). (Mit freundlicher Genehmigung entnommen aus: Asmussen, P. D.: Compendium Medical, Beiersdorf AG)

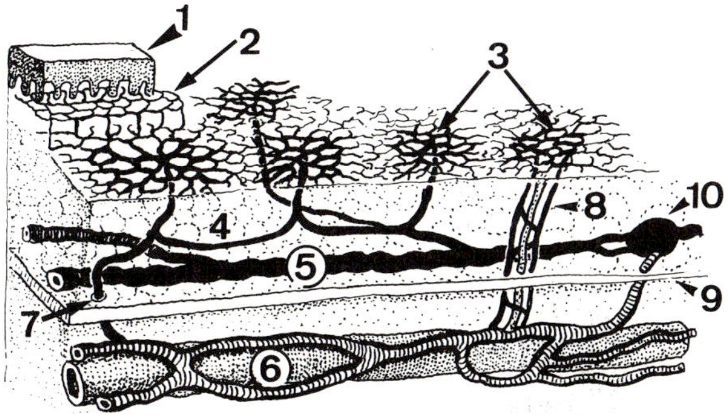

Abb. 1.73. Lymphdrainage der Haut. *1* Epidermis, *2* feinmaschiges Rete cutaneum superficiale, *3* grobmaschiges Rete cutaneum profundum, *4* Präkollektor, *5* epifaszialer Kollektor, *6* tiefe perivaskuläre Kollektoren, *7* Verbindung zwischen Präkollektor und tiefen Kollektoren, *8* direkte Verbindung zwischen kutanem Lymphplexus und tiefen Kollektoren, *9* Faszie, *10* oberflächlicher Interkalarknoten. (Mit freundlicher Genehmigung von Prof. St. Kubik, Zürich)

→ Spricht man von „den Lymphgefäßen" eines bestimmten Hautgebietes, meint man die subkutan gelegenen, bereits mit dem bloßen Auge erkennbaren Lymphkollektoren (**Abb. 1.74**).

Die Klappen der subkutanen Kollektoren eines größeren Hautgebietes, die funktionell bedeutsamer sind als die in den Präkollektoren ebenfalls vorhandenenen Taschenklappen, weisen insgesamt zu den Lymphknotenansammlungen der nächsten Extremitätenwurzel. Diese Hautgebiete werden deshalb von Kubik als *lymphatisches Territorium* beschrieben. Daraus ergeben sich an den jeweiligen Territoriumgrenzen die erwähnten *lymphatischen Wasserscheiden* (**Abb. 1.75**).

Betrachtet man diese lymphatischen Territorien, stellt man fest, daß die subkutanen Kollektoren eines jeden Territoriums fast ausschließlich untereinander, jedoch äußerst selten mit Kollektoren des Nachbarterritoriums in Verbin-

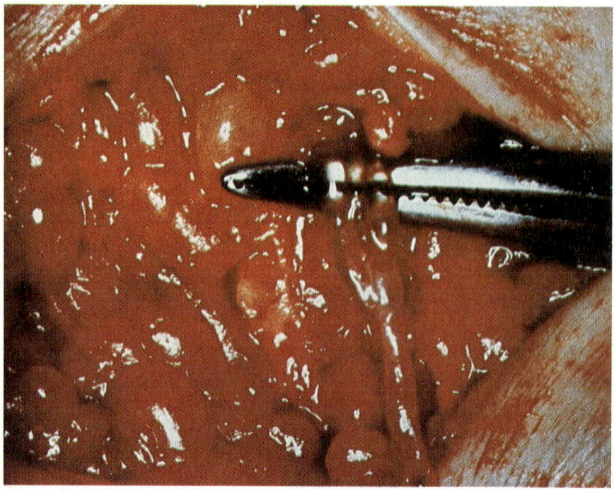

Abb. 1.74. Subkutaner Kollektor auf dem Fußrücken. Freipräpariert als Vorbereitung zur Lymphographie. (Mit freundlicher Genehmigung von Prof. A. Gregl, Göttingen)

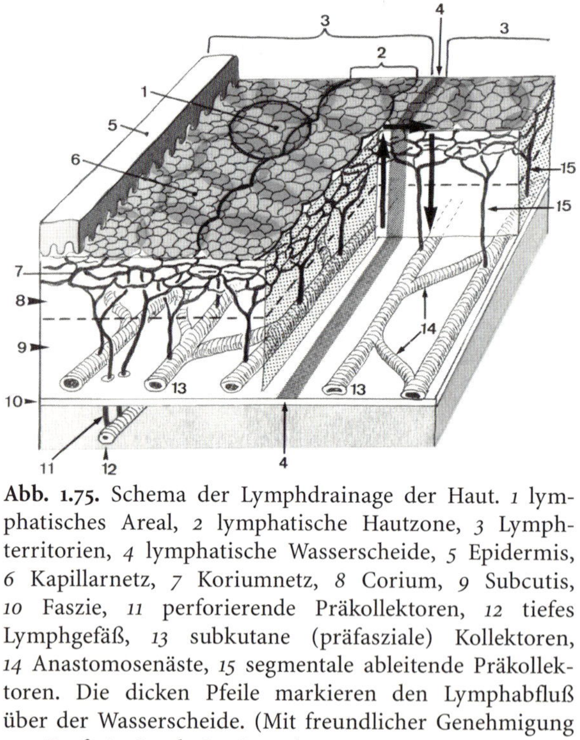

Abb. 1.75. Schema der Lymphdrainage der Haut. *1* lymphatisches Areal, *2* lymphatische Hautzone, *3* Lymphterritorien, *4* lymphatische Wasserscheide, *5* Epidermis, *6* Kapillarnetz, *7* Koriumnetz, *8* Corium, *9* Subcutis, *10* Faszie, *11* perforierende Präkollektoren, *12* tiefes Lymphgefäß, *13* subkutane (präfasziale) Kollektoren, *14* Anastomosenäste, *15* segmentale ableitende Präkollektoren. Die dicken Pfeile markieren den Lymphabfluß über der Wasserscheide. (Mit freundlicher Genehmigung von Prof. A. Gregl, Göttingen).

dung stehen. Trotzdem bilden die Wasserscheiden keine absoluten Hautabflußgrenzen, sondern es lassen sich gewissermaßen *„überbrückende" lymphatische Verbindungen* erkennen (**Abb. 1.76**), und zwar:

- das klappenarme Netz der oberflächlichsten Lymphgefäße des initialen Lymphgefäßplexus, das letztlich den gesamten Körper verbindet; in dieser Schicht wäre die Lymphe in jede beliebige Richtung verschiebbar; und
- subkutane interterritoriale Anastomosen, von Kubik (1993) als „End-to-end-Anastomosen" oder „fasziales Netz" bezeichnet.

Wenn die physiologische Lymphdrainage aufgrund einer *pathologischen Abflußverlegung* nicht funktioniert, geschieht folgendes:

- Die ständig anfallende Lymphflüssigkeit staut sich zunächst über das oberflächlichste klappenarme Netz zurück und von hier in den Nachbarquadranten (dermaler Reflux, „dermal backflow").
- Gleichzeitig staut sich die Lymphe in den subkutanen Kollektoren derart, daß die End-

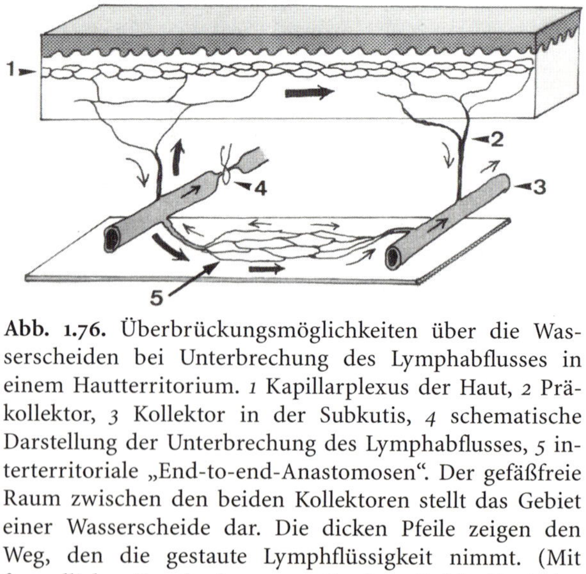

Abb. 1.76. Überbrückungsmöglichkeiten über die Wasserscheiden bei Unterbrechung des Lymphabflusses in einem Hautterritorium. *1* Kapillarplexus der Haut, *2* Präkollektor, *3* Kollektor in der Subkutis, *4* schematische Darstellung der Unterbrechung des Lymphabflusses, *5* interterritoriale „End-to-end-Anastomosen". Der gefäßfreie Raum zwischen den beiden Kollektoren stellt das Gebiet einer Wasserscheide dar. Die dicken Pfeile zeigen den Weg, den die gestaute Lymphflüssigkeit nimmt. (Mit freundlicher Genehmigung von Prof. St. Kubik, Zürich)

to-end-Anastomosen in den entsprechenden Nachbarquadranten des Rumpfes eröffnet werden.

- Ein weiterer Teil kann – ebenfalls per Rückstau – in solche Lymphgefäße der Subkutis abfließen, die die Körperfaszie perforieren und von hier in die tieferen Lymphgefäße führen, die wiederum die Rumpfmuskulatur drainieren. Dies ist in vermehrtem Maße natürlich nur möglich, wenn durch den Rückstau die Gefäße dilatieren und damit eigentlich insuffizient werden.
- Eine vierte Möglichkeit stellen nach einiger Zeit neugebildete bzw. regenerierte Lymphgefäße dar, die im Zuge der Wundheilung entstanden sind, wenn die Abflußblockade auf eine Verletzung und nicht etwa auf eine Verlegung durch einen Tumor zurückzuführen ist.
- Földi (1993) beschreibt weiterhin die Möglichkeit der Bildung lymphovenöser Anastomosen, d.h. von in benachbarte Venen einwachsenden Lymphgefäßen (siehe auch Abschn. 6.1.1).
- Nicht vergessen werden darf der „extravasale Weg“: Das Interstitium der Haut mit seinen Spalträumen ist ebenfalls geeignet, Ödemflüssigkeit in den Nachbarquadranten absickern zu lassen.

Auf diesen Wegen *kompensiert der Körper* zunächst *ein potentiell entstehendes Ödem* bzw. erfolgt eine „physiologische“ Ödemverringerung bei vorhandenen Ödemen. Dies ist jedoch naturgemäß alles nur in sehr begrenztem Ausmaß möglich.

→ Die Grifftechnik der *Manuellen Lymphdrainage* setzt bei den genannten Kompensationsmöglichkeiten gezielt therapeutisch an. Sie macht sich sowohl die Anastomosen zu den jeweiligen Nachbarquadranten als auch die Verschiebemöglichkeit über das subepidermale klappenarme Lymphgefäßnetz zunutze. Wichtig ist auch die manuelle Verschiebbarkeit gestauter Flüssigkeit außerhalb aller Gefäße, d.h. in den Spalträumen des Interstitiums der Haut.

Auch an den Extremitäten sind lymphatische Hautterritorien und damit Wasserscheiden bekannt. Sie sind jedoch für die Behandlung von Extremitätenödemen durch die Grifftechnik der Manuellen Lymphdrainage nicht von der gleichen entscheidenden Bedeutung wie die Wasserscheiden des Rumpfes.

Die Muskulatur des Rumpfes

Die Muskeln des Rumpfes haben eigene Lymphknoten zur Drainage der in ihnen anfallenden Lymphe; gleichzeitig nutzen sie teilweise auch die Lymphknoten der Extremitätenwurzeln.

Die Lymphknoten, die einzeln oder in kleinen Gruppen vorkommen und den großen, konstanten Lymphknotengruppen zwischengeschaltet sind, werden *Interkalarknoten* genannt (siehe die **Abb. 1.71a** und *c*). Auf eine Beschreibung wurde jedoch verzichtet, da sie meist inkonstant sind, so daß sie für die systematische Anwendung der Griffe der Manuellen Lymphdrainage keine Bedeutung haben.

So wird ein Teil der Lymphe der Rumpfwandmuskulatur nach der Passage solcher Interkalarknoten in die axillaren bzw. inguinalen Lymphknotenansammlungen abgeleitet, ein anderer Teil jedoch auch in das Körperinnere und somit intrathorakal bzw. intraabdominal drainiert.

Auch hier gilt festzustellen, daß die Kenntnis der Lage solcher Interkalarknoten für die *manuelle Entstauungstherapie* von untergeordneter Bedeutung ist, da sie mit den Griffen der Manuellen Lymphdrainage nur in Einzelfällen gezielt behandelt werden können. Hier steht die Beeinflussung der Lymphgefäße und -knoten durch die aktive Muskelbewegung und durch die Atmung im Vordergrund. Nicht zuletzt deshalb stellen diese Therapiemöglichkeiten einen wichtigen Bestandteil der sog. „komplexen bzw. kombinierten physikalischen Entstauungstherapie" dar.

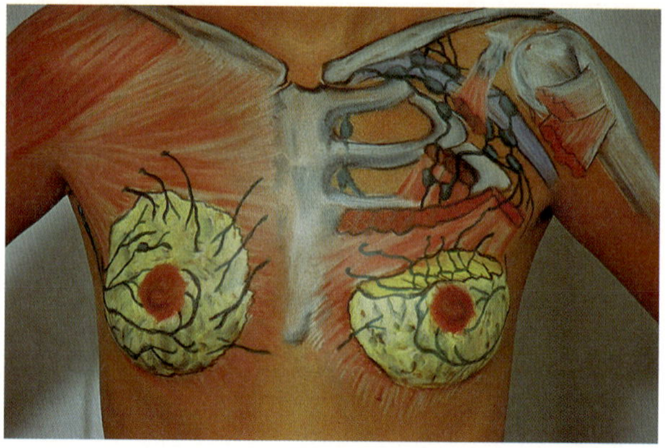

Abb. 1.77. TransPaint-Darstellung der Lymphdrainage der Brustdrüse. Rechts der oberflächliche Weg, links der tiefe Weg mit den Lnn. axillares in Begleitung der V. axillaris, Lnn. infrapectorales, Lnn. parasternales und Lnn infraclaviculares. Rechts ist zusätzlich ein inkonstanter Interkalarknoten der Brustdrüse dargestellt (kranial der Mammille), der Ln. premammaris

Die Brustdrüse

Die Brustdrüse (Mamma) ist eine Hautdrüse, deren sezernierendes Drüsengewebe eine enge Verbindung mit dem subkutanen Fettgewebe hat. Die äußere Form wird weniger durch die ca. 15 Drüsenlappen bestimmt, sondern vielmehr durch das Fettgewebe.

Hinsichtlich ihres Lymphgefäßsystems nimmt die Brustdrüse eine Zwischenstellung ein. Sie wird sowohl über ein oberflächliches, kutanes Lymphgefäßnetz als auch durch ein subfasziales, profundes System drainiert (**Abb. 1.77**). Den Großteil der Lymphgefäße, die in *Richtung Axilla* verlaufen, findet man teilweise in der Subkutis, teilweise durchbrechen sie auch die Faszie des M. pectoralis major. In letzterem Fall verlaufen sie dann zwischen großem und kleinem Brustmuskel nach lateral in die Axilla oder gar in noch tieferer Schicht unter dem M. pectoralis minor auf der Thoraxfaszie.

Die einzelnen *Drainagewege* lassen sich folgendermaßen beschreiben:

- Die hauptsächlich zuständigen Lymphknoten sind die *Lnn. axillares,* zu denen auch die subpektoralen Lymphknoten zu rechnen sind, in die ein größerer Teil der Brustdrüsenlymphgefäße ableitet.
- Einen weiterer Drainageweg stellen *parasternale Lymphknoten* dar, die intrathorakal liegen.
- Einige wenige Lymphgefäße drainieren zu den *supraklavikulären Lymphknoten.*
- Ein vierter Abflußweg führt vom medialen unteren Bereich der Brustdrüse in Richtung des *epigastrischen Winkels* und von hier neben dem Processus xyphoideus durch die Rumpfwand in Lymphknoten, die z. B. auch den M. rectus abdominus drainieren.
- Kontralaterale Wege über die median-sagittale Wasserscheide hinweg zur gegenüberliegenden Brustdrüse und sogar zur gegenüberliegenden Axilla sind ebenfalls bekannt. Diese Wege werden vom Körper normalerweise lediglich im Falle eines Abflußhindernisses einer axillaren Seite genutzt.

Die Becken-/Bauchorgane

Die efferenten Gefäße der Inguinallymphknoten treten durch mehrere *Lücken des Leistenbandes* (Ligamentum inguinale) in den Beckenraum ein. Diese Lücken (Lacunae) dienen dem Druchtritt von Blutgefäßen und Nerven (A., V. und N. femoralis) und dem Durchtritt der Hüftbeuger (M. iliopsoas) (siehe auch **Abb. 1.67, 1.68**). Daher wird zwischen „Gefäßlücke" (Lacuna vasorum) und „Muskellücke" (Lacuna musculorum) unterschieden. Die kleinste dieser Lücken, die medial am Schambeinhöcker (Tuberculum pubicum) liegt, an dem das Leistenband ansetzt, wird als „Lacuna lymphatica" bezeichnet.

An dieser Lacuna lymphatica befindet sich ein relativ konstanter, größerer Lymphknoten, der noch zu den profunden Inguinalknoten gerechnet wird und als Rosenmüller'scher Knoten bekannt ist.

Nach dem Durchtritt durch die verschiedenen Aussparungen des Leistenbandes münden die Lymphgefäße in *iliakale Lymphknoten* (Lnn. iliaci) ein, die leistenbandnah Lnn. iliaci externi und im weiteren Verlauf dann Lnn. iliaci interni und Lnn. iliaci communes genannt werden.

Auf der Höhe der Lendenwirbelsäule heißen die Knoten der weiterführenden Lymphknotengruppe *lumbale Lymphknoten* – Lnn. lumbales bzw. wegen ihres beidseitigen Verlaufes neben der Aorta abdominalis auch Lnn. paraortales.

In den *Beckenlymphknoten* vermischt sich quasi die Lymphe aus dem Beinbereich sowie der Haut der Bauch-, Lenden- und Gesäßregion mit Lymphe, die direkt aus Beckenorganen kommt.

Für die einzelnen Gruppen sind dies:

- *Lnn. iliaci externi:* nehmen die Zuflüsse aus den inguinalen Lymphknoten, von der Bauchwand, der Dammregion, teilweise aus dem äußeren Genitale, teilweise von der Harnblase, der Prostata, teilweise vom Uterus (v.a. dem Collum/Cervix uteri) auf.
- *Lnn. iliaci interni:* nehmen die Zuflüsse aus den tiefen Gefäßen des Oberschenkels und den Lnn. popliteales, die dem Verlauf des N. ischiadicus folgen, weiterhin von der Glutealmuskulatur, vom Rektum und ebenfalls vom Collum/Cervix uteri, von der Prostata und teilweise dem äußeren Genitale auf.
- *Lnn. iliaci communes:* nehmen die Zuflüsse aus den Lnn. iliaci interni und externi auf und stellen deren retroperitoneal (hinter dem Bauchfell) gelegene Fortsetzung dar.
- *Lnn. lumbales/paraaortales* (ebenfalls in verschiedene Gruppen unterteilt): nehmen die Zuflüsse aus den iliakalen Lymphknoten, aus dem Corpus uteri, den Hoden und den retroperitoneal gelegenen Organen wie Nieren, Nebennieren, Milz, aber auch Pankreas, Leber und sogar teilweise Magen sowie Dünn- und Dickdarm auf.

Aus den beiden links und rechts der Wirbelsäule gelegenen lumbalen Knotengruppen gehen

- der *Truncus lumbalis sinister* und
- der *Truncus lumbalis dexter*

hervor.

Alle hier aufgeführten Organe haben selbstverständlich „organeigene" Lymphknoten, in die die entsprechende Lymphe zunächst drainiert wird, bevor sie in die großen Knotengruppen abgeleitet wird. So ist beispielsweise die *mesenteriale Lymphknotengruppe* (Lnn. mesenterici; lat. Mesenterium = Dünndarmgekröse, Aufhängevorrichtung für die Dünndarmabschnitte an die hintere Bauchwand) eine sehr große Gruppe, die als viszerale (die Eingeweide betreffende) Gruppe der lumbalen Lymphknoten bezeichnet wird. Sie nimmt die Dünndarmlymphe auf. Aus den efferenten Abflüssen dieser und weiterer Gruppen wie z.B. den Lnn. coeliaci (lat. coeliacus = zur Bauchhöhle gehörend), die die Verdauungsorgane drainieren, ergibt sich der *Truncus intestinalis* bzw. *Truncus gastrointestinalis.*

Auf der Höhe des thorakolumbalen Übergangs, ventral der Wirbelkörper in Nachbarschaft der Aorta abdominalis und der V. cava inferior, ergibt sich meist eine Vereinigung der *drei Lymphgefäßstämme des Bauchraumes*,

- des Truncus lumbalis dexter,
- des Truncus lumbalis sinister und
- des Truncus intestinalis.

Daraus entsteht dann der größte menschliche Lymphgefäßstamm: der *Ductus thoracicus* (**Abb. 1.78, 1.79 a, b**).

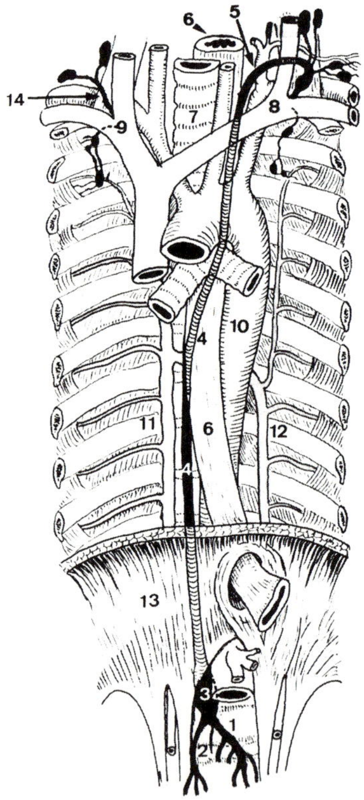

Abb. 1.78. Topographie des Ductus thoracicus. *1* Truncus lumbalis sinister, *2* Truncus lumbalis dexter, *3* Cisterna chyli, *4* Pars thoracalis ductus thoracici, *5* Pars cervicalis ductus thoracici, *6* Oesophagus, *7* Trachea, *8* Angulus venosus sinister, *9* Angulus venosus dexter, *10* Aorta, *11* V. azygos, *12* V. hemiazygos, *13* Zwerchfell; a= crus mediale, b= crus intermedium, c= crus laterale, *14* Ductus lymphaticus dexter, *15* A. cervicalis superficialis. (Mit freundlicher Genehmigung von Prof. St. Kubik, Zürich)

Aus diesen sog. drei Wurzeln des Ductus thoracicus entsteht manchmal zunächst eine Art Gefäßerweiterung – eine Gefäßaussackung, eine „ampullenförmige“ Erweiterung, um nur die häufigsten Varianten der Beschreibung zu nennen – die *Cisterna chyli* (genauer: Cisterna chyli Pecqueti, nach ihrem Erstbeschreiber Pecquet). Die Bezeichnung leitet sich daraus ab, daß sich die mit Fetten angereicherte Verdauungslymphe, die aus den Chylusgefäßen (griech. chylus = Milchsaft) des Darmes kommt, über den Zufluß des Truncus intestinalis mit der wässrig klaren Lymphflüssigkeit der anderen Organe mischt. Dadurch erscheint auch die Lymphflüssigkeit des Ductus thoracicus zeitweilig milchig, was zu seiner deutschen Bezeichnung „Milchbrustgang“ führte.

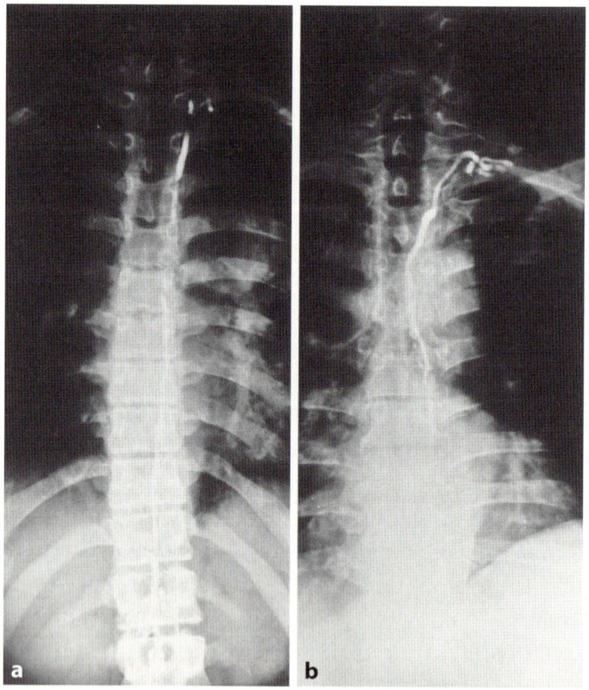

Abb. 1.79 a, b. Ductus thoracicus **a** in röntgenologischer Darstellung von fast Bleistiftstärke im gesamten Verlauf; **b** im Bereich des proximalen Drittels mit deutlicher „Einmündungskrümmung“ in den Angulus venosus sinister. (Mit freundlicher Genehmigung von Prof. A. Gregl, Göttingen)

Die Organe der Brusthöhle

Der größte Teil des Ductus thoracicus befindet sich, wie der Name sagt, intrathorakal. Sein Verlaufsbeginn variiert zwischen dem 2. Lendenwirbelkörper und dem 12. Brustwirbelkörper. Dies ist nicht unerheblich, da die Wirbelkörper des Lenden- und des unteren Thoraxbereiches zusammen mit den dazwischenliegenden Disci intervertebrales ca. 8–10 cm hoch sind. So erklärt sich die unterschiedlich lange *Pars abdominalis* des Ductus thoracicus und damit auch die große Variante in der Gesamtlänge von 36–45 cm (Kubik 1993). Der durchschnittliche Durchmesser des Ductus thoracicus beträgt beim Erwachsenen etwa 5 mm, ist allerdings vom jeweiligen Füllungszustand abhängig. Manchmal wird als Größenvergleich auch „bleistiftstark" angegeben. Die meisten Autoren beschreiben regelmäßig vorhandene Klappen.

An die Pars abdominalis schließt sich der längste Teil des Ductus thoracicus, die *Pars thoracalis,* an. Nachdem der Ductus thoracicus durch die Aortenöffnung im Zwerchfell (Hiatus aorticus) in den Thoraxraum übergetreten ist, verläuft er rechts neben der Aorta weiter nach kranial im hinteren Mediastinum (Mittelfell, Mittelteil des Thoraxinnenraumes zwischen den beiden Pleurasäcken, der das Herz, die Luft- und Speiseröhre sowie die großen Gefäße enthält).

Im oberen Mediastinum, jetzt hinter der Speiseröhre, beschreibt der Ductus thoracicus etwa auf Höhe des zervikothorakalen Überganges als *Pars cervicalis* einen Bogen nach vorne über die linke Pleurakuppel hinweg und *vereinigt sich* im linken Venenwinkel (Angulus venosus sinister) *mit dem Venensystem,* meist durch eine Mündungsklappe von diesem getrennt (siehe auch **Abb. 1.48**).

Der Ductus thoracicus kommt bei vielen Wirbeltieren paarig vor, und solche „stehengebliebenen Entwicklungen" sind hin und wieder auch beim erwachsenen Menschen vorzufinden. Eine solche Variante kann sogar so weit gehen, daß mehrere Äste vor der Einmündung in den linken Venenwinkel bestehen oder daß der Ductus thoracicus im Falle einer paarigen Anlage in je einen Venenwinkel mündet.

Während in den abdominalen Abschnitt des Ductus thoracicus (Pars abdominalis) die gesamte Lymphe der Beine, der Haut des Bauch- und Lendenbereiches sowie der Becken- und Bauchorgane einschließlich der Gesäß-, Lenden- und Bauchmuskulatur über die Trunci lumbales und den Truncus intestinalis einmündet, nehmen im thorakalen Abschnitt (Pars thoracalis) zahlreiche Lymphgefäße der Brusthöhle und der dazugehörigen Organe der linken Thoraxhälfte Verbindung mit diesem großen Gefäß auf.

Die Lymphknoten, die die Lymphe der Thoraxwand aufnehmen, faßt man häufig als *parietale Gruppe* zusammen, während die Lymphe von den Organen der Brusthöhle in der sog. *viszeralen Gruppe* aufgenommen wird.

„Parietal" leitet sich ab von lat. paries = zur Wand, zur Wandschicht eines Organes bzw. einer Körperhöhle gehörend; „viszeral" dagegen bedeutet die „Eingeweide" betreffend.

Die *parietale Gruppe* weist Lymphknotengruppen auf wie

- Lnn. intercostales,
- Lnn. laterovertebrales (auch Lnn. juxtavertebrales),
- Lnn. prevertebrales und
- Lnn. parasternales.

Die *viszerale Gruppe* läßt sich wiederum in größere Gruppen unterteilen wie

- Lnn. mediastinales (die sich z. B. in anteriores etc. untergliedern läßt),
- Lnn. tracheobronchales,
- Lnn. hili pulmonis etc.

Die Bronchiallymphknoten gehören zu den größten des Körpers. Ihre ursprünglich rote Farbe verändert sich im Laufe des Lebens in dunkelgrau bis schwärzlich. Sie sind Veränderungen wie z. B. Verkalkung in weit größerem Maße ausgesetzt als die meisten anderen Lymphknoten.

Außerdem gehören zur viszeralen Gruppe noch direkte Organlymphknoten wie

- Ln. cardiacus,
- Ln. preaorticus,
- Lnn. thymici,
- Lnn. diaphragmatici,
- Ln. prelaryngeus,
- Lnn. bifurcationis etc.

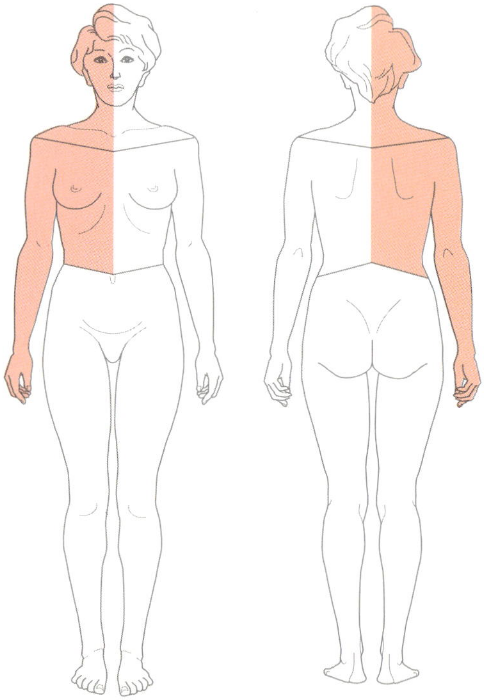

Abb. 1.80. Schema der „Drainagebereiche" der beiden Venenwinkel

Aus all diesen Lymphknotengruppen schließen sich diverse Lymphgefäßstämme zusammen, die entweder direkt oder nach der Vereinigung mit anderen Stämmen in die jeweiligen Venenwinkel münden.

Aus konstanteren, beidseitig vorkommenden Gefäßstämmen wie

- Truncus tracheobronchialis sinister et dexter,
- Truncus mediastinalis,
- Truncus intercostalis und
- Truncus parasternalis

wird als Gefäßzusammenschluß häufig der *Truncus bronchomediastinalis dexter* bzw. *sinister* beschrieben.

Der Truncus bruncomediastinalis *sinister* mündet schließlich wiederum in den *Ductus thoracicus*, während sich der rechte Truncus bronchomediastinalis *dexter* in den *rechten Angulus venosus* einmündet. Hieraus folgt:

→ Drei Viertel des gesamten Körpers werden in den linken Venenwinkel lymphatisch abgeleitet; der Angulus venosus dexter ist lediglich für den rechten oberen Körperquadranten zuständig (**Abb. 1.80**).

1.2 Ödeme/Ödempathophysiologie

G. Bringezu, T. Galic, O. Schreiner

1.2.1 Definitionen des Begriffs „Ödem"

Einfach ausgedrückt sind Ödeme unphysiologische Flüssigkeitsansammlungen im Gewebe und in Hohlräumen. Der Begriff des Ödems ist im klinischen Sprachgebrauch sehr weit gefaßt. Dies kommt auch in den folgenden gängigen Definitionen zum Ausdruck.

■ **DEFINITION.** Ödeme sind Einlagerungen von Flüssigkeit im interstitiellen bzw. extravasalen (auch extrazellulären) Raum, mit der Folge der Gewebsschwellung (Degenhardt 1991).

Unter Ödem verstehen wir im klinischen Sinne eine Schwellung, die durch die Vermehrung des Flüssigkeitsgehaltes im Interstitium verursacht ist und die wir mit Hilfe unserer Sinnesorgane erkennen können, d.h., sie ist sichtbar und tastbar (Földi 1993).

Das Ödem ist eine überreiche Ansammlung von (extravasaler und extrazellulärer) Flüssigkeit in Gewebsspalten und/oder Körperhöhlen (Gedigk 1990).

Synonym zum Ödem-Begriff wird auch der Terminus „*Wassersucht*" gebraucht – speziell dann, wenn es sich um große Flüssigkeitsansammlungen in der Bauchhöhle handelt, z.B. bei schwerer Herzinsuffizienz oder bei einem akuten Nierenversagen, wenn der gesamte Körper anschwillt.

Darüber hinaus sind aus der Histopathologie auch *intrazelluläre Wasseransammlungen* bekannt. Diesen intrazellulären Ödemen liegen i. d. R. anoxische Zellschäden und andere dystrophische Prozesse zugrunde. Jede Form der Zellmembranschädigung sowie das Versagen von Ionenpumpen erzeugen eine Störung des osmotischen Gleichgewichtes. Dadurch kommt es infolge der Wasseraufnahme zur Schwellung der Zelle und der Zellorganellen. Es handelt sich also nicht um Ödeme im eigentlichen klinischen Sinne. Sie sind deshalb nicht Gegenstand der folgenden Betrachtungen.

Diverse synonyme Bezeichnungen für Ödeme
In der Praxis existiert eine große Anzahl an verschiedenen Begriffen, die vor allem bei speziellen Ödemlokalisationen anstelle der Bezeichnung „Ödem" oder „Schwellung" gebraucht werden, wie z.B.:

- Hydrops,
- Anasarka und
- Elephantiasis.

HYDROPS. Als Hydrops bezeichnet man ganz allgemein Flüssigkeitsansammlungen in den vorgebildeten Körperhöhlen. Diese können sowohl als Transsudat (klar, zell- und eiweißarm) oder auch als Exsudat (trübe, zell- und eiweißreich) vorkommen.

Eiweißreiche Ödeme haben eine Eiweißkonzentration der Ödemflüssigkeit von >1 g% (jedoch stets unter der Plasmaproteinkonzentration), eiweißarme Ödeme folglich von <1 g%. Eiweißarme Ödeme haben zudem ein niedrigeres spezifisches Gewicht (<1,015 g/cm^3) als eiweißreiche Ödeme (>1,018 g/cm^3).

Charakteristische Beispiele für einen Hydrops sind:

- Aszites: Wasseransammlungen in der Bauchhöhle.
- Pleuraerguß, Hydrothorax: Flüssigkeitsansammlungen zwischen Lungenfell und Rippenfell.
- Perikarderguß, Hydroperikard: Flüssigkeitsansammlungen im Herzbeutel.
- Gallenblasenhydrops: Rückstau von Gallensaft.
- Gelenkerguß, Gelenkhydrops oder bei Blutansammlung Hämarthros.
- Hydrozele, Wasserbruch: Flüssigkeitsansammlung in der Tunica vaginalis testis.
- Hydrozephalus: Liquorstau im Ventrikelsystem und/oder im äußeren Liquorraum.

Anasarka. Als Anasarka bezeichnet man ausgedehnte Wasseransammlungen in den Gewebsspalten der Haut, meist infolge einer Herz- Kreislauf-Dekompensation. Der Begriff „Anasarka" kommt aus dem Griechischen und bedeutet „über der Muskulatur", d.h. im Unterhautbereich.

Elephantiasis. „Elephantiasis" ist eine medizinhistorische Bezeichnung für chronische Lymphödeme, die ausgesprochen massiv sind und die üblichen Konturen einer Extremität so verändern, daß sie an Elefantenbeine erinnern. Der Terminus ist eine medizinhistorische Bezeichnung die den betroffenen Patienten gegenüber wenig pietätvoll ist und daher aus dem klinischen Sprachgebrauch verschwinden sollte.

Keine Ödeme im eigentlichen Sinne der Definition sind

- Myxödeme (griech. myxo = Schleim; hier im Sinne von „Schleimgewebe"): Einlagerung von schleimbildenden Zuckerverbindungen (Mukopolysaccharide) in der Unterhaut bei Schilddrüsenerkrankungen und
- Lipödeme: Lokale Fettmassen mit sekundärer Wassereinlagerung.

1.2.2 Ätiopathophysiologie der Ödeme

Ein Ödem ist zunächst ein unspezifisches Symptom für eine große Zahl von Störungen, die z.T. einzeln, aber auch in unterschiedlicher Kombination miteinander für ein Ungleichgewicht des Flüssigkeits- und Stoffaustausches zwischen Blutkapillaren und Gewebe sorgen können. Die Rolle des Lymphgefäßsystemes ist dabei untrennbar mit der Gewebsdrainage und damit mit der Ödemvermeidung verbunden (siehe dazu Abschn. 1.1).

Klinik der Ödeme

Die *typischen klinischen Zeichen* eines Ödems sind

- eine anatomische Form- bzw. Konturenveränderung bzw. -abweichung in Verbindung mit einer
- Dellbarkeit, d.h., bei mehr oder weniger starkem Fingerdruck entsteht eine mehr oder weniger tiefe Delle im Gewebe, die für kurze oder längere Zeit bestehen bleibt. (**Abb. 1.81**).

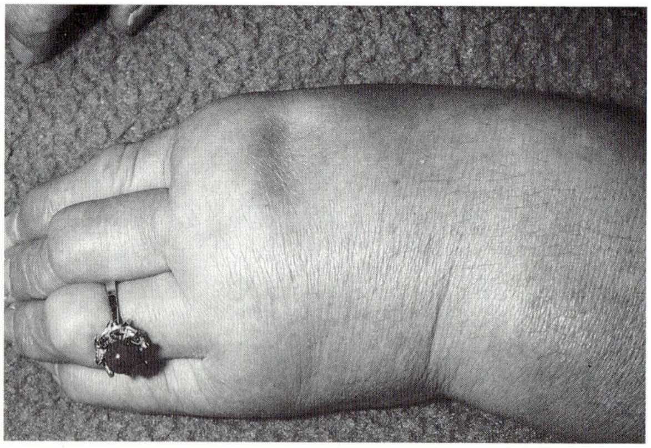

Abb. 1.81. „Klassische" Ödemzeichen: einerseits Veränderungen der gewohnten anatomischen Form, andererseits deutliche Dellenbildung

Je nach Ursache kann sich die Schwellung weich anfühlen oder – vor allem bei länger bestehenden Ödemen – auch hart bis „gummiartig". Besonders dann, wenn sie auf entzündlichen und/oder traumatischen Ursachen beruhen, können die Schwellungen auch schmerzhaft sein. Manche Ödeme sind lageabhängig, d.h., sie lassen sich durch Hochlagerung der betroffenen Körperregion ganz oder zumindest teilweise reduzieren. Andere Ödeme hingegen sind lageunabhängig.

Manche Schwellungen ziehen sekundäre Gewebeschäden nach sich, die sich z.B. in trophischen Hautveränderungen, Gewebsverhärtungen und Beweglichkeitseinschränkungen zeigen.

Die Rolle des Lymphgefäßsystems bei der Ödementstehung

Unter physiologischen Bedingungen der Mikrozirkulation (siehe Abschn. 1.1) besteht immer ein Gleichgewicht zwischen der Zustrommenge in das Interstitium und der Abstrommenge. Mit anderen Worten:

$$\text{Filtration} = \text{Reabsorption} + \text{Lymphabfluß}$$

Ist es zur Ödembildung gekommen, heißt dies prinzipiell, daß ein *Ungleichgewicht* zwischen den Mechanismen besteht, die zum Zufluß in das Gewebe führen, und denen, die den Abstrom bedingen.

$$\text{Filtration} > \text{Reabsorption} + \text{Lymphabfluß}$$

Dieses Ungleichgewicht kann folgende *Gründe* haben:

- Die Filtration kann sich derart erhöht haben, daß die Reabsorption zusammen mit dem Lymphabfluß nicht ausreicht, das Gleichgewicht aufrecht zu erhalten.
  So führen Entzündungsprozesse zu einer massiven arteriolären Dilatation bei gleichzeitig erhöhter Kapillarpermeabilitätssteigerung.
  Weiterhin führt auch eine venöse Drucksteigerung zu einem Rückstau ins Kapillarbett und damit zu einer (passiven) Filtrationserhöhung.

Die intrakapilläre Druckerhöhung infolge einer venösen Hypertension wird auch als „passive Hyperämie" bezeichnet. Demgegenüber steht die „aktive Hyperämie", die auf vasoaktive Mechanismen zurückzuführen ist.

- Die Reabsorption kann sich derartig verringert haben, daß das Lymphgefäßsystem alleine nicht in der Lage ist, den Flüssigkeitsüberschuß im Interstitium zu kompensieren.
  Die Gründe hierfür liegen meist in einer Verringerung der Plasmaproteinmenge, die v.a. bei pathologischem Eiweißverlust des Darmes oder der Nieren vorkommt, aber auch auf einer mangelnde Eiweißsynthese der Leber beruhen kann.
  Die Reabsorption verringert sich aber auch immer dann, wenn sich das physiologische Eiweißkonzentrationsgefälle zwischen Plasma und Interstitium verringert, wie dies bei allen exsudativen Vorgängen der Fall ist.
  Ein weiterer Grund für eine zu geringe Reabsorption kann eine Störung der extravasalen Eiweißzirkulation aufgrund mangelnder Lymphtransportkapazität sein.
- Die Ursache für das Ungleichgewicht kann also auch in einer von vorneherein verminderten Leistungsfähigkeit des Lymphgefäßsystemes liegen, so daß schon die normale lymphpflichtige Eiweißlast nicht ausreichend bewältigt wird.

Das Lymphgefäßsystem spielt hierbei vor allem eine „ödemprotektive" Rolle. Mit anderen Worten: Es fungiert als „Sicherheitsventil" (Földi 1993) mit der Aufgabe, sowohl die Flüssigkeit zu beseitigen, die über die Reabsorptionsmenge (lymphpflichtige Wasserlast) hinausgeht, als auch alle anderen nicht oder nur ungenügend reabsorbierbare Substanzen aufzunehmen (v.a. die lymphpflichtige Eiweißlast).

→ Entsteht ein Ödem, ist zu fragen, ob das Lymphgefäßsystem dabei eine ursächliche Rolle spielt oder ob es in seiner Funktion als Sicherheitsventil an die physiologischen Grenzen gestoßen ist.

Földi leitet aus diesen Überlegungen *drei* verschiedene *Insuffizienzformen* des Lymphgefäßsystemes ab:

1. die dynamische Insuffizienz (oder auch Hochvolumeninsuffizienz),
2. die lymphostatische Insuffizienz (oder auch Niedrigvolumeninsuffizienz bzw. mechanische Insuffizienz) und
3. die „Sicherheitsventilinsuffizienz".

Dynamische Insuffizienz. Ein völlig *gesundes und leistungsfähiges Lymphgefäßsystem* wird durch die ödemauslösenden Vorgänge an seine physiologischen Grenzen gebracht, so daß trotz voller Auslastung der Transportkapazität ein Überhang entsteht, der als Ödem sicht- und tastbar wird.

Beispiel: Die massive Abflußbehinderung bei einer tiefen Bein-/Beckenvenenthrombose führt zu einer Überfiltration, die so groß ist, daß das Lymphgefäßsystem nur unzureichend kompensieren kann.

Lymphostatische Insuffizienz. Wenn das *Lymphgefäßsystem selbst* insuffizient ist, d.h., wenn die normale Bewältigung der Wasser-, vor allem aber der Eiweißlast nicht möglich ist, entwickelt sich stets ein relativ eiweißreiches *Lymphödem.* Diese Funktionsunfähigkeit der Lymphgefäße wird als „lymphostatische Insuffizienz" bezeichnet.

Beispiel: Nach operativer Entfernung von Lymphknoten aus der Axilla nach einer Brustkrebsdiagnose kann die Transportkapazität dauerhaft zu niedrig sein, so daß die normale lymphpflichtige Eiweißlast nicht mehr bewältigt wird und sich daraus ein (sekundäres) Armlymphödem entwickelt.

→ Während lymphodynamische Schwellungen je nach Grundursache meist reversibel sind, handelt es sich bei lymphostatischen Ödemen um chronische, prinzipiell nicht vollständig korrigierbare Zustände. Daraus ergeben sich weitreichende Konsequenzen für die Entstauungstherapie.

Sicherheitsventilinsuffizienz. Aus dem klinischen Verlauf von Ödemen lassen sich noch weitere Aspekte der Belastungsmechanismen des Lymphgefäßsystemes erkennen, die Földi mit dem abstrakten Begriff „Sicherheitsventilinsuffizienz" bezeichnet:

- Wenn ein bis an die Grenzen belastetes Lymphgefäßsystem auf Dauer an Leistungsfähigkeit verliert, also ermüdet, vermindert sich dadurch auch der Eiweißrücktransport. Auf diese Weise entsteht aus einem ursprünglich eiweißarmen Ödem eine eiweißreiche Form – z. B. deutlich verhärtete Knöchelödeme bei lange bestehender Herz- oder Niereninsuffizienz.
- Wenn bei einem bereits vermindert leistungsfähigen Lymphgefäßsystem durch eine andere Ödemursache zusätzlich eine erhöhte lymphpflichtige Last dazukommt, wie das z. B. durch eine Sprunggelenkdistorsion bei einem bereits bestehenden Beinlymphödem vorkommen kann.

Der Eiweißgehalt von Ödemen

Von therapeutisch übergeordnetem Interesse ist die Frage, ob die Ödemzusammensetzung eiweißreich oder eher eiweißarm ist. Eiweißreiche Ödeme ziehen in kurzer Zeit sekundäre Gewebsveränderungen wie Verklebungen und Fibrosen nach sich. Im Vergleich zu eiweißarmen Ödemen sind sie wesentlich schwieriger zu behandeln (siehe dazu Kapitel 2, speziell Abschn. 2.10).

Nach den vorangegangenen Überlegungen lassen sich folgende Aussagen treffen:

- Prinzipiell sind Ödeme bei *lymphostatischer Insuffizienz* immer eiweißreich. Diese Form entsteht ja gerade daraus, daß das Lymphgefäßsystem den Abtransport der lymphpflichtigen Eiweißlast nur ungenügend leisten kann.
- Bei den *anderen* vaskulär bedingten *Ödemen* sind all jene immer eiweißreich, die auf einer erhöhten Kapillarpermeabilität beruhen. Der Begriff „Exsudation" meint immer einen vermehrten Eiweißübertritt in das Gewebe.
  Ödeme aufgrund einer *venösen Abflußbehinderung* sind im latenten Stadium eher eiweißarm, während sich mit fortschreitender Dauer (d.h. bei der chronisch-venösen Insuffizienz ab Stadium II) eine zunehmende Eiweißanreicherung zeigt, die nicht zuletzt durch eine allmähliche „Ermüdung" des mit Höchstkapazität ausgelasteten Lymphgefäßsystemes bedingt ist. Dies führte in jüngerer Zeit zur immer gebräuchlicheren Bezeichnung der *chronisch-venös-lymphatischen* bzw. *venös-lymphostatischen Insuffizienz.*
- Ödeme aufgrund einer *Hypoproteinämie* sind im allgemeinen eiweißarm.
  Ebenfalls eiweißarm sind *Ödeme aufgrund einer Rechtsherzinsuffizienz* mit daraus folgender venöser Hypertension.
  Gleiches gilt für alle Ödeme, die aufgrund einer Störung übergeordneter Regulationsmechanismen entstehen, wie dies in der Schwangerschaft durch hormonelle Veränderungen des Salz-Wasser-Haushaltes geschieht.

Die Ätiopathophysiologie der Ödeme ist in **Abb. 1.82** nochmals übersichtlich dargestellt.

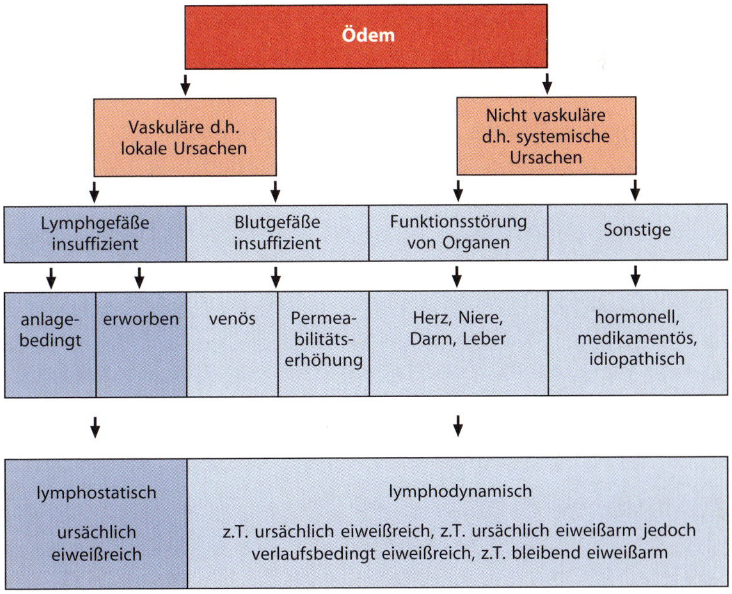

Abb. 1.82. Ätiopathophysiologie der Ödeme unter besonderer Berücksichtigung der Insuffizienzformen des Lymphgefäßsystemes

1.2.3 Nomenklatur der verschiedenen Ödeme

Aufgrund der Vielfalt in der Bezeichnung der Ödeme wird im folgenden eine Einteilung nach dem jeweiligen *ödemverursachenden Mechanismus* vorgenommen. Den Ausgangspunkt bildet die Frage, welcher der Vorgänge im Bereich der terminalen Blutgefäße bzw. der initialen Lymphgefäße hauptsächlich gestört ist. Dies ist sinnvoll, weil im klinischen Alltag die verschiedensten Begriffe verwendet werden, die jedoch nichts über die Möglichkeit der physikalisch-therapeutischen Entstauung aussagen. Die Einteilung stößt (wie die meisten Einteilungen) dort an ihre Grenzen, wo es sich – wie z. B. im hormonellen System – um übergeordnete Störungen handelt.

Ödeme bei zu hohem hydrostatischem Druck im Niederdrucksystem

Die allgemeine, gemeinsame Bezeichnung für Ödeme, die sich auf einen zu hohen hydrostatischen Druck im Niederdrucksystem zurückführen lassen, lautet *„hydrostatisches Ödem"*.

Erhöhung des Drucks im Niederdrucksystem: Für eine Erhöhung des Drucks im Niederdrucksystem des Kreislaufes gibt es im wesentlichen zwei Ursachen:
- eine venöse Insuffizienz, bedingt entweder durch eine Lumenverlegung oder durch krankhafte Gefäßerweiterung, und
- eine Insuffizienz des rechten Herzens mit daraus resultierendem Rückstau in den venösen Kreislauf.

In beiden Fällen führt die Druckerhöhung zu einem verzögerten Druckabfall in den Blutkapillaren. Daraus ergibt sich eine Verlängerung der effektiven Filtrationsstrecke zu Lasten der effektiven Reabsorptionsstrecke (Rückstauungen in den venösen Kreislauf z. B. als Folge einer Leberzirrhose und/oder durch verschiedene komprimierende Faktoren bleiben hier unberücksichtigt).

ÖDEME BEI VENÖSER INSUFFIZIENZ. Venöse Ödeme sind klinisch meist an den unteren Extremitäten lokalisierte, asymmetrische Geschehen. Sie sind mehr oder weniger lage- und tageszeitenabhängig und häufig mit typischen trophischen Störungen der Haut vergesellschaftet.

Folgende Bezeichnungen für Ödeme bei venöser Insuffizienz sind klinisch üblich:
- (akutes) thrombotisches Ödem,
- postthrombotisches Ödem bzw. postthrombotisches Syndrom,
- Ödem bei chronisch-venöser Insuffizienz und
- Phlebödem.

! Sind venöse Ödeme die Folge eines akuten Venenverschlusses durch einen Thrombus, sind sie für eine physikalische Entstauungstherapie kontraindiziert.

INDIKATION

Treten venöse Ödeme als eines von mehreren Symptomen einer fortgeschrittenen chronisch-venösen Insuffizienz auf, ist dies eine „dankbare" Indikation für eine physikalische Entstauungstherapie (siehe Kapitel 5).

ÖDEME BEI HERZINSUFFIZIENZ. Liegt einer Schwellung eine (Rechts-)Herzinsuffizienz zugrunde, spricht man von einem *kardialen Ödem*. Kardiale Ödeme bei fortgeschrittener Rechtsherzinsuffizienz sind generalisierte, meist weiche und nicht druckschmerzhafte Ödeme und zeigen sich besonders deutlich an den Extremitäten. Von den anderen hydrostatischen Ödemen sind sie dadurch abzugrenzen, daß sie *immer symmetrisch* sind (**Abb. 1.83**).

Kardiale Ödeme sind auffällig lage- und tageszeitenabhängig, d.h. anfangs meist abends besonders deutlich. Im Liegen kommt es, bedingt durch die Umlagerung der Wassersäule, zu einer Ödemabnahme. So läßt sich auch das klinische Zeichen der „Nykturie" (vermehrtes nächtliches Wasserlassen) erklären.

→ Da eine fortgeschrittene Rechtsherzinsuffizienz selten isoliert vorkommt, sondern meist im Zusammenhang mit einer Linksherzinsuffizienz sind für TherapeutInnen, die mit entstauenden Maßnahmen arbeiten v.a. folgende Symptome als Warnzeichen wichtig: belastungsabhängige Kurzatmigkeit (Belastungs- oder sogar Ruhedyspnoe), evtl. Tendenz zur Zyanose, sichtbar gestaute Halsvenen sowie Tendenz zum Aszites.

! Eine physikalische Entstauungstherapie ist immer mit einer Vorlasterhöhung des insuffizienten Herzens verbunden. Deshalb ist sie vor allem bei fortgeschrittener Herzinsuffizienz kontraindiziert.

Ödeme bei vermehrter Durchlässigkeit der Blutkapillarwände

„*Permeabilitätsödem*" ist die allgemeine gemeinsame Bezeichnung für Ödeme, die auf eine vermehrte Durchlässigkeit der Blutkapillarwände zurückzuführen sind.

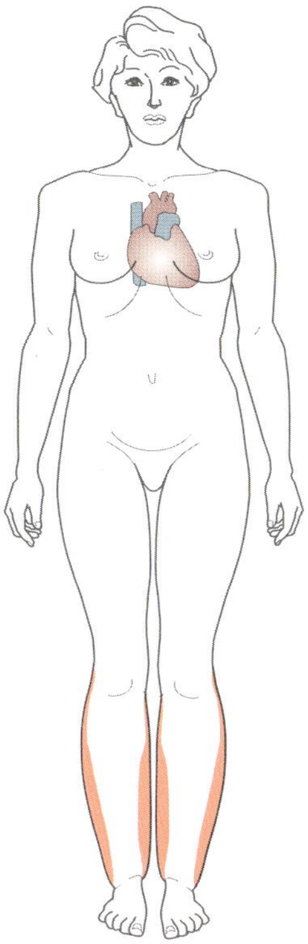

Abb. 1.83. Typische Lokalisation von Ödemen bei fortgeschrittener Rechtsherzinsuffizienz (modifiziert nach Middeke 1991)

Erhöhung der Durchlässigkeit der Blutkapillarwände:
Eine Erhöhung der normalen Durchlässigkeit der Blutkapillarwände vor allem für großmolekulare Plasmabestandteile kann folgende Ursachen haben:
- mechanische Einwirkungen (traumatische Geschehen),
- entzündliche Mechanismen und
- Einwirkung von Allergenen und/oder toxischen Substanzen.

Ödeme bei mechanischer Einwirkung. Mit „mechanischer Einwirkung" sind hier traumatische Geschehen gemeint, die von einer Gefügelockerung der Endothelzellverbindungen an den kleinen Blutgefäßen bis hin zur kompletten Gefäßruptur, z.T. über größere Gebiete, reichen. Das Resultat ist ein vorübergehender Ausgleich der onkotischen Differenz zwischen intra- und extravasal.

→ Traumatische Ödeme stellen die eiweißreichste Form einer Schwellung dar.

Bezeichnungen für verletzungsbedingte Ödeme sind:

- traumatisches bzw. posttraumatisches Ödem/Hämatom und
- postoperatives Ödem/Hämatom.

Posttraumatische Ödeme können von einer lokal eng begrenzten Schwellung mit nur geringfügiger Blutung in das Gewebe aufgrund einer Distorsion bis hin zu ausgeprägten, in tiefen Gewebeschichten vorkommenden Blutungen nach Kontusionen oder gar größeren Gewebetraumatisierungen wie etwa Frakturen reichen.

Postoperative Ödeme können geringfügige Entzündungsfolgen sein, aber auch ausgeprägte Hämatome.

INDIKATION

Posttraumatische und postoperative Ödeme sind mit wenigen Ausnahmen eine gute Indikation für eine physikalische Entstauungstherapie (siehe Kapitel 3).

ÖDEME BEI ENTZÜNDUNGEN. Entzündungen führen – unabhängig vom auslösenden Mechanismus (der sog. Noxe) – immer zu einer Vergrößerung der Endothelzellücken der Blutkapillarwandung. In der Folge strömt eiweißreiches Plasma aus (sog. Exsudation).

Bezeichnungen für Ödeme bei Entzündungen sind:

- entzündliches Ödem oder
- Exsudation/exsudatives Ödem.

! Entzündliche Schwellungen bei einer *Infektion* sind eine absolute Kontraindikation für die physikalische Entstauungstherapie.

INDIKATION

Bei steril-entzündlichen Prozessen ist eine wichtige Indikationsstellung speziell für die Manuelle Lymphdrainage gegeben.

Konkrete Indikationen reichen vom akuten entzündlich-rheumatischen Schub mit typischer schmerzhafter Schwellung eines oder mehrerer Gelenke und deren periartikulären Strukturen über die typischen posttraumatischen/postoperativen Entzündungsfolgen bis hin zur „entgleisten“ posttraumatischen/postoperativen Entzündung in Form des Sudeck’schen Symptomenkomplexes (siehe Kapitel 3 und 4).

ÖDEME DURCH ALLERGISCHE UND/ODER TOXISCHE GESCHEHEN. Ödeme bei der Einwirkung *allergischer* Substanzen bezeichnet man folgendermaßen:

- allergisches Ödem,
- Quaddel und
- angioneurotisches Ödem bzw. Quincke-Ödem.

Die Quaddel ist eine engumschriebene, stecknadelkopf- bis handtellergroße Schwellung der Haut (Epidermis bis Korium) (**Abb. 1.84**). Das Quincke-Ödem hingegen ist eine Form des angioneurotischen Ödems. Es tritt bevorzugt an Lippen und Augenlidern (**Abb. 1.85**), aber auch im Schleimhautbereich des Atemtraktes bis zum Gastrointestinaltrakt auf und kann deshalb lebensbedrohliche Ausmaße annehmen.

Bei *toxischem* Geschehen spricht man vom *toxischen Ödem.* Es kommt durch Kapillarwandschädigungen mit der Folge einer erhöhten Kapillarwanddurchlässigkeit zustande. Das Ödem

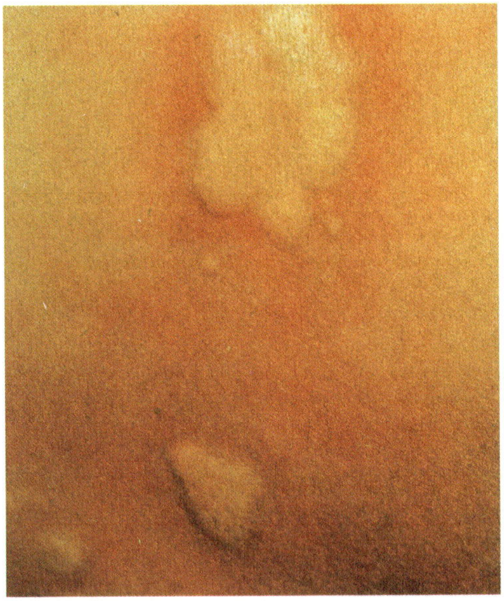

Abb. 1.84. Typische Quaddel als engumgschriebene allergische Reaktion

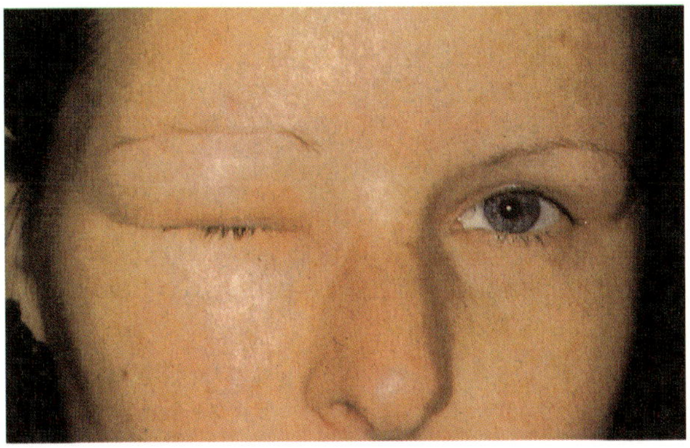

Abb. 1.85. Quincke-Ödem. (Aus Braun-Falco et al. 1984)

entsteht aufgrund der Reaktion des Gewebes auf Bakterientoxine, auf Stoffwechsel- und Abbauprodukte von Tumoren, auf manche Insektengifte und im dramatischsten Falle auf Schlangengifte (oft tödlich).

> **!** Allergische und toxische Schwellungen sind keine Indikation für die physikalische Entstauungstherapie.

1.2

Ödeme bei Verringerung des onkotischen Drucks

Allgemeine gemeinsame Bezeichnungen von Ödemen, die durch eine Verringerung des onkotischen Drucks entstehen, sind *onkotisches Ödem, Eiweißmangel-Ödem, hypoproteinämisches Ödem* (manchmal auch Hypoonkie genannt) und *hypalbuminämisches Ödem*.
Sinkt die durchschnittliche physiologische Plasmaproteinmenge von 65–80 g/l dauerhaft auf unter 60 g/l, so vermindert sich die sog. onkotische Druckdifferenz zwischen Plasma und Interstitium – der „Motor" für die Reabsorption – in einem Maße, wie es auf Dauer nicht kompensierbar ist. Die Folge ist die Neigung zu generalisierten, teigigen Ödemen, die vorwiegend an Körperstellen auftreten, an denen sich ein hoher Anteil lockeren Bindegewebes befindet, also z. B. im Gesicht und hier vor allem in der Augenumgebung, aber auch im Genitalbereich und im Knöchelbereich.

Meist sinkt von allen Bluteiweißen der Albumingehalt am stärksten ab (daher die Bezeichnung „hypalbuminämisches Ödem"). Allerdings sind auch die Gammaglobuline nicht selten stark verringert, was dann eine Infektabwehrschwäche bedingt.

Onkotische Ödeme:
Onkotische Ödeme können folgende Ursachen haben:
- Nierenerkrankungen,
- Lebererkrankungen (v. a. Leberzirrhose),
- Darmerkrankungen und
- ungenügende Nahrung.

→ Bei *keinem* der Ödeme, die durch Verringerung des onkotischen Drucks entstehen, stellt sich eine *primäre* Indikation für die physikalische Entstauungstherapie. Die Ursachen sind Grunderkrankungen, die einer speziellen internistischen Therapie bedürfen; die Ödeme als Symptom gehen dann im Falle einer kausalen Behandlung zurück.

Ödeme bei Nierenerkrankungen. Sind die Ödeme auf einen Eiweißverlust infolge einer Nierenerkrankung zurückzuführen, spricht man von *renalen* oder *nephrogenen* bzw. auch von *nephrotischen Ödemen.*

Ein nephrotisches Syndrom kann sich vor allem im Zusammenhang mit einer chronisch verlaufenden Glomerulonephritis entwickeln. Es ist durch eine massive Eiweißausscheidung im Urin (Proteinurie) gekennzeichnet (>3,5 g Eiweiß/24 Std). Diese renalen Eiweißverluste führen zu einer typischen Hypalbuminämie mit der Folge einer erheblichen Verringerung der Reabsorption (**Abb. 1.86**).

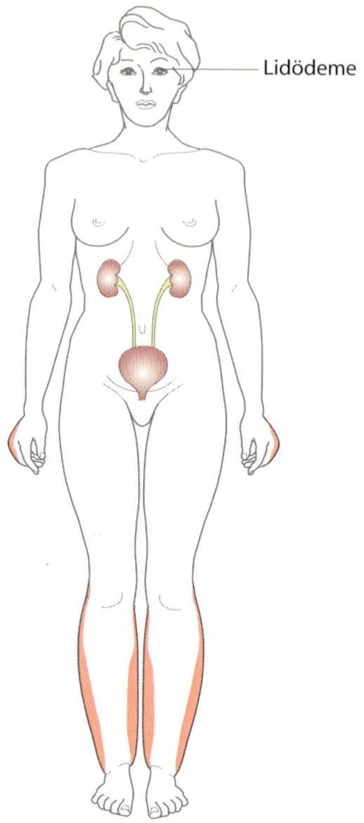

Abb. 1.86. Typische Lokalisation von Ödemen bei renaler Insuffizienz (modifiziert nach Middeke 1991)

Indikation

Bei einer lange bestehenden *chronischen Niereninsuffizienz* können Knöchelödeme, die sich in eine eiweißreiche Form verändert haben, mit Manueller Lymphdrainage adjuvant zu anderen Maßnahmen erfolgreich behandelt werden.

Ödeme bei Lebererkrankungen. Bei Schwellungen durch Lebererkrankungen (v.a. Leberzirrhose) spricht man von *hepatogenen Ödemen.*

Ein Leberparenchymschaden, induziert z.B. durch Alkoholabusus und andere toxische Substanzen, Virushepatitis oder manche Stoffwechselerkrankungen, führt zu einer Vielzahl von Symptomen, u.a. auch zum Aszites. Die mit der Schädigung der Leber einhergehende stark eingeschränkte Eiweißsynthese resultiert in einer Verminderung der Plasmaproteinkonzentration, die zusätzlich zum Stauungs-Aszites, u.a. auch zu nicht unerheblichen Beinödemen führt (**Abb. 1.87**).

Ödeme bei Darmerkrankungen. Bei Ödemen aufgrund von Darmerkrankungen unterscheidet man die exsudative Enteropathie von der lymphostatischen Enteropathie. Verallgemeinernd spricht man vom *Eiweißverlust-Syndrom.*

Der physiologische Eiweißverlust über den Darm beträgt bis zu 5 g täglich. Bei Entzündungen, Allergien, Adenomen oder malignen Darmtumoren kann es zu einer Störung der sog. Mukosa- oder Darmschranke kommen. Über die Mukosaschranke werden die aus der Nahrung

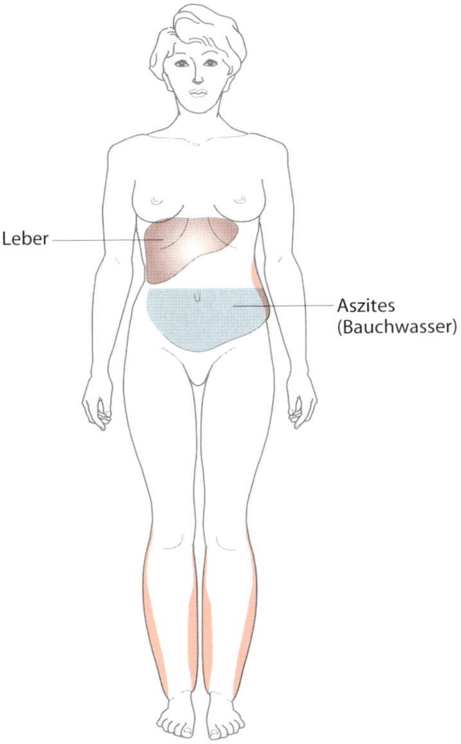

Abb. 1.87. Typische Lokalisation von Ödemen bei Leberinsuffizienz (modifiziert nach Middeke 1991)

stammenden Nährstoffe sowohl in das Blut als auch von den Darmlymphgefäßen übernommen. Eine Störung führt zu einem hohen unphysiologischen Verlust an Eiweiß über den Stuhl, zur sog. *exsudativen Enteropathie.*

Földi (1993) beschreibt zusätzlich die Form der *lymphostatischen Enteropathie* als ein Dünndarmwand-Lymphödem, hervorgerufen meist durch eine anlagebedingte Hyperplasie der Chylusgefäße oder durch eine Dysplasie der Cisterna chyli. Aber auch die sekundäre Form wird z.B. als Folge intestinaler Lymphome – also bösartiger Geschwülste wie beim Symptomenkomplex des Morbus Whipple (fieberhafte, wahrscheinlich bakterielle Erkrankung u.a. mit der Folge einer hörnigen Duodenalschleimhautverdickung) – und anderer, rückstaubedingter lymphostatischer Erscheinungen beschrieben. Die Folgen – der Verlust der Plasmaproteine über den Stuhl – sind mit denen der exsudativen Enteropathie vergleichbar.

Bei der lymphostatischen Enteropathie empfiehlt Földi eine Bauchtiefendrainage in Verbindung mit Atemgymnastik. Dadurch gehe das Dünndarmlymphödem zurück, wodurch es zu einer Verringerung des Eiweißverlustes komme, womit wiederum der Ödematisierung durch eine Hypoproteinämie der Boden entzogen wäre. Da wir keine eigenen Erfahrungen in der Behandlung dieses Beschwerdebildes haben, verweisen wir auf die Therapieempfehlung von Földi (1993).

ÖDEME BEI UNGENÜGENDER NAHRUNG. Ist ein Ödem die Folge einer massiven Unterernährung, spricht man vom *Hungerödem.*

Bei unzureichender Ernährung kommt es zunächst zu einem Abbau von Muskel- und Fettgewebe und damit zu starker Gewichtsabnahme mit eingeschränkter körperlicher Leistungsfähigkeit, bei Kindern auch zum Wachstumsstillstand (Eiweißmangeldystrophie). In schweren Fällen der körperlichen Auszehrung (Kachexie) treten dann als weitere Folge Ödeme auf.

Ödeme bei Abflußstörung im Lymphgefäßsystem

→ *Lymphödem* oder *lymphostatisches Ödem* sind allgemeine gemeinsame Bezeichnungen von Ödemen, die aufgrund einer Abflußstörung im Lymphgefäßsystem entstehen.

Lymphödeme sind immer relativ eiweißreiche Ödeme, da eine verminderte Leistungsfähigkeit des Lymphgefäßsystemes immer auch gleichbedeutend mit einer Störung der extravasalen Eiweißzirkulation ist. Dadurch verringert sich einerseits die onkotische Druckdifferenz zwischen intra- und extravasal, und andererseits kommt es zu vermehrten Ab- und Umbauprozessen im Interstitium mit der Folge einer sekundären Gewebsfibrose.

Lymphödeme sind prinzipiell progressiv, d.h., mit der Zeit kommt es bei unbehandelten Lymphödemen zu grotesken Verformungen der betroffenen Körperregionen, die viele Folgeschäden nicht zuletzt auch orthopädischer Natur nach sich ziehen.

Lymphödeme können sich durch eine angeborene Fehlanlage des Lymphgefäßsystems oder durch Verlegungen der Lymphbahnen entwickeln. Daher wird nach ihrer *Ursache* differenziert zwischen

- primärem Lymphödem und
- sekundärem Lymphödem.

Während sich das primäre Lymphödem aufgrund angeborener „Fehlbildungen" des Lymphgefäßsystems entwickelt (**Abb. 1.88**), entsteht das sekundäre Lymphödem in Europa und Nordamerika meist als Folge der ärztlichen invasiven Krebstherapie, d.h. durch chirurgische Abflußbehinderungen bei Lymphknotenentfernungen und durch strahlentherapeutische Interventionen (**Abb. 1.89**).

Andere Ursachen wie z.B. Parasitenbefall durch Filarien sind nur äußerst selten im klinischen Alltag anzutreffen und sollen deshalb im weiteren keine Berücksichtigung finden.

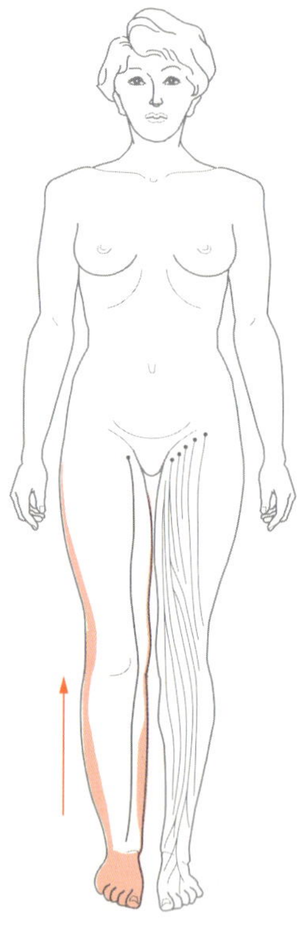

Abb. 1.88. Schematische Darstellung eines einseitigen primären Beinlymphödems. Die Hauptursache ist eine anlagebedingte Fehlbildung, hier eine zu geringe Anzahl von Lymphgefäßen im rechten Bein (modifiziert nach Middeke 1991)

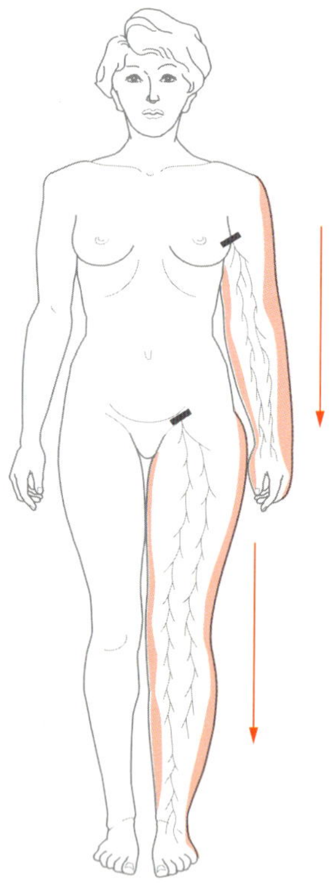

Abb. 1.89. Ursache für sekundäre Lymphödeme in Form einer lokalen Abflußblockade (modifiziert nach Middeke 1991)

INDIKATION

Das ödemreduzierende Mittel der Wahl bei lymphostatischen Ödemen ist die Kombinierte bzw. Komplexe Physikalische Entstauungstherapie (KPE).

Allerdings ist vor dem Einsatz von physikalischer Entstauungstherapie vom Arzt abzuklären, ob die Abflußbehinderung nicht auf ein aktives Tumorgeschehen zurückzuführen ist. In einem solchen Falle obliegt es der Abwägung des Onkologen, ob eine konservative Entstauungstherapie unter palliativen Gesichtspunkten trotzdem angezeigt ist.

Die *medikamentöse Ausschwemmung* eines chronischen Lymphödemes über längere Zeit und vor allem „monotherapeutisch" ist nach heutigem Wissen kontraindiziert.

Eine weitere Bezeichungsmöglichkeit richtet sich nach dem *Ausmaß* des Lymphödems. So zeichnet sich die sog. *Elephantiasis* durch eine enorme lymphatische Schwellung aus, wobei sowohl ein primäres als auch sekundäres Lymphödem zugrunde liegen kann. Diese Schwellung, die die betroffene Körperregion oft auf groteske Weise entstellt, ist aufgrund des viele Jahre dauernden Entwicklungsprozesses durch eine Vielzahl sekundärer Gewebsveränderungen der Haut und manchmal auch durch eine starke Vermehrung des subkutanen Fettgewebes gekennzeichnet (**Abb. 1.90**). Begleitend stellt man oftmals umfangreiche statische Veränderungen mit all ihren Folgen fest. Rezidivierende Erysipele sind sowohl Ursache als auch Folge dieses Zustandes. Eine bessere Bezeichnung als „Elephantiasis" ist der heute immer üblichere Begriff „Lymphödem Stadium III".

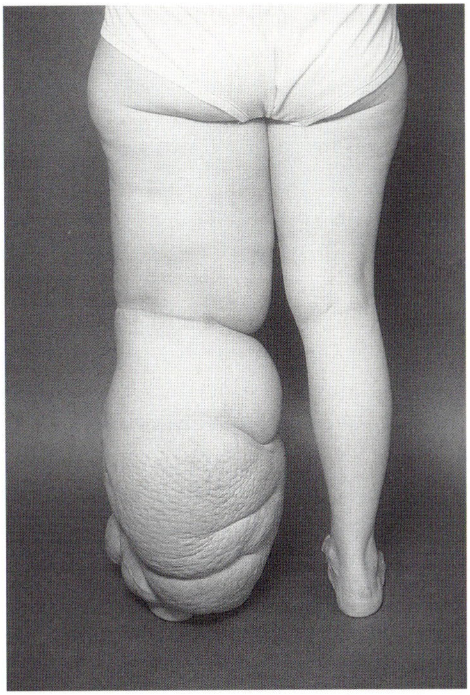

Abb. 1.90. Lymphostatische Elephantiasis aufgrund der jahrelangen Entwicklung eines primären Lymphödems

INDIKATION

Dem chronischen Lymphödem und vor allem der sog. Elephantiasis bzw. dem Lymphödem Stadium III ist nur durch eine konsequente, über mehrere Stufen aufgebaute Komplexe Physikalische Entstauungstherapie beizukommen, die über einen längeren Zeitraum angelegt sein muß (siehe Kapitel 6).

Ödeme sonstiger Ursachen

Hier geht es um alle Schwellungsursachen, die sich nicht ohne weiteres einer bloßen Veränderung der Kräfte an der Blutkapillare bzw. einer verminderten lymphatischen Transportkapazität zuordnen lassen.

Ödeme bei fehlender Muskelpumpe

→

Inaktivitätsödem ist die allgemeine Bezeichnung für Ödeme, die auf fehlende Muskel- und Gelenkaktivität zurückzuführen sind.

Das klassische Inaktivitätsödem läßt sich sowohl bei immobilisierten Patienten, bei denen eine vorübergehende Ruhigstellung eines Körperteils oder gar des ganzen Körpers nötig ist, als auch im Alltag – nach längerem Sitzen (z.B. nach Interkontinentalflügen) oder auch nach längerem Stehen – beobachten.

Bei fehlender Muskel- und Gelenkaktivität kommt es zu einem allmählichen schwerkraftabhängigen „Versacken" des Blutes und damit zu einem Defizit zwischen Zu- und Abstrom im Interstitium.

→

Bei Inaktivitätsödemen genügen meist Umlagerungen bzw. passive oder/und aktive Bewegung der betroffenen Körperabschnitte. Vor allem bei länger immobilisierten Patienten kann man so Folgeschäden wie Trophikstörungen vorbeugen.

Zentrale Paresen können ebenfalls zu peripheren Ödemen führen. Bei *motorischer Insuffizienz nach einem apoplektischem Insult* etwa spricht man von einem *postapoplektischen Ödem*. Nach Davies (1995) tritt bei etwa 12,5% aller Schlaganfallpatienten – also immerhin bei jedem 8. Patienten – zwischen dem ersten und dritten Monat nach dem Insult als zusätzliche Komplikation eine schmerzhafte Schwellung der Hand auf. Betroffen sind vor allem der Handrücken und im weiteren auch die Finger. Das postapoplektische Ödem ist weich und wird oft als „pastös", also „teigig", beschrieben, wobei auch die Tendenz zur Verfärbung (bläulich-livide) besteht, vor allem, wenn der Arm längere Zeit herunterhängt. Die Schwellung der Fingergelenke sowie die zunehmende Schmerzhaftigkeit führen zur zunehmenden Bewegungsunfähigkeit und stellen dadurch ein ernstes Hinternis in der Rehabilitation hemiplegischer Patienten dar.

Die Ursachen für das postapoplektische Ödem liegen nicht alleine in der fehlenden Muskelpumpenaktivität der entweder schlaff oder spastisch paretischen Extremität, wie die vorgenommene Zuordnung vermuten lassen könnte. Laut Davies (1995) ist es vielmehr Teil eines Symptomenkomplexes zwischen „Ödem, Schmerz, Motilitätsverlust und Einbeziehung des sympathischen Nervensystems" im Sinne eines Circulus vitiosus. Darauf weisen u.a. auch die im Röntgenbild nachweisbaren osteoporotischen Veränderungen hin.

INDIKATION

Die Manuellen Lymphdrainage zeigt beim postapoplektischen Ödem eine gute Wirkung, vor allem im Vorfeld gezielter krankengymnastischer und ergotherapeutischer Übungen für die Hand (siehe Abschn. 7.3).

Ödeme mit hormoneller Ursache

Ödeme, die auf hormonelle Ursachen zurückzuführen sind, werden allgemein als *hormonelle Ödeme* bezeichnet.

Als hormonelle Ursachen für Ödeme kommen sowohl endokrine Erkrankungen wie das Cushing-Syndrom und andere Erkrankungen mit Auswirkungen auf die Hormonproduktion der Nebennierenrinde in Frage als auch Hormonspiegelstörungen im Zusammenhang mit dem Hormonzyklus der Frau.

Im zweiten Fall richten sich die Bezeichnungen nochmals nach den konkreten Umständen. Dabei wird unterschieden zwischen

- zyklischem bzw. zyklisch-idiopathischem Ödem,
- prämenstruellem Ödem und
- Schwangerschaftsödem.

Vom Schwangerschaftsödem abgesehen, handelt es sich bei Schwellungen im Zusammenhang mit dem Menstruationszyklus meist um sog. „zyklisch-idiopathische" Ödeme, d.h., nicht immer läßt sich eine ödemauslösende Ursache finden.

Beim „klassischen" *prämenstruellen Ödem* beginnen die Symptome mit dem Zeitpunkt des Eisprungs, d.h. mit Beginn der zweiten Hälfte des normalen 28-Tage-Zyklus und damit mit dem überwiegenden Einfluß des Progesteron. Sie enden mit dem Auftreten der Regelblutung, d.h. mit dem Wiedereinsetzen des Überwiegens von Östrogen.

Neben subjektiven Symptomen wie vermehrter Müdigkeit, vermehrter Reizbarkeit bis zur Neigung zur Depression etc. lassen sich auch mehr oder weniger deutlich Wassereinlagerungen feststellen, die den gesamten Körper betreffen, besonders aber an den Augenlidern, dem gesamten Gesicht und vor allem an den Beinen deutlich werden.

Wenn diese bei jeder Frau während des Zeitraumes der Menarche mehr oder weniger deutlich auftretenden Symptome mit zusätzlichen Beschwerden wie vermehrtem Durstgefühl bei gleichzeitig jedoch verringerter Harnausscheidung (Polydipsie bei gleichzeitiger Oligurie), Obstipation, schmerzhafter Schwellung der Brüste bis in schweren Fällen hin zum Lungenödem mit der damit verbundenen Atemnot einhergehen, ist die Indikation für eine hormonregulierende Medikation gegeben.

Das *zyklisch-idiopathische Ödem* läßt sich von der Symptomatik mit denen des prämenstruellen vergleichen, jedoch mit der Besonderheit, daß es sich allmählich zyklisch unabhängig zeigt, d.h. nicht mehr an die Zyklusphasen gebunden auftritt.

INDIKATION

Beim prämenstruellen und beim zyklisch-idiopathischen Ödem stellt sich nur in Ausnahmefällen eine Indikation für eine physikalische Entstauungstherapie. Die Versorgung mit Kompressionsstrumpfhosen ist allerdings *in jedem Fall* angezeigt.

Das *Schwangerschaftsödem* läßt sich durch die endokrine Umstellung erklären und kann deshalb als physiologisch angesehen werden (**Abb. 1.91**). Bei fortgeschrittener Schwangerschaft werden als zusätzliche Ödemkomponenten auch die Kompression der V. cava inferior durch den enorm vergrößerten Uterus (Vena-cava-Syndrom) und die Einengung der intrapelvinen Venen diskutiert. Ein weiterer ödembegünstigender Faktor ist die Tonusminderung der Venenwände insgesamt als Folge der hormonellen Verschiebung in der Schwangerschaft.

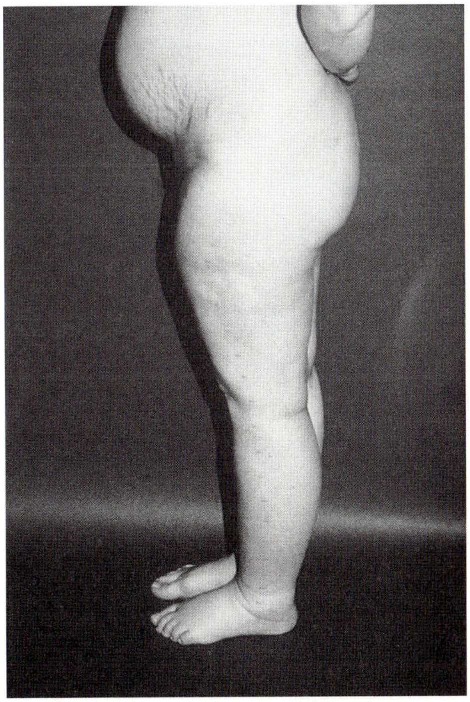

Abb. 1.91. Besonders ausgeprägtes Schwangerschaftsödem der Beine im letzten Trimenon

Besteht eine Vorerkrankung in Form einer Nierenschädigung verbunden mit Hypertonie, besteht die Gefahr der Entwicklung einer sog. *EPH-Gestose* (früher auch als *Präeklampsie* bezeichnet), verbunden mit einer Neigung zu Krämpfen.

„EPH" steht für die Symptomentrias Ödeme, Proteinurie und Bluthochdruck (engl. *E*dema, *P*roteinuria, *H*ypertension); „Gestose" bezeichnet eine Schwangerschaftstoxikose und ist abgeleitet vom Begriff „*Gest*ationstoxik*ose*", wobei Gestation eine selten gebrauchtes, veraltetes Synonym für Gravidität ist.

Eine echte Indikationstellung für eine Manuelle Lymphdrainage besteht für das physiologische Schwangerschaftsödem nicht. Auch hier ist die Versorgung mit einer speziellen Kompressionsstrumpfhose für Schwangere ein adäquates Mittel. Trotzdem werden Therapeuten, die die Manuelle Lymphdrainage beherrschen, immer wieder zur Entstauung außerhalb der üblichen ärztlichen Verordnung gebeten, d.h., die Schwangere, die unter den Symptomen z.T. erheblich leidet, übernimmt die Kosten für die Behandlung selbst (siehe Abschn. 7.1). Da diese Situation immer wieder auftritt, muß *dringend an die Therapeuten appelliert werden*, vor Beginn einer solchen Entstauung – gegen die nichts einzuwenden ist – abzuklären, ob die Schwellungen dem betreuenden Arzt bekannt sind, um die Gefahr auszuschließen, eine EPH-Gestose zu übersehen.

Durch Medikamente entstandene Ödeme

Durch Medikamente entstandene Ödeme werden allgemein als *medikamentöses Ödem* bzw. *medikamentös induziertes Ödem* bezeichnet.

Ödeme, die durch Medikamente entstehen, können von allergischen Quaddelbildungen im Sinne einer Urtikaria („Nesselsucht"; die Symptomatik kleiner, z.T. juckender Quaddeln ist der bei Kontakt mit einer Brennessel nicht unähnlich) bis hin zu generalisierten Ödemen jedes Ausmaß annehmen. Am bekanntesten sind in diesem Zusammenhang Schwellungen bei Gabe von Kortikoiden, Östrogenen und Gestagenen. Es werden jedoch auch Schwellungen beschrieben, die auf einem Medikamentenmißbrauch beruhen, wie dies bei Diuretika- und Laxantien-Abusus zu beobachten ist.

→ Medikamentös induzierte Ödeme stellen *keine Indikation* für eine physikalische Entstauungstherapie dar.

Ödeme bei massiven Fettvermehrungen

Liegen lokale massive Fettvermehrungen unklarere Ursache – sog. „*Fettverteilungsstörungen*" – vor, spricht man von *Lipödem* bzw. *Lipödem-Syndrom, Lipidose* oder auch *Lipohypertrophie/Lipohypertrophia dolorosa.*

Das Lipödem ist kein eigentliches Ödem. Daß es hier trotzdem erwähnt wird, hat damit zu tun, daß bei der Lipohypertrophie als Folgesymptom Wassereinlagerungen zu beobachten sind, die dann als Lipödem bezeichnet werden. Ein weiterer Grund ist der, daß solche Patienten „traditionsgemäß" den Therapeuten zugewiesen werden, die sich mit Entstauung beschäftigen.

Das Lipödem kommt meist nur bei Frauen vor. Bei Männern wird es nur bei schweren Hormonstörungen beobachtet. Die Ursachen sind unbekannt. Die Beschreibung der typischen Symptomatik (**Abb. 1.92**) sowie der Begleitsymptome und Kombinationsformen erfolgt im Rahmen der speziellen Beschreibung der Behandlungsmöglichkeiten (siehe Abschn. 7.2).

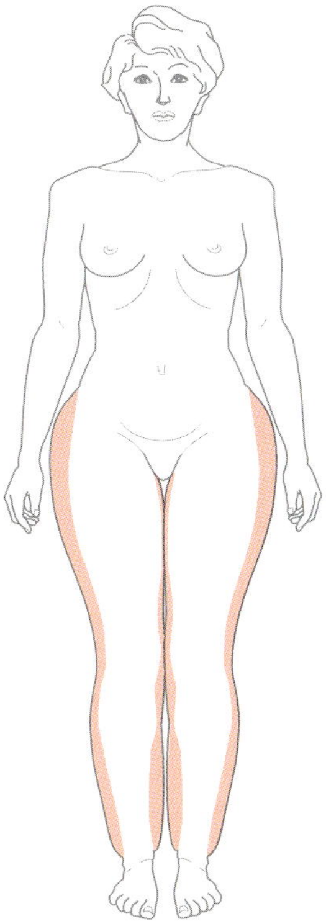

Abb. 1.92. Typische Lokalisation des Lymphödems (modifiziert nach Middeke 1991)

Ödeme mit unklarer Ursache

→ Ödeme mit unklarer Ursache werden allgemein als *idiopathische Ödeme* bezeichnet.

Zwar sprechen Fachleute davon, daß eigentlich jeder Arzt die Ursache für eine Schwellung diagnostizieren können muß, da ja jeder Schwellung als Symptom eine Ursache zu Grunde liegen müsse. Doch im klinischen Alltag zeigt sich gelegentlich, daß manche Schwellungen nicht zugeordnet werden können.

Literatur

Balzer K, Schönebeck I (1993) Ödeme nach gefäßchirurgischen Eingriffen und deren Therapie. Lymphol 17: 41–47

Berens v. Rautenfeld D, Lüdemann W, Cornelsen H (1996) Die peripheren Lymphgefäße – Eine „Blackbox" der anatomischen Ausbildung – Der Versuch eines Kataloges von Mindestanforderungen an Medizinstudenten. In: Lymphologica Jahresband. Medikon, München, S 5–10

Braun-Falco O, Plewig G, Wolff HH (1984) Dermatologie und Venerologie, 3. Aufl. Springer, Berlin Heidelberg New York Tokyo

Busse R (1997) Gefäßsystem und Kreislaufregulation. In: Schmidt RF, Thews G (Hrsg) (1997) Physiologie des Menschen, 27. Aufl. Springer, Berlin Heidelberg New York Tokyo

Castenholz A (1984) Strukturbild und Wirkungsweise der „initialen Lymphbahn". Lymphol VIII: 55–64

Castenholz A (1985) Funktionsmorphologische Mechanismen des Lymphtransportes. Lymphol IX: 14–20

Castenholz A (1988) Zur Frage der funktionsmorphologischen Eigenschaften initialer Lymphgefäße. In: Ödem Jahresband. perimed, Erlangen, S 89–94

Castenholz A (1998) Zur strukturellen Organisation und Permeabilität der Gewebe-Lymphschranke. Lymph Forsch 2: 7–15

Davies PM (1995) Hemiplegie. Springer, Berlin Heidelberg New York Tokyo

Degenhardt S (1991) Ödeme. In: Kaufmann W (Hrsg) Internistische Differentialdiagnostik, 2. Aufl. Schattauer, Stuttgart, S 129–142

Diehm C, Allenberg JR, Nimura-Eckert K (1999) Farbatlas der Gefäßkrankheiten. Springer, Berlin Heidelberg New York Tokyo

Fabian G (1987) Das Lymphgefäßsystem – terra incognita? Lymphol XI: 52–58

Földi M (1971) Erkrankungen des Lymphsystems. Witzstrock, Baden-Baden

Földi M (1986) Das Ödem als interdisziplinäres Problem. Phlebol u Proktol 15: 145–148

Földi M (1988) Pathophysiologische Grundlagen des Ödems. In: Ödem Jahresband. perimed, Erlangen, S 24–25

Földi M, Kubik S (Hrsg) (1993) Lehrbuch der Lymphologie, 3. Aufl. G. Fischer, Stuttgart

Gedigk P (1990) Wassersucht (Ödeme). In: Eder M, Gedigk P (Hrsg) Allgemeine Pathologie und Pathologische Anatomie, 33. Aufl. Springer, Berlin Heidelberg New York Tokyo

Hammersen E, Hammersen F (1984) Zum Feinbau der Wand der Lymphkapillaren. In: Bollinger A, Partsch H (Hrsg) Initiale Lymphstrombahn. Thieme, Stuttgart

Hammersen F, Fischer H, Bräuer H (1985) Blutfluß, Venen und Ödeme – Zur Pathophysiologie des Niederdrucksystems. Müller & Steinicke, München

Hauck G (1988) Physiologische Aspekte der Lymphbildung. In: Ödem Jahresband. perimed Fachbuchverlag, Erlangen, S 67–71

Herpertz U (1989) Das idiopathische Ödem der Frau. Lymphol XIII: 65–70

Herpertz U (1994) Schmerzen bei Ödempatienten. Lymphol 18:1–3

Kirsch E (1998) Pathophysiologie des interstitiellen Raumes. In: Rieger H, Schoop W (Hrsg) Klinische Angiologie. Springer, Berlin Heidelberg New York Tokyo

Knorz S, Heimann KD, Tiedjen KU (1995) Die Haut: Lymphatisches Transportorgan? Kongreßband Lymphologica: 170–175

Kubik S (1988a) Die praktische Bedeutung der Lymphterritorien des Armes. In: Ödem Jahresband. perimed, Erlangen, S 12–18

Kubik S (1988b) Allgemeine Organisation des Lymphgefäßsystems der Haut. In: Ödem Jahresband. perimed, Erlangen, S 83–88

Kubik S (1989) Ursachen der Ödembildung und des kutanen Refluxes. In: Lymphologica Jahresband. Medikon, München, S 26–35

Kubik S (1993) Anatomie des Lymphgefäßsystems. In: Földi M, Kubik S (Hrsg) Lehrbuch der Lymphologie, 3. Aufl. G. Fischer, Stuttgart

Kuhnke E (1975) Die physiologischen Grundlagen der Manuellen Lymphdrainage. Physiotherapie 12

Leu HJ (1988) Die Bedeutung des Ödems aus morphologischer Sicht. In: Ödem Jahresband. perimed, Erlangen, S 26–30

Marshall M (1987) Praktische Phlebologie. Springer, Berlin Heidelberg New York Tokyo

Middeke M (1991) Wasser im Gewebe. Ursachen und Behandlung der Ödemkrankheiten. TRIAS (Thieme, Hippokrates, Enke), Stuttgart

Mislin H (1961) Experimenteller Nachweis der autochtonen Automatie der Lymphgefäße. Experientia 17: 29–30

Mislin H (1979) Vasomotor lymph drainage as a peripheral vascular association. Lympho-Kinetics

Müller KHG (1979) Lymphographie. Springer, Berlin Heidelberg New York

Reisert PM (1996) Pathophysiologie und Klinik des Myxödems. Lymphol 20:2–8

Rusznyák I, Földi M, Szabó G (1969) Lymphologie – Physiologie und Pathologie der Lymphgefäße und des Lymphkreislaufes, 2. Aufl. G. Fischer, Stuttgart

Schacht V, Berens v. Rautenfeld D (1997) Existieren noch morphologisch lymphologische Fragestellungen mit Auswirkungen auf die Klinik? Lymph Forsch 1:14–18

Schad H (1996) Physiologie der Lymphbildung und der Lymphströmung. Phlebologie 25: 213–221

Schad H (1998) Das Lymphgefäßsystem – Funktion und Störung. Lymph Forsch 2:69–80

Schäffler A, Schmidt S (Hrsg) (1996) Biologie, Anatomie, Physiologie, 2. erg. Aufl. G. Fischer, Ulm

Schmidt RF, Thews G (Hrsg) (1997) Physiologie des Menschen, 27. Aufl. Springer, Berlin Heidelberg New York Tokyo

Siegenthaler W, Kaufmann W, Hornbostel H, Waller HD (Hrsg) (1992) Lehrbuch der inneren Medizin, 3. Aufl. Thieme, Stuttgart

Stöberl C (1988) Klinische Differentialdiagnostik bei Beinschwellungen. In: Ödem Jahresband. perimed, Erlangen, S 54–55

Tischendorf F (1989) Über das Lymphgefäßsystem. Physikal. Therapie 10/1:10–14; 10/2:85–93; 10/3:149–156; 10/4: 229–233

Tischendorf F (1991) Zur Morphologie der Kreislaufperipherie. medwelt 42:289–293

Trettin H, (1992) Neurologische Grundlagen des Inaktivitätsödems. Lymphol 16:14–16

Weissleder H (1964) Röntgenkinematische Untersuchungen des menschlichen Ductus throacicus. Fortschr Röntgenstr 100:435–440

Weissleder H (1964) Lymphographische Untersuchungen zur Physiologie und Pathophysiologie des menschlichen Ductus thoracicus. Habilitationsschrift, Universität Freiburg

Wingerden BAM van (1992) Eistherapie – kontraindiziert bei Sportverletzungen? Leistungssport 2:5–8

Zöltzer H, Castenholz A (1985) Die Zusammensetzung der Lymphe. Lymphol IX:3–13

Kapitel 2

Entstauende Maßnahmen im Überblick

G. Bringezu · T. Galic · O. Schreiner
H. Seidl · A. Tuchtfeldt

2.1 Die Therapieform Manuelle Lymphdrainage

G. Bringezu, O. Schreiner

■ DEFINITION. Die Manuelle Lymphdrainage ist eine besondere Form der Massage. Das Besondere daran ist, daß sie auf die Anatomie und Physiologie des Lymphgefäßsystems sowie auf die Flüssigkeiten im Interstitium abgestimmt ist.

2.1.1 Geschichte

Bereits Ende des 19. Jahrhunderts (1892) empfahl der bekannte Chirurg Prof. Ritter Alexander von Winiwarter, Gliedmaßenödeme durch Hochlagerung verbunden mit Kompression und leichter, zentripetalgerichteter Massage zu behandeln. Dabei solle man von der Extremitätenwurzel ausgehend allmählich nach distal fortschreiten. Aus heutiger Sicht beinhaltet diese Empfehlung nahezu alle wichtigen Elemente der modernen Ödemtherapie. Die Erkenntnisse des großen Arztes wurden jedoch offenbar nicht weiter verfolgt.

Erst in den 20er und 30er Jahren dieses Jahrhunderts entwickelte das dänische Ehepaar Vodder (**Abb. 2.1**) aus der Grifftechnik der Massage eine Behandlungsform, die heute als Manuelle Lymphdrainage bekannt ist und mittlerweile den Hauptbestandteil bei der Entstauung von Schwellungen verschiedenster Ursachen darstellt.

Der Nichtmediziner Vodder hatte es lange Zeit schwer, „die Schulmedizin" für seine Methode zu interessieren. So erklärt es sich, daß – obwohl Vodder seine Erkenntnisse bereits 1936 in Paris veröffentlichte – mehrere Jahrzehnte vergingen, bevor sich 1963 der damals in Essen niedergelassene Arzt Asdonk mit der Manuellen Lymphdrainage beschäftigte. Bis zu diesem Zeitpunkt fristete diese sanfte Massageform in der Kosmetik ein Schattendasein, obwohl Földi und andere bereits in den 50er Jahren die besondere Rolle des Lymphgefäßsystemes im menschlichen Organismus erkannt hatten.

Asdonk setzte sich in den Folgejahren u.a. gemeinsam mit Kuhnke erstmals wissenschaftlich mit dieser Methode auseinander. Vor allem durch die von ihm gegründete erste lymphologische Fachklinik mit all ihren Möglichkeiten gelang es, mittels umfangreicher Behandlungsdokumentationen zu beweisen, welchen Wert diese Methode im Rahmen einer Entstauung hat. As-

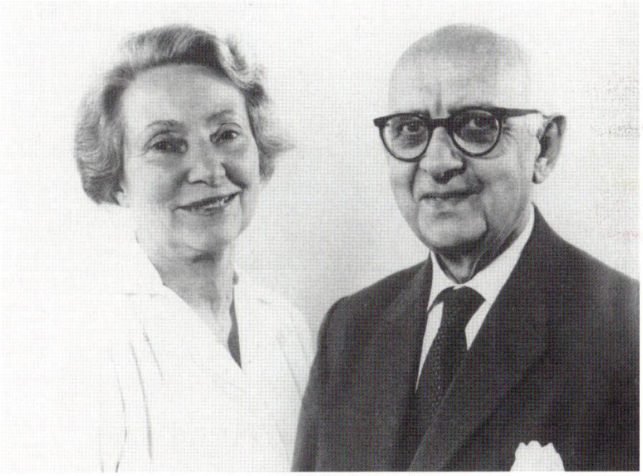

Abb. 2.1. Estrid Vodder (*1898, †15.01.1996) und Dr. phil. Emil Vodder (*1896, †17.02.1986)

donk ist es deshalb vor allem zu verdanken, daß seit etwa 1973/74 (zunächst durch den VdAK, wenig später durch die anderen Kostenträger) eine Abrechnungsposition für Manuelle Lymphdrainage besteht und diese seitdem als Heil- und Hilfsmittel anerkannt ist.

Mit der Abgabe und Abrechnungsmöglichkeit durch medizinisches Assistenzpersonal war jedoch verbunden, daß eine Zusatzqualifikation erworben und nachgewiesen werden mußte. Im Jahr 1983 wurden erstmals Fachlehrer für Manuelle Lymphdrainage nach Dr. Vodder/Komplexe Physikalische Entstauungstherapie vor einer Kommission geprüft.

Mit der Neuordnung des Berufsgesetzes für Masseure und medizinische Bademeister sowie für Physiotherapeuten der Bundesrepublik Deutschland (MPhG vom 1.6.1994) übernahm 1995/96 der IKK-Bundesverband in Bergisch-Gladbach die Obliegenheiten aller weiterbildungspflichtigen Maßnahmen der Physikalischen Therapie, zu der auch die Manuelle Lymphdrainage gehört, federführend für alle Spitzenverbände der Kostenträger. Die Neuordnung legt die Therapieform „Manuelle Lymphdrainage" als Zertifikatsposition und nicht als Bestandteil der Berufsausbildung fest. Es handelt sich um eine reine Fortbildungsmaßnahme, die erst nach Beendigung der Berufsausbildung (MasseurIn/med. BademeisterIn bzw. PhysiotherapeutIn) begonnen werden darf und mindestens 170 Unterrichtseinheiten umfaßt.

Im Juli 1997 wurden in Zusammenarbeit mit den Berufsverbänden und der (im Dezember 1995 gegründeten) Arbeitsgemeinschaft Deutscher Lymphdrainageschulen bindende Ausbildungs- und Prüfungsinhalte nach den neuen gesetzlichen Maßgaben erstellt.

2.1.2 Grundlagen der Grifftechnik

Das herausragendeste Merkmal der Manuellen Lymphdrainage ist die Art der Reizsetzung auf die menschliche Körperoberfläche. Sie ist völlig anders als bei allen anderen Methoden, die im näheren und weiteren Sinne als „Massage" bezeichnet werden können.

→ Die Manuelle Lymphdrainage ist eine kreisförmige Dehn- und Verschiebetechnik, die überwiegend auf den Haut- und Unterhautbereich einwirkt.

Die *Reizschwelle* ist dabei so *niedrig*,

- daß es zu keiner Reaktion der kleinen Blutgefäße kommt, also auch keine Gewebsmehrdurchblutung erfolgt, und
- daß lediglich die Mechanorezeptoren der Haut, in keinem Falle aber die Nozizeptoren angesprochen werden, also niemals eine Schmerzreaktion durch die Gewebsverformung auftreten darf.

Trotzdem soll dabei das jeweilige *Haut-/Unterhautareal* so *großflächig* verschoben werden, wie es die Elastizität zuläßt,

- um die dort verlaufenden Lymphgefäße durch möglichst umfassende Dehnreize in Quer- und Längsrichtung zu einer vermehrten Kontraktion anzuregen und
- um gleichzeitig möglichst viel interstitielle Flüssigkeit, meist in Richtung der nächstgelegenen Lymphknotengruppen, zu bewegen.

Daraus ergibt sich eine Gewebsverformung, die kreisförmigen Charakter hat (**Abb. 2.2 a, b**).

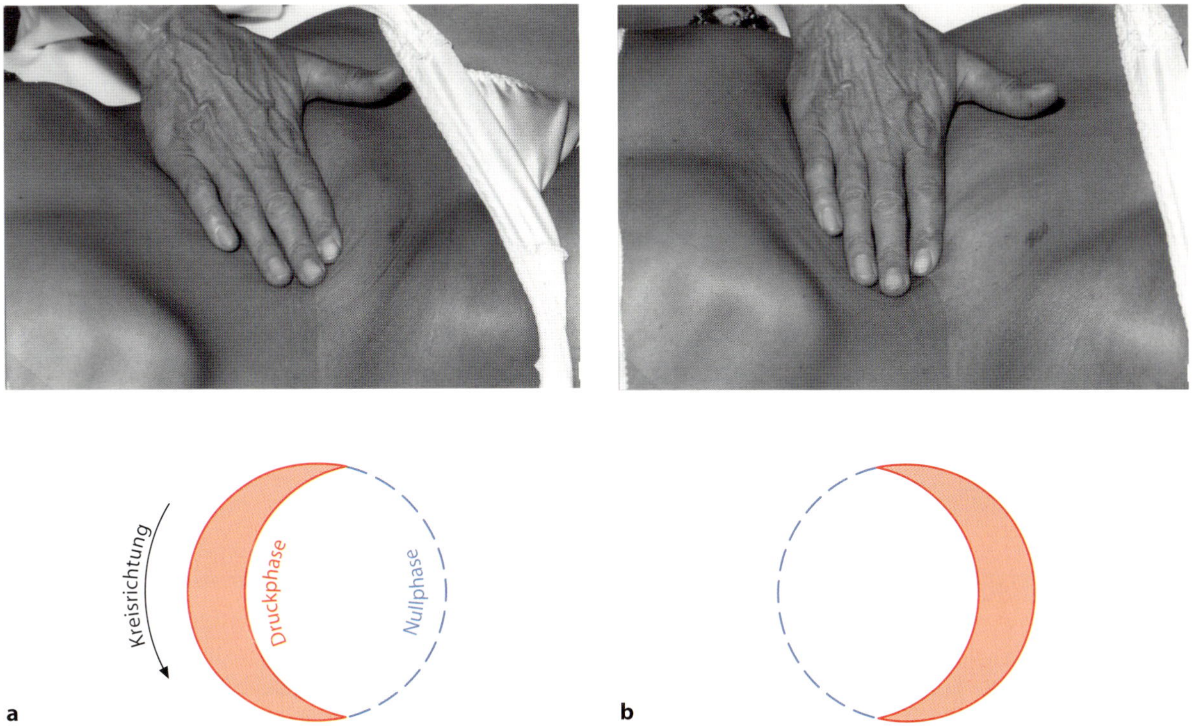

Abb. 2.2 a, b. Auswirkung der kreisförmigen Grifftechnik auf die menschliche Haut. **a** Arbeits-/Transportrichtung nach kaudal, **b** Arbeits-/Transportrichtung nach kranial. Schema und Hautverformung bzw. Faltenbildung zeigen, wie aus dem Zusammenwirken von Druck- und Nullphase mit der Kreisrichtung eine Arbeits- bzw. Transportrichtung resultiert

→

Um die *Richtung* bestimmen zu können, die die zu bewegende interstitielle Flüssigkeit nehmen soll, ist zu beachten, daß innerhalb der Kreisbewegung eine *Druckphase* durch eine *Nullphase* abgelöst wird. Die eigentliche Transport- oder auch Arbeitsrichtung wird dabei durch den Zeitpunkt der (aktiven) Druckphase mit der darauffolgenden (passiven) Nullphase zusammen mit der Richtung der Kreisung bestimmt (siehe **Abb. 2.2 a, b**).

Die vier Grundgriffe

Die Manuelle Lymphdrainage besteht aus vier Grundgriffen, die die genannten Kriterien den unterschiedlichen Körperformen anpassen. Die Benennung dieser Grundgriffe geht zumeist auf Vodder, aber auch auf Asdonk zurück. **Tabelle 2.1** stellt die gebräuchlichen Begriffsvarianten der verschiedenen Weiterbildungsinstitute einander gegenüber.

Stehender Kreis

Die gestreckten Finger einer oder auch beider Hände, manchmal sogar die Fläche der gesamten Hand, werden auf die Haut der jeweiligen Körperregion aufgelegt und gemäß den genannten Kriterien verschoben. Dabei wird eine Wiederholungsfrequenz im 5er-Rhythmus – „auf der Stelle stehend" – eingehalten.

→

Stehende Kreise werden überall dort angewandt, wo *Lymphknotenansammlungen* zu finden sind, um die Durchflußmenge durch diese physiologischen Flußhindernisse zu erhöhen. Außerdem werden Stehende Kreise immer dann eingesetzt, wenn eine schwierige Körperregion besonders intensiv behandelt werden soll.

Neben der klassischen Variante des Stehenden Kreises (**Abb. 2.3**) gibt es weitere Ausführungsarten:

- „4-neben-4 flach aufliegende Finger" (siehe z. B. **Abb. 2.47 a, b**),
- „4-neben-4 aufgestellte Finger" (siehe z. B. **Abb. 2.47 c**),
- „Hand-über-Hand" (siehe z. B. **Abb. 2.64, 2.80**),
- „Daumenkreise" parallel oder im Wechsel (siehe z. B. **Abb. 2.28, 2.48**).

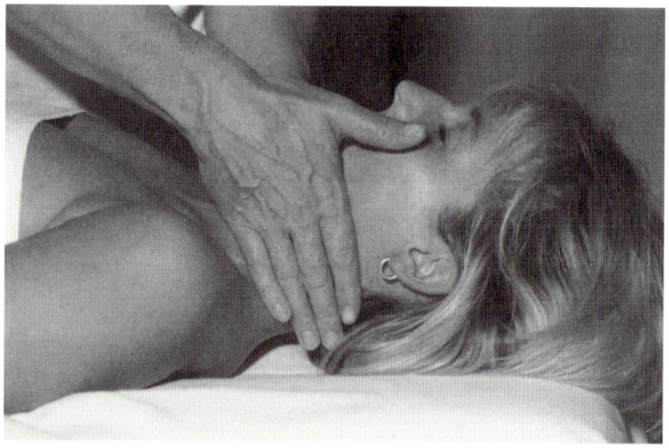

Abb. 2.3. Stehende Kreise beidseitig auf den Lymphknoten der Halsregion

Tabelle 2.1. Übersicht über die Nomenklatur der Grundgriffe der Manuellen Lymphdrainage

Lehrinstitut Ostseebad Damp	Asdonk-Schulen	Földi-Schulen	Dr.-Vodder-Schule Walchsee/Tirol
Stehender Kreis Pumpgriff	Stehender Kreis Gegensinnige Daumen-Handkreise	Stehender Kreis Pumpgriff	Stehender Kreis Pumpgriff
Schöpfgriff	Gegensinnige Daumen-Handkreise	Schöpfgriff	Schöpfgriff
Drehgriff	Gleichsinnige Daumen-Handkreise	Drehgriff	Drehgriff
Griffkombination Pumpgriff/Stehender Kreis			
Quergriff bzw. Kombinationsgriff	Quergriff	Pumpen weiterschieben	Pumpen weiterschieben

Exkurs: Gibt es unterschiedliche Methoden der Lymphdrainage?

Die Entwicklung der Manuellen Lymphdrainage brachte es mit sich, daß die ursprünglich vom Ehepaar Vodder entwickelten Griffe z.B. von Asdonk und seinen Mitarbeitern unter klinischen Bedingungen kritisch auf ihre Wirksamkeit hin untersucht wurden. Dies führte immer wieder zu „Modifizierungen" und „Korrekturen", die nicht immer die Zustimmung von Vodder fanden. So ergab es sich, daß sich Vodder und Asdonk, die bis dahin zusammenarbeiteten, Anfang der 70er Jahre im Streit trennten. Während Vodder seine „Original-Handgriffe" verteidigte, entwickelte Asdonk sie unter klinischen Bedingungen und unter Einbeziehung neuerer Erkenntnisse aus Physiologie und Pathologie weiter. Damit war die „Mär" über unterschiedliche Lymphdrainage-Methoden geboren. Als die beiden Herausgeber dieses Buchs Anfang der 80er Jahre zunächst die 4wöchige Ausbildung nach der „Original-Methode nach Dr. Vodder" und anschließend die gleiche Ausbildung an den Kliniken von Asdonk absolvierten, stellten sie fest, daß – von Nuancen abgesehen – beide Methoden prinzipiell gleich waren. Lediglich die Nomenklatur und die Interpretation der Einsatzmöglichkeit bei verschiedenen Ödemformen unterschieden sich teilweise voneinander. Als wenig später Földi ein eigenes Lehrinstitut für Manuelle Lymphdrainage gründete und sich im Ostseeheilbad Damp im äußersten Norden Deutschlands das Lehrinstitut anschloß, an dem die beiden Herausgeber tätig sind, schien sich die Methode noch weiter aufzuspalten und damit zu „verwässern".

Bereits 1988 ging das Referat Manuelle Lymphdrainage/Komplexe Physikalische Entstauungstherapie des bundesdeutschen Berufsverbandes „Verband für Physikalische Therapie (VPT)" dieser Frage in einer Arbeitsgruppe nach und kam zum Ergebnis, daß „bis auf geringfügige Unterschiede bei der Beschreibung des jeweiligen Griffes die gezeigten Grifftechniken einander völlig entsprechen" (Gültig 1988). Zum gleichen Ergebnis kam auch die anläßlich des 18. Jahreskongresses der Deutschen Gesellschaft für Lymphologie im September 1994 in den Räumlichkeiten des Klinikums der Johann-Wolfgang-Goethe-Universität in Frankfurt/Main durchgeführte Konsensuskonferenz. Leiter war der damalige Präsident der Gesellschaft und gleichzeitig Kongreß-Präsident PD Dr. H. Rogge, ärztlicher Leiter des Bereiches Lymphologie des Lehrinstituts Damp.

Tabelle 2.1 soll zeigen, daß die manchmal herrschende Unsicherheit, ob man die Manuelle Lymphdrainage denn auch „an der richtigen Schule" gelernt und ob man nicht wichtige Griffe versäumt habe, unbegründet ist.

Es ist natürlich an der Tagesordnung, daß in größeren Teams Therapeuten zusammenarbeiten, die sich an unterschiedlichen Lehrstätten dieser Weiterbildung unterzogen haben. Wir hoffen, mit dieser „Offenlegung" dazu beizutragen, daß unterschiedliche Griffebezeichnungen und in geringen Teilen auch unterschiedliche Ausführungen kein Qualitätskriterium für eine bessere oder schlechtere Therapie sind, sondern lediglich die konsequente Beachtung der notwendigen Behandlungscharakteristika über den Erfolg entscheidet.

Pumpgriff

Der Pumpgriff ist im Gegensatz zum Stehenden Kreis ein dynamischer Griff. Die Ausführung spielt sich im wesentlichen im Handgelenk ab. Der Bewegungsablauf während der Griffausführung entspricht etwa dem Bewegungsausmaß zwischen Ulnarduktion bei leichter Palmarflexion zur Radialduktion bei gleichzeitigem Übergang in die Dorsalextension. Die Finger II bis V sind dabei außer in den Grundgelenken gestreckt, der Daumen steht in Oppositionsstellung.

→ Pumpgriffe werden meist an den *Extremitäten* von distal nach proximal ausgeführt (**Abb. 2.4**).

In der Ausgangsstellung aus der Ulnarabduktionsstellung des Handgelenkes heraus liegt lediglich der „Schwimmhaut-Bereich" zwischen Daumen und Zeigefinger auf dem Körper auf. Die Ausgangsstellung stellt gleichzeitig die Nullphase des Griffablaufes dar. Beim Übergang von der Ausgangsstellung in die Handgelenkendstellung ergibt sich die stufenlose Druckzunahme: Die gestreckten Finger schwingen nach vorne und dehnen dabei die Haut/Unterhaut, indem sie sie halbkreisförmig verschieben. Das Druckmaximum ist mit dem Aufsetzen der gesamten Handfläche auf die zu behandelnde Körperregion erreicht. Der erneute Übergang in die Ausgangsstellung und damit in die Nullphase erlaubt gleichzeitig das Fortschreiten zum nächsten, proximal gelegenen Behandlungsabschnitt. Der Pumpgriff ist einhändig oder beidhändig im Wechsel ausführbar (siehe z.B. **Abb. 2.36, 2.66**).

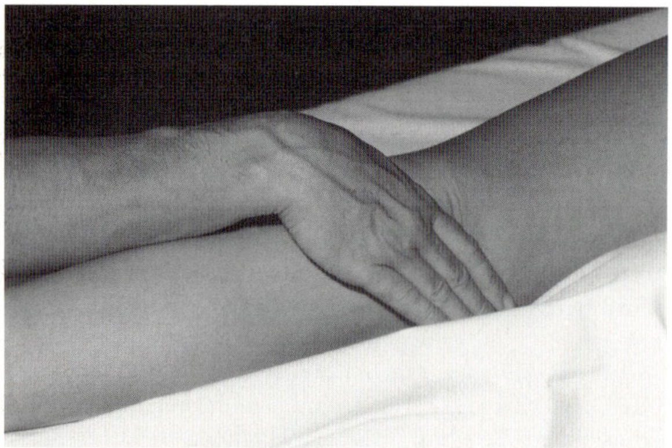

Abb. 2.4. Einhändiger Pumpgriff auf dem Knie

Schöpfgriff

→ Der Schöpfgriff, wie der Pumpgriff ein dynamischer Griff, kommt ausschließlich an den *distalen Abschnitten der Extremitäten* (Unterarm, Unterschenkel) zur Anwendung.

Der wesentliche Unterschied zum Pumpgriff besteht darin, daß der Druckablauf zu einer diagonal zur Extremitätenachse gerichteten Hautverformung führt, während dies beim Pumpgriff ausschließlich in Längsrichtung geschieht.

Die Ausgangsstellung entspricht zunächst der beim Pumpgriff. Auch hier liegt lediglich der „Schwimmhaut-Bereich" zwischen Daumen und Zeigefinger auf dem Körper auf, wobei sich das Handgelenk zunächst in Ulnarduktion befindet. Die langen Finger befinden sich mit Ausnahme der Grundgelenke in Streckstellung, während der Daumen in Oppositionsstellung steht.

Im Gegensatz zum Pumpgriff erfolgt während des Übergangs aus der Nullphase in die Druckphase auch eine gleichzeitige Supination im Unterarm des Behandlers, so daß die hauptsächliche Haut-/Unterhautverformung auf der von ihm abgewandten Extremitätenseite erfolgt (**Abb. 2.5 a, b**).

Dabei entsteht aufgrund der Veränderung der Stellung der Unterarmknochen zueinander ein rotierender Bewegungsablauf im Handgelenk. Die Druckphase erzeugt durch die Rotationsbewegung in Handgelenk ein spiraliges bzw. korkenzieherartiges Verschieben der Haut von distal nach proximal.

Der Schöpfgriff kann einhändig am Unterarm oder beidhändig am Unterschenkel ausgeführt werden (siehe **Abb. 2.53**).

Drehgriff

→ Der Drehgriff, wie Pump- und Schöpfgriff ein dynamischer Griff, eignet sich besonders zur Anwendung an großen Körperflächen, also vorwiegend für den *Körperstamm* oder wenn Extremitäten durch Ödembildung erheblich an Volumen zugenommen haben.

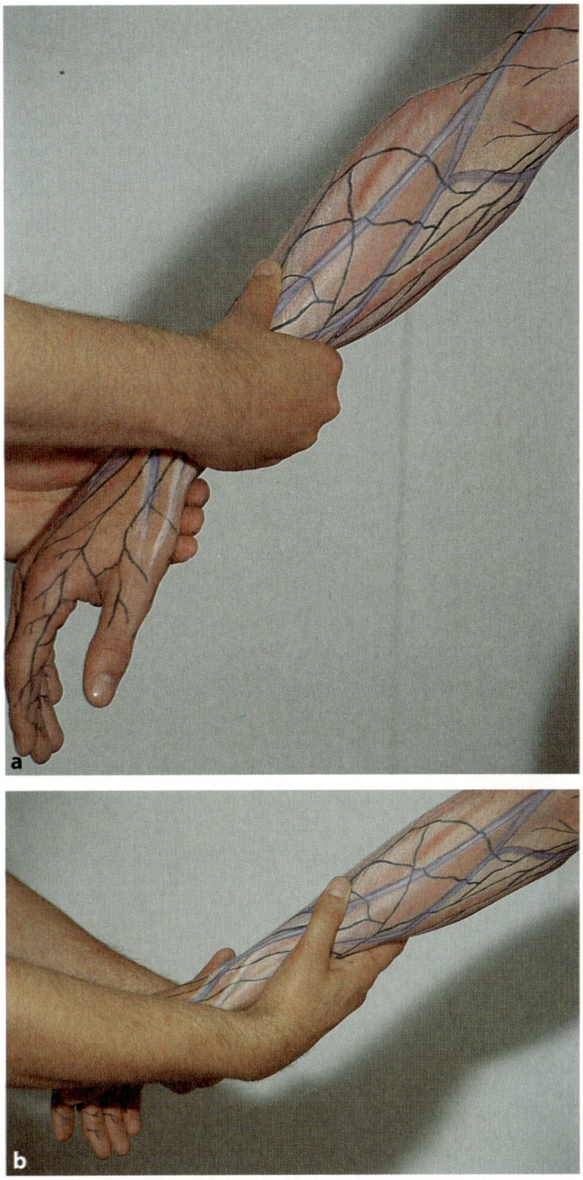

Abb. 2.5 a, b. Einhändiger Schöpfgriff, beispielhaft am Unterarm. **a** Ausgangsstellung, **b** Endstellung des diagonalen Bewegungsablaufes. Durch die Trans-Paint-Darstellung der Venen und Lymphgefäße ist die verformende Wirkung des Griffs erkennbar

2.1

Der Drehgriff setzt sich aus verschiedenen Bewegungsabläufen zusammen (**Abb. 2.6a–c**), wobei auch hier das Handgelenk die dominante Rolle spielt. Aus der Ausgangsstellung mit flach aufliegender Hand erfolgt zunächst ein Heben des Handtellers, was einer Palmarflexion entspricht, wobei allerdings die Fingerspitzen Kontakt zur Haut halten. Diese Palmarflexion, verbunden mit einem Gleiten der Finger proximalwärts, stellt die *Nullphase* des Griffablaufes dar. Der Daumen spielt dabei die Rolle des Haltepunktes. Das Senken der Hand als Einleitung der *Druckphase* erfolgt zur ulnaren Seite hin, also im Sinne einer Radialduktion (wobei die Mittelfingerspitze als Drehpunkt dient). Diese Senkbewegung mit gleichzeitiger Drucksteigerung erfolgt so lange, bis die Hand – jetzt allerdings in radialer Flexionsstellung – wieder flach auf der Körperdecke aufliegt. Durch das Ausrichten der Hand in die Ausgangsstellung zurück (entsprechend der Mittelstellung des Handgelenkes) und durch die gleichzeitige Adduktion des Daumens entsteht eine großflächige kreisförmige Verschiebung des Gewebes in die Richtung, in die die Fingerspitzen zeigen.

Das Vermindern des Auflagedruckes und das gleichzeitige Wiederanheben des Handtellers leiten die Nullphase ein und erlauben ein druckloses Fortschreiten zum nächsten Behandlungsabschnitt. Die Arbeitsrichtung beim Drehgriff ist identisch mit der Zeigerichtung der Finger.

HINWEIS

Der Drehgriff ist einhändig oder beidhändig parallel bzw. im Wechsel durchführbar (siehe z.B. **Abb. 2.74**).

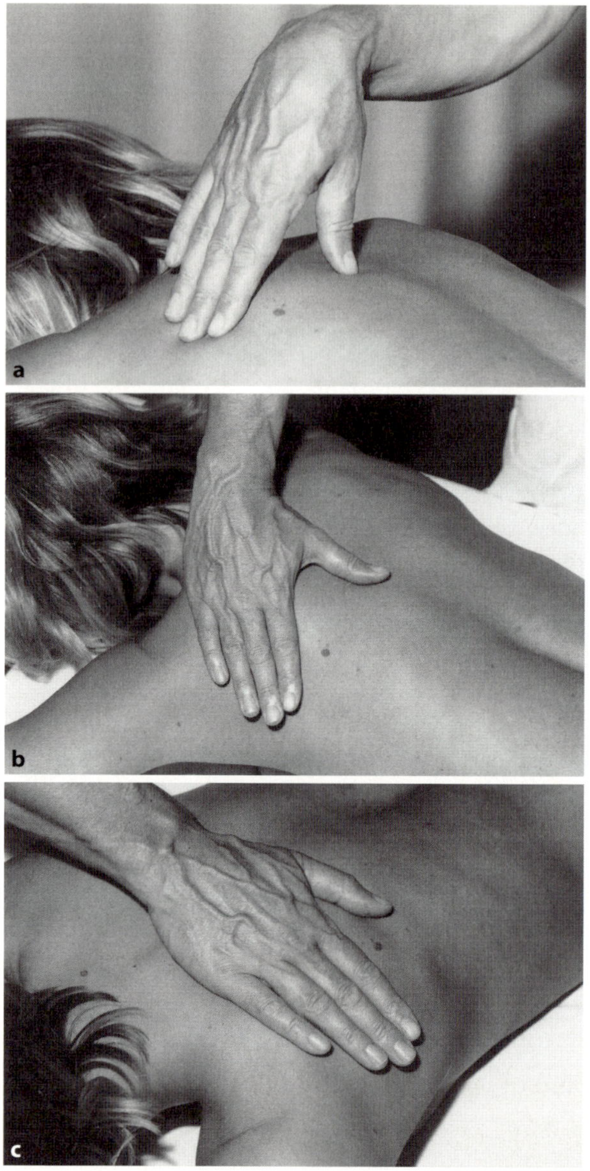

Abb. 2.6a–c. Phasen des Drehgriffs. **a** Ausgangsstellung (Nullphase), **b** gesenkter Handteller in Radialduktionsstellung (Druckphase), **c** Endstellung (eigentliche Drehphase)

Griffvarianten/-kombinationen

Um eine möglichst flächendeckende Behandlung zu gewährleisten, müssen diese vier Grundgriffe in verschiedener Weise variiert bzw. miteinander kombiniert werden.

BEISPIEL: Sehr gängig ist die Anwendung von Pumpgriff und Stehendem Kreis im Wechsel. Bei dieser Kombination führt die distal gelegene Hand den Pumpgriff aus, während die andere Hand proximal davon den Stehenden Kreis im Wechsel anschließt (**Abb. 2.7**). Die Bezeichnung für diese Kombination lautet ganz allgemein „Kombinationsgriff" oder auch „Quergriff" bzw. „Pumpen weiterschieben" (siehe **Tabelle 2.1**).

Zusammenfassend läßt sich feststellen, daß die Grifftechnik der Manuellen Lymphdrainage aus mehr oder weniger exakt runden, klein- oder großflächigen, oberflächlichen oder auch teilweise tiefgehenden Kreisbewegungen besteht. Von der Grifftechnik der sog. „Klassischen Massage", aus der diese Griffe letztlich entstanden sind, unterscheidet sie sich wesentlich und ist nur mit einer schulischen Ausbildung exakt erlernbar.

Darüber, wie es sich mit den „unterschiedlichen Methoden der Lymphdrainage" verhält, gibt der Exkurs auf S. 93 Auskunft.

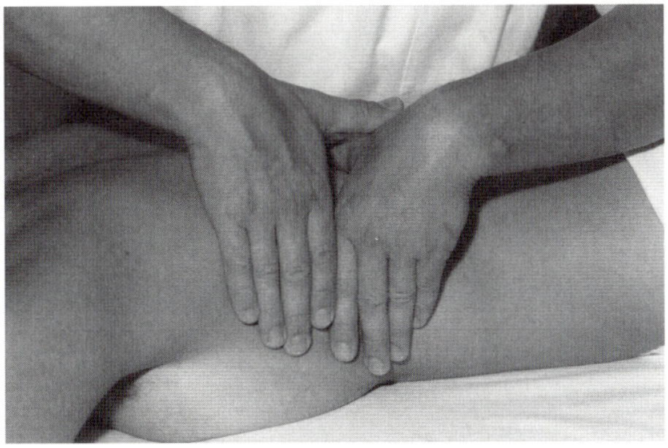

Abb. 2.7. Kombinationsgriff an der Flanke

2.1.3 Charakteristika der Grund- und Sondergriffe

Im Laufe der Entwicklung der Manuellen Lymphdrainage und durch die Erfahrungen, die in der üblicherweise 4wöchigen Weiterbildungszeit gesammelt wurden, hat es sich ergeben, daß die verschiedenen Griffmöglichkeiten der Übersichtlichkeit wegen in

- Grundgriffe,
- Sondergriffe bzw. Ergänzungsgriffe und
- spezielle Lymphödemgriffe

gegliedert werden.

Während Grundgriffe und Sondergriffe nahezu den gleichen Kriterien der Ausführung unterliegen, stellen die speziellen Lymphödemgriffe eine besondere Variante dar (siehe Abschn. 2.1.8).

Zur Charakterisierung der Besonderheiten der Griffe der Manuellen Lymphdrainage ist es nötig, die in Abschn. 2.1.2 genannten Kriterien näher zu betrachten. Dabei handelt es sich um folgende besondere Merkmale:

- Druckstärke,
- Kreisförmigkeit,
- Frequenz der Griffe:
  - Dauer des einzelnen Griffs,
  - Wiederholungsfrequenz und
- Behandlungs- bzw. Griffaufbaufolgen.

Druckstärke

Die Druckstärke bleibt deutlich unter der Grenze, ab der eine lokale Stoffwechselsteigerung hervorgerufen würde. Als subjektive Merkmale für diese Grenze sind Schmerz und Hautrötung zu nennen.

Die Manuelle Lymphdrainage ist eine Gewebsmanipulation, die vom Prinzip her lediglich auf Abstromförderung ausgerichtet ist, ohne daß eine gleichzeitige reaktive Hyperämie hervorgerufen wird. Dies schließt jedoch nicht aus, daß sie bei bestimmten Beschwerdesituationen wie z.B. bei der Behandlung von Verletzungsrückständen mit physikalischen Maßnahmen kombiniert wird, die ihrerseits eine lokale Gewebsmehrdurchblutung zum Ziel haben. Dies hat dann den Sinn, auf diesem Wege zunächst für eine Flüssigkeitserhöhung des betroffenen Gewebsareals zu sorgen. Damit wird eine bessere Lösung von Rückständen erreicht. Die „Rückstände“ lassen sich dann mit der Manuellen Lymphdrainage „ausschwemmen“ (siehe Bd. 2, Kapitel 9).

Neben der geringen Druckstärke spielt natürlich auch die niedrige Griffefrequenz eine Rolle bei der Vermeidung von stoffwechselsteigernden Reizen, da durch langsames Arbeiten keine abrupte Dehnreize entstehen.

Kreisförmigkeit

Die Kreisförmigkeit der Griffe (siehe **Abb. 2.2a,b**) hat das Ziel, das zu behandelnde Gewebesareal in einer fließenden Bewegung sowohl quer als auch längs zur Faser- und Gefäßrichtung zu dehnen. Werden die geringe Druckstärke und der Grundsatz beachtet, daß die maximale Druckstärke „einschleichend“ und die anschließende Nullphase „ausschleichend“ erreicht wird, üben kreisförmige Griffe offensichtlich den adäquaten Reiz auf funktionsfähige Lymphgefäße aus. Dadurch, daß die kreisförmige Gewebsverformung jeweils durch eine Nullphase unterbrochen wird, läßt sich die Flüssigkeit im Gewebe in die gewünschte Richtung verschieben. Diese Transport- oder Arbeitsrichtung von interstitieller Flüssigkeit wird unter Abwägung therapeutischer Gesichtspunkte festgelegt. In gesunden Körpergebieten, die für den Behandlungsaufbau gebraucht werden, richtet sich die Transportrichtung nach der Lage der nächstgelegenen Lymphknotenansammlung. Im Falle von Lymphödemen, vor allem nach ärztlich notwendiger Exstirpation von Lymphknoten, kann sich diese Transportrichtung nach anderen Kriterien richten.

Frequenz der Griffe

Die Dauer des einzelnen Griffs liegt etwa bei 1–2 Sekunden. Darauf folgt eine etwa ebenso lange Pause. Damit ergibt sich im Vergleich zu vielen anderen Massagearten die typisch niedrige Griffefrequenz. Bei extremen Schwellungen kann sie sich sogar noch wesentlich weiter verringern.

Erklären läßt sich die niedrige Frequenz mit der relativen Trägheit der Lymphgefäße selbst – 8–10 Angionkontraktionen pro Minute in Ruhe (Földi u. Kubik 1993) – sowie mit der Beschaffenheit des Gewebes und der Trägheit der interstitiellen Flüssigkeit. Ein weiterer Grund ist die dadurch erreichte Vermeidung stoffwechselsteigernder Scherkräfte.

Die Wiederholungsfrequenz richtet sich danach, ob direkt auf Lymphknotengruppen gearbeitet wird oder im Verlauf von Lymphkollektoren.

Auf Lymphknotengruppen wird mittels der Technik „Stehender Kreis“ etwa im 5er-Rhythmus gearbeitet, da hier aufgrund der „Architektur“ des Lymphknotens und der physiologischen Abläufe im Inneren des Lymphknotens nur bei mehrmaliger Wiederholung eine erhöhte Durchflußrate zu erwarten ist.

Alle anderen Griffe werden ebenfalls etwa 2- bis 3mal in ihrem Ablauf wiederholt, da biologische Strukturen meist nur unzureichend oder überhaupt nicht auf einen einmaligen Reiz antworten. Die Wiederholungshäufigkeit kann im Falle einer Griffeausführung im Ödemgebiet noch wesentlich höher liegen.

HINWEIS
Eine Entstauungstherapie mit Manueller Lymphdrainage ist zwangsläufig zeitaufwendig. Daher müssen meist mehr als 30 Minuten pro Sitzung eingeplant werden.

Aufbau der Behandlung bzw. der Griffolgen

→ Der Behandlungsaufbau beinhaltet nahezu immer mehrere Körpergebiete, die in einem lymphgefäßanatomischen Bezug zueinander stehen (**Abb. 2.8**).

Prinzipiell ist dies so zu verstehen, daß zunächst die Körpergebiete (im Schema die blauen Körperregionen) behandelt werden, die intakt sind und zentral liegen, wie z.B. die Umgebung der Lymphgefäßmündungen in das venöse System unter der oberen Schlüsselbeingrube. Erst dann wird die eigentliche Ödemregion (im Schema die rote Körperregion) behandelt. Wieviele Körpergebiete und vor allem welche in welcher Reihenfolge zu behandeln sind, ist vom Ausmaß der Ödematisierung und der anatomischen Lage der zu behandelnden Region abhängig.

HINWEIS
Der Griffeablauf beginnt immer mit der Behandlung der proximal gelegenen Lymphknotengruppen.

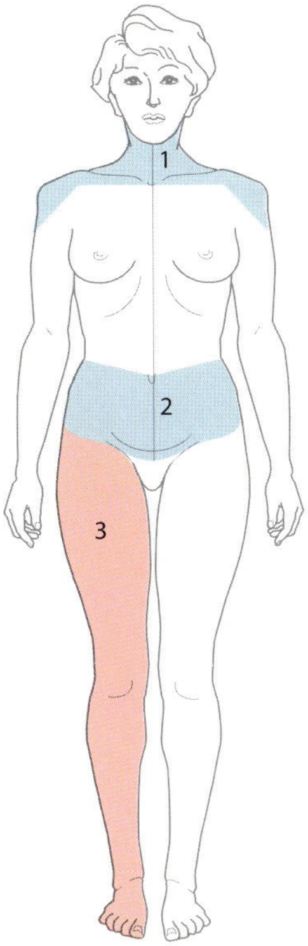

Abb. 2.8. Reihenfolge der Behandlungsgebiete bei einer Beinschwellung

Dies bedeutet, daß z.B. an den Extremitäten immer zunächst proximal an der Extremitätenwurzel begonnen wird, bevor in einigem Abstand dazu von distal auf diese Lymphknotengruppe hin gearbeitet wird.

Am Bein (**Abb. 2.9**) werden also zunächst die Lymphknoten der Leistenregion mit Stehenden Kreisen behandelt, bevor über den Oberschenkel hinweg auf diese Lymphknoten zugearbeitet wird. Analog dazu wird vor der Griffausführung am Unterschenkel am Knie behandelt und so weiter.

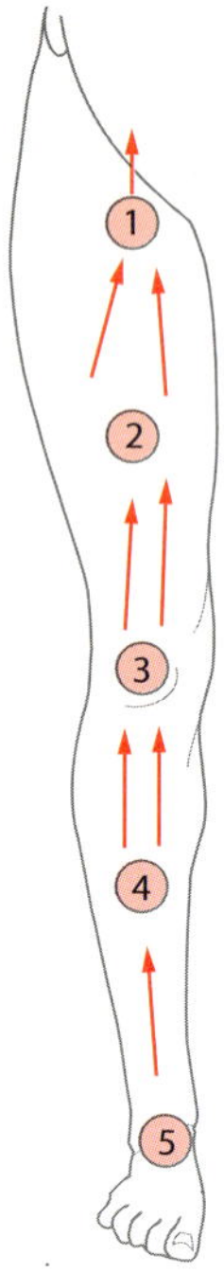

Abb. 2.9. Entstauungsabschnitte am Bein

2.1.4 Wirkungsweise der Manuellen Lymphdrainage

Die Entwicklung der Therapieform „Manuelle Lymphdrainage“ in den 60er und 70er Jahren brachte es mit sich, daß sich – vor allem durch Asdonk initiiert – Anatomen und Physiologen mit der Fragestellung beschäftigten, wie die klinisch zu beobachtenden *Wirkungen* dieser sanften Massagetechnik, d.h.

- die entödematisierende Wirkung,
- die Wirkung auf das Nervensystem im Sinne eines schmerzmindernden und „vagotonisierenden“ Effektes,
- die Wirkung auf glatte und quergestreifte Muskulatur und
- die Wirkung auf das Immunsystem

zu erklären seien.

Einige Fragen konnten weitgehend befriedigend geklärt werden; der Einfluß auf das *Immunsystem* allerdings harrt bis zum heutigen Tage einer schlüssigen und fundierten Beweisführung.

Entödematisierende Wirkung/Förderung der Gewebsdrainage

Unbestritten ist die positive Wirkung der Lymphdrainage auf die Lymphangiomotorik und auf den Transport der Gewebsflüssigkeiten. Mislin konnte bereits 1961 nachweisen, daß Lymphgefäße in Gewebepräparaten auf Verformungsreize hin mit Angionkontraktionen antworten. Hutzschenreuter zeigte 1986 erstmals durch „In-vivo-Versuche“, daß die physiologische Lymphangiomotorik durch Massagehandgriffe beeinflussbar ist. Er kommt zum Schluß, daß die „Vodderschen Handgriffe“ offenbar den adäquaten Dehnreiz zur nachhaltigen Steigerung der Lymphgefäßtätigkeit darstellen – auch über den Zeitraum der direkten manuellen Einwirkung hinaus!

Damit wurden die klinischen Beobachtungen von Asdonk belegt, daß die Wirkung der Lymphdrainagegriffe zu einer Automatie der Gefäßmotorik führt und, wie er im ärztlichen Unterricht an seinem Lehrinstitut immer mitteilte, „noch Stunden über die Lymphdrainagebehandlung hinaus“ anhält.

Man geht heute davon aus, daß die Gewebsdrainage durch die Griffe der Manuellen Lymphdrainge auf folgenden Faktoren beruht:

- Unterstützung der physiologischen Angiomotorik.
- Bei dynamischer Insuffizienz des Lymphgefäßsystemes Erschließung bisher nicht genutzter Lymphgefäßabschnitte vor allem in proximal gelegenen, nicht überforderten Körperabschnitten. Dies umfaßt nicht nur die Körperoberfläche, sondern auch Lymphgefäßverläufe und Lymphknotenregionen im Rumpfinneren (siehe Abschn. 2.1.7).

- Zusätzlich manuelles Verschieben von Flüssigkeit und lymphpflichtigen Substanzen im Interstitium zu nächstgelegenen, nicht überforderten Lymphgefäßabschnitten (Knorz et al. 1995).
  Durch dieses Verschieben wird lokal gestaute Flüssigkeit über eine größere Fläche verteilt und damit einer größeren Reabsorptionsfläche zugeführt, bezogen sowohl auf die Blutkapillaren als auch auf die initialen Lymphgefäße. Die Erkenntnis, daß weniger die Drucksteigerung im Interstitium durch den Flüssigkeitseinstrom, sondern vielmehr die Flüssigkeitsmenge die Lymphgefäßtätigkeit wesentlich mitbestimmt (Schad 1996), trägt dem Rechnung.
- Bei mechanischer Insuffizienz des Lymphgefäßsystemes großräumiges Verschieben der dann eiweißreichen Ödemflüssigkeit durch interstitielle Spalträume in Körperabschnitte, die ein intaktes Lymphgefäßsystem aufweisen – sog. „Ödemabflußgebiete".
  Dabei ist es erforderlich, die Lymphgefäßmotorik zunächst in den intakten Körpergebieten zu verbessern und Hautareale mit möglichst zahlreichen lympho-lymphatischen Anastomosen bzw. „End-to-end-Anastomosen" (Kubik 1993) im Sinne eines „Trainings" dieser Territorien vorzubehandeln.
- Sollten sich Abschnitte im Ödemgebiet zeigen, in denen es zu fibrotischen Prozessen gekommen ist, gilt es, diese zu „lockern", zu „lösen" und zu „verflüssigen", bevor sie im Interstitium verschiebbar sind (siehe Abschn. 2.1.8).

Einwirkung auf das Nervensystem

Bei der Behandlung mit Manueller Lymphdrainage lassen sich folgende Beobachtungen machen:

- Waren zu Beginn der Behandlung Schmerzen vorhanden, z.B. in der direkten posttraumatischen Phase oder in anderen Fällen als Kopfschmerzen geäußert, berichten die Patienten immer wieder, daß diese Schmerzen deutlich nachlassen oder sogar ganz verschwinden – besonders bei den Kopfschmerzpatienten *(schmerzmindernder Effekt)*.
- Die meisten Patienten entspannen sich im Laufe der Behandlung deutlich, werden sogar manchmal „schläfrig". Dies kann soweit gehen, daß manche richtiggehend (zumindest für einen Moment) „einnicken" *(vagotoner Effekt)*.
- Mißt man zu Beginn einer Behandlung die Pulsfrequenz, stellt man regelmäßig am Ende der Behandlung eine Verringerung fest *(sympathikolytischer Effekt)*.

Schmerzmindernder Effekt

Es ist eigentlich nicht überraschend, daß die weichen, flächigen, rhythmisch ausgeführten Haut- und Unterhautverformungen schmerzverdeckend wirken. Viele andere Methoden der Physikalischen Therapie wirken sich auf die eine oder andere Weise ebenfalls schmerzmindernd aus und beruhen meist auf ähnlichen Prinzipien.

Man kann davon ausgehen, daß über die Verschaltung afferenter Impulse aus der Körperdecke im Hinterhorn des Rückenmarkes alle Sinnesqualitäten eines bestimmten Hautsegmentes erstmals selektiert werden. Dabei geraten die Schmerzempfindungen gegenüber anderen sensiblen Qualitäten wie Vibrations-, Druck- und Zugempfindungen quasi „ins Hintertreffen", da sie über sehr langsam leitende Fasern nach zentral laufen (C- und A-δ-Fasern mit Leitgeschwindigkeiten von 1 m/sec für die C-Fasern bzw. bis 20 m/sec für die A-δ-Fasern im Gegensatz zu den A-β-Fasern der Mechanorezeptoren mit Leitgeschwindigkeiten von ca. 60 m/sec).

2.1

Dieser Effekt beruht auf dem Prinzip des erstmals 1965 von Malzac und Wall beschriebenen Gate-control-Mechanismus im Hinterhorn des Rückenmarkes.

Um diese Wirkung zu erreichen, kommt es darauf an, möglichst viele verschiedene Mechanorezeptoren aller Hautschichten zu reizen. Da es sich dabei um Rezeptoren handelt, die auf sich verändernde Reizeinwirkungen mehr ansprechen als auf kontinuierliche, immer gleiche Reize (es handelt sich also um sog. Proportional-/Differentialsensoren), ist es nötig, häufig wechselnde Gewebeverformungen zu applizieren.

Vereinfacht ausgedrückt bringt es die besondere Art der Haut-/Unterhautverformung durch die verschiedenen Griffe der Manuellen Lymphdrainage deshalb mit sich, daß „die Schaltstellen" mit Meldungen aus den Mechanorezeptoren quasi „überflutet" werden. So werden nur noch wenige Schmerzempfindungen zur Großhirnrinde und damit in unser Bewußtsein durchgelassen.

Besonders bei Schmerzen infolge einer entzündlichen Reaktion ist zudem auch denkbar, daß durch die entödematisierenden Mechanismen nicht nur die Ödemflüssigkeit, sondern – quasi als Nebeneffekt – die entzündungs- und schmerzauslösenden Mediatoren besser abtransportiert werden.

Vor allem bei schmerzhaften Gelenkschwellungen könnte ein weiterer schmerzmindernder Mechanismus greifen: Durch die Entödematisierung kommt es zur Druckentlastung und damit sekundär zur Beschwerdeminderung.

Vagotoner/sympathikolytischer Effekt

Der entspannende Effekt ist sowohl auf eine Aktivierung der sog. „Zuwendereflexe" zurückzuführen als auch darauf, daß aufgrund der Rhythmik der Griffe parasympathische Fasern vermehrt ansprechen.

Hutzschenreuter und Ehlers haben 1986 in einer klinischen Studie die besondere Ansprechbarkeit des Vagotonus während der Behandlung der Hals- und Gesichtsregion gemessen. Brenke und Seewald (1992) dagegen führen die von ihnen beobachtete Herzfrequenzsenkung nach Manueller Lymphdrainage auf eine Abnahme des Sympathikotonus zurück; der Vagotonus soll davon unbeeinflußt bleiben.

Zu bedenken ist in diesem Zusammenhang auch, daß es bei keiner anderen Methode aus dem Therapiespektrum der Physikalischen Therapie üblich ist, gleichzeitig beiderseits der Halsregion über einen längeren Zeitraum rhythmische Druck- und Dehnreize auszuführen. Betrachtet man die anatomischen Verhältnisse dieser Region vor allem im Hinblick auf die zahlreichen vegetativen sympathischen Ganglien sowie den Austritt und Verlauf des N. vagus (X. Hirnnerv) an der seitlichen Halsregion, könnte hier eine weitere Erklärung sowohl für die „beruhigende" Wirkung als auch für die Pulssenkung liegen.

Einfluß auf Tonus und Kontraktilität verschiedener Muskelzelltypen

Glatte Muskulatur

Der Einfluß der Grifftechnik der Manuellen Lymphdrainage auf die glatte Muskulatur der Lymphgefäße ist mit der Betrachtung der Beeinflussung der Lymphangiomotorik ausreichend belegt.

Unter der Einwirkung der Manuellen Lymphdrainage ist immer wieder festzustellen, daß nahezu zeitgleich mit dem einsetzenden Entspannungseffekt vermehrte Verdauungsgeräusche hörbar werden. Gerade der parasympathische Einfluß spielt eine große Rolle bei der Verdauung.

Neben dieser Ansprechbarkeit auf dem Weg über das autonome Nervensystem läßt sich auch eine direkte, d.h. mechanische Beinflussbarkeit der Darmtätigkeit nachweisen. Beachtet man alle notwendigen Maßnahmen wie die entspannte Lagerung etc., wirkt sich die Verformung der Bauchwand über den einzelnen Abschnitten des Kolon unter Lymphdrainage deutlich peristaltikverbessernd aus.

Quergestreifte Skelettmuskulatur

Quasi als „Nebenwirkung" macht man bei der Behandlung auch immer wieder die Erfahrung, daß sich hypertone Skelettmuskulatur deutlich im Tonus mindert und deutliche Tendenzen zur Entspannung zeigt. Ursachen dieses Effektes dürften auch hier die bereits erwähnten Mechanismen des Zuwendereflexes und die Tendenz zur Vagotonie sein. Nutzbar, wenn auch nicht als Mittel der Wahl zu verstehen, ist dies immer dann, wenn der sonstige Zustand eines Patienten andere mechanotherapeutische tonussenkende Maßnahmen verbietet.

BEISPIEL: Ein typisches Beispiel ist der meist sehr ausgeprägte Verspannungszustand der Schulter-Nacken-Muskulatur bei Patientinnen, bei denen nach einer Ablatio mammae ein sekundäres Armlymphödem als Komplikation aufgetreten ist. Diese Beschwerdekombination läßt dann eine muskuläre Detonisierung über Wärmeeinwirkung und klassische Massagehandgriffe nicht zu.

Herzmuskulatur

Eine mögliche Einflußnahme entweder durch Förderung des Vagotonus oder Verminderung des Sympathikotonus wurde vorab beschrieben und ist indirekt als Pulsfrequenzsenkung zu erkennen.

! Bei der Manuellen Lymphdrainage ist die vagotone bzw. sympathikolytische Wirkung zu beachten, wenn Patienten an einer ausgeprägten Hypotonie leiden. Die mit völlig anderer Zielsetzung durchgeführte Manuelle Lymphdrainage würde die ohnehin bestehene Neigung zur orthostatischen Insuffizienz noch verstärken (siehe Abschn. 2.1.6).

Potentielle Begünstigung der immunologischen Abwehr

Die Beeinflussung eines Gefäßsystems, das nicht zuletzt durch die funktionelle Integration der Lymphknoten als lymphatische Organe in engem Zusammenhang mit dem Immunsystem zu sehen ist, läßt eine Wechselwirkung als sehr wahrscheinlich erscheinen.

Denkbar ist, daß die immunologische „Verarbeitung" durch die bessere Verteilung und den beschleunigten Abtransport verschiedenster Substanzen der interstitiellen Flüssigkeit begünstigt wird. Natürlich kann dies in manchen Fällen auch den gegenteiligen Effekt haben, daß nämlich Keime verteilt und verschleppt werden und damit die Bekämpfung behindert wird (siehe Abschn. 2.1.6).

Der derzeitige Kenntnisstand zur Wirkung der Manuellen Lymphdrainage geht über Hypothesen (Rogge 1994) und Einzelerfahrungen nicht hinaus und läßt deshalb eine gezielte Therapieempfehlung bei Erkrankungen immunologischer Ursache bzw. immunologischer Mitbeteiligung nicht zu.

Tabelle 2.2 faßt die Wirkungsweisen der Manuellen Lymphdrainage nochmals zusammen.

Tabelle 2.2. Wirkungsweise der Manuellen Lymphdrainage im Überblick

Gewebsdrainage			Nervensystem		Muskulatur			Immunologisch	
Interstitielle Flüssigkeit ***	Lymphgefäße ***	Blutkapillaren *	Nozizeptives System **	Autonomes Nervensystem ***	Glatte Muskulatur ***	Quergestreifte Muskulatur *	Herzmuskulatur *	Im Lymphknoten?	Im Bindegewebe?
Durch die Art der Griffe verschiebend, verdrängend	Steigerung der physiologischen Lymphdrainage	Im geringen Maße reabsorptionsunterstützend	Schmerzverdeckend einerseits durch mechanische Stimulation von Mechanorezeptoren aus dem selben Areal wie die gereizten Nozizeptoren; andererseits ist auch ein Abtransport von schmerzauslösenden Substanzen denkbar	Stimulation des Vagus sowie mögliche sympathikusdämpfende Wirkung	Deutliches ansprechen des plastischen Verhaltens glatter Muskelzellen	Detonisierend auf indirektem Wege durch die allgemeine Vagotonisierung	Tendenz zur Frequenzsenkung durch die Beeinflussung des Sympathiko- und Vagotonus	Durch die direkte mechanische Einflußnahme auf Lymphknoten ist eine Beeinflussung der Abwehrvorgänge sehr wahrscheinlich	Möglicherweise durch bessere Verteilung z.B. allergener Substanzen

* = geringe Bedeutung im Sinne eines „Nebeneffektes";
** = gerne genutzte „Nebenwirkung";
*** = primäre Bedeutung;
? = hypothetisch

2.1.5 Indikationen und Behandlungsempfehlungen

Manuelle Lymphdrainage bei Ödemen

Das geradezu klassische Einsatzgebiet der Manuellen Lymphdrainage als primär auf Entstauung gerichtete Sonderform der Massage sind natürlich verschiedene Formen von Ödemen. Auf die näheren Umstände bei der Anwendung der Manuellen Lymphdrainage im Rahmen der Behandlungskonzepte der Physiotherapie wird in Bd. 2 (Kapitel 3 bis 7) näher eingegangen.

Chronische Lymphabflußstörungen, sowohl in ihrer *primären Form* als auch als *sekundäre Lymphödeme* stellen die Paradedisziplin der Manuellen Lymphdrainage dar. Durch die Dokumentation der Behandlung gerade dieser besonders schwierigen Ödemform ist es Asdonk und seinen Mitarbeitern gelungen, den Wert der Manuellen Lymphdrainage als Form der physikalischen Ödemtherapie zu belegen und ihr den Ruf der lediglich „wohltuenden, kosmetisch ausgerichteten Außenseitermethode" zu nehmen.

In gleichem Maße wie bei den chronischen Lymphabflußstörungen lassen sich Ödeme aufgrund einer *chronisch-venösen Insuffizienz* erfolgreich vermindern. Gerade in fortgeschrittenen Stadien der venösen Abflußstörung ist eine Ausweitung des Gefäßdefizites auf das eigentlich als Sicherheitsventil fungierende Lymphgefäßsystem nachgewiesen. Dadurch stellt sich eine vergleichbare Indikation wie für die Lymphabflußstörungen.

Schwellungen bei *primärer Varikosis ohne ausgeprägte Trophikstörungen der Haut* stellen dagegen keine zwingende Indikation für die Manuelle Lymphdrainage dar, da in diesem Stadium der venösen Abflußbehinderung durch andere Maßnahmen wie konsequente Kompression und entsprechende Lebensführung (ausreichende Bewegung, Gefäßtraining etc.) ein weiteres Fortschreiten des venösen Leidens zumindest stark verzögert werden kann.

Bei *postoperativen und posttraumatischen Schwellungen* stellt die Manuelle Lymphdrainage heute eine besonders bedeutsame Behandlungsmethode dar, die zum frühestmöglichen Zeitpunkt praktisch „nebenwirkungsfrei" eingesetzt werden kann. Dadurch ist es in besonderem Umfang möglich, den weiteren Fortgang der Wundheilung bzw. der Defektheilung zu verbessern. Alle sonstigen Maßnahmen wie möglichst frühzeitige Mobilisation und frühfunktionelle Behandlungskonzepte werden durch die Minderung der Schwellung und der Schmerzen gefördert und entfalten erst dadurch den ihnen zugedachten vollen Wert.

Bei Schwellungen aufgrund *steril-entzündlicher Vorgänge* wie in der *Schubphase der chronischen Polyarthritis*, aber auch in den Phasen des *Morbus Sudeck*, die mit Schwellungen und Schmerzen verbunden sind, stellt die Manuelle Lymphdrainage eine der wenigen physikalischen Behandlungsmethoden dar, die in diesen Stadien toleriert werden.

Reizergüsse z. B. infolge einer Retraumatisierung oder einer aktivierten Arthrose sind dagegen aufgrund der Lokalisation und der Tatsache, daß die das Gelenk drainierenden Lymphgefäße durch die Grifftechnik der Manuellen Lymphdrainage weniger gut erreicht werden, nicht als primäre Indikation für diese Methode anzusehen.

Schwellungen, die bei *hemiparetischen Patienen nach apoplektischem Insult* manchmal als Komplikation auftreten, stellen dann eine ernsthafte Behinderung der ohnehin mühsamen Rehabilitation dar. Die Manuelle Lymphdrainage ist durch ihre sanften Griffe und aufgrund der Tatsache, daß sie sich homogen in das neurophysiologische Behandlungskonzept einfügen läßt, hier besonders geeignet.

Ödeme während der *Schwangerschaft* stellen nicht in jedem Falle eine zwingende Indikation dar, da sie nicht grundsätzlich als „Erkrankung" aufzufassen sind. Frauen jedoch, die berufsbedingt besonders belastet sind (z. B. durch eine überwiegend stehende Tätigkeit), empfinden die abendlich meist sehr stark ausgeprägten Schwellungen als sehr lebensqualitätseinschränkend. Hier wäre es wünschenswert, die nebenwirkungsfreie Entwässerung in größerem Umfang zu nutzen, als dies gemeinhin der Fall ist.

Obwohl das *Lipödem* kein Ödemform im eigentliche Sinne ist (daher auch die Bezeichnung „Lipödem-Syndrom"), bringt die Fetteinlagerung eine starke Belastung der Gefäße mit sich, die sich in z.T. großen Wassereinlagerungen zeigt. Die Manuelle Lymphdrainage ist neben der Kompressionstherapie die einzige wirklich umfangreduzierende Maßnahme, die zwar nichts an der Fettverteilung ändert, jedoch weitere Komplikationen mindern bzw. verzögern kann, falls der Prozeß fortschreitet und z.T. extreme Ausmaße annimmt.

Zu den Ödemen aufgrund einer *Hypoproteinämie* zählen Ödeme

- mit renaler Ursache,
- bei fortgeschrittener Leberzirrhose und
- aufgrund eines enteralen Eiweißverlustes.

Bei *renaler Ursache* (nephrotisches Syndrom) besteht keine primäre Indikation, da adäquate internistische Behandlungsmethoden vorrangig sind. Lediglich bei lange bestehenden Schwellungen der Fußregion mit Tendenz zur Eiweißeinlagerung kann Manuelle Lymphdrainage hilfreich sein. Ödeme, die neben vielen anderen Symptomen bei *fortgeschrittener Leberzirrhose* auftreten können, stellen ebenfalls keine Indikation für die Manuelle Lymphdrainage dar. Bei Ödemen aufgrund eines *enteralen Eiweißverlustes* besteht laut Földi (1993) lediglich bei der Form der lymphostatischen Enteropathie eine Möglichkeit, über „Bauchtiefdrainage in Verbindung mit Atemgymnastik" eine Verminderung des Dünndarmödemes zu erreichen.

Tabelle 2.3 faßt den jeweiligen Stellenwert, den die Manuelle Lymphdrainage bei verschiedenen Ödemen einnimmt, nochmals zusammen.

Manuelle Lymphdrainage bei schwellungsunabhängigen Indikationen

Neben der „klassischen Indikation" zur Ödembehandlung hat sich die Therapieform Manuelle Lymphdrainage auch bei schwellungsunabhängigen Indikationen bewährt. An erster Stelle steht hier die Möglichkeit der *Schmerzbeeinflussung* vor allem in folgenden Zusammenhängen:

- als erwünschte „Nebenwirkung" bei der Entstauung posttraumatischer bzw. postoperativer Schwellungen,

Tabelle 2.3. Stellenwert der Manuellen Lymphdrainage bei verschiedenen Ödemen im Überblick

Hoher Stellenwert	Gut geeignet bzw. empfehlenswert	Geringer Stellenwert bzw. bedeutungslos
Postoperative Schwellungen, posttraumatische Schwellungen [a]	Akut-entzündliche Ödeme wie rheumatische Schwellung, Sudeck-Symptomatik	Reizerguß z.B. infolge aktivierter Arthrose
Chronisches Lymphödem	Postapoplektisches Ödem	Ödeme aufgrund einer Hypoproteinämie
Chronisch-venöse Insuffizienz in fortgeschrittenen Stadien (CVI Stadien II und III a/b)	Schwangerschaftsödem	Chronisch-venöse Insuffizienz im Anfangsstadium (CVI Stadium I)
	Lipödem bzw. Lipödem-Syndrom	

[a] In beiden Fällen vor allem auch in der Frühphase!

- bei akuten rheumatischen Schwellungen und
- in der Kopfschmerztherapie.

Entgegen aller Behauptungen, daß sich keine wissenschaftlichen Beweise zur Wirksamkeit erbringen ließen, ist die Manuelle Lymphdrainage in der Kopfschmerztherapie heute nicht mehr wegzudenken – zumindest als Versuch, hier Linderung zu erreichen (siehe Bd. 2, Kapitel 8).

Auch in der *Entmüdungsbehandlung* vor allem bei *Ausdauersportarten* ist die Manuelle Lymphdrainage heute fester Bestandteil des Regenerationsprogrammes (siehe Bd. 2, Kapitel 8).

Immer dann, wenn die Behandlung einer *Obstipation* angezeigt erscheint, läßt sich mit dieser besonders sanften Methode eine Peristaltikbeeinflussung erreichen, die vielen anderen Methoden mit ähnlichem Ziel überlegen ist (siehe Bd. 2, Kapitel 8).

Den Status des *Behandlungsversuchs* hat die Manuelle Lymphdrainage

- bei manchen dermatologischen Indikationen wie z.B. der Sklerodermie, der Neurodermitis u.a. (siehe Bd. 2, Kapitel 8) und
- bei Patienten mit arterieller Verschlußkrankheit des Stadiums II.
  Hier sind ermutigende Einzelergebnisse und Studien bekannt (siehe Bd. 2, Kapitel 8).

2.1.6 Kontraindikationen und Einschränkungen

Abstufungen der Kontraindikationen

Bislang war es üblich, Erkrankungen bzw. Beschwerdesymptome, die möglicherweise kontraindiziert für eine nichtärztliche Behandlung sein könnten, in absolute, relative und örtliche Kontraindikationen einzuteilen. Solche strikten Zuordnungen bergen jedoch Tücken, die manchmal mehr Fragen aufwerfen als beantworten.

BEISPIEL: So gelten eigentlich die Symptome einer Mykosis des Nagelbettes als absolute Kontraindikation für eine Behandlung mit Manueller Lymphdrainage, da Nichtärzte alle Entzündungen, die durch Keime hervorgerufen werden, dieser Kategorie zuordnen. Gerechterweise muß man hier jedoch sagen, daß damit Entstauungsvorhaben an den unteren Extremitäten gemeint sind, und man könnte diese lokale Pilzerkrankung deshalb örtlich als absolut kontraindiziert einstufen. Ist die Mykosis in ärztlicher antimykotischer Behandlung und nach der Beurteilung des behandelnden Arztes in eine Phase eingetreten, in der durchaus wieder mit der Entstauung begonnen werden kann, wird sie zur relativen (örtlichen) Kontraindikation.

Weiterhin ist bei solchen Einteilungen in Veröffentlichungen immer zu fragen, ob sie aus ärztlicher Sicht oder aus Sicht des nichtärztlichen Therapeuten vorgenommen wurden.

BEISPIEL: Für den Lymphdrainagetherapeuten ist ein bösartiger Tumor zunächst eine absolute Kontraindikation; denn er kann durch keine der zur Verfügung stehenden Möglichkeiten zur Besserung eines Krebsleidens beitragen. Der Patient gehört in die Hände eines onkologisch geschulten Mediziners. Steht nach der Untersuchung fest, um welche Tumorart es sich handelt und wie damit weiter zu verfahren ist, kann jedoch durchaus ein Behandlungsauftrag an den lymphdrainagegeschulten Therapeuten gegeben werden, falls das Leiden mit Schwellungen einhergeht. Mit anderen Worten: Aus ärztlicher Sicht sind Tumorleiden lediglich eine relative Kontraindikation. Allerdings ist auch dies umstritten!

Bei ärztlich behandelten, jedoch weiterhin aktiven Krebsleiden ist die Haltung gegenüber der Manuellen Lymphdrainage nämlich durchaus konträr. Während z.B. Preisler et al. (1996) der Meinung sind, es gebe bisher keine Hinweise auf eine vermehrte Metastasierung nach Manueller Lymphdrainage, gehen andere (Herberhold u. May 1996) vom Gegenteil aus.

Berücksichtigt man dabei noch die juristische Seite des therapeutischen Handelns, fallen Zuordnungen zur einen oder anderen Kategorie von Kontraindikationen besonders schwer.

Wir haben uns deshalb entschlossen, *auf eine solche Zuordnung zu verzichten* und ohne wertende Unterteilung all diejenigen Krankheiten bzw. deren Symptome aufzuführen und zu erläutern, die heute als Kontraindikationen bzw. Therapieeinschränkungen angesehen werden. Dies ist zwangsläufig unsere – d.h. eine therapeutische – Sichtweise.

Wie für andere Therapieformen der Physiotherapie gilt auch für die Manuelle Lymphdrainage, daß es Erkrankungen bzw. Stadien von Krankheitsgeschehen gibt, die zunächst unbedingt in ärztliche Hände gehören, damit dort mit allen heute zur Verfügung stehenden Mitteln eine Untersuchung stattfinden kann. Das Ergebnis muß nach der Entscheidung über Art und Ausmaß der notwendigen ärztlichen Maßnahmen erneut auf eine Relevanz für eine nichtärztliche Therapie diskutiert werden.

Dadurch erübrigt sich selbstverständlich nicht die gründliche physiotherapeutische Befunderhebung: Nur so sind Art und Umfang der Entstauungsmaßnahmen und evtl. begleitender Therapien zu ermitteln (siehe Bd. 2, Abschn. 9.3).

Kontraindikationen bzw. Therapieeinschränkungen

Maligne Tumoren

→ *Ärztlich unbehandelte bösartige Tumorgeschehen* sind in keinem Falle eine Indikation für physiotherapeutische Bemühungen irgendwelcher Art mit dem Ziel einer Besserung des Tumorgeschehens.

Es ist bisher noch ungeklärt, ob die mechanische Beeinflussung von Tumorgewebe zu einer rascheren Metastasierung führt. Die in diesem Zusammenhang immer zitierte Studie von Hirnle u. Hirnle (1985) hat am Tierexperiment gezeigt, daß ein experimentell erzeugtes Malignom durch lokale Massage in seiner Tendenz zur Metastasenbildung offenbar nicht beeinflußt wird. Wir sind der Meinung, daß die Diskussion, ob damit maligne Tumorgeschehen nicht mehr als absolute Kontraindikation für nichtärztliche Therapeuten zu betrachten seien, gar nicht relevant ist: Für Lymphdrainagetherapeuten besteht hier ohnehin kein Heilungsansatz.

! Der Lymphdrainagetherapeut ist vor allem in der *Krebsnachsorge* gefordert, sicht- und/oder tastbare Veränderungen kritisch zu beurteilen und bei allen zweifelhaften Veränderungen für eine ärztliche Abklärung zu sorgen.

Bei krebskranken Menschen besteht häufig kein kurativer, sondern ein supportiver oder gar palliativer Therapieansatz (siehe Bd. 2, Abschn. 6.6). Daher werden von Lymphdrainagetherapeuten immer wieder Patienten behandelt, bei denen noch ein aktives Tumorgeschehen vorliegt, ärztlicherseits jedoch die Priorität auf ein symptomatisches Vorgehen festgelegt wurde. Durch die ärztliche Verordnung wird in einem solchen Fall die eigentliche absolute Kontraindikation vorübergehend aufgehoben mit dem Ziel, die Lebensqualität der betroffenen Patienten zu verbessern. Stellt man als Lymphdrainagetherapeut bei der Behandlung auffällige Veränderungen fest, besteht damit prinzipiell wieder die absolute Kontraindikation, und der Patient gehört in ärztliche Hände.

Bei der Behandlung eines Patienten im Terminalstadium der Krebserkrankung besteht immer ein palliativer Aspekt, d.h. es ist entschieden, daß die Manuelle Lymphdrainage auch bei sehr offensichtlich aktivem Tumorgeschehen die Aufgabe hat, das Leiden zu verringern (siehe Bd. 2, Abschn. 6.6).

Akute Infekte

> **!** Akute bakterielle und virusbedingte Infekte, allen voran das akute Erysipel, sowie Infekte, die durch Pilze und andere Keime und Erreger hervorgerufen wurden, sind absolute Kontraindikationen für eine Manuelle Lymphdrainage. Hier bestünde die große Gefahr, die Krankheitserreger systemisch zu verbreiten.

Es muß der Entscheidung eines mit der Manuellen Lymphdrainage vertrauten Arztes überlassen werden, ab welchem Zeitpunkt nach der Infektion und der Einwirkung der von ihm verabreichten Medikamente wieder mit Manueller Lymphdrainage begonnen werden darf.

> HINWEIS
> Für den Lymphdrainagetherapeuten gilt die Regel, daß nach Abklingen einer solchen Infektion der neuerliche Behandlungsaufbau sorgfältig geplant werden muß. Aus Sicherheitsgründen darf die ehemals von der Infektion betroffene Region nur allmählich wieder in die Behandlungssystematik einbezogen werden.

2.1

Dekompensierte Herzinsuffizienz

Der Begriff „dekompensierte Herzinsuffizienz" bezeichnet die Formen der Unfähigkeit des Herzens, mit der zu bewältigenden Blutmenge fertig zu werden, die nach der Einteilung der „New York Heart Association" (NYHA) den Stadien III und IV zuzuordnen sind.

Es würde an dieser Stelle nicht weiterhelfen, die kardiologischen Befunde aufzuzählen, die zu solchen Einteilungen führen und die einzelnen Stadien voneinander abgrenzen. Vielmehr ist es erforderlich, die Leitsymptome zu nennen, die den behandelnden Lymphdrainagetherapeuten auf eine solche schwere Herzinsuffizienz aufmerksam machen können. Dies ist umso wichtiger, als kein Patient eine Manuelle Lymphdrainage verordnet bekommt, weil er infolge der Herzinsuffizienz Schwellungen der peripheren Körperregionen aufweist. Doch besteht bei Entstauungsvorhaben aufgrund *anderer* Ödemursachen immer die Möglichkeit, daß begleitend dazu eine Herzinsuffizienz vorliegt und die daraus resultierende Kontraindikation möglicherweise nicht bedacht wurde.

Leitsymptome für den physiotherapeutischen Befund sind deshalb:

- Stadium III: Bereits bei leichter Belastung tritt Dyspnoe auf, die sich in Ruhe nur allmählich wieder bessert.
- Stadium IV: Dyspnoe bereits in Ruhe.

Außerdem sind folgende Symptomkonstellationen typisch für eine fortgeschrittene Herzinsuffizienz:

- Leicht eindellbare Schwellungen an den jeweils tiefsten Körperstellen. Dies kann sich bei überwiegend bettlägrigen Patienten durch auffällige Schwellungen an Gesäß und Rücken bemerkbar manchen.
- Vermehrtes nächtliches Wasserlassen (Nykturie) durch den einsetzenden Ödemrückfluß im Liegen.
- Tachykardie (Herzfrequenz >100/min) durch den „Versuch" des Herzens, die zu geringe Kontraktionskraft durch vermehrte Schlagzahl auszugleichen.
- Zusätzlich, jedoch unspezifisch, auffällig feuchtkalte Haut aufgrund der gleichzeitigen Sympathikusaktivierung.

Einer der wichtigsten ärztlichen Therapieansätze ist die Herzentlastung, d.h. die Verringerung der Vorlast mittels venenerweiternder Mittel und medikamentöser Ausschwemmung über eine Einflußnahme an der Regulation des Salz-Wasser-Haushaltes an der Niere. Dieses Ziel darf durch eine zusätzlich rückstromfördernde Maßnahme, wie sie die Manuelle Lymphdrainage darstellt, natürlich nicht zunichte gemacht werden.

> **!** In Stadium III oder IV einer Herzinsuffizienz könnte eine Manuelle Lymphdrainage aufgrund einer Vorlasterhöhung einen „Herzanfall" mit Kollapssymptomatik auslösen.

Kompensierte Herzinsuffizienz

Der Begriff „kompensierte Herzinsuffizienz" steht für die Stadien II und I nach NYHA mit folgender *Leitsymptomatik:*

- Stadium II: Erst bei großer Belastung tritt Dyspnoe auf.
- Stadium I: Keine Symptome, d.h. nur apparativ feststellbar.

Vor allem bei älteren Menschen besteht oft die Gefahr, daß eine mehr oder weniger ausgeprägte Herzinsuffizienz vorliegt.

Wenn der Patient keines der genannten Leitsymptome zeigt, ist zunächst prinzipiell nichts gegen eine Manuelle Lymphdrainage einzuwenden. Bei bekannter geringgradiger Herzinsuffizienz ist allerdings der Behandlungsaufbau sorgfältig auf diese Beschwerdelage abzustimmen, und die Entstauungszeit pro Behandlungssitzung ist zunächst kürzer zu wählen, als es dem Krankheitsbild, aufgrund dessen die Manuelle Lymphdrainage verordnet wurde, sonst angemessen wäre. Erst bei weiterer Beobachtung ist dann meist eine Behandlungszeitsteigerung auf die übliche Dauer möglich.

Die kompensierte Herzinsuffizienz ist keine Kontraindikation im eigentlichen Sinne, sondern eher eine Einschränkung für die Manuelle Lymphdrainage.

Ausgeprägte Formen von Herzrhythmusstörungen

Von Rhythmusstörungen spricht man, wenn

- die Herzfrequenz in Ruhe beim Erwachsenen >100/min = *Tachykardie* (griech. tachys = schnell),
- die Herzfrequenz in Ruhe beim Erwachsenen <50/min = *Bradykardie* (griech. brachys = langsam),
- bei unregelmäßiger Herzschlagfolge = *Arrhythmie,*
- bei Erregungen bzw. Kontraktionen außerhalb des normalen Herzrhythmus = *Extrasystolen.*

Eine mögliche Kontraindikation zur Manuellen Lymphdrainage könnte sich z.B. bei einer bestehenden *Sinusbradykardie*, d.h. bei einer Herzfrequenz <50/min ergeben. Hier besteht eine Form der ärztlichen Maßnahmen darin, über eine Vagusblockade den verlangsamenden parasympathischen Einfluß zu verringern. Da die Manuelle Lymphdrainage jedoch vor allem aufgrund der ausführlichen Halsbehandlung eine Vagotonisierung fördert, würde sie der ärztlichen Bestrebung entgegenwirken.

Ausgeprägte Arrhythmien, die bisher noch nicht ärztlich befriedigend therapiert werden können, sollten ebenfalls als Kontraindikation für die Hals-/Basisbehandlung betrachtet werden, da die Auswirkungen einer starken Vagotonisierung durch dieses Vorgehen nicht prognostizierbar sind.

Die *Sinustachykardie,* d.h. eine Herzfrequenz >100/min dagegen stellt keine Kontraindikation dar, wenn sie beispielsweise Folge seelischer Belastung ist. Hier besteht im Gegensatz zur Bradykardie sogar das Bestreben, den parasympathischen Einfluß zu fördern.

Therapeutisches Mittel der Wahl ist hier jedoch *nicht die Manuelle Lymphdrainage*, so daß sich selbstverständlich *keine Indikation* stellt.

Ist die Sinustachykardie Folge einer schweren Herzinsuffizienz, treffen alle Informationen zur „dekompensierten Herzinsuffizienz" (siehe oben) zu.

Implantierte Herzschrittmacher bilden keine Beeinträchtigung für die Manuelle Lymphdrainage.

Ausgeprägte Hypotonie

Als „ausgeprägte Hypotonie" bezeichnet man einen Blutdruck von dauerhaft <105/60 bzw. <100 mmHg in Ruhe. Allerdings ist zu beachten, daß es bei gesunden, gut trainierten Personen in Ruhe durchaus zu solchen Werten kommen kann.

Bei Patienten mit ausgeprägter Hypotonie wirkt sich die Manuelle Lymphdrainage durch den „vagotonen Effekt" oftmals so aus, daß die ohnehin bestehende Neigung zur orthostatischen Dysregulation wie „Schwarzwerden vor den Augen", „Schwindel" etc. weiter verstärkt wird.

HINWEIS

Der Therapeut muß *nach der Behandlung* daran denken,

- mit dem Patienten vor dem Aufstehen aus dem Liegen zunächst einige kreislaufanregende Spannungsübungen durchzuführen, um die Symptome der orthostatischen Dysregulation gering zu halten, und
- dem Patienten beim Aufstehen von der Behandlungsliege behilflich zu sein bzw. ihn erst dann alleine zu lassen, wenn der Kreislauf wieder stabil ist.

Zusätzlich sind die Behandlungen noch sorgfältiger, d.h. langsamer aufzubauen.

Auch hier liegt keine Kontraindikation im strengen Sinne vor, sondern lediglich eine Einschränkung für die Manuelle Lymphdrainage.

Akute venöse Thrombosen der Bein- und Beckenvenen (und der V. subclavia)

Solange der Patient immobilisiert ist, d.h. solange eine akute Emboliegefahr besteht, sollte keine Manuelle Lymphdrainage angewandt werden, um eine mechanische Verschleppung des Thrombus zu vermeiden. Sobald die akute Gefahr durch eine ärztliche Lysetherapie gebannt ist und die dynamische Extremitätenaktivität freigegeben wurde, ist die mechanische Einwirkung auf die tiefen Leitvenen durch die Muskulatur bei Kontraktion allemal größer als bei den „sanften" Griffen der Manuellen Lymphdrainage von außen auf die Haut und Subkutis. Eine Thrombusablösung durch die Manuelle Lymphdrainage ist also nicht relevant.

!

Die sog. Bauchtiefengriffe und/oder Brustkorbrandgriffe, die zusätzlich mit einer forcierten kostoabdominalen Atmung verbunden sind, sollten bei Patienten mit Thrombose der Bein-Beckenvenen-Region sicherheitshalber solange nicht angewandt werden, bis die Patienten wieder vollständig mobilisiert sind.

Akute Thrombophlebitis

Im Gegensatz zu Thrombosierungen des tiefen Venensystemes geht von Thrombosen des oberflächlichen Venensystemes keine Emboliegefahr aus. Patienten mit solchen Beschwerden werden deshalb auch nicht immobilisiert, um mit der venösen Rückflußminderung bei Wegfall der Muskelpumpe keine zusätzliche Thrombosierung im tiefen System zu provozieren.

Prinzipiell ist dadurch auch keine Kontraindikation für die Manuelle Lymphdrainage gegeben, jedoch stellt sich nach unserer Erfahrung auch keine Indikation – Alleine schon aus dem Grund, weil die betroffenen Patienten in aller Regel keine „Massage am Bein" tolerieren.

→

Bei einer Thrombophlebitis ist immer zu bedenken, daß sie als zusätzliches Zeichen einer tiefen Thrombose auftreten kann.

Hyperthyreosis

■ DEFINITION. Der Begriff *„Hyperthyreosis"* bezeichnet eine Überfunktion der Schilddrüse mit einem Überangebot von Schilddrüsenhormonen.

Bei nicht genügend medikamentös eingestellten Patienten besteht die Gefahr, daß die „überfunktionierende" Schilddrüse bei der Manipulation der seitlichen Halslymphknoten indirekt noch mehr T_3- und T_4-Hormone ausschüttet, was dann zur Verschlimmerung vor allem der *akuten Symptome* wie

- Tachykardie (als „Herzrasen" empfunden),
- erhöhte Nervosität mit ausgeprägtem Fingertremor und „feuchten Händen",
- Schlafstörungen und
- noch weiter erhöhter Stuhlfrequenz

führen kann.

HINWEIS
Liegt eine Hyperthyreosis vor, ist die ausführliche Griffabfolge an der Halsregion (Stichwort „Basisbehandlung", siehe Abschn. 2.1.7) entweder erheblich zu reduzieren oder/und durch andere Maßnahmen zu ersetzen, die sich ebenfalls günstig auf den lymphatisch-venösen Übergang auswirken. Hier bietet sich eine gezielte Atemlenkung „hochkostosternal" an.

Carotis-Sinus-Syndrom

Seitlich am Hals, etwa auf der Höhe des Kieferwinkels, verzweigt sich die A. carotis communis in die A. carotis interna (zur Versorgung des Gehirns) und die A. carotis externa (zur Versorung des Schädeläußeren). An der dort lokalisierten natürlichen Gefäßerweiterung – genannt „Sinus caroticus" werden durch in der Wand befindliche Barorezeptoren Werte der Gefäßwandspannung ermittelt, die der Blutdruckregulation mit dienen. Bei überempfindlichen Patienten kann bereits eine plötzliche Kopfwendung dazu führen, daß über den dabei entstehenden Druck durch den M. sternocleidomastoideus auf den Sinus caroticus als Reaktion eine abrupte Blutdrucksenkung erfolgt, die in Extremfällen bis zur Ohnmacht führen kann.

Da der überempfindliche Sinus caroticus auch durch den rhythmischen Druck während der Halsbehandlung irritiert werden könnte, kann es bei betroffenen Patienten zur Bradykardie mit Verminderung der Hirndurchblutung und daraus resultierender Benommenheit oder sogar Ohnmacht kommen. Dies ist vor allem bei älteren Patienten mit ausgeprägter Atherosklerose der A. carotis nicht ausgeschlossen.

Die gelegentlich propagierte absolute Kontraindikation für die Durchführung der Halsbehandlung bei Patienten ab dem 60. Lebensjahr halten wir jedoch für zu pauschal. Generell muß der therapeutische Umgang mit älteren Menschen immer auch unter dem Gesichtspunkt der möglichen Überforderung durch multiple Einschränkungen gesehen werden und bedarf sowohl einer noch sorgfältigeren Befunderhebung als auch einer sorgfältigen Behandlungsplanung. Hier pauschal ein Teilbehandlungsverbot auszusprechen, wird den täglichen Anforderungen nicht gerecht.

Es ist empfehlenswert, bei dieser selten vorkommenden Symptomatik nicht von einer Kontraindikation zu sprechen, sondern von einer *lokalen Einschränkung* für die Manuelle Lymphdrainage auszugehen.

HINWEIS
Liegt ein Carotis-Sinus-Syndrom vor, ist die ausführliche Griffabfolge der Halsregion (Stichwort „Basisbehandlung", siehe Abschn. 2.1.7) entweder auf die dorsale Halsregion und die Schulter zu reduzieren oder durch andere Maßnahmen, die sich ebenfalls günstig auf den lymphatisch-venösen Übergang auswirken, zu ersetzen. Hier bietet sich eine gezielte Atemlenkung „hochkostosternal" an.

Hautveränderung unklarer Genese

Für alle Therapiemethoden, die die Vorgänge im Körper über eine Reizsetzung über die Haut beeinflussen wollen, stellt sich stets die Frage: „Wie geht man mit Hautkrankheiten um?" Für alle nicht speziell dermatologisch geschulten Therapeuten muß in solchen Fällen die Frage an den Patienten erfolgen, ob die Hauterscheinung bereits dermatologisch abgeklärt wurde.

Ist dies der Fall, sollte sich leicht klären lassen, ob die entsprechende Region Reizsetzungen – in diesem Falle den Griffen der Manuellen Lymphdrainage – ausgesetzt werden darf. Wurde allerdings bislang noch kein Dermatologe konsultiert, sollte man Hautveränderungen zunächst stets als Kontraindikation ansehen und auf eine Abklärung drängen.

Kontraindikationen bzw. Einschränkungen speziell des Becken-Bauch-Raumes

Für Grifftechniken zur Anregung der tiefen intrapelvikalen, intraabdominalen und intrathorakalen Lymphgefäße – also für die sog. Bauchtiefen-Griffe und/oder Brustkorbrand-Griffe, die zusätzlich mit einer forcierten kostoabdominalen Atmung verbunden sind – bestehen folgende *Kontraindikationen bzw. Einschränkungen:*

- generell alle akuten Erkrankungen des Becken-Bauch-Raumes,
- alle noch ungeklärten Beschwerden des Bauchraumes, z.B. vermutete oder bekannte Erkrankungen der Gefäße wie Aneurysmen oder auch Zwerchfellhernien u. ä.,
- chronische Dickdarmerkrankungen wie z.B. Colitis ulcerosa,
- Menstruationsbeschwerden,
- Schwangerschaft und
- spastische Obstipation.

2.1

In den meisten dieser Fälle ist eine Behandlung in der Tiefe des Bauchraumes aufgrund der beschwerdebedingten erhöhten Bauchdeckenspannung ohnehin nicht durchführbar.

2.1.7 Reihenfolge der Grundgriffe und häufigste Sonder- bzw. Ergänzungsgriffe

Die Reihenfolge der *Grundgriffe* orientiert sich ausnahmslos am anatomischen Verlauf der Lymphgefäße (hier meist des oberflächlichen Systems) und an der anatomischen Lage grifftechnisch gut erreichbarer Lymphknotengruppen vornehmlich der Kopf-Hals-Region und der Extremitätenwurzeln.

Im Gegensatz zu den Grundgriffen, die als „Grundprogramm" zu verstehen sind, stellen *Sondergriffe* befundabhängige Erweiterungen und Ergänzungen dar, weshalb man sie auch „Ergänzungsgriffe" nennt. Sie werden nicht grundsätzlich eingesetzt. Ein weiterer Unterschied zu den Grundgriffen besteht darin, daß sie nicht überwiegend an den oberflächlichen, sondern häufig an den tiefergelegenen Lymphgefäßen und Lymphknotengruppen ortientiert sind.

Die gebräuchlichsten Sondergriffe werden zusätzlich zu den Grundgriffen jeweils im Zusammenhang mit der entsprechenden Körperregion dargestellt. Weitere ergänzende Griffe bzw. behandlungsbedingte Grundgriffabwandlungen werden in Bd. 2 in den Kapiteln 3 bis 7 gezeigt, wenn es darum geht, Behandlungsabläufe verständlich zu machen.

Hals-/Schulterregion: Basisbehandlung

Die Griffreihenfolge in der Hals-/Schulterregion wird auch oft als *„Basisbehandlung"* bezeichnet, da sie in der Therapie meist das erste Behandlungsgebiet darstellt. Grundlage hierfür ist die Überlegung, daß zunächst die Region und deren nächste Umgebung vorbehandelt werden muß, in der das Lymphgefäßsystem in das venöse übergeht, d.h. endet. Vodder bezeichnete die Gesamtheit des lymphatisch-venösen Überganges als *„Terminus"* (terminal medizinische Bedeutung: zum Ende gehörend).

Die Topographie der Lymphgefäße des Kopf-Hals-Bereiches wird aus **Abb. 2.10** ersichtlich.

Erst nach den einleitenden Griffolgen werden weitere Körpergebiete behandelt: Man baut die einzelne Behandlung sozusagen von zentral nach peripher auf. Von dieser „Regel" weicht man nur dann ab, wenn das zu behandelnde Problem (die periphere Stauung) nur geringe Ausmaße aufweist und zudem noch weit peripher der Einmündungsstelle liegt – wie z.B. bei einer frischen Sprunggelenkdistorsion – bzw. wenn die

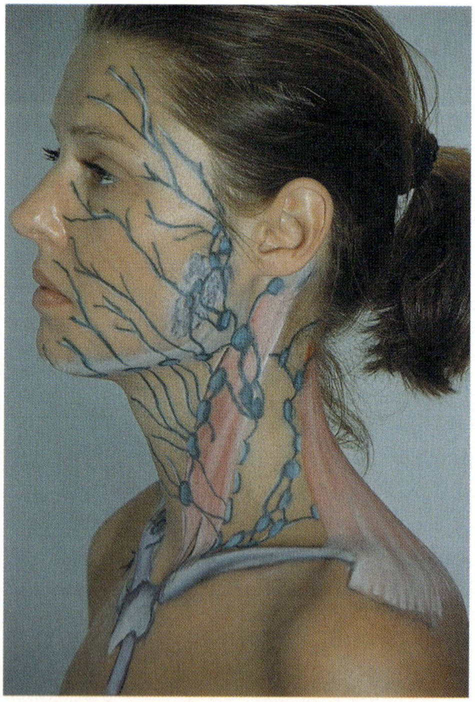

Abb. 2.10. Trans-Paint-Darstellung der Topographie der Lymphgefäße des Kopf-Hals-Bereiches

Halsbehandlung kontraindiziert ist (siehe Abschn. 2.1.5) oder das eigentliche Barrieregebiet darstellt (z.B. bei postoperativem Zustand nach ärztlicher Tumortherapie der HNO-Region, siehe Bd. 2, Abschn. 6.3.8).

HINWEIS

Die Ausführung der Griffabläufe am Hals erfolgt meist in Rückenlage des Patienten, wobei das Kopfteil der Liege bei Bedarf leicht erhöht eingestellt werden kann. Der Therapeut steht entweder seitlich der Behandlungsliege oder am Kopfende.

Am Hals selbst wird lediglich die seitliche und dorsale Region manipuliert, während die ventrale Halsfläche (Regio collis anterior) wegen Überempfindlichkeiten auch auf geringen Druck hin ausgespart bleibt. Der Verlauf des M. sternocleidomastoideus stellt also die Begrenzung zur Regio collis anterior dar.

HINWEIS

Bei der sog. *„Basisbehandlung"* wird ausschließlich der Grundgriff *Stehender Kreis* ausgeführt. Alle Griffabläufe enden auf der oberen Schlüsselbeingrube *(Terminusregion)*.

Man beginnt mit einer einleitenden Streichung. Die **Abb. 2.11–2.14** zeigen die Reihenfolge der Griffe. Beendet wird mit einer abschließenden Ausstreichung.

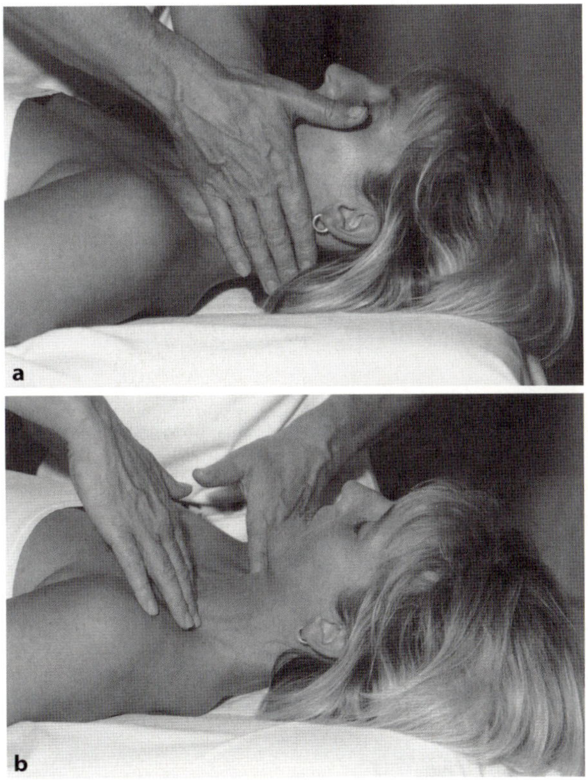

Abb. 2.11 a, b. Stehende Kreise seitlich am Hals in mehreren Ansätzen bis zur Schlüsselbeingrube – *Jugularis – Terminus*

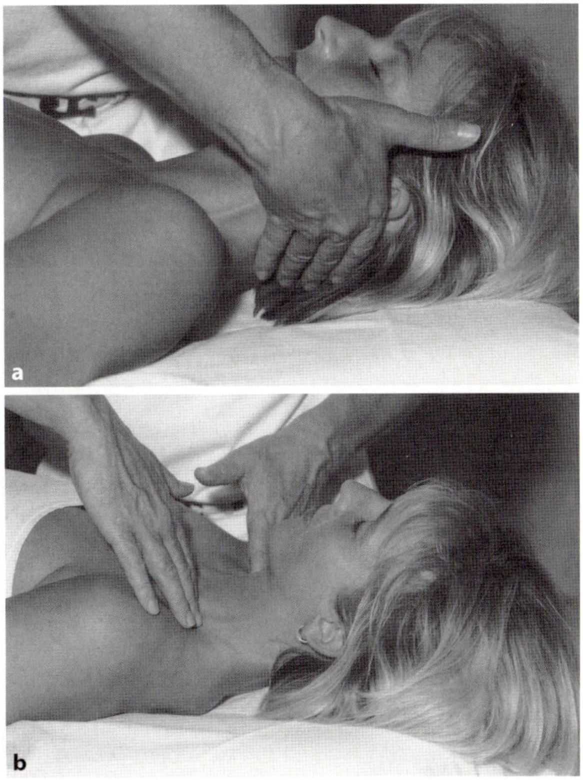

Abb. 2.12 a, b. Stehende Kreise dorsal am Hals in mehreren Ansätzen bis zur Schlüsselbeingrube – *Occiput – Terminus*

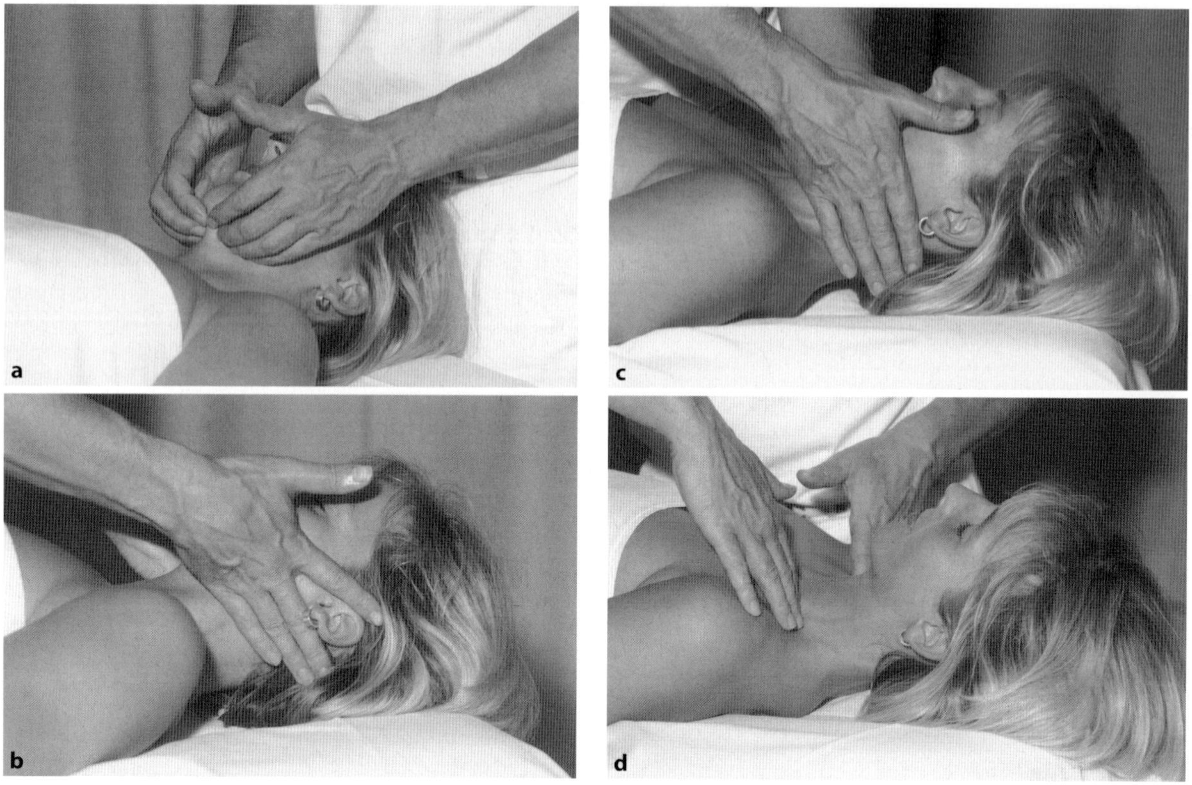

Abb. 2.13 a–d. Stehende Kreise am Kopf-Hals-Übergang bis zur Schlüsselbeingrube – *Mundboden-Parotis-Griffolge*

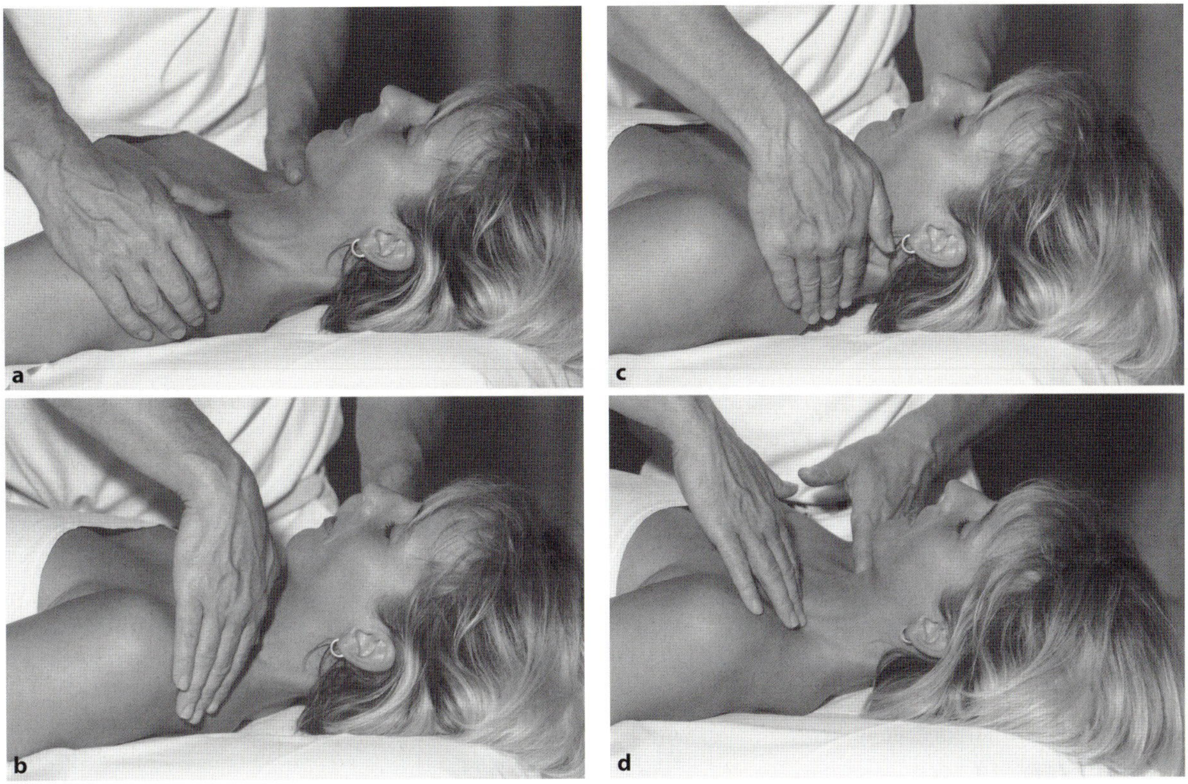

Abb. 2.14 a–d. Stehende Kreise am Hals-Schulter-Übergang bis zur Schlüsselbeingrube – *Schulterbehandlung*

Basisbehandlung mit anschließender Gesichtsbehandlung

Eine Gesichtsbehandlung ist quasi eine „Erweiterung“ der Griffabläufe über die *Basisbehandlung* hinaus nach kranial.

HINWEIS
Die Griffe im Gesicht werden am Patienten in Rückenlage ausgeführt, wobei das Kopfteil der Liege bei Bedarf leicht erhöht eingestellt werden kann. Der Therapeut sitzt am Kopfende der Behandlungsliege.

Gefordert sind hier ein hohes Maß an Konzentration und der besondere Einsatz der Feinmotorik. In der Folge kommt es gerade in der Gesichtsregion beim Patienten zu einem meist sehr ausgeprägten Entspannungseffekt („Vagotonisierung“).
Auch in der Gesichtsbehandlung wird ausschließlich der Grundgriff *Stehender Kreis* ausgeführt. Man beginnt mit einer einleitenden Ausstreichung.

Die **Abb. 2.15–2.25** zeigen die Reihenfolge der Griffe.

Die Griffreihenfolge wird mit einer abschließenden Ausstreichung beendet.

Ober-/Unterkieferregion (Abb. 2.15–2.18)

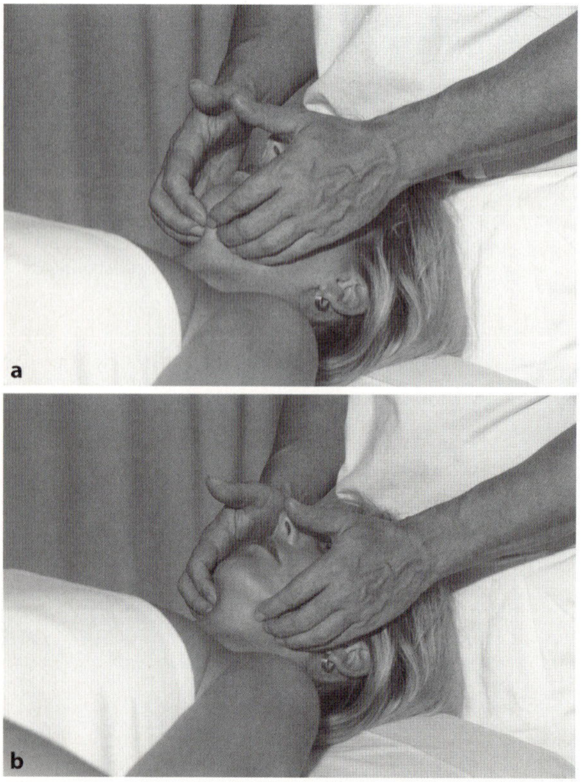

Abb. 2.15 a, b. *Mundboden-Griffolge* vom Kinn bis zum Angulus mandibularis

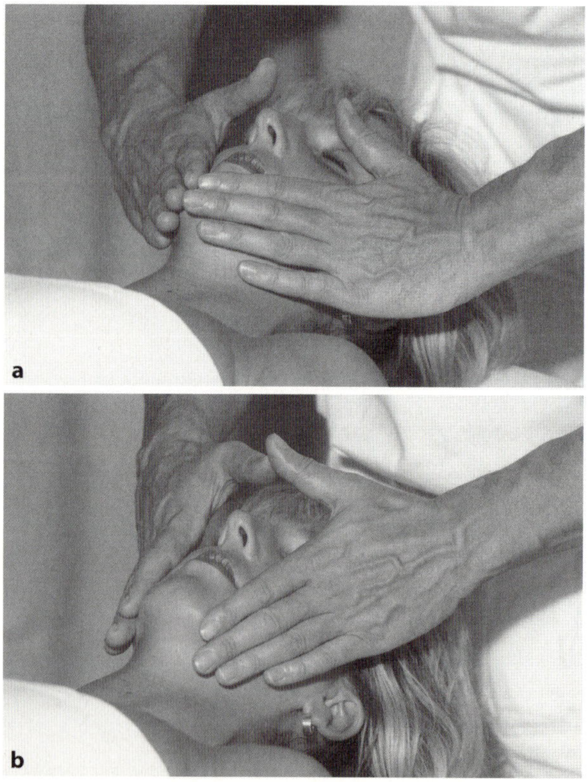

Abb. 2.16 a, b. *Unterkiefer-Griffolge* vom Kinn bis zum Angulus mandibularis

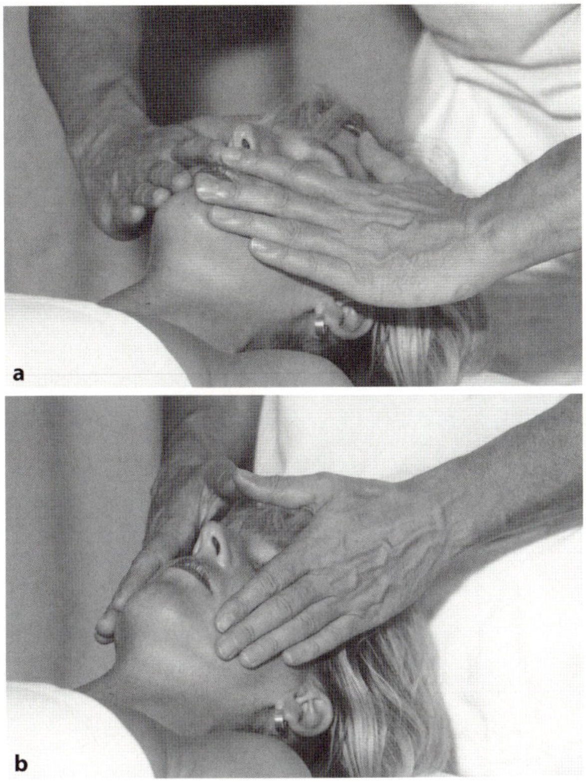

Abb. 2.17 a, b. *Oberkiefer-Griffolge* von Mitte Oberlippe bis zum Angulus mandibularis

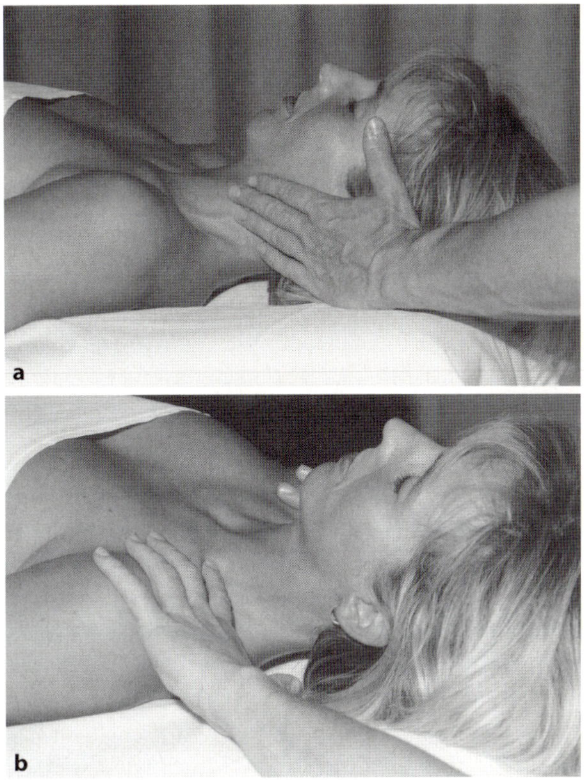

Abb. 2.18 a, b. *Jugularis – Terminus.* Ableiten über die laterale Jugulariskette zur Einmündungsstelle

Nasenregion (Abb. 2.19, 2.20)

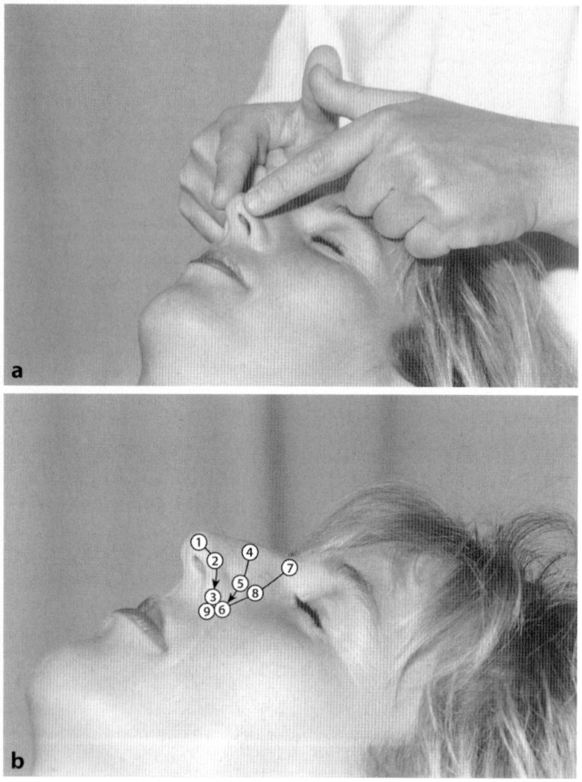

Abb. 2.19 a, b. Nasenrückenregion jeweils bis zur Nasolabialfalte, **b** einzelne Behandlungspunkte

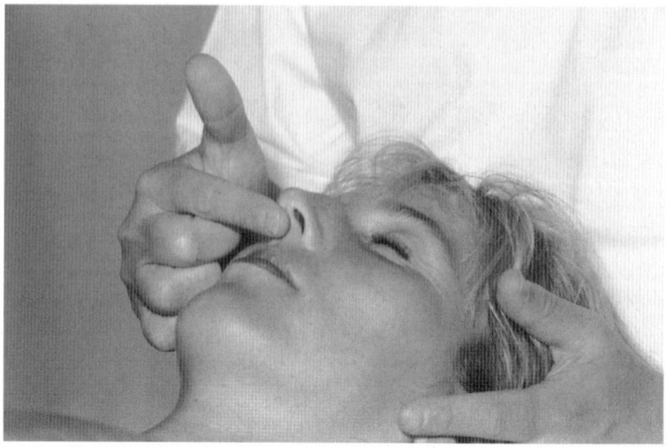

Abb. 2.20. Bereich der Nasenlöcher. Grifftechnik am Septum und an den Nasenflügeln, falls erforderlich

Wangenbehandlung (Abb. 2.21)

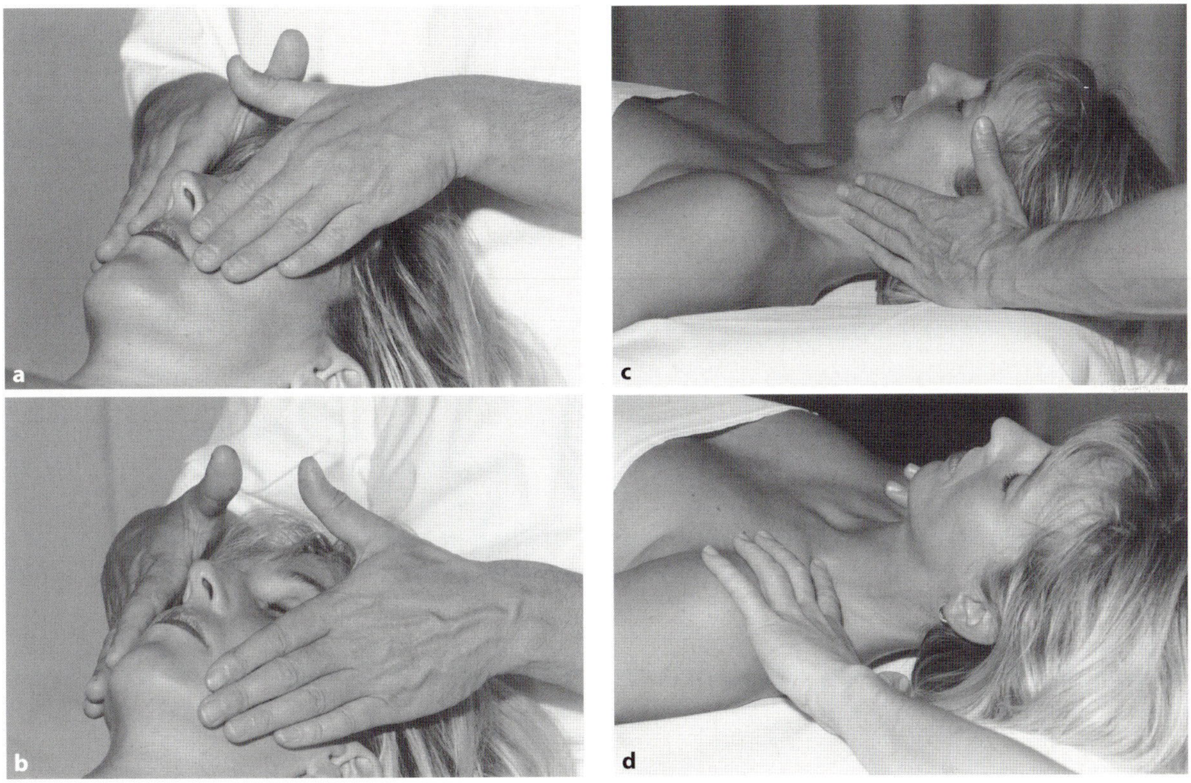

Abb. 2.21 a–d. „Lange Reise" von der Jochbeinregion bis zur Schlüsselbeingrube (die Griffablaufbezeichnung geht auf Vodder zurück)

Augenbehandlung (Abb. 2.22, 2.23)

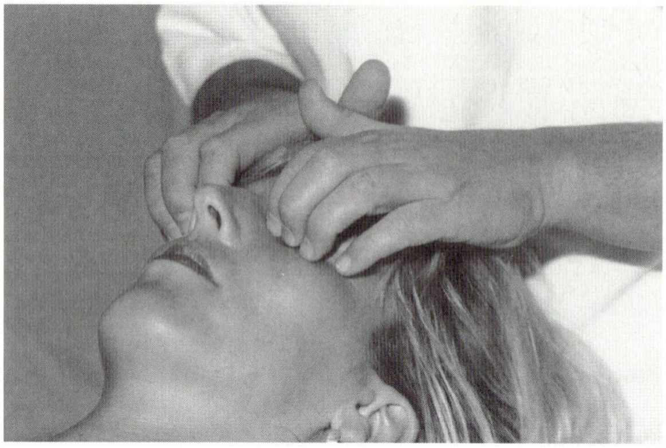

Abb. 2.22. Tränensackregion

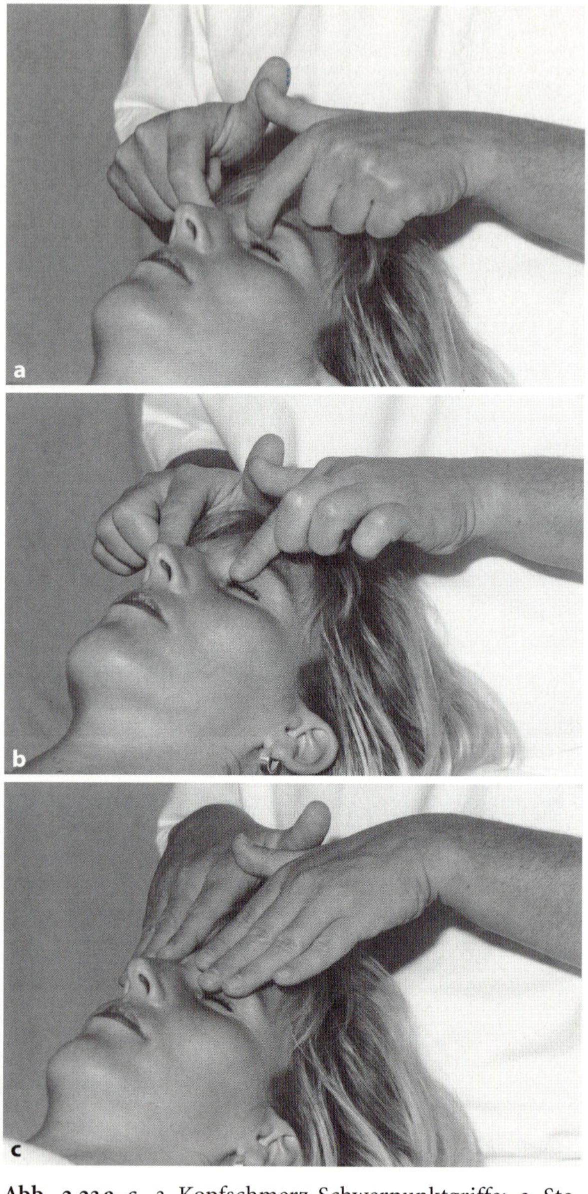

Abb. 2.23 a–c. 3 Kopfschmerz-Schwerpunktgriffe: **a** Stehende Kreise zwischen Augapfel und Orbitalrand, **b** Stehende Kreise auf dem Augenlid, **c** Stehende Kreise auf den Augenbrauen

Stirnbehandlung (Abb. 2.24)

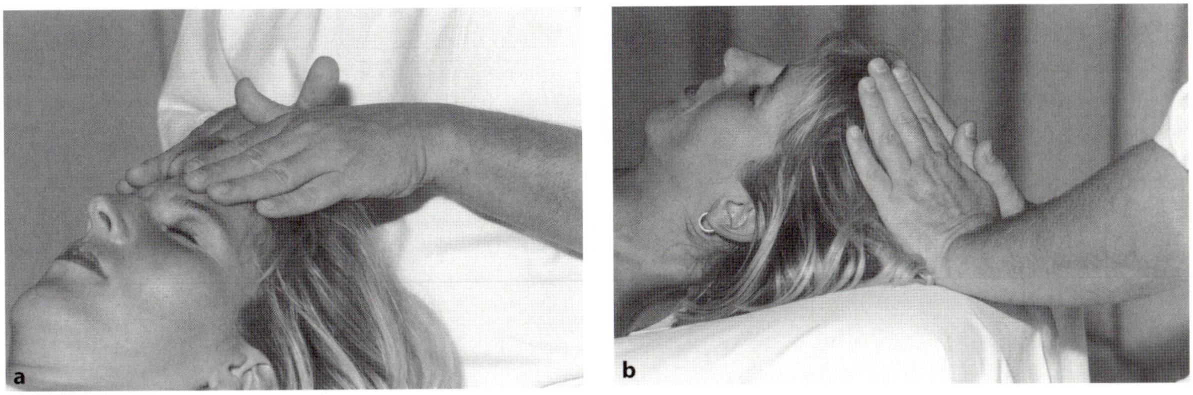

Abb. 2.24 a, b. In mehreren Abschnitten bis zum Schädeldach

Ableitende Behandlung (Abb. 2.25)

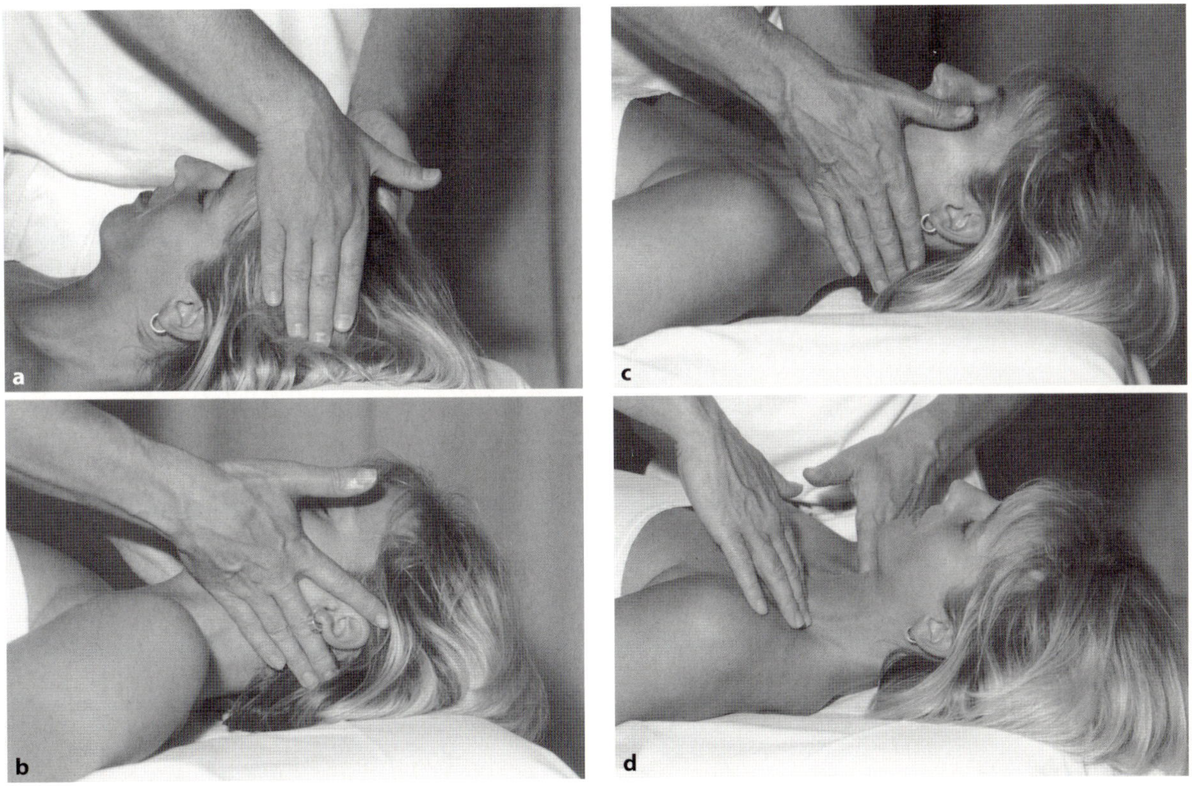

Abb. 2.25 a–d. Temporalisregion bis zur Schlüsselbeingrube

Nacken-/Hinterhauptbehandlung

Die Nacken-/Hinterhauptbehandlung stellt quasi das Pendant zur Halsbehandlung von ventral (also zur Basisbehandlung) dar, wobei auch hier eine „Ausweitung" der Griffe nach kranial durch die Stehenden Kreise auf dem Hinterhaupt möglich ist.

HINWEIS
Die Griffabläufe in der Nacken- und Hinterhauptregion werden entweder in Bauchlage des Patienten oder auch im Sitzen angewandt. Der Therapeut steht oder sitzt entweder am Kopfende der Liege oder seitlich davon.

Auch für alle Griffe seitlich am Hals stellt der Verlauf des M. sternocleidomastoideus die Begrenzung zur ventralen Halsregion dar.

Man beginnt mit einer einleitenden Ausstreichung. Die **Abb. 2.26–2.31** zeigen die Reihenfolge der Griffe. Beendet wird mit einer abschließenden Ausstreichung.

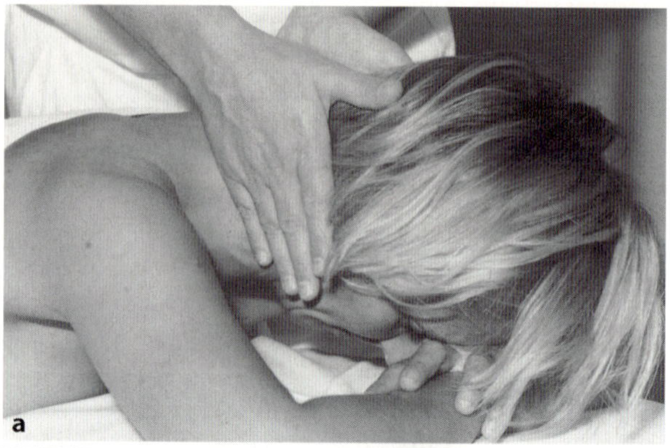

a

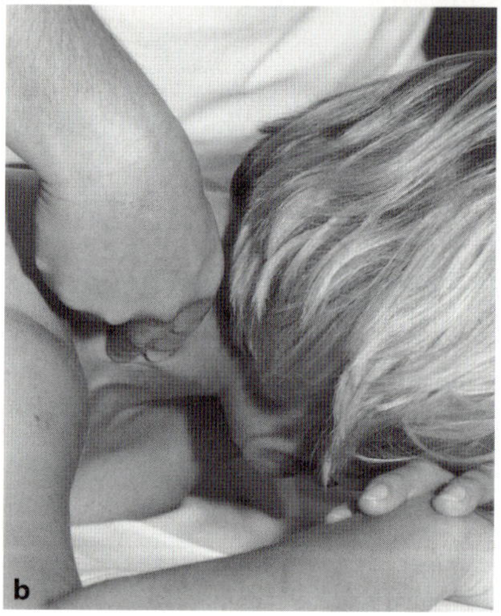

b

Abb. 2.26 a, b. *Jugularis – Terminus.* Stehende Kreise seitlich am Hals in mehreren Ansätzen bis zur Schlüsselbeingrube

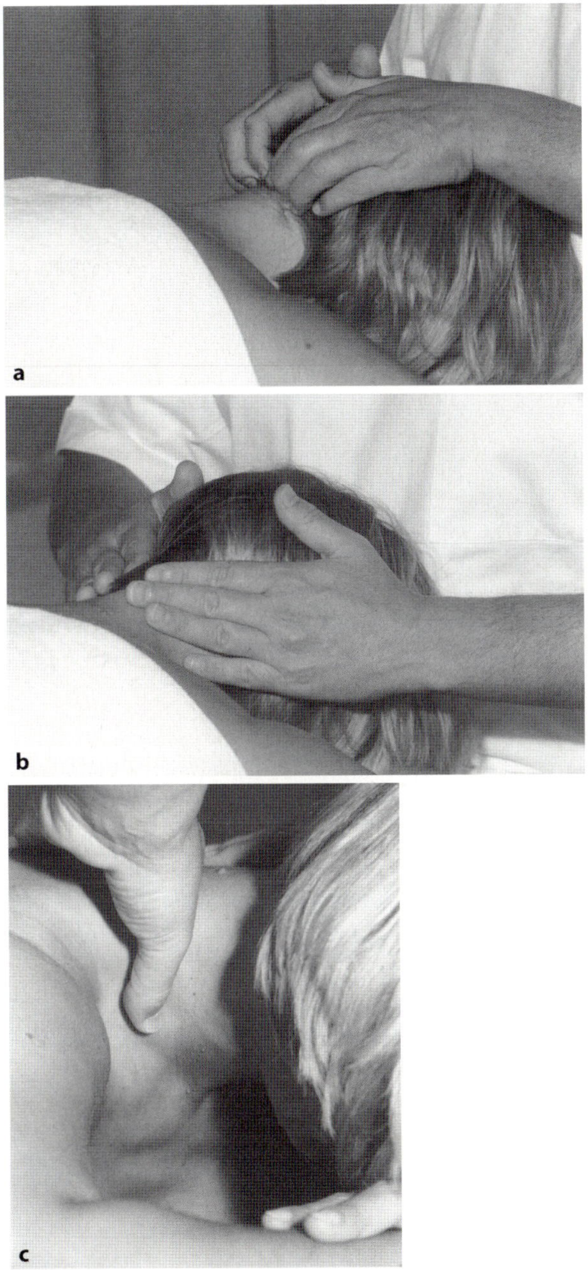

Abb. 2.27 a–c. *Occiput – Terminus.* Entlang der Protuberantia occipitale von medial nach lateral, anschließend auf der dorsalen Halsseite in mehreren Ansätzen bis zur Schlüsselbeingrube

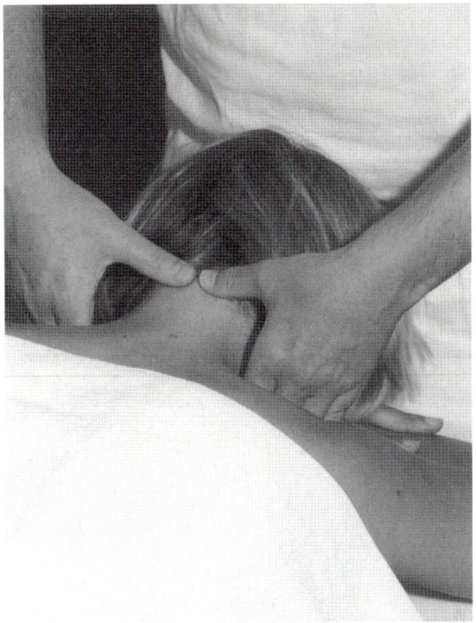

Abb. 2.28. *Paravertebrale Daumenkreise.* In mehreren Ansätzen von kranial bis zum zerviko-thorakalen Übergang

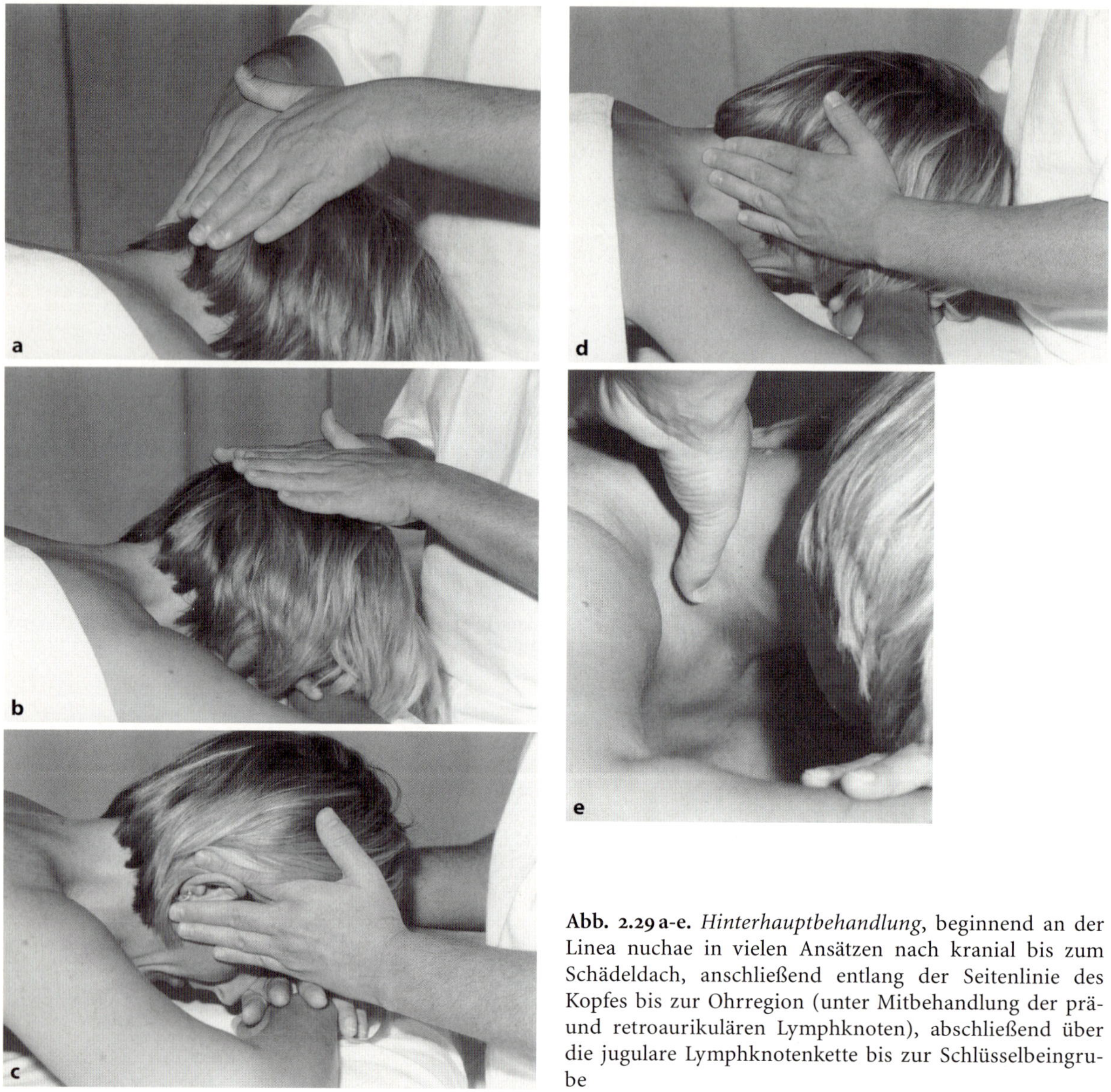

Abb. 2.29 a–e. *Hinterhauptbehandlung*, beginnend an der Linea nuchae in vielen Ansätzen nach kranial bis zum Schädeldach, anschließend entlang der Seitenlinie des Kopfes bis zur Ohrregion (unter Mitbehandlung der prä- und retroaurikulären Lymphknoten), abschließend über die jugulare Lymphknotenkette bis zur Schlüsselbeingrube

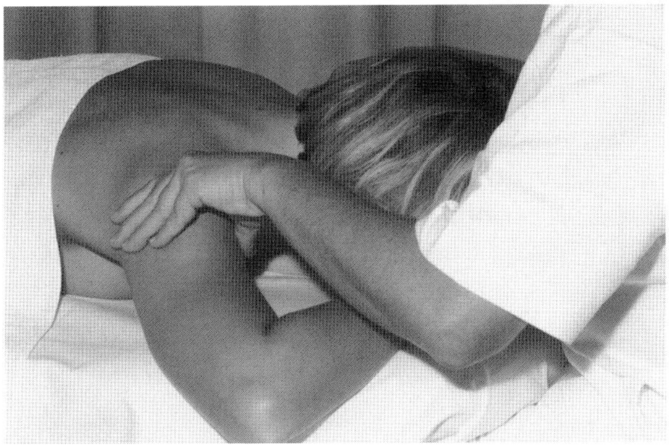

Abb. 2.30. *Schulterbehandlung*: beidhändige Pumpgriffe über die Deltoideen

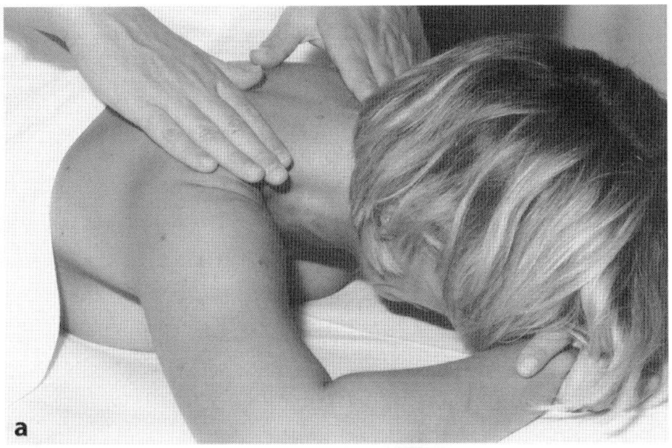

a

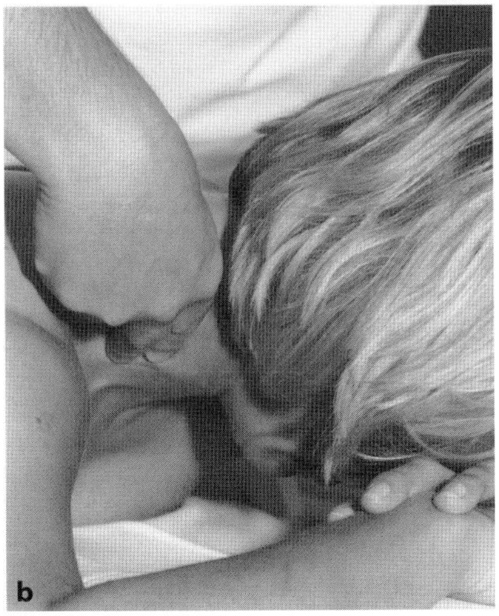

b

Abb. 2.31 a, b. *Schulterbehandlung*: beidhändige Stehende Kreise auf den freien Rändern des M. trapezius mit abschließender Terminusbehandlung

Sonder-/Ergänzungsgriffe Kopf: Mundinnendrainage

Die Mundinnendrainage ist eine „traditionelle“ Ergänzungstechnik zu den Griffabläufen der Kopfregion. Nach empirischen Erkenntnissen läßt sich mit dieser Technik bei „intrakraniellen Abflußstörungen“ verschiedenster Ursache eine zusätzliche positive Wirkung erzielen, die weder anatomisch noch funktionell erklärbar ist. Trotzdem wird diese Möglichkeit von allen Lehrinstituten gleichermaßen empfohlen und aus der Praxis immer wieder bestätigt.

Der sog. „Drainierende Griff“ (**Abb. 2.32**) ist lediglich eine Drückung auf der Stelle im Bereich des Gaumens, die nach einem ganz bestimmten Schema ausgeführt (**Abb. 2.33**) und intermittierend einige Male wiederholt wird.

Neben der Gaumenregion können zusätzlich mit gleicher Technik die Wangenschleimhaut und die Zahnfleischregion mitbehandelt werden.

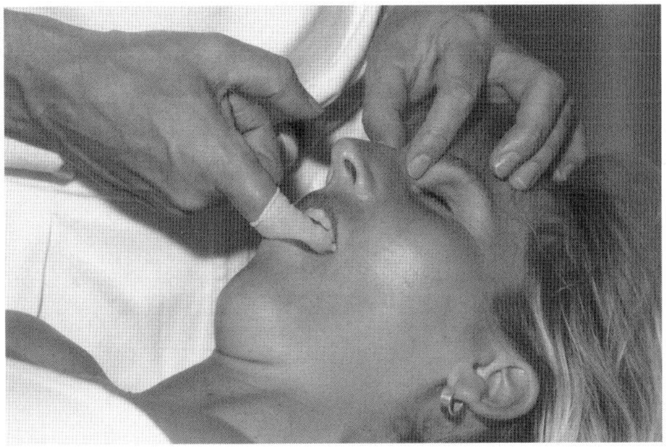

Abb. 2.32. Technik der sog. „*Mundinnendrainage*“, hier am Beispiel der Drückungen an der Gaumenregion. Die nichtbeteiligte Hand lenkt den Patienten durch unregelmäßiges Zupfen an der Nasenwurzel ab

2.1

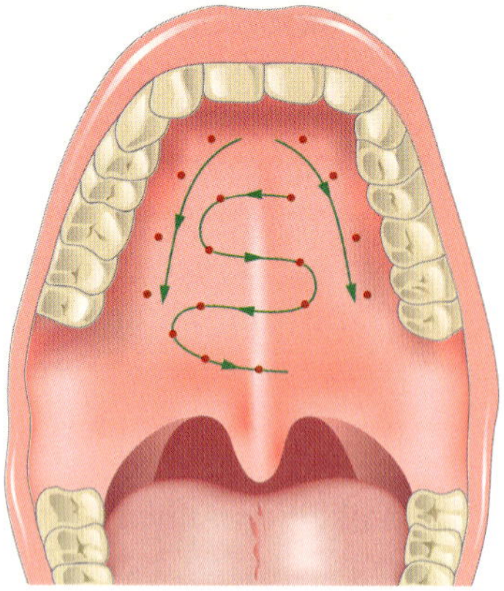

Abb. 2.33. Ablaufschema der Drückungen am Gaumen

Grundgriffe Arm

Abb. 2.34 zeigt die Topographie der Lymphgefäße des Armes.

Man beginnt mit einer einleitenden Ausstreichung. Die **Abb. 2.35–2.44** zeigen die Reihenfolge der Griffe. Beendet wird mit einer abschließenden Ausstreichung.

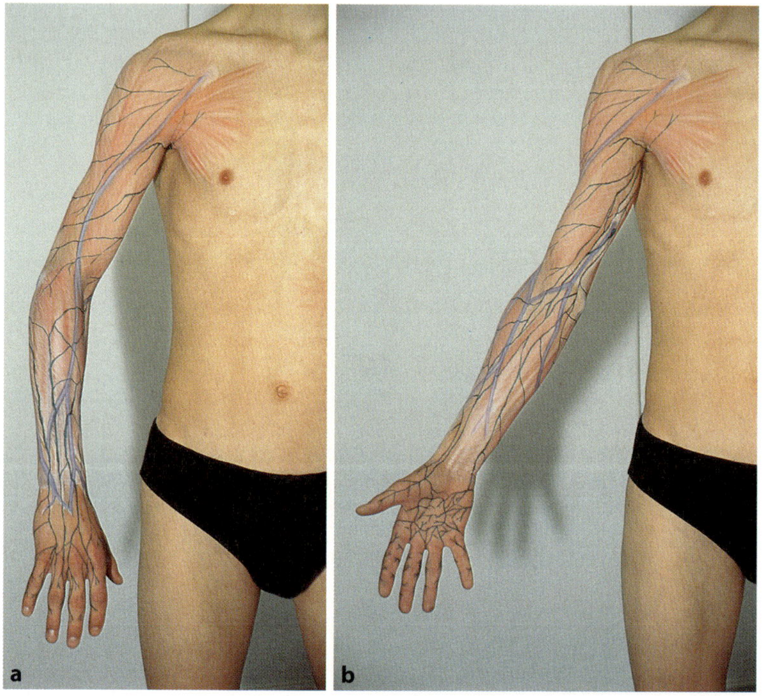

Abb. 2.34 a, b. Trans-Paint-Darstellung der Topographie der Lymphgefäße des Armes. **a** Ansicht bei innenrotiertem Arm, **b** Ansicht bei außenrotiertem Arm. Deutlich erkennbar ist die Tendenz der Lymphgefäße in Richtung medialer Oberarm und von hier zu den axillären Lymphknoten

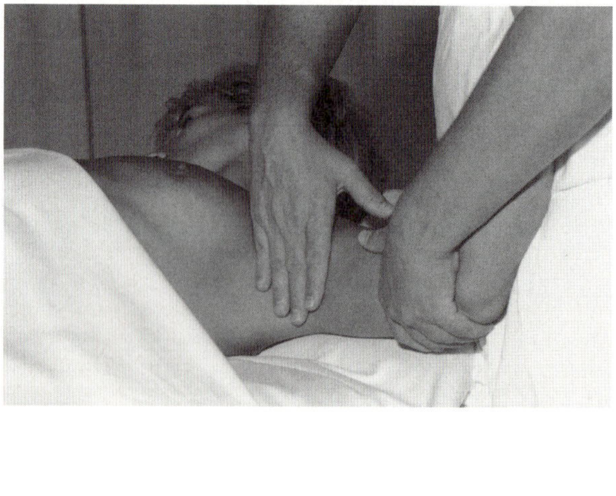

Abb. 2.35. Stehende Kreise zur Behandlung der axillären Lymphknoten in mehreren Ansätzen

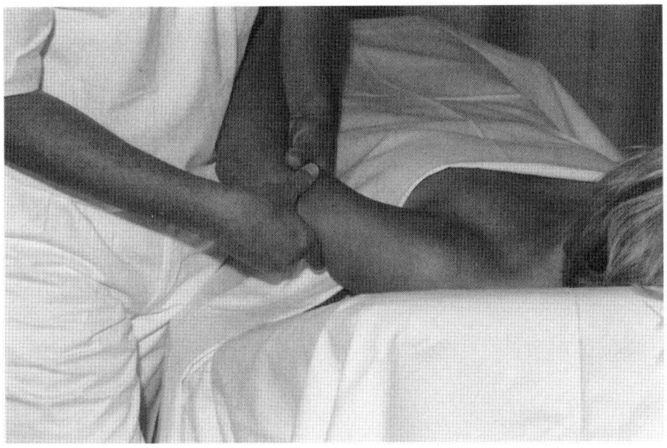

Abb. 2.36. Pumpgriffe beidhändig wechselweise am Oberarm medial und lateral

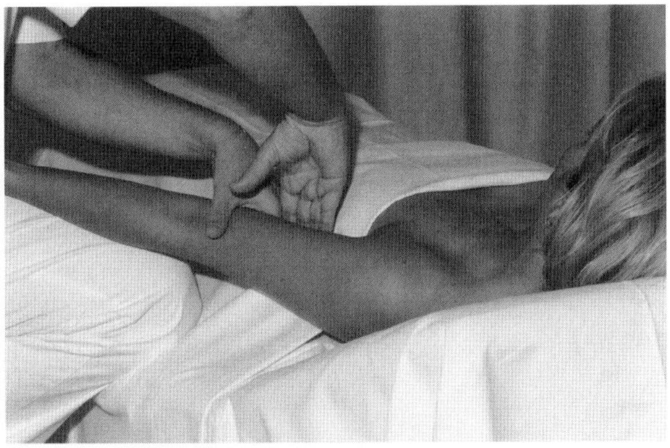

Abb. 2.37. Kombinationsgriff (Pumpgriff und Stehender Kreis) am Oberarm medial und lateral

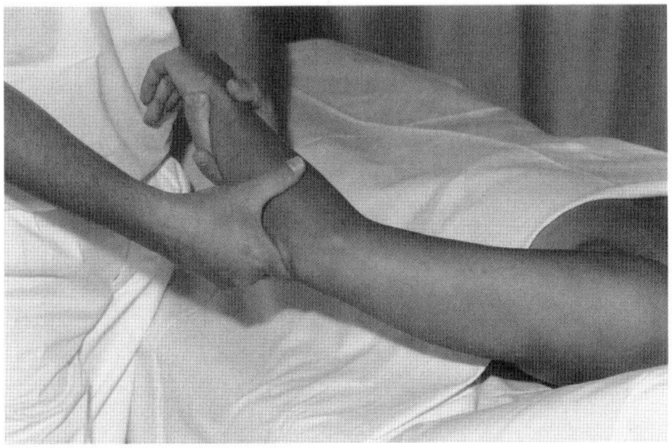

Abb. 2.38. Pumpgriff einhändig über den leicht gebeugten Ellenbogen

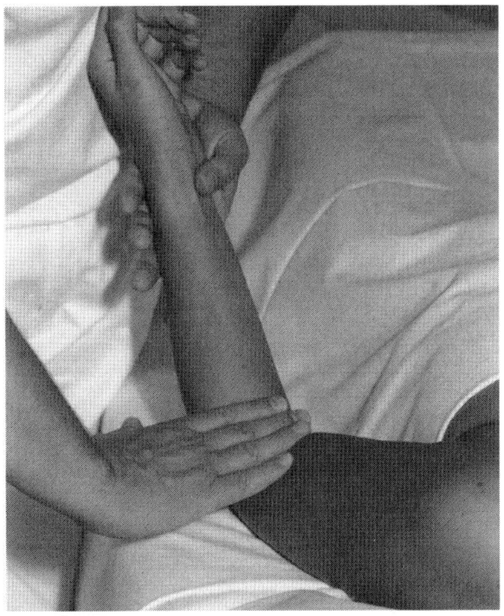

Abb. 2.39. Stehende Kreise in der leicht gebeugten Ellenbeuge

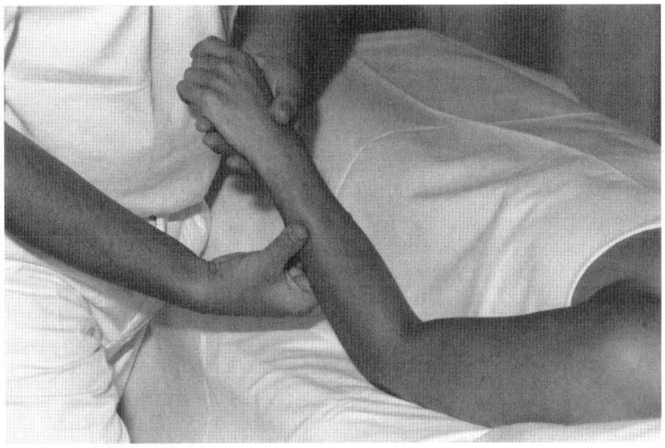

Abb. 2.40. Schöpfgriff einhändig am Unterarm, sowohl über die Beuger- als auch über die Streckerseite (siehe auch **Abb. 2.5 a, b**)

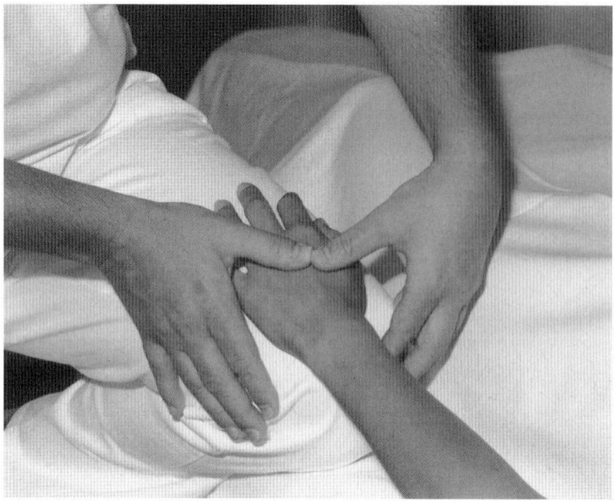

Abb. 2.41. Daumenkreise im Wechsel und/oder parallel um das Handgelenk und anschließend im Wechsel und/oder parallel auf dem Handrücken

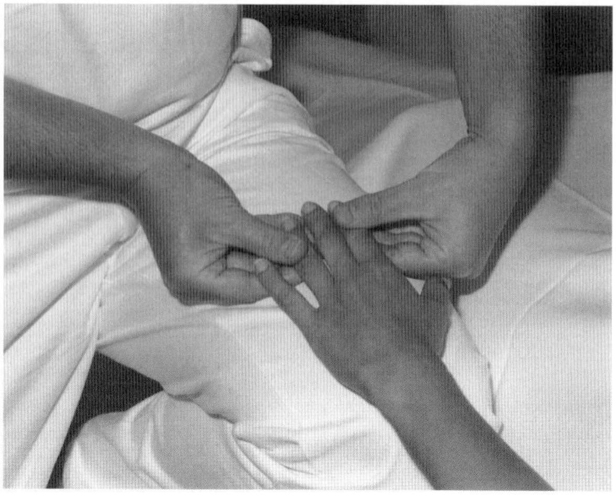

Abb. 2.43. Daumenkreise im Wechsel und/oder parallel auf der Beugeseite der Finger 2–5, anschließend im Wechsel und/oder parallel auf der Streckseite der Finger 2–5

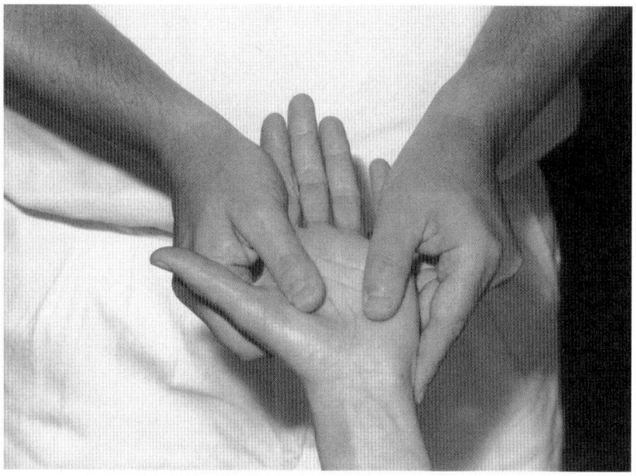

Abb. 2.42. Daumenkreise parallel auf der Handinnenfläche vom Zentrum zu den Handrändern

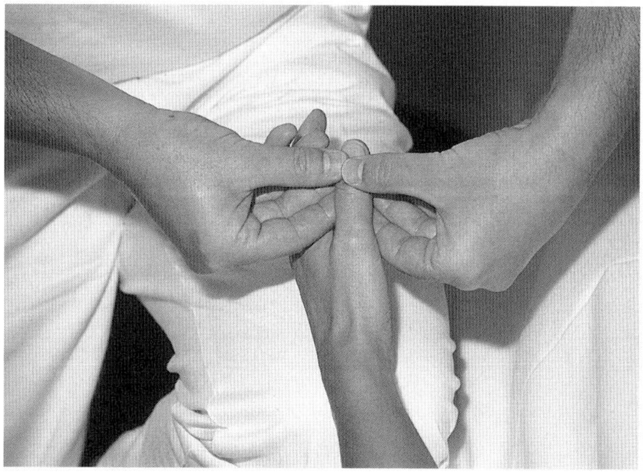

Abb. 2.44. Daumenkreise im Wechsel und/oder parallel am Daumen selbst

Grundgriffe Bein ventral

Abb. 2.45 zeigt die Topographie der Lymphgefäße am Bein ventral.

Man beginnt mit einer einleitenden Ausstreichung. Die **Abb. 2.46–2.60** zeigen die Reihenfolge der Griffe. Beendet wird mit einer abschließenden Ausstreichung.

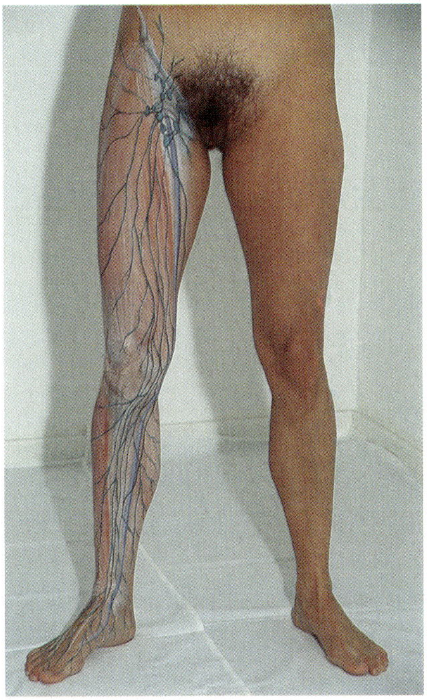

Abb. 2.45. Trans-Paint-Darstellung der Topographie der Lymphgefäße am Bein ventral

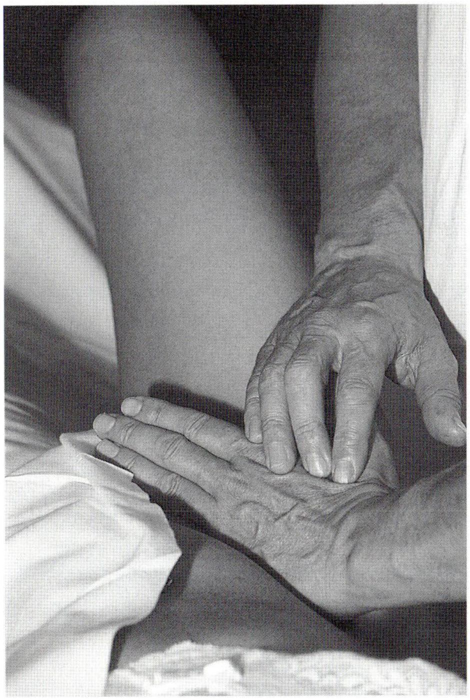

Abb. 2.46. Stehende Kreise mit der ulnaren Handseite oberhalb des Leistenbandes zur Behandlung der iliakalen Lymphknoten. Voraussetzung: entspannte Bauchdecke durch ausreichende Hüftbeugung!

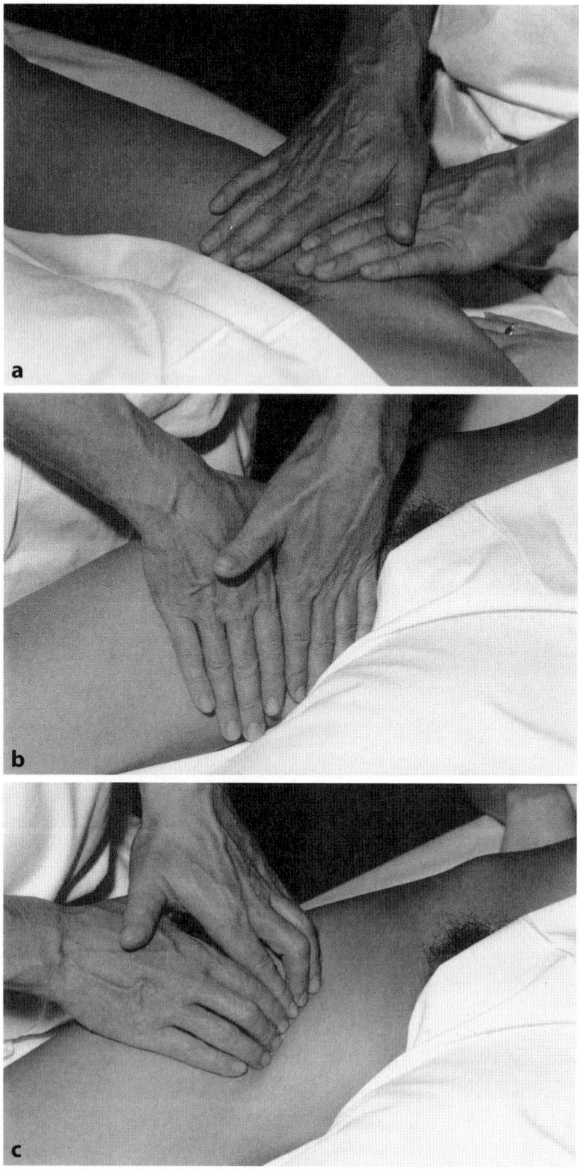

Abb. 2.47. **a** Stehende Kreise im Verlauf des Leistenbandes und **b** zusätzlich proximal im Adduktorenbereich zur Behandlung der oberflächlichen inguinalen Lymphknoten, **c** Stehende Kreise entlang des medialen Randes des M. sartorius zur Behandlung tiefer gelegener inguinaler Lymphknoten

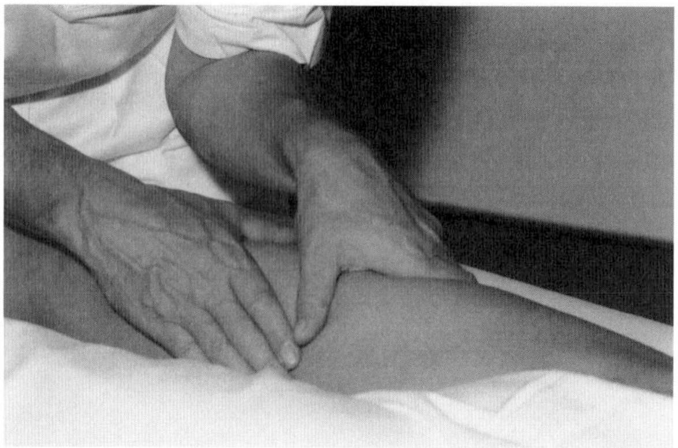

Abb. 2.48. Pumpgriffe beidhändig im Wechsel über den ventralen Oberschenkel von distal nach proximal

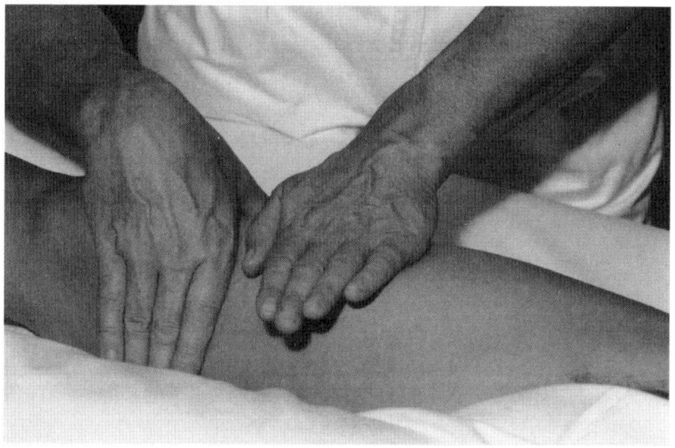

Abb. 2.49. Kombinationsgriff (Pumpgriff und Stehender Kreis) in mehreren Bahnen über den ventralen Oberschenkel

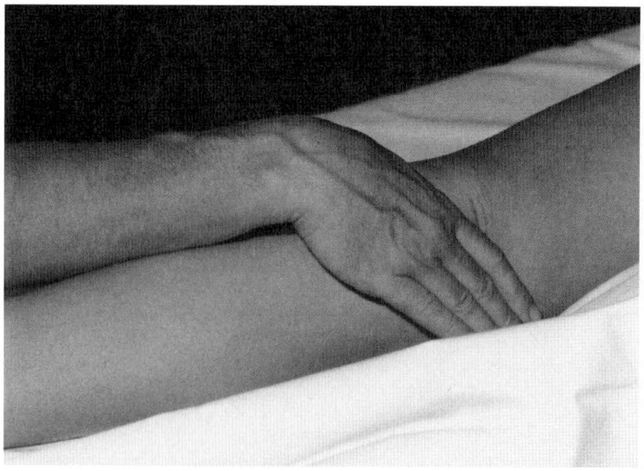

Abb. 2.50. Pumpgriff einhändig über das Knie

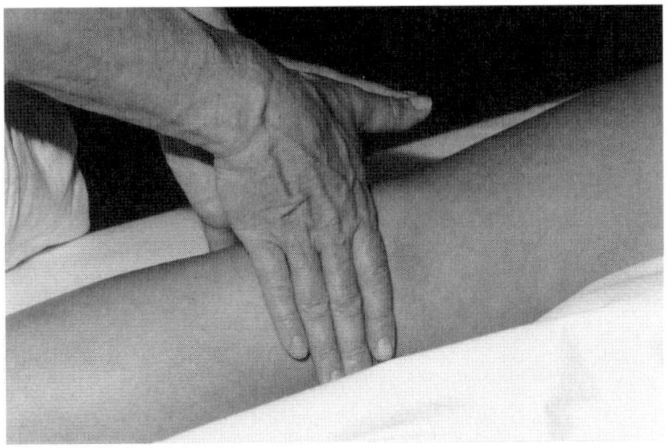

Abb. 2.51. Stehende Kreise seitlich des Knies in 3 Ansätzen

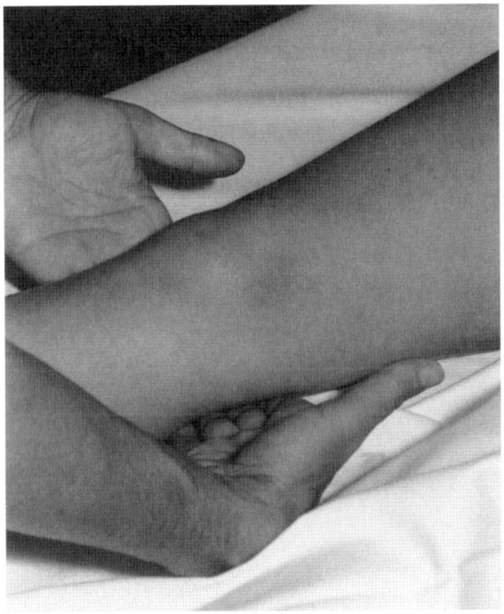

Abb. 2.52. Stehende Kreise in der Poplitea

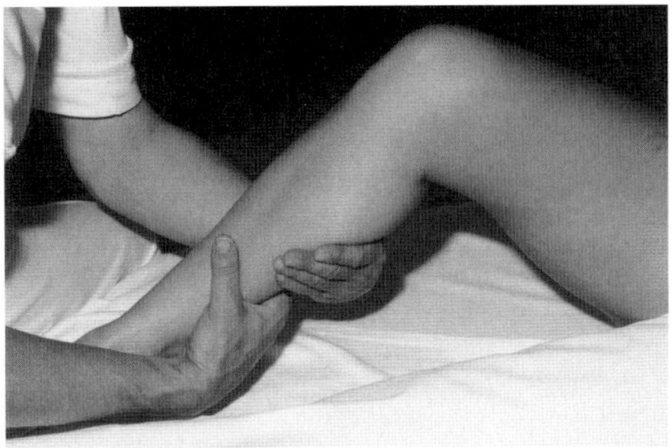

Abb. 2.53. Schöpfgriffe beidhändig im Wechsel über den dorsalen Unterschenkel

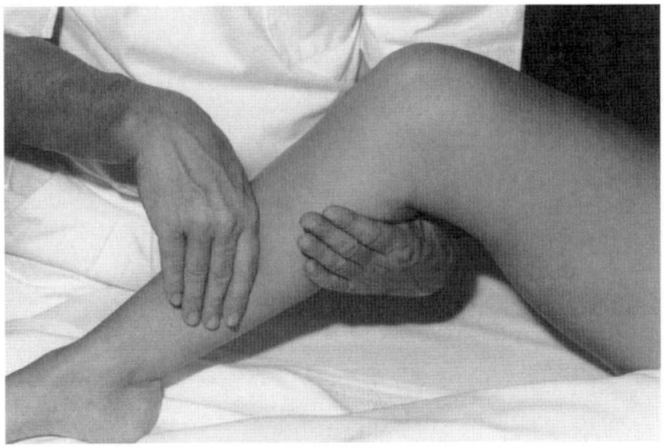

Abb. 2.54. Pumpgriffe und Schöpfgriffe kombiniert im Wechsel über den gesamten Unterschenkel. Die Pumpgriffe werden ventral über die Tibia, die Schöpfgriffe dorsal über den Wadenbereich ausgeführt

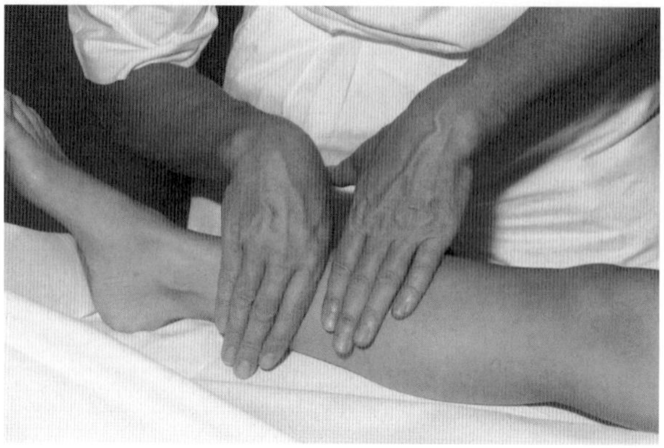

Abb. 2.55. Kombinationsgriff (Pumpgriff und Stehender Kreis) in mehreren Bahnen über den ventralen Unterschenkel

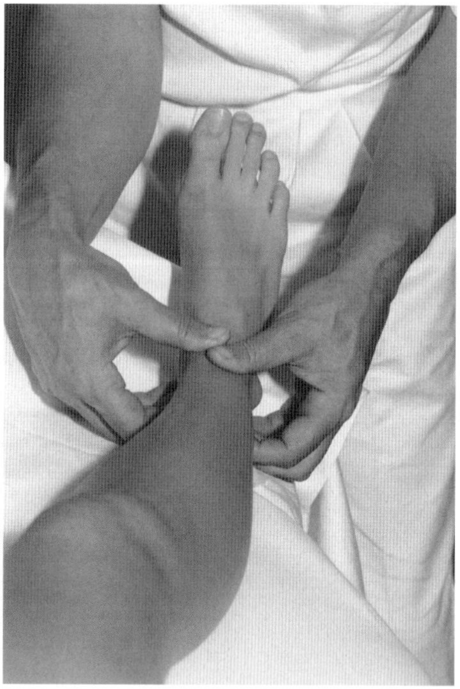

Abb. 2.56. Daumenkreise im Wechsel und/oder parallel über dem oberen Sprunggelenk

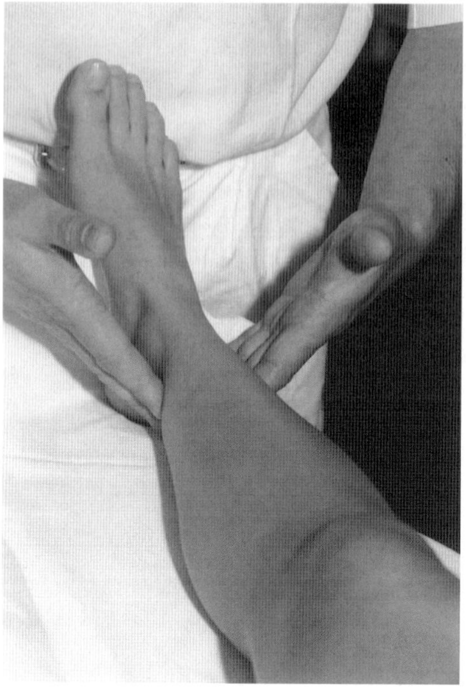

Abb. 2.57. Stehende Kreise retromalleolär entlang der Achillessehne

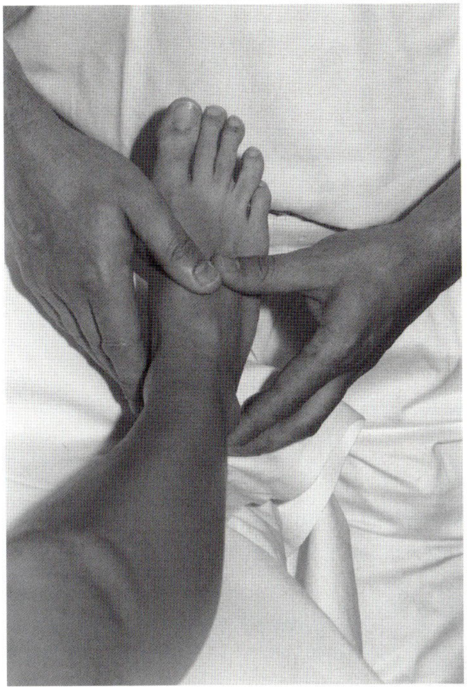

Abb. 2.58. Daumenkreise im Wechsel und/oder parallel über den Fußrücken

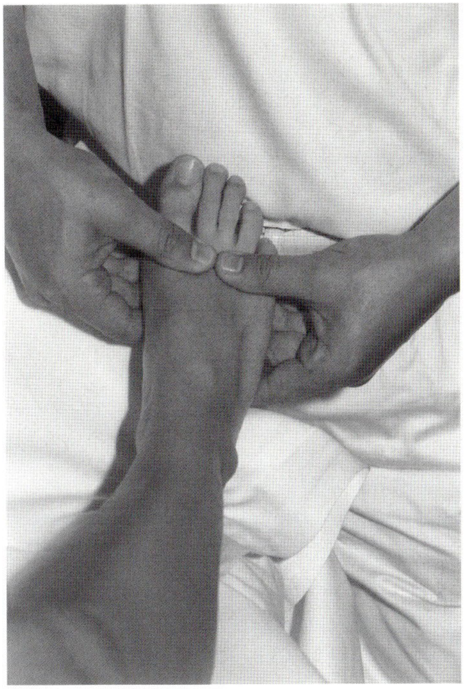

Abb. 2.59. Daumenkreise parallel, auf der Stelle stehend ausgeführt, im Bereich der Zehengrundgelenke der Zehen 2–5, der sog. „Lymphsee-Region"

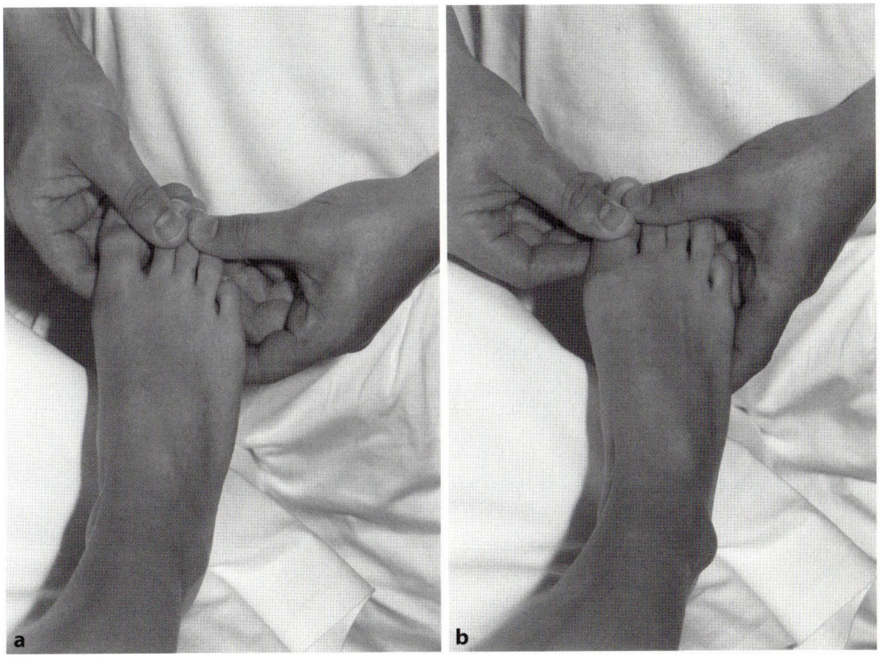

Abb. 2.60 a, b. Daumenkreise im Wechsel und/oder parallel auf den Zehen 2–5 sowie separat am Großzeh

Grundgriffe Bein dorsal

Abb. 2.61 zeigt die Topographie der Lymphgefäße am Bein dorsal.

Da die Lymphknoten der inguinalen und iliakalen Gruppe aus der Bauchlage nur unzureichend behandelbar sind, werden sie einleitend aus Rückenlage behandelt, und zwar genauso wie bei der Reihenfolge Bein ventral (siehe **Abb. 2.47 a–c**):

- Stehende Kreise oberhalb des Leistenbandes zur Behandlung der iliakalen Lymphknoten.

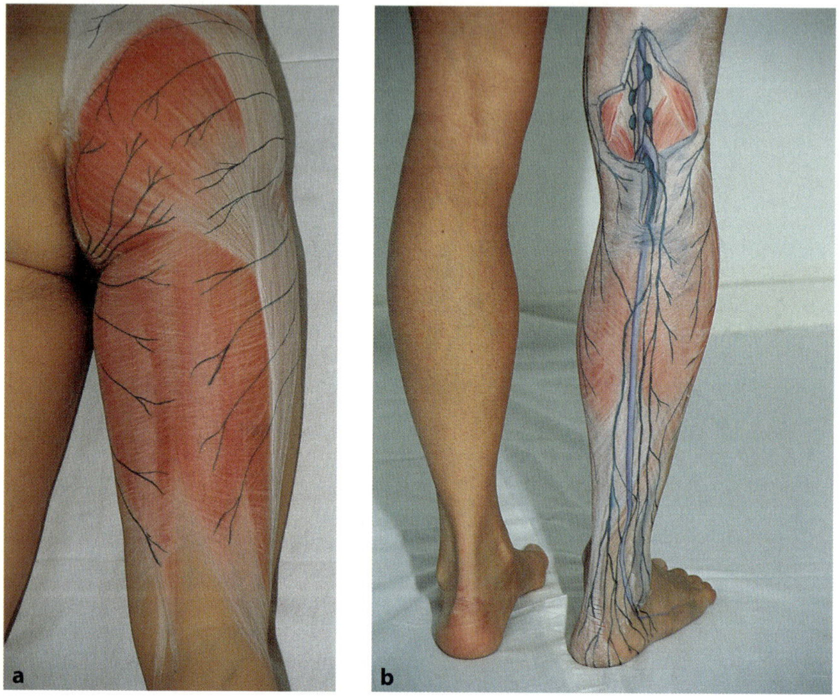

Abb. 2.61 a, b. Trans-Paint-Darstellung der Topographie Lymphgefäße am Bein dorsal. **b** Verlauf des dorsolateralen Lymphgefäßbündels in Begleitung zur V. saphena parva und Übertritt in die Tiefe der Poplitea

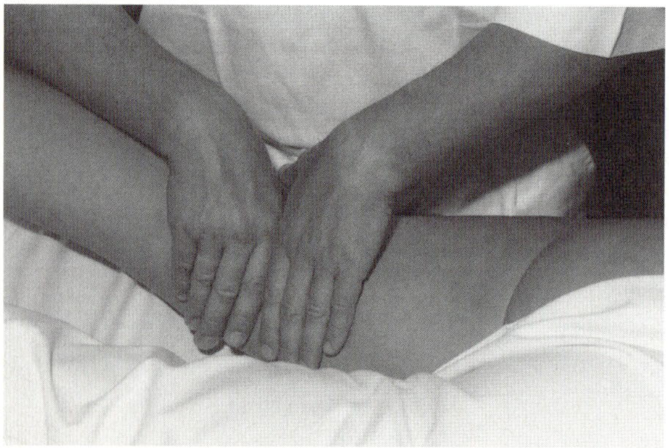

Abb. 2.62. Kombinationsgriff (Pumpgriff und Stehender Kreis) medial und lateral am Oberschenkel dorsal

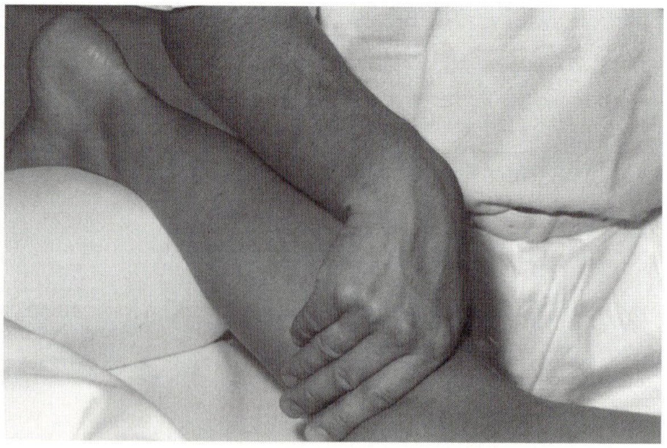

Abb. 2.63. Pumpgriff einhändig über die Poplitea

- Stehende Kreise im Verlauf des Leistenbandes und zusätzlich proximal im Adduktorenbereich zur Behandlung der oberflächlichen inguinalen Lymphknoten.
- Stehende Kreise entlang des medialen Randes des M. sartorius zur Behandlung tiefergelegener inguinaler Lymphknoten.

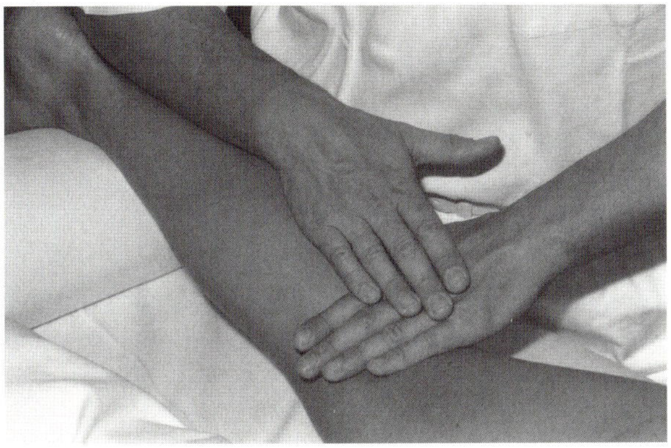

Abb. 2.64. Stehende Kreise bei leicht gebeugtem Knie in der Poplitea

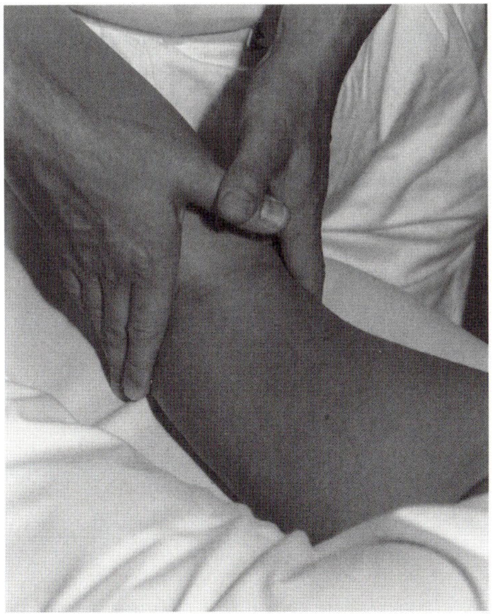

Abb. 2.65. Stehende Kreise seitlich des Knies

Die Möglichkeit, die Lymphknoten auch aus der Bauchlage heraus zu manipulieren, ist als behandlungsbedingte Grundgriffabwandlung zu verstehen; sie ergibt sich in der Praxis sehr selten.

Im Anschluß an die in den **Abb. 2.47a–c** gezeigte Griffolge dreht sich der Patient in die Bauchlage. Meist erfolgt jetzt noch eine einleitende Ausstreichung über das Bein dorsal.

Die **Abb. 2.62–2.69** zeigen die Reihenfolge der weiteren Griffe. Beendet wird mit einer abschließenden Ausstreichung.

2.1

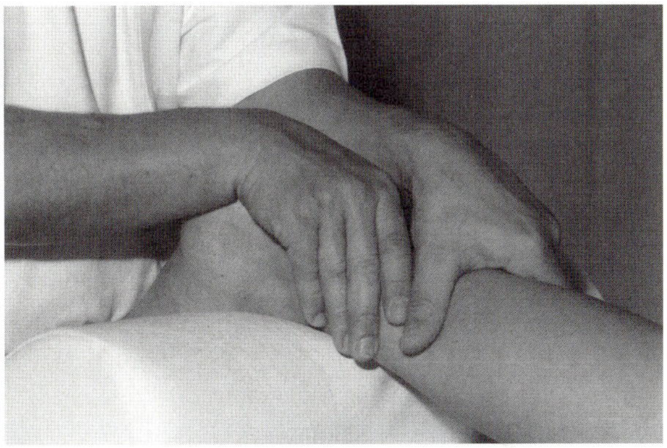

Abb. 2.66. Pumpgriffe, beidhändig im Wechsel über die Wade

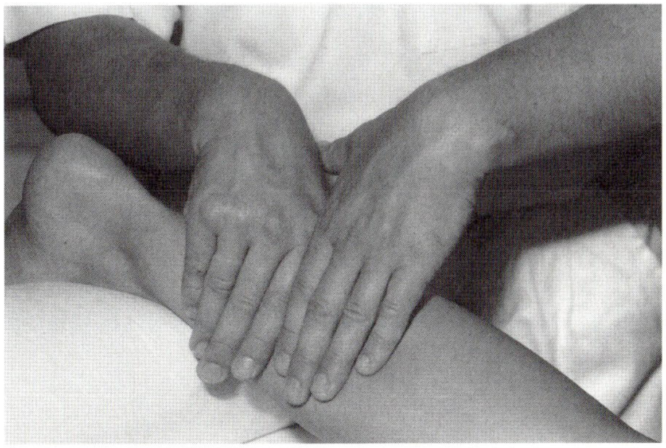

Abb. 2.67. Kombinationsgriff (Pumpgriff und Stehender Kreis) über die Wade

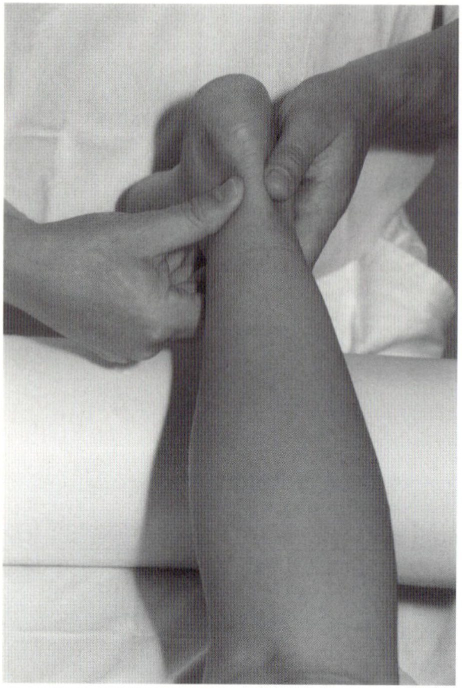

Abb. 2.68. Daumenkreise, wechselweise und/oder parallel beiderseits der Achillessehne

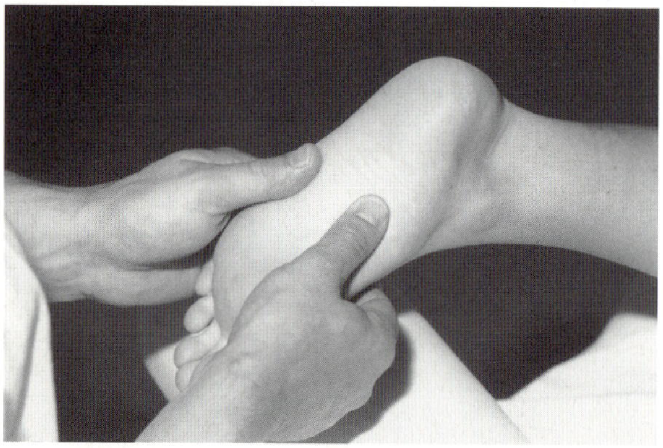

Abb. 2.69. Daumenkreise, wechselweise und/oder parallel auf der Fußsohle, von der gedachten Mittellinie der Fußsohle zum jeweiligen medialen bzw. lateralen Fußrand

Sonder-/Ergänzungsgriff Bein dorsal: Poplitea-Dehnung bzw. Poplitea-Tiefengriff

Um über die Stehenden Kreise auf der Regio poplitea nicht nur die Lnn. poplitei superficiales, sondern auch die wesentlich tiefer gelegenen Lnn. poplitei profundi zu erreichen, benötigt man bei der Behandlung ausgeprägter Unterschenkelödeme manchmal zusätzliche intensivere Dehnreize. Das Knie muß sich in ausreichender Beugestellung befinden. Die Dehnung ist sowohl in querer als auch in diagonaler Richtung möglich (**Abb. 2.70**).

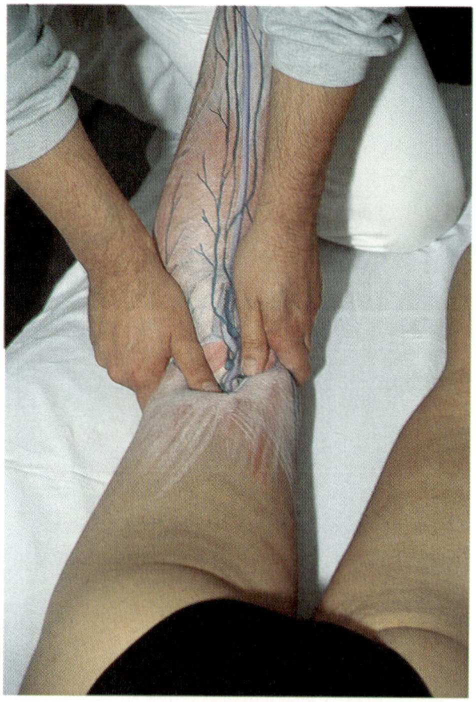

Abb. 2.70. Poplitea-Tiefengriff aus der Bauchlage. Zur Verdeutlichung ist die Lymphgefäß-/Lymphknotensituation mit dem Trans-Paint-Verfahren dargestellt

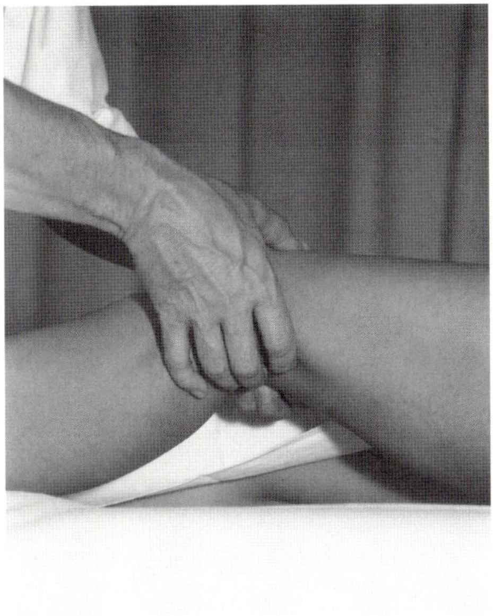

Abb. 2.71. Poplitea-Dehnung aus Rückenlage

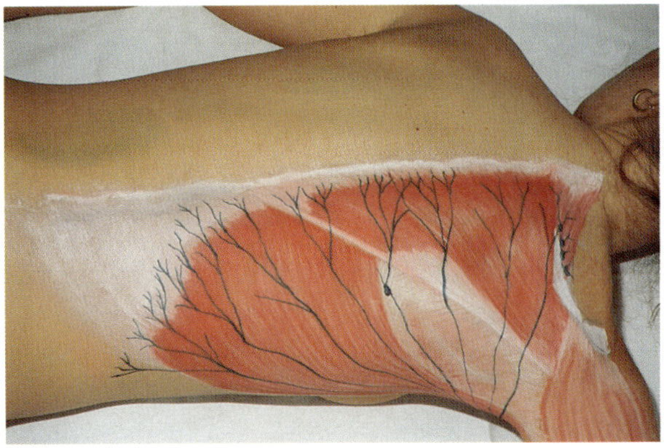

Abb. 2.72. Trans-Paint-Darstellung der Topographie der oberflächlichen Lymphgefäße des Rückens

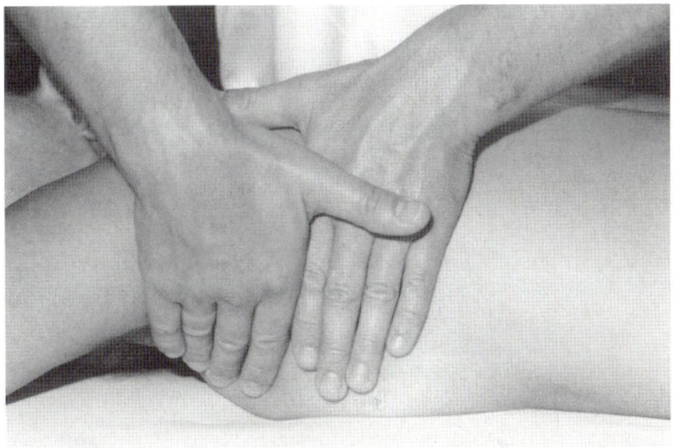

Abb. 2.73. Stehende Kreise in der Achselhöhle in mehreren Ansätzen, beidhändig oder einhändig

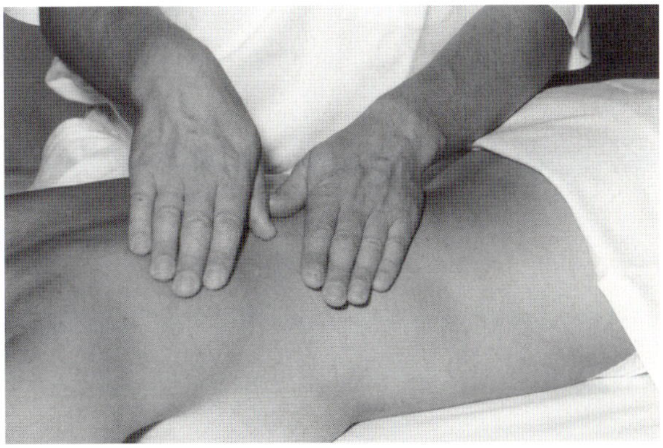

Abb. 2.74. Drehgriffe beidhändig im Wechsel über eine Rückenhälfte

Auch aus Rückenlage ist eine zusätzliche „tiefenwirksame" Dehnung der poplitealen Region möglich (**Abb. 2.71**).

Grundgriffe Rücken

Abb. 2.72 zeigt die Topographie der oberflächlichen Lymphgefäße des Rückens.

Man beginnt mit einer einleitenden Ausstreichung. Nach den in den **Abb. 2.73–2.75** gezeigten Griffen wird ein Seitenwechsel vorgenommen; danach folgen Stehende Kreise an der Margo medialis scapulae (**Abb. 2.76**). Anschließend werden diese 4 Griffabläufe wiederholt (inkl. Seitenwechsel). Es folgen die Stehenden Kreise beidhändig (**Abb. 2.77**). Die Griffreihenfolge wird mit einer abschließenden Ausstreichung beendet.

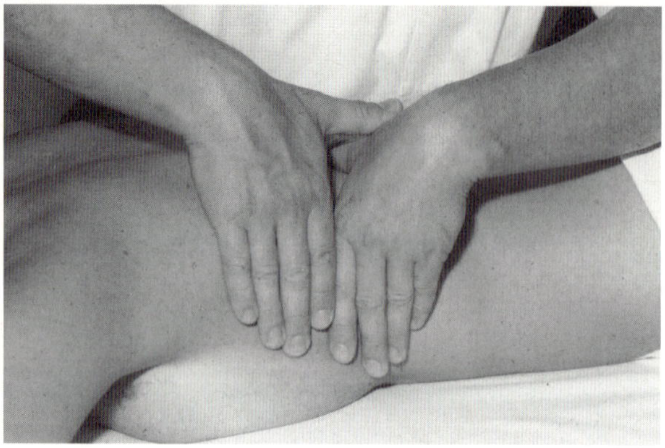

Abb. 2.75. Kombinationsgriffe (Pumpgriff und Stehender Kreis) an der Flanke vom unteren Rippenbogen zur Axilla

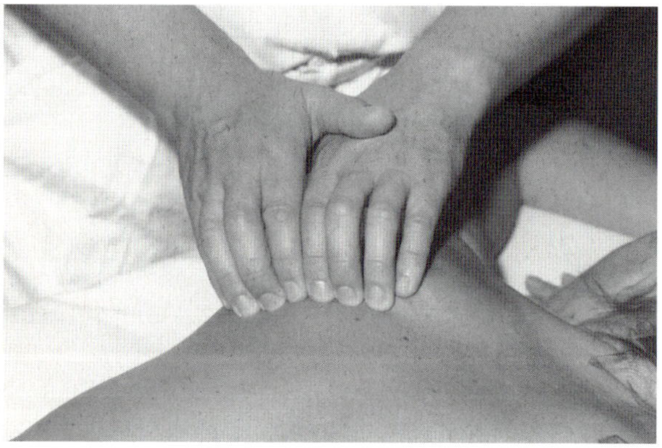

Abb. 2.76. Stehende Kreise an der Margo medialis scapulae mit den Fingerbeeren

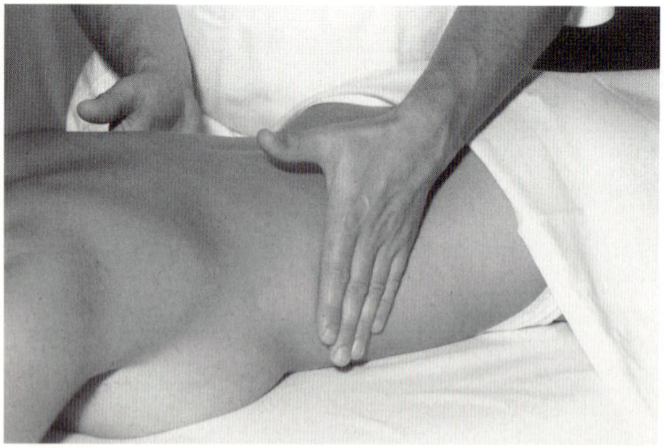

Abb. 2.77. Stehende Kreise beidhändig gleichzeitig an der Flanke vom unteren Rippenbogen bis in die Axilla

Sonder-/Ergänzungsgriff am Rücken: Grundgriffe Lenden- und Gesäßregion

Abb. 2.78 zeigt die Topographie der Hautlymphgefäße der Lenden- und Gesäßregion.

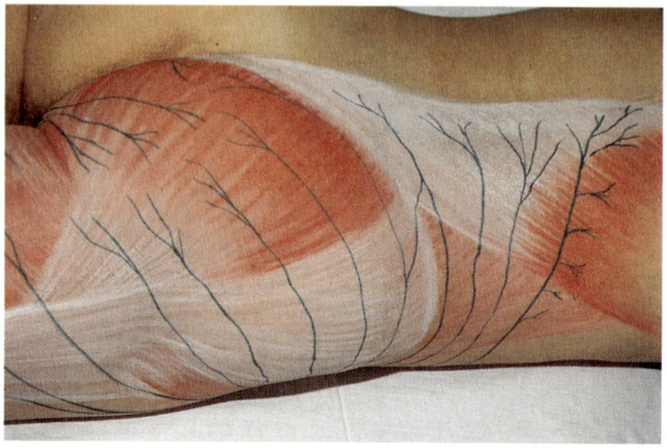

Abb. 2.78. Trans-Paint-Darstellung der Topographie der Hautlymphgefäße der Lenden- und Gesäßregion

Da die Lymphknoten der inguinalen und iliakalen Gruppe aus der Bauchlage nur unzureichend behandelbar sind, werden sie einleitend aus Rückenlage behandelt, genauso wie bei der Reihenfolge Bein ventral (**Abb. 2.47a–c**):

- Stehende Kreise oberhalb des Leistenbandes zur Behandlung der iliakalen Lymphknoten.
- Stehende Kreise im Verlauf des Leistenbandes und zusätzlich proximal im Adduktorenbereich zur Behandlung der oberflächlichen inguinalen Lymphknoten.
- Stehende Kreise entlang des medialen Randes des M. sartorius zur Behandlung tiefergelegener inguinaler Lymphknoten.

Die Möglichkeit, die Lymphknoten auch aus der Bauchlage heraus zu manipulieren, ist als behandlungsbedingte Grundgriffabwandlung zu verstehen; sie ergibt sich in der Praxis sehr selten.

Im Anschluß an die in den **Abb. 2.47a–c** gezeigten Griffe dreht sich der Patient in die Bauchlage. Meist erfolgt jetzt noch eine einleitende Ausstreichung über die Lenden- und Gesäßregion.

Die **Abb. 2.79–2.81** zeigen die Reihenfolge der weiteren Griffe. Dann wird ein Seitenwechsel vorgenommen, und anschließend werden diese 3 Griffabläufe wiederholt. Die Griffreihenfolge wird mit einer abschließenden Ausstreichung beendet.

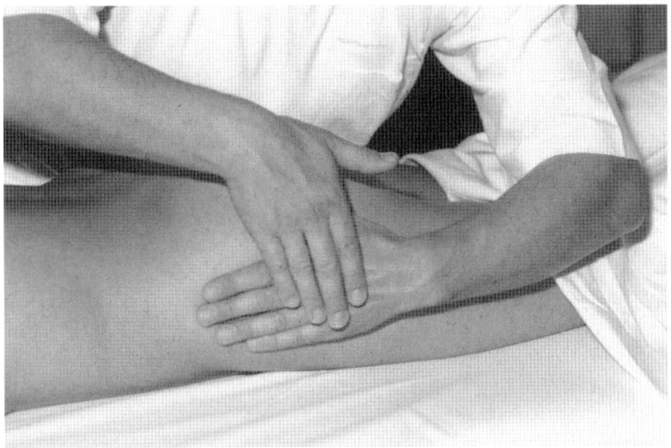

Abb. 2.80. Stehende Kreise an der Hüfte

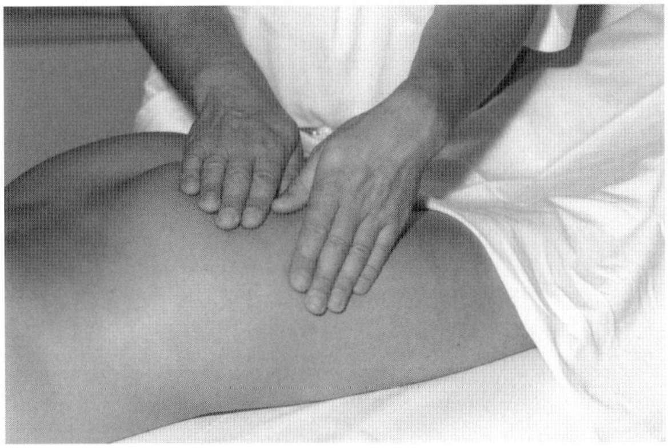

Abb. 2.79. Drehgriffe beidhändig im Wechsel über eine Lenden- und Glutealseite

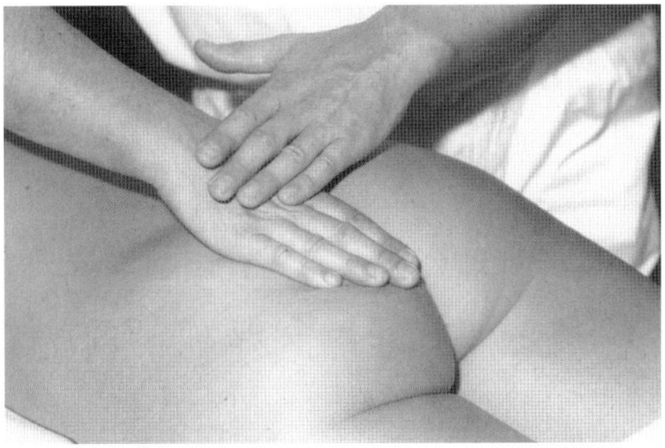

Abb. 2.81. Stehende Kreise neben der Analfalte

Grundgriffe Brust

Abb. 2.82 a und **b** zeigen die Topographie der Lymphgefäße der Brusthaut bzw. der Brustdrüse.

Man beginnt mit einer einleitenden Ausstreichung. Nach den in **Abb. 2.83–2.85** dargestellten Griffen wird ein Seitenwechsel vorgenommen, anschließend werden diese 3 Griffabläufe wiederholt. Nach den Stehenden Kreisen beidhändig (**Abb. 2.86**) wird die Griffreihenfolge mit einer abschließenden Ausstreichung beendet.

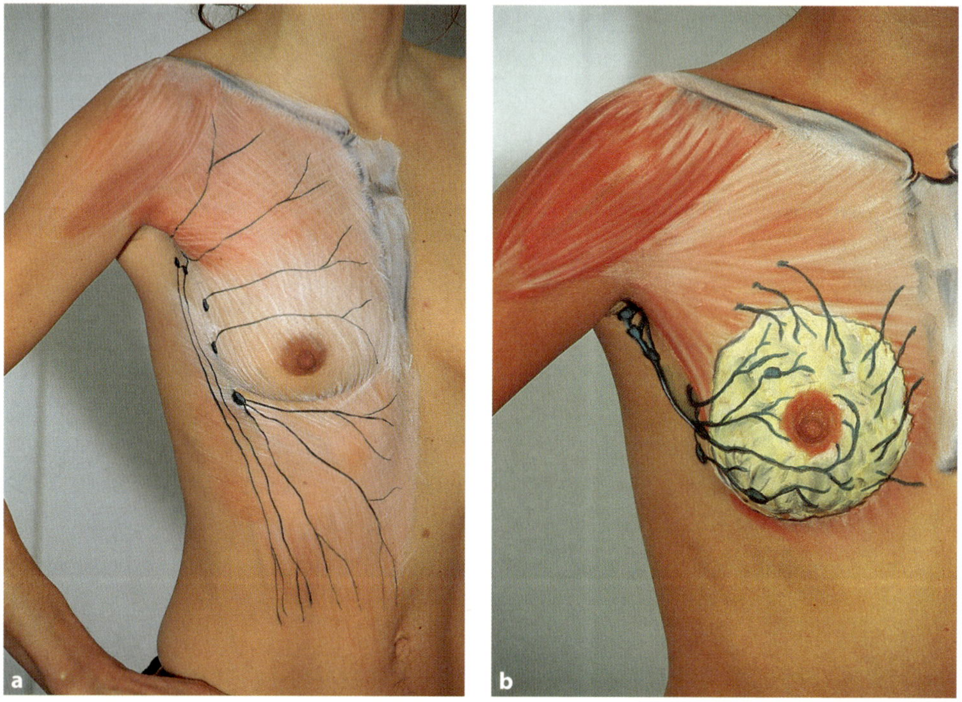

Abb. 2.82 a, b. Trans-Paint-Darstellung der Topographie der Lymphgefäße **a** der Brusthaut, **b** der Brustdrüse

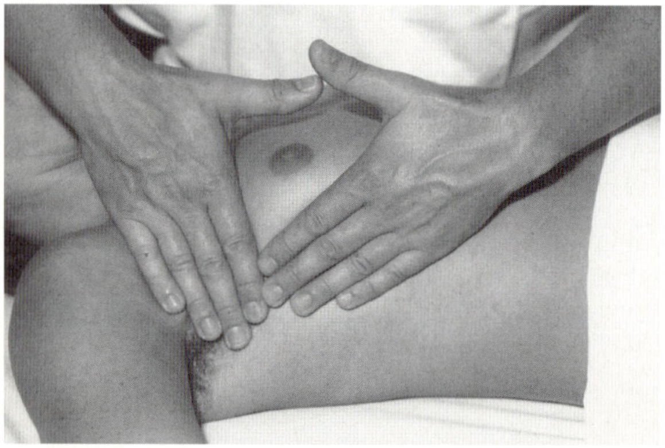

Abb. 2.83. Stehende Kreise in der Achselhöhle in mehreren Ansätzen, beidhändig oder einhändig

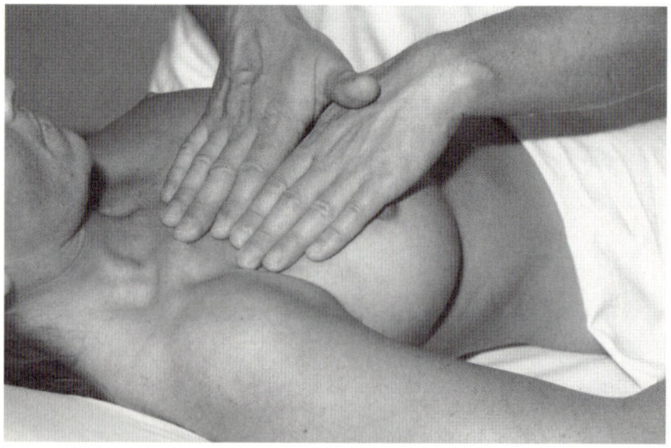

Abb. 2.84. Stehende Kreise oberhalb der Mamma vom Sternum ausgehend in Richtung Axilla

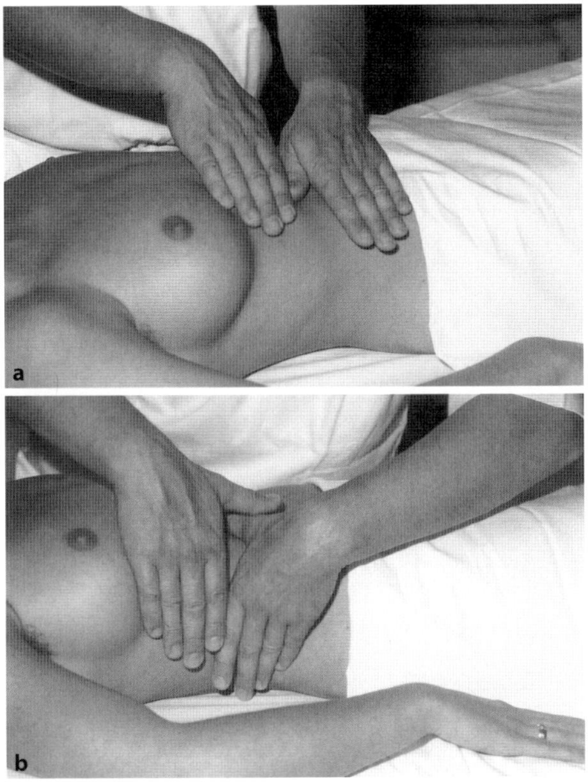

Abb. 2.85 a, b. Kombinationsgriffablauf aus Drehgriffen, Pumpgriffen und Stehenden Kreisen – sog. *„Siebener-Griff"*. **a** Begonnen wird unterhalb der Brustdrüse mit 4 Drehgriffen von medial nach lateral, **b** direkt im Anschluß erfolgt die Kombination Pumpgriff und Stehender Kreis an der Flanke

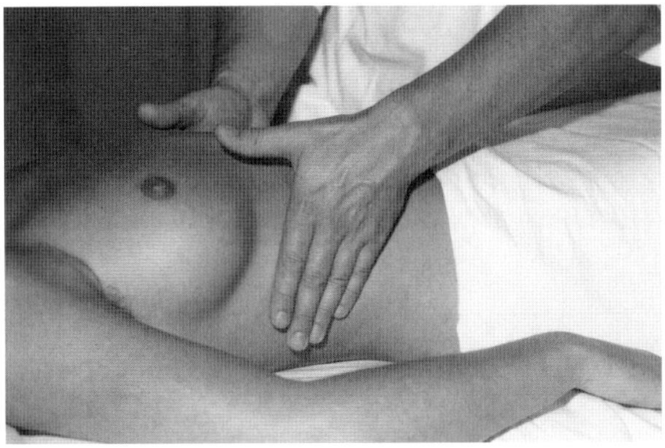

Abb. 2.86. Stehende Kreise beidhändig gleichzeitig an der Flanke vom unteren Rippenbogen bis in die Axilla

Sonder-/Ergänzungsgriffe am Thorax

Gerade der Verlauf des größten menschlichen Lymphgefäßstammes, des Ductus thoracicus im hinteren Mediastinum, läßt eine direkte grifftechnische Beeinflussung nicht zu. Lediglich der Beginn im Retroperitonealraum am thorakolumbalen Wirbelsäulenübergang ist durch Griffe im Oberbauchbereich – die sog. Brustkorbrand- bzw. Oberbauchatemgriffe – und durch die Bauchtiefengriffe (siehe Abschn. „Sonder-/Ergänzungsgriffe am Bauch") evtl. noch beeinflußbar. Der weitere Verlauf kranialwärts (siehe dazu die anatomischen Abbildungen in Abschn. 1.1) ist durch die Druckschwankungen der Atmung bis zu einem gewissen Grad lediglich indirekt beeinflußbar (siehe auch Abschn. 2.5).

Brustkorbrandgriffe bzw. Oberbauchatemgriffe

Die Brustkorbrand- bzw. Oberbauchatemgriffe zielen auf den Zusammenfluß der Lymphgefäßstämme zur Cisterna chyli am thorakolumbalen Übergang der Wirbelsäule und auf den Übergang des Ductus thoracicus aus dem Abdominal- in den mediastinalen Raum durch das Zwerchfell. Dies erfordert eine größere Verformung der Bauchdecke als bei den üblichen oberflächlichen Grundgriffabläufen, und zwar ausschließlich am Thoraxrand, jedoch in dorsokranialer Richtung.

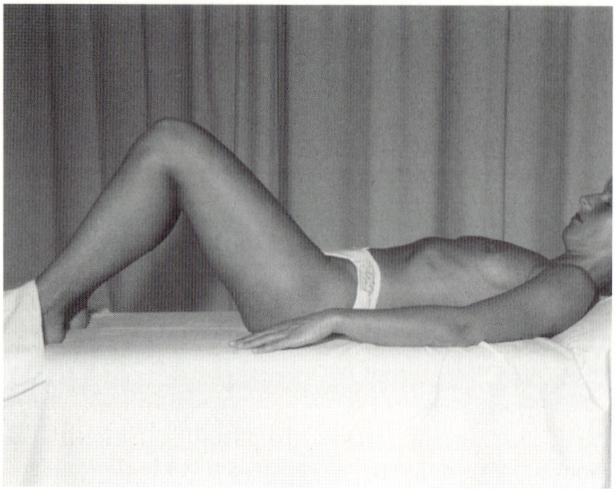

Abb. 2.87. Lagerung beim Brustkorbrand- bzw. Oberbauchatemgriff

HINWEIS
Es gilt, die natürliche Bauchdeckenspannung lagerungstechnisch zu mindern (**Abb. 2.87**). Eine weitere Voraussetzung besteht darin, daß die Applikation der Griffe bei geführter Kostoabdominalatmung im Atemrhythmus des Patienten erfolgt.

Die Druckphase beginnt mit der Ausatmung, indem die flach auf dem Rippenbogen liegende Hand dem zurückweichenden Zwerchfell unter den Rippenbogen mittels einer Supinationsbewegung folgt. Der Druck liegt dabei auf dem ulnaren Teil der Hand. Mit beginnender Einatmung tritt die Nullphase ein (**Abb. 2.88 a, b**). Dieser

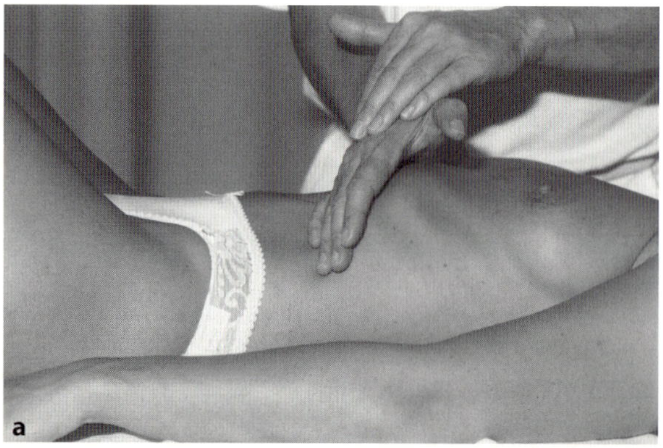

a

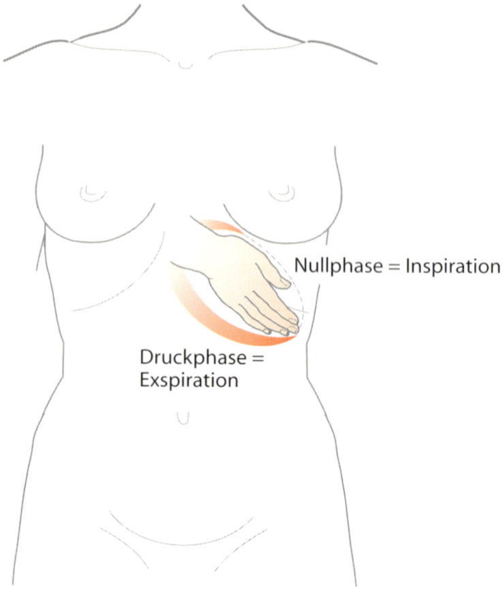

b

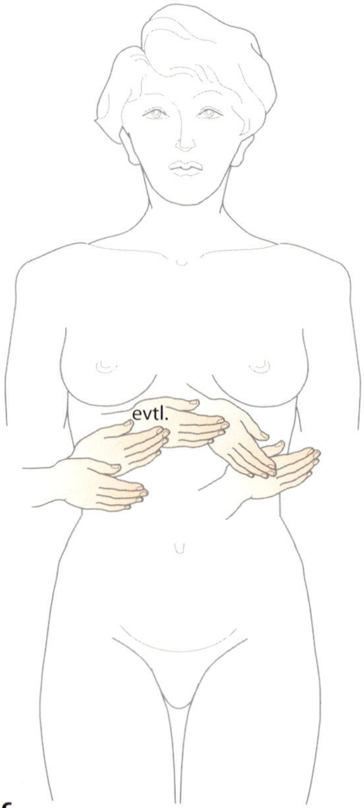

c

Abb. 2.88. a Handhaltung am Brustkorbrand/Supinationsbewegung, **b** Schema der Druck- und Nullphase, **c** Schema der Griffansätze

Vorgang wird an vier bzw. wahlweise auch an fünf verschiedenen Stellen entlang des Rippenbogens wiederholt (**Abb. 2.88 c**).

Die Verbesserung der physiologischen Lymphdrainage der im Oberbauch gelegenen Organe kann als „Nebeneffekt" angenommen werden.

Die evtl. *Kontraindikationen* sind mit denen der Bauchtiefengriffe weitgehend identisch (siehe Abschn. 2.1.6, S. 113).

Stehende Kreise in den Interkostalräumen (ICR-Spreizgriff)

Eine weitere Ergänzung der Grundgriffe am Brustkorb, also sowohl in der Rücken- als auch in der Brustregion, stellen Stehende Kreise dar

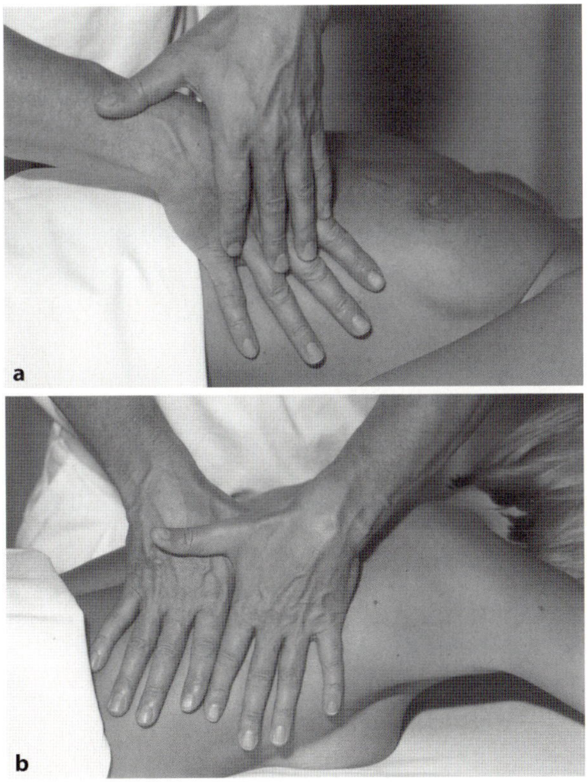

Abb. 2.89 a, b. „ICR-Spreizgriff" ventral und dorsal

(**Abb. 2.89 a, b**), die im Verlauf der Rippenzwischenräume ausgeführt werden. Sie zielen auf all die Lymphkollektoren, die aus dem subkutanen Verlauf durch die Faszie und die interkostale Muskulatur nach intrathorakal ziehen.

Bei entsprechenden Indikationen ist zu bedenken, daß sich die *Spreizgriffe* über den Rippenzwischenräumen direkt an die Grundgriffe der Brust bzw. des Rückens anschließen, und zwar jeweils im Anschluß an die Stehenden Kreise an der Flanke.

Grundgriffe Bauch

Abb. 2.90 zeigt die Topographie der Lymphgefäße und Lymphknoten im iliakalen und inguinalen Bereich.

Man beginnt mit einer einleitenden Ausstreichung. Die Grifftechnik auf den oberflächlichen und tiefen Lymphknoten der Leiste und des Beckens ist identisch mit der, die für die Grundgriffe der ventralen Beinseite beschrieben wurde (siehe **Abb. 2.47 a–c**):

- Stehende Kreise oberhalb des Leistenbandes zur Behandlung der iliakalen Lymphknoten.

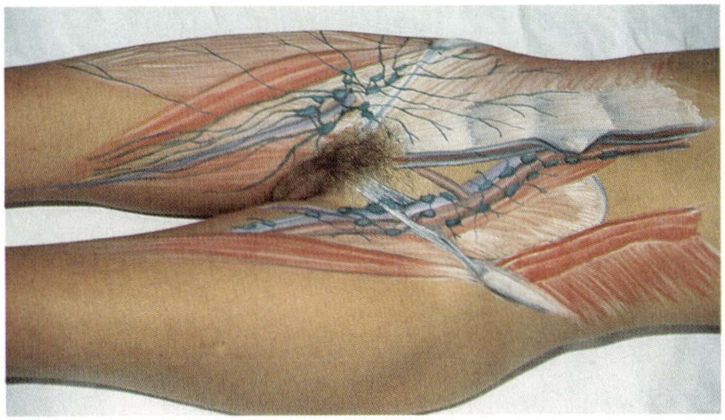

Abb. 2.90. Trans-Paint-Darstellung der Topographie der Lymphgefäße und Lymphknoten im iliakalen und inguinalen Bereich. Rechte Körperseite: oberflächliche Lymphgefäße der Bauchhaut und der oberflächlichen inguinalen Lymphknoten. Linke Körperseite: Lage der tiefen inguinalen Lymphknoten und Durchtritt der Lymphgefäße unter dem Lig. inguinale mit Verlauf zu den iliakalen Lymphknoten

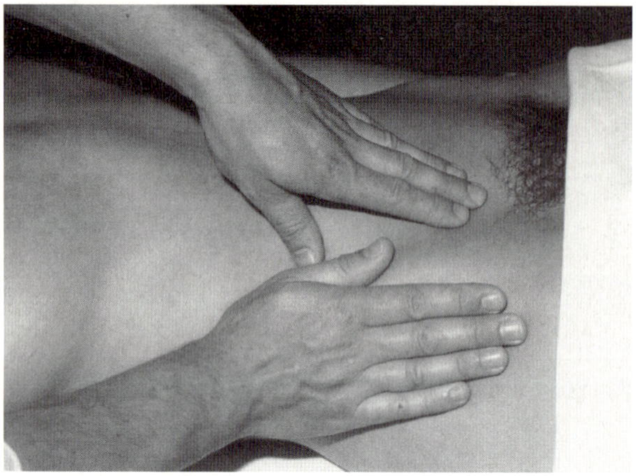

Abb. 2.91. Drehgriffe von der transversalen Wasserscheide ausgehend in Richtung Inguinallymphknoten, wahlweise einhändig oder beidhändig ausführbar

- Stehende Kreise im Verlauf des Leistenbandes und zusätzlich proximal im Adduktorenbereich zur Behandlung der oberflächlichen inguinalen Lymphknoten.
- Stehende Kreise entlang des medialen Randes des M. sartorius zur Behandlung tiefergelegener inguinaler Lymphknoten.

Danach folgen die Drehgriffe (**Abb. 2.91**); nach deren Ausführung wird ein Seitenwechsel vorgenommen. Anschließend werden die Griffabläufe wiederholt. Die Griffreihenfolge wird mit einer abschließenden Ausstreichung beendet.

Sonder-/Ergänzungsgriffe am Bauch

Kolonbehandlung

Der Griff zur Kolonbehandlung zielt einerseits darauf ab, die Peristaltik des Kolon zu verbessern und soll andererseits auf die physiologische Lymphdrainage der Dickdarmwand einwirken.

Die Ergänzung der Grundgriffe Bauch um die Griffabläufe auf dem Dickdarmverlauf kann im Rahmen der Entstauung von Ödemen der unteren Extremitäten nötig sein, da eine Obstipation

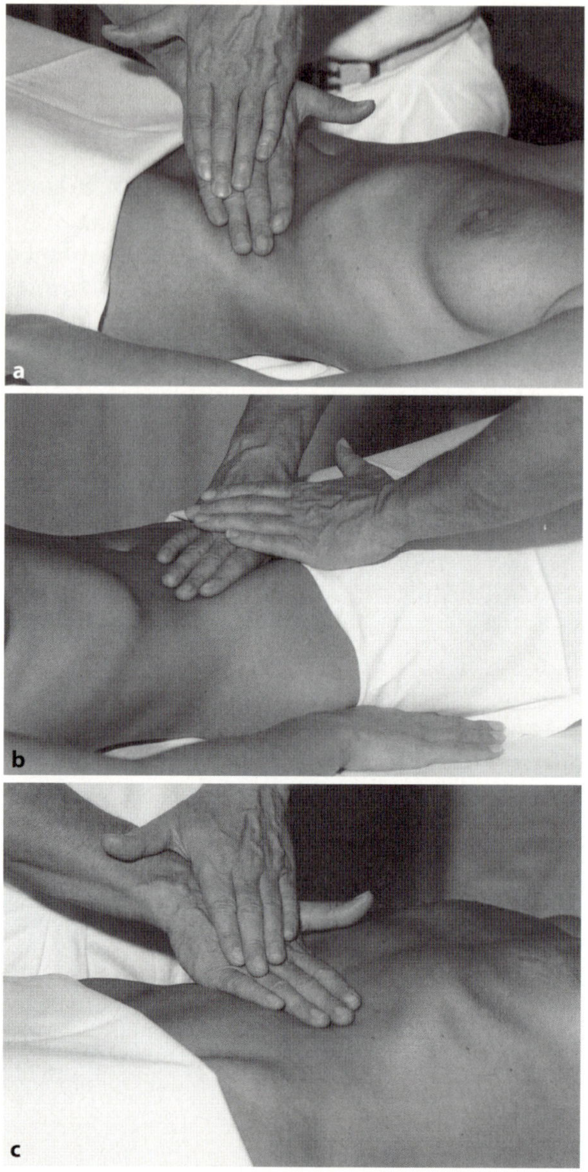

Abb. 2.92 a–c. Stehende Kreise **a** im Verlauf des C. descendens, **b** im Verlauf des C. ascendens, **c** im Verlauf des C. transversum

die Behandlung behindern würde. Davon abgesehen eignet sich diese Kolonbehandlung jedoch auch als besonders milde und nachhaltige Form der Kolonmassage.

Bei der Grifftechnik selbst handelt es sich um Stehende Kreise in der Version „Hand-über-Hand“ mit einer Druckintensität, die gewährleistet, daß nicht nur die Bauchhaut, sondern auch die Bauchwand verformt wird. Dadurch erfolgt eine indirekte Quer- und Längsdehnung der Kolonwandung in den Abschnitten, die erreichbar sind (**Abb. 2.92 a–c**). Die einzelnen Abschnitte werden in mehrfacher Wiederholung behandelt.

Bauchtiefengriffe bzw. Bauchtiefendrainage

Die Bauchtiefengriffe zielen sowohl auf die Lymphknoten als auch auf den Verlauf der Lymphkollektoren und Lymphgefäßstämme im Retroperitonealraum ab (**Abb. 2.93**).

Dies erfordert eine Verformung der Bauchdecke in Richtung Wirbelsäule unter Beachtung aller Kriterien der Manuellen Lymphdrainage.

Bei der Durchführung sind folgende Punkte zu beachten:

- Die Bauchdecke des Patienten sollte lagerungstechnisch entspannt werden.
  - Die Beine müssen angestellt sein.
  - Zusätzliche kann das Kopfteil der Behandlungsliege erhöht werden.
  - Die Arme sollten seitlich am Körper liegen (**Abb. 2.94**).
- Der Therapeut sollte während der Druckapplikation Sichtkontakt zum Patienten halten.
- Dabei ist stets auf evtl. Gegenspannung der Bauchdecke zu achten – der Patient bestimmt die Druckstärke!

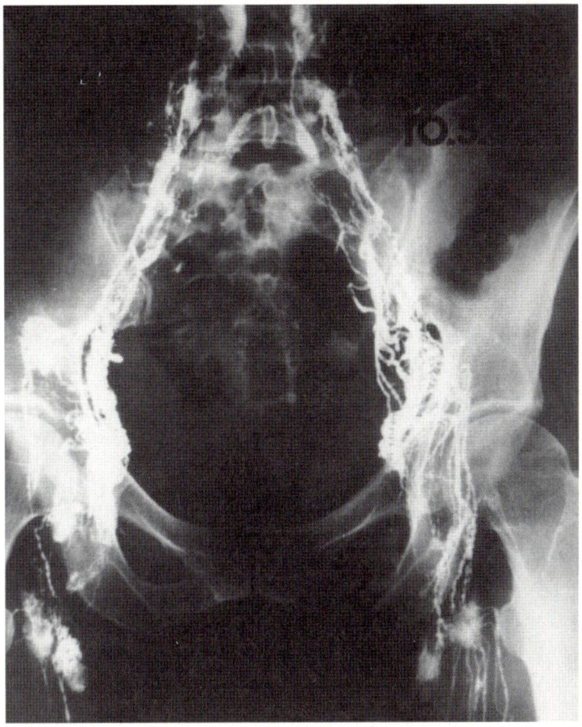

Abb. 2.93. Lymphographie Becken- und Lumballymphgefäße. (Aus dem Bildarchiv der Radiolog. Abt. der Med. Universität Göttingen. Mit freundlicher Genehmigung von Prof. A. Gregl)

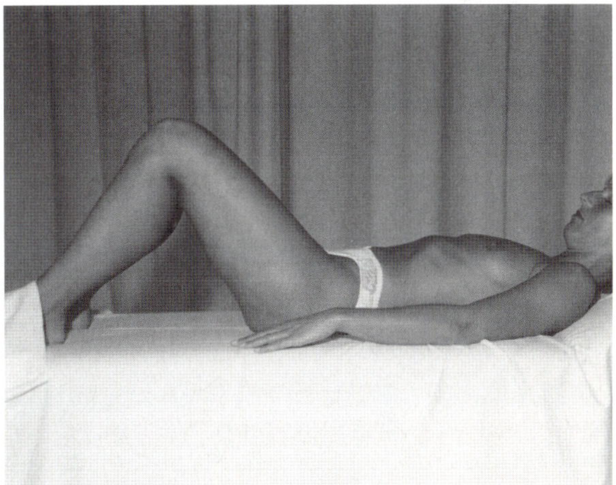

Abb. 2.94. Lagerung zur Bauchtiefendrainage

HINWEIS
Die Applikation der Griffe erfolgt im Atemrhythmus bei geführter Kostoabdominalatmung.

Die Druckphase beginnt mit der Ausatmung, indem mit der ulnaren Seite der Handfläche und gestreckten Fingern Druck in die Tiefe in Richtung der retroperitoneal gelegenen Lymphgefäße und -knoten ausgeübt wird (**Abb. 2.95a**). Der Druck erfolgt also mit der sich senkenden Bauchdecke (Exspiration) und hat sein Intensitätsmaximum im Handteller-Handwurzel-Bereich; er wird evtl. so lange aufrecht erhalten, bis spürbar wird, daß die Inspirationsphase beginnt. Während der Inspirationsphase wird die immer noch flach aufliegende Hand über die Daumenseite *von der Bauchdecke* herausgetragen (Nullphase des Griffs) (**Abb. 2.95b**).

Dieser Vorgang wird an 5 bzw. wahlweise auch 7 verschiedenen Stellen der Bauchdecke durchgeführt und je zweimal bzw. im Bereich des epigastrischen Winkels sogar viermal wiederholt. Daraus ergeben sich maximal 16 Ansätze für einen kompletten Behandlungsablauf (**Abb. 2.95c**).

Besondere Beachtung verdienen die speziellen *Kontraindikationen* für die Bauchtiefengriffe (siehe Abschn. 2.1.6, S. 113).

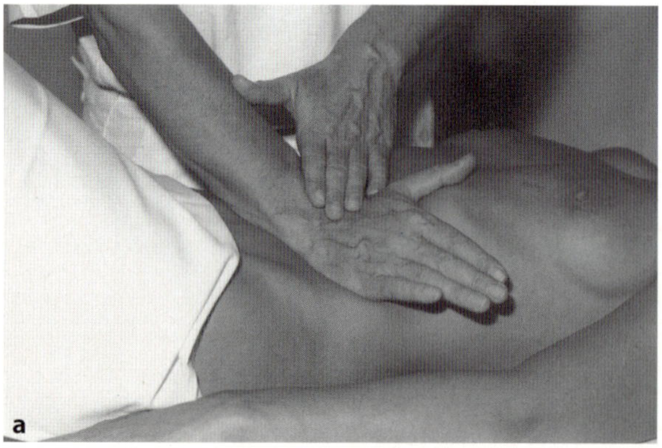
a

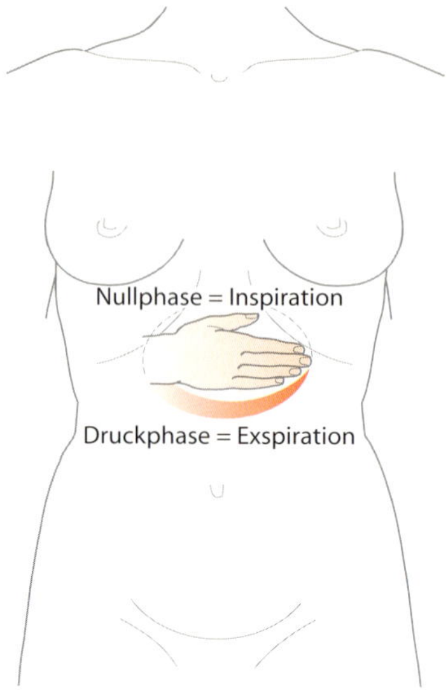

b

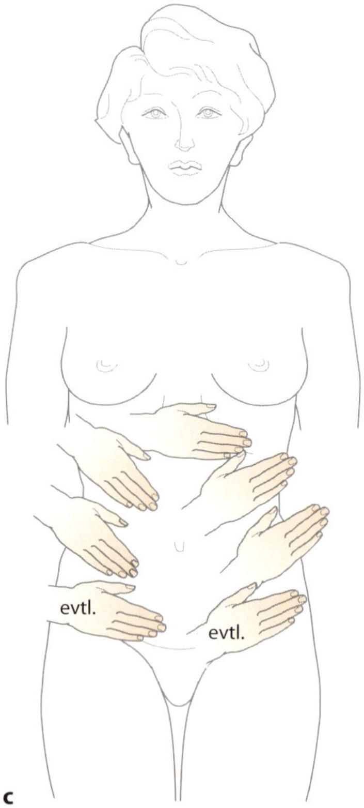

c

Abb. 2.95. a Druck in retroperitonealer Richtung bei der Bauchtiefendrainage, **b** Schema der Druck- und Nullphase, **c** Schema der Griffansätze

2.1.8 Die speziellen Lymphödemgriffe

Die speziellen Lymphödemgriffe gehen im wesentlichen auf Asdonk und seine Mitarbeiter zurück, die sie Ende der 70er Jahre an der Feldbergklinik entwickelten und 1979 anläßlich des 3. Jahreskongresses der Deutschen Gesellschaft für Lymphologie an der Universität in Göttingen vorstellten (Bartetzko 1980). Seither wurden die Griffe immer wieder unter klinischen Bedingungen erprobt und teilweise leicht abgewandelt; einige wurden auch wieder verworfen, da sie sich nicht bewährten.

Charakteristika

Die Lymphödemgriffe unterscheiden sich ganz wesentlich von den Grund- und Sondergriffen, da das chronische Lymphödem in seiner Beschaffenheit durch eine relativ hohe Eiweißkonzentration geprägt ist. Dies führt zu den dann tastbaren Gewebeveränderungen, die als „gummiartig", „zäh" u.ä. beschrieben werden können.

Bei fortgeschrittenen (über einen längeren Zeitraum nicht behandelten oder noch völlig unbehandelten) Lymphödemen gelingt es manchmal nur mit kräftigem, langanhaltendem Fingerdruck, eine Delle in das Ödem zu drücken, die dann charakteristischerweise auch sehr lange nahezu unverändert bestehen bleibt. Daß einem Ödem mit solcher Konsistenz mit den üblichen Grund- und Sondergriffen der Manuellen Lymphdrainage nicht oder nur geringfügig beizukommen ist, liegt auf der Hand.

Es gilt also, das Gewebe des Lymphödemgebietes mit Griffen zu behandeln, die selbst bei einer solch „zähen" Konsistenz noch eine Verformung bzw. Verschiebung (d.h. einen Abtransport) bewerkstelligen können.

Die *Ziele* dieser speziellen Griffe lassen sich deshalb folgendermaßen charakterisieren:

- Lockern der festgefügten Ödemmasse,
- abschnittweises Lösen der festgefügten Ödemmasse im Sinne des „Herauslösens",
- Verflüssigen der eher gelartigen Ödemmasse.

Erklären lassen sich die Veränderungen der Ödemkonsistenz infolge der Lymphödemgriffe durch den Vorgang der Thixotropie. Der Begriff „Thixotropie" bezeichnet die Veränderung kolloidaler Systeme z.B. aus dem Gel- in den Solzustand unter Einwirkung mechanischer Kräfte.

Die großmolekularen Bestandteile im Interstitium führen zu einem Zustand, der sich am ehesten mit einer Dispersion vergleichen läßt. Mit anderen Worten: Die einzelnen Moleküle sind keine feste Verbindung miteinander eingegangen, sondern liegen lediglich sehr dicht aneinander, so daß es zu einem grenzflächenaktiven, relativ stabilen Aneinanderlagern gekommen ist (als hätten sich die Moleküle lediglich ineinander „verhakt", ohne sich dabei zu verbinden). Wird einer solchen dispersen Substanz z.B. durch Druck und/oder Bewegung mechanisch Energie zugefügt, lösen sich die aneinandergelagerten Moleküle, und freie Flüssigkeit „drängt sich" dazwischen. Die Masse ist dadurch weniger fest, sondern eher fließfähig – der sog. „Solzustand".

Die so veränderte Ödemsubstanz muß nun

- verdrängt und
- so weit im Interstitium verschoben werden, bis Anschluß an Regionen mit ausreichend funktionsfähigen Lymphgefäßen besteht.

Solche intakten Regionen werden in der Entstauungstherapie als „Ödemabflußgebiete" bzw. als „Ersatzabflußgebiete" bezeichnet. Manchmal ist auch eine Umleitung um eine Lymphabflußbarriere herum notwendig, um das Ödemabflußgebiet bzw. das Ersatzabflußgebiet zu erreichen.

→ Wie in der gesamten Manuellen Lymphdrainage dürfen auch bei den speziellen Lymphödemgriffen keine Scherkräfte wirken: Selbst die mit mehr Druck verabreichten Griffe müssen schmerzfrei und nicht durchblutungssteigernd ausgeführt werden.

Die Ausführung dieser Spezialgriffe kann deshalb auch nur als eine Art „griffetechnische Gratwanderung" verstanden werden, für deren unschädliche Anwendung der Therapeut neben dem Verständnis um die Besonderheiten des Lymphödems viel Erfahrung in der Behandlung benötigt.

Die Lymphödemgriffe im Überblick

Ringförmiger Lockerungsgriff/Ringgriff

Ausgeführt wird der Ringförmige Lockerungsgriff oder kurz Ringgriff (ursprünglich als „Rundumödemgriff" beschrieben) lediglich mit der Fläche der Daumen und Zeigefinger (**Abb. 2.96**). Dabei werden die beiden Daumenspitzen so aneinandergelegt, daß der Extremitätenabschnitt wie von einem Ring umschlossen wird, wobei sich auf der Gegenseite die Zeigefingerspitzen nicht unbedingt berühren müssen. Bei geringerem Umfang können die Zeigefinger also auch nebeneinander liegen, und bei größerem Umfang muß der Ring nicht unbedingt geschlossen sein.

Der Druck wird dadurch aufgebaut, daß der Ring quasi enger gemacht wird. Allmählich „versinken" dabei die aufliegenden Finger im Ödemgewebe. Während des „Einsinkens" wird eine nur eben angedeutete Streckbewegung der beiden Handgelenke ausgeführt, die sich beim Umschließen der Extremität zwangsläufig in leichter Beugestellung (mit zusätzlicher Ulnarduktion) befinden. Dies führt zu einer kaum merklichen Vorwärtsbewegung des Ringes während der Druckphase, die zum „Ablösen" von gelartiger Ödemmasse aus der Umgebung führt. Der Vorgang wird mehrere Male wiederholt, bis zu spüren ist, daß sich keine weitere Gewebsverformung mehr ergibt. Der sichtbare *Effekt* ist meist eine ringförmige Delle in der Breite der aufliegenden Finger (**Abb. 2.97**).

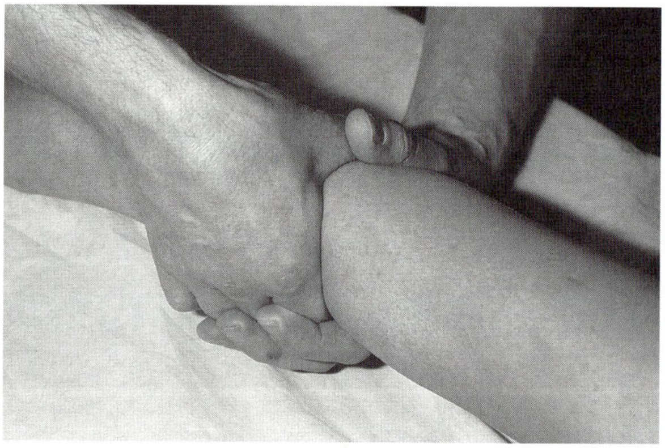

Abb. 2.96. Ringgriff am Lymphödem-Unterschenkel bei einem 15jährigen Mädchen

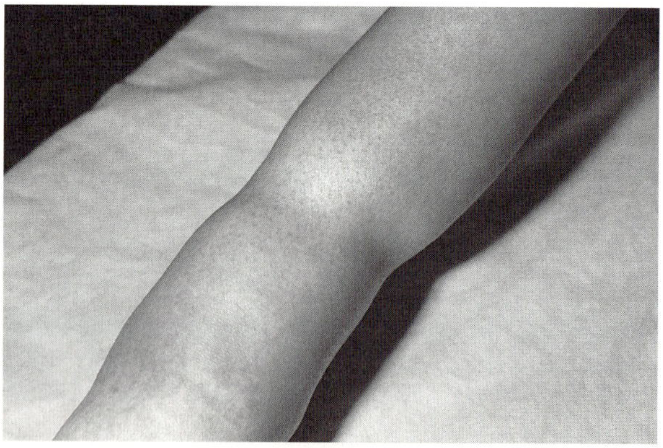

Abb. 2.97. Ringförmige Delle als sichtbare Ödemveränderung durch den Ringgriff

Der Ringgriff führt zwar zu einer geringfügigen Verdrängung von Ödemflüssigkeit sowohl vor als auch hinter den druckausübenden Fingern, jedoch nicht zu einer nennenswerten Verschiebung, also nicht zum Transport. Dies läßt sich beobachten, wenn der Vorgang distal von der ringförmigen Delle – im direkten Anschluß – wiederholt wird. Die Dellenbildung ist meist identisch, wobei sich die vorherige, proximal gelegene Delle nicht sichtbar verändert („auffüllt"), wie dies bei einem nennenswerten Verschieben von Flüssigkeit sicherlich der Fall wäre.

HINWEIS
Der Ringgriff kann wie kein anderer spezieller Lymphödemgriff auch in unmittelbarer Nähe zu Lymphabflußbarrieren zur Lockerung des Gewebes eingesetzt werden.

INDIKATION
Der Ringförmige Lockerungsgriff wird eingesetzt
- bei besonders harter Ödemkonsistenz, meist als „Einstiegsgriff", wenn alle anderen Griffe zu keiner oder nur zu einer unzureichenden Gewebeverformung führen würden;
- bei primären Lymphödemen, wo immer anatomisch die Voraussetzung besteht, und
- bei sekundären Lymphödemen auch in unmittelbarer Nähe zur Lymphabflußbarriere.

Der Ringgriff erfolgt vom proximalen Rand des harten Ödemes ausgehend Ringbreite für Ringbreite nach distal.

Eine Anregung der Lymphangiomotorik ist dabei weder angestrebt, noch ist dieser Effekt zu erwarten, da keines der dafür notwendigen Kriterien erfüllt ist

Großflächiger Lockerungsgriff/ Stehender Pumpgriff

Der Großflächige Lockerungsgriff, auch „Stehender Pumpgriff" genannt, wird prinzipiell genauso ausgeführt wie der Pumpgriff in der Grundgriffversion (**Abb. 2.98**). Dabei ist jedoch zu beachten:
- Meist führen beide Hände *gleichzeitig* die Pumpgriffbewegung aus, womit die Flächen beider Hände auf das Ödem einwirken.
- Es wird *noch langsamer,* dafür mit mehr Druck gearbeitet.
- Die *gleiche Stelle* wird *mehrmals hintereinander* mit dem Pumpgriff versehen (daher die Bezeichnung „Stehender" Pumpgriff!).

Der erzielte *Effekt* besteht in einer großflächigen Lockerung der Ödemsubstanz, die sich meist als große flache Delle zeigt. Die Delle läßt den auf das Ödem einwirkenden Druck, der von den beiden sich gleichzeitig senkenden Handflächen ausgeht, augenscheinlich werden: In manchen

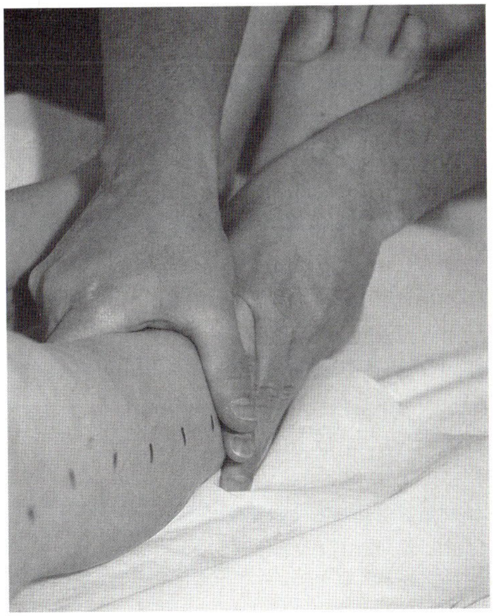

Abb. 2.98. Beidhändiger Pumpgriff als Stehender Pumpgriff/Großflächiger Lockerungsgriff ausgeführt

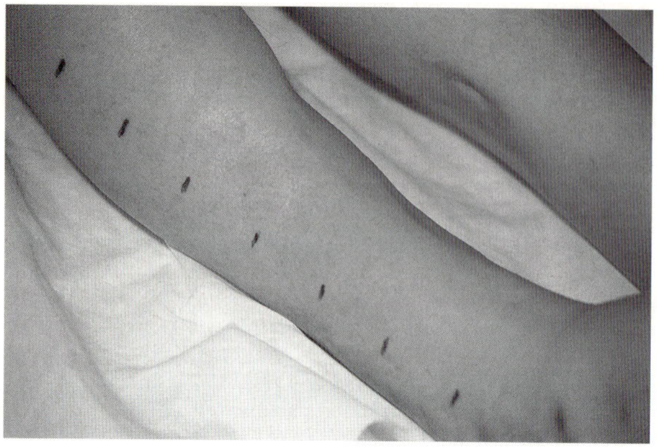

Abb. 2.99. An der Einwirkstelle des Großflächigen Lockerungsgriffs ist eine entsprechend breite Delle deutlich erkennbar. Proximal davon hat sich die verdrängte eiweißreiche Lymphödemflüssigkeit „bugwellenartig" angesammelt

Fällen zeichnen sich im Ödem sogar die Fingerflächen ab. Proximal der Hände sieht die verdrängte Ödemflüssigkeit oftmals „wall-" oder gar „bugwellenartig" aus (**Abb. 2.99**), da die klassische Pumpgriffausführung ein „Vorwärtsschwingen" der Finger während der Druckeinwirkung bei gleichzeitiger „Druckwelle" von distal mit sich bringt. Diese Vorgänge führen ebenfalls zu einer nicht unerheblichen Verschiebung von Ödemflüssigkeit.

INDIKATION

Der Großflächige Lockerungsgriff wird eingesetzt

- bei harter Ödemkonsistenz, wobei das Gewebe der durch den Ablauf der Griffe erwirkten „Vorwärtsbewegung" folgen können muß,
- bei primären Lymphödemen, wo immer anatomisch die Voraussetzung besteht,
- bei sekundären Lymphödemen – jedoch nicht so, daß sich die verdrängte und von distal nach proximal verschobene Ödemflüssigkeit unmittelbar zur Lymphabflußbarriere hin bewegt!

Der Großflächige Lockerungsgriff erfolgt vom proximalen Rand des harten Ödemes ausgehend jeweils handbreit nach distal (unter Beachtung der Einschränkung bei sekundären Lymphödemen).

Eine Anregung der Lymphangiomotorik erscheint äußerst unwahrscheinlich, da der einwirkende Druck zu hoch ist und auch der nötige Rhythmus nicht eingehalten wird.

Großflächiger Verschiebegriff/ Stehender Drehgriff

Der Großflächige Verschiebegriff bzw. Stehende Drehgriff (ursprünglich als „Vollhandödemgriff" bezeichnet) ist im Prinzip ein reiner Transportgriff, der großflächig in der oberflächigen Ödemschicht ausgeführt wird. Dabei liegen beide Hände so auf der Körperdecke auf, daß sich die beiden zu ca. 45 Grad abduzierten Daumen an den Spitzen berühren, wodurch die Finger 2–5 beider Hände eine parallele oder leicht konvergente Stellung zueinander einnehmen (**Abb. 2.100**).

Beide flach aufliegenden Hände versuchen über eine angedeutete Bewegung zueinander, zunächst das Gewebe quasi „anzuheben" und anschließend *langsam* in Richtung der Fingerspitzen über die Unterlage – d.h. über die Faszie –

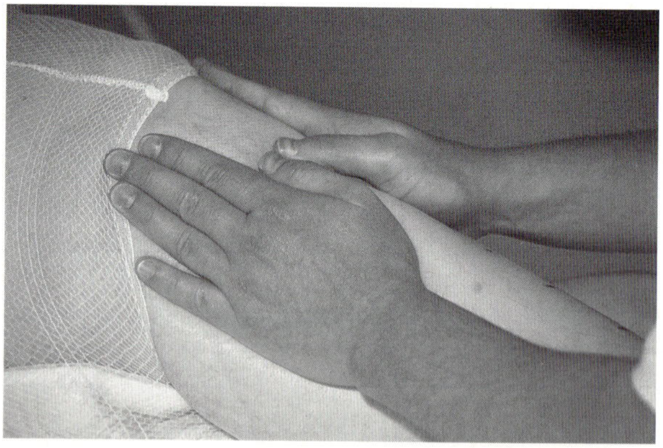

Abb. 2.100. Handstellung beim Großflächigen Verschiebegriff

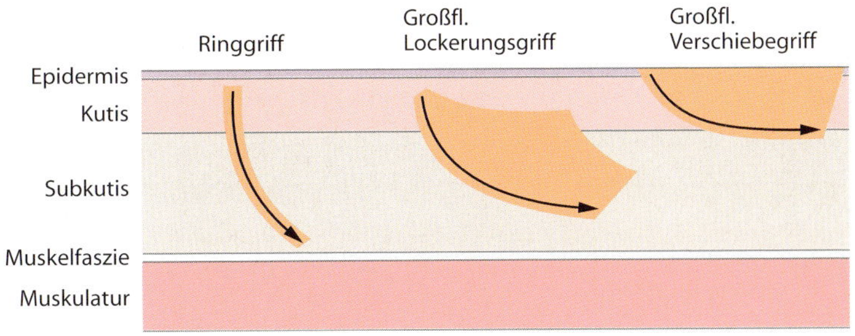

Abb. 2.101. Schematischer Vergleich der „Tiefenwirkung“ und der „Transportwirkung“ der Lymphödemgriffe Ringgriff, Großflächiger Lockerungsgriff und Großflächiger Verschiebegriff

2.1

zu schieben. Voraussetzung hierfür ist jedoch, daß das ödematöse Gewebe entweder bereits soweit vorbereitet (entstaut) ist, daß es diese Exkursion erlaubt, oder sich bisher noch nicht sehr stark verfestigt hat. Eventuell ist also im Vorfeld ein anderer spezieller Lymphödemgriff auszuführen, der das verfestigte Ödem „vorlokkert“ (z.B. Stehender Pumpgriff/Großflächiger Lockerungsgriff).

→ Ein oftmals entscheidender Vorteil des großflächigen Verschiebegriffs besteht darin, daß dem Ödem durch die Stellung der Hände, d.h. durch die Zeigerichtung der Finger, „eine Richtung“ vorgegeben werden kann. Damit kann beispielsweise auch um eine Lymphabflußbarriere herumgeleitet werden.

Auch der Großflächige Verschiebegriff beginnt im proximalen Ödemabschnitt. Die Großflächigkeit bedingt, daß nicht direkt vom Ödemrand ausgehend, sondern etwa handbreit distal davon gearbeitet wird.

Eine geringfügige Anregung der Lymphgefäßmotorik ist hier zwar nicht auszuschließen, jedoch ist sie – wie bei allen speziellen Lymphödemgriffen – nicht sehr wahrscheinlich.

Abb. 2.101 zeigt einen Vergleich der Tiefen- und der Transportwirkung der drei bisher beschriebenen Lymphödemgriffe

- Ringgriff,
- Großflächiger Lockerungsgriff und
- Großflächiger Verschiebegriff.

Die in **Tabelle 2.4** auf S. 158 vorgenommene Bewertung der Griffe basiert nicht zuletzt auf solchen Vergleichen.

Großflächiger Umleitungsgriff

Beim Großflächigen Umleitungsgriff, auch als „Umleitungs-Quergriff“ bezeichnet, handelt es sich um eine im proximalen Lymphödemabschnitt – d.h. vor allem am Oberschenkel bzw. in eingeschränkter Weise auch am Oberarm – ausgeführte langsame, den besonderen Gewebeverhältnissen des Lymphödemes angepaßte

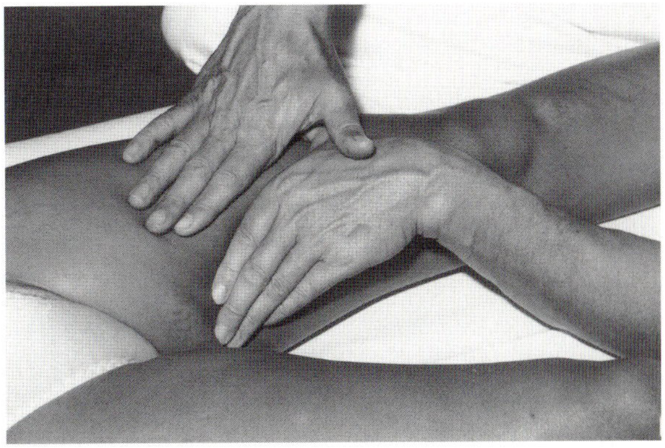

Abb. 2.102. Quer zur Oberschenkelachse verlaufender Großflächiger Umleitungsgriff (= Umleitungs-Quergriff)

Kombination aus dem Pumpgriff und dem Stehenden Kreis (**Abb. 2.102**).

Beim Großflächigen Umleitungsgriff gibt es folgende *Besonderheiten:*

- Die Griffe verlaufen nicht von distal nach proximal, sondern von medial nach lateral – also quer zur Extremität.
- Die Pumpgriffbewegung muß so ausgeführt werden, daß die Finger dabei eine ca. 90 Grad-Schwenkung vollziehen.
  Dabei ist es nötig, den Verschiebeimpuls nicht über den Handflächen-/Handwurzelbereich zu erhalten, sondern aus dem distalen Handabschnitt, d.h. mehr aus den Fingerflächen und aus der distalen Hälfte der Handfläche.
- Die Möglichkeit, das Gewebe großflächig verformen zu können, spielt eine noch wichtigere Rolle als beim Großflächigen Verschiebegriff.
  Mit anderen Worten: In den meisten Fällen ist der Griff nur nach guter „Vorarbeit" z.B. durch den Ringgriff und/oder durch den Großflächigen Lockerungsgriff einsetzbar.

INDIKATION

Ganz besonders wichtig ist der Großflächige Umleitungsgriff beim sekundären Beinlymphödem. Hier besteht die Notwendigkeit, um die proximale Lymphabflußblockade herumzuleiten.

Zur Entstauung eines sekundären Lymphödems des Oberarmes ist der Großflächige Umleitungsgriff weniger geeignet: Erstens fehlt die für eine sinnvolle Ausführung nötige Großflächigkeit, und zweitens würde zuviel Ödemflüssigkeit in Richtung Lymphabflußbarriere verschoben werden. Lediglich im distalen Drittel des Oberarmes ist der Griff versuchsweise einsetzbar.

Eine geringfügige Anregung der Lymphgefäßmotorik kann nicht ausgeschlossen werden.

Kleinflächiger Umleitungsgriff

Der *Großflächige* Umleitungsgriff ist, wie bereits erläutert, beim sekundären Armlymphödem nach operativer Entfernung und/oder Radiatio axillärer Lymphknoten im Oberarmbereich (zumindest in den proximalen zwei Dritteln des Oberarmes) ungeeignet bzw. sogar kontraindiziert. Da dieser Region in der Entstauung jedoch eine große Bedeutung zukommt, ist hier vor allem ein *kleinflächig* ausgeführter Umleitungsgriff mittels paralleler Daumenkreise das Mittel der Wahl (**Abb. 2.103a,b**). Dieser Kleinflächige Umleitungsgriff wurde früher als „Sulcus-medialis-Technik" bezeichnet.

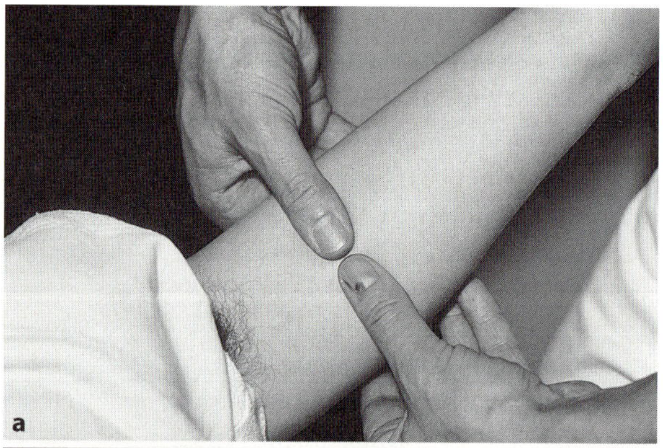

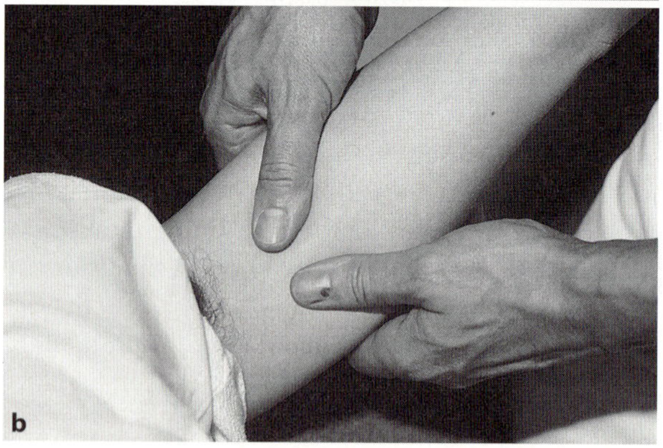

Abb. 2.103a,b. Kleinflächiger Umleitungsgriff **a** in Ausgangsstellung, **b** in Endstellung

Der Kleinflächige Umleitungsgriff hat folgende *Besonderheiten:*

- Es handelt sich dabei um parallele Daumenkreise, die von der medialen Oberarmregion ausgehen, sich am Sulcus bicipitalis medialis (daher die Bezeichnung „Sulcus-medialis-Technik“) orientieren und so verlaufen, daß der eine Daumen Richtung M. biceps brachii nach ventral und der andere Daumen gleichzeitig Richtung M. triceps brachii nach dorsal „wandert“.

> **!** Bei den Daumenkreisen ist darauf zu achten, daß die Haut an der Oberarminnenseite bereits ohne Ödem nur geringfügig in Querrichtung gedehnt werden kann. Es darf also nicht zu einer schmerzhaften Überdehnung kommen.

- Das Gewebe der Oberarminnenseite ist in den meisten Fällen nur nach guter „Vorarbeit“ (vor allem durch den Ringförmigen Lockerungsgriff) in der Lage, der Grifferichtung quer zum Faserverlauf zu folgen.

Ringförmiger Lockerungsgriff und Kleinflächiger Umleitungsgriff bilden dann auch eine nahezu ideale Griffekombination: Der Ringgriff verdrängt nur geringfügig Ödemflüssigkeit von distal nach proximal und bewirkt offensichtlich keine Verschiebung derselben, führt jedoch hauptsächlich verfestigte Ödemflüssigkeit aus dem gelartigen Zustand in den solartigen zurück. Diese läßt sich nun mit dem Kleinflächigen Umleitungsgriff gezielt von der Axilla weg in Richtung lateraler Oberarm verschieben bzw. in diesem Falle umleiten.

Eine geringfügige Anregung der Lymphgefäßmotorik kann nicht ausgeschlossen werden.

2.1

Kleinflächiger Lockerungsgriff

Wenn es die anatomischen Verhältnisse nicht zulassen oder wenn die resultierende Verdrängung bzw. Verschiebung von Ödemflüssigkeit gegen eine Lymphabflußblockade gerichtet wäre, kann der *Großflächige* Lockerungsgriff nicht ausgeführt werden. Erfordert in diesen Fällen jedoch die Ödemkonsistenz eine kleinflächige lokale Lockerung und „Verflüssigung“ vom Gel zum Sol und eine Verdrängung, ist der *Kleinflächige* Lockerungsgriff – ursprünglich als „Ultrafiltratüberschuß-Ödemgriff“ oder „Wasserfallgriff“, manchmal sogar als „Schmetterlingsgriff“ bezeichnet – angebracht.

Ausgeführt wird der Griff mit beiden Daumen gleichzeitig, die parallel nebeneinander gelegt allmählich, d.h. mit der für spezielle Lymphödemgriffe typischen angepaßten Geschwindigkeit, in das Ödem gedrückt werden (**Abb. 2.104a**). Dies geschieht gezielt durch ein „Gegeneinanderrollen“ der beiden Daumen. Der dadurch erzeugte Effekt stellt sich mittels einer typischen ovalen Delle mit minimal erhöhten Rändern dar (**Abb. 2.104b**).

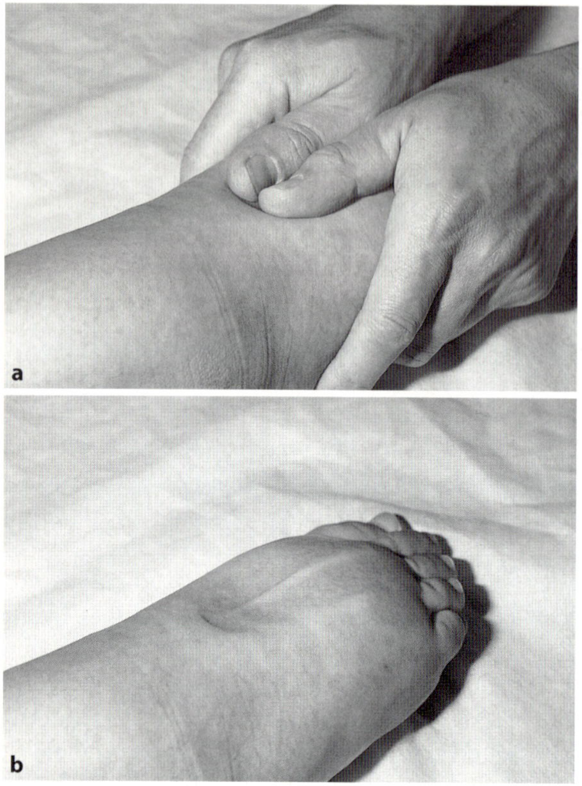

Abb. 2.104 a, b. Kleinflächiger Lockerungsgriff. a Parallele Daumenstellung unter Druck mit sichtbarem Einsinken in das Fußrückenödem, b typische Dellenwirkung

Kleinflächiger Verschiebegriff

Die durch den Kleinflächigen *Lockerungsgriff* gelockerte und verdrängte Flüssigkeit wird direkt anschließend mittels paralleler und/oder wechselweiser Daumenkreise nach proximal weiterverschoben. Die Daumenkreise in dieser Kombination werden daher als kleinflächiger *Verschiebegriff* bezeichnet.

Das besondere an diesen Daumenkreisen ist, daß sie außerordentlich *langsam* ausgeführt werden müssen, manchmal zunächst sogar als stehende Daumenkreise (**Abb. 2.105**).

Während der Kleinflächige Lockerungsgriff keine Anregung der Lymphgefäßmotorik erwarten läßt, ist dies mit dem anschließenden Kleinflächigen Verschiebegriff durchaus möglich – vorausgesetzt, daß an der applizierten Stelle keine ausgeprägte (d.h. irreversible) Lymphgefäßinsuffizienz vorliegt.

Die Wirkung und das Zusammenwirken dieser beiden Griffe wird in **Abb. 2.106** dargestellt.

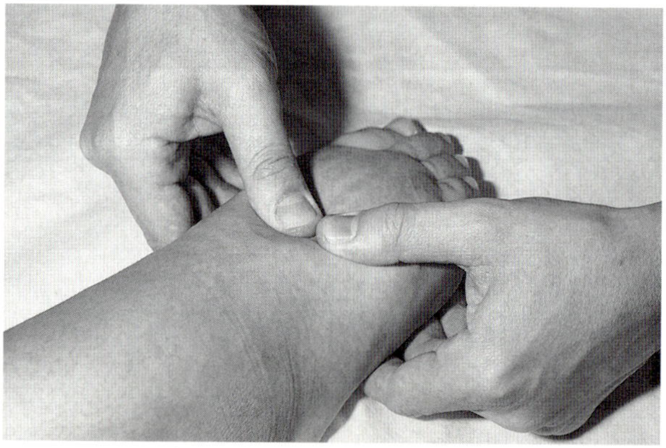

Abb. 2.105. Daumenstellung beim Kleinflächigen Verschiebegriff

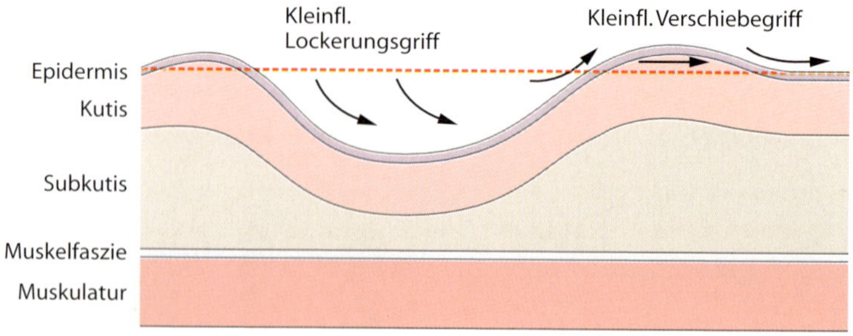

Abb. 2.106. Dellenbildung beim Kleinflächigen Lockerungsgriff und „Zusammenarbeit“ mit dem Kleinflächigen Verschiebegriff

Fibrosegriff

In der Entstauungstherapie ist man bemüht, lokale Fibrosen zu reduzieren, die als Reaktion des Organismus auf den beim Lymphödem typischen chronischen Eiweißstau auftreten. Derartige Gewebsmanipulationen ähnelten in manchen Fällen massageähnlichen Gewebsverformungen mit dem Ziel, Ödemsklerosen „zu lockern".

Eine solche Vorgehensweise birgt allerdings die Gefahr einer Gewebstraumatisierung – und sei es auch nur auf geringfügiger Ebene. Die Folge ist leicht abzusehen: Das Gewebe antwortet stereotyp mit einer entzündlichen Reaktion! Von allen ehemals erprobten Fibrosegriffen hat sich deshalb lediglich die hier dargestellte Variante klinisch bewährt.

Beim Fibrosegriff (ursprünglich als „Hautfaltengriff" bezeichnet) wird die ertastete fibrotische Stelle im Sinne eines „Lumbrikalgriffes" mit einer Hand erfaßt und damit fixiert. Der Daumen der anderen Hand wird parallel zu den fixierenden Fingern 2–5 so aufgelegt, daß er die fibrotische Ödemregion anschließend mittels einer „Rollbewegung" gegen die fixierenden Finger regelrecht „ausrollt" (**Abb. 2.107**). Mit einer abschließenden Abrollbewegung des Daumens von proximal nach distal (d.h. zur Daumenspitze hin) endet dieser Vorgang, der wie alle Griffe mehrmals wiederholt wird.

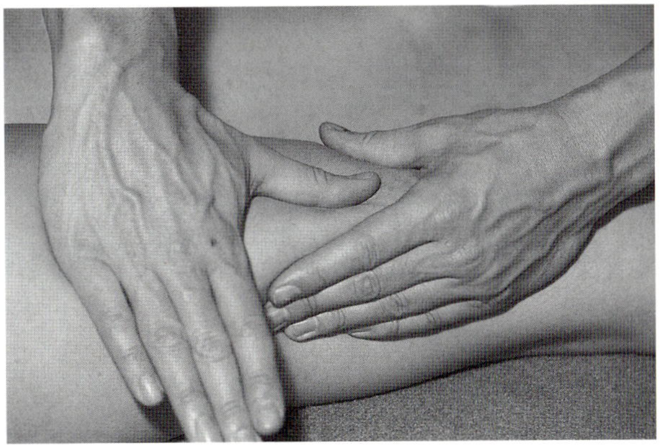

Abb. 2.107. Handhaltung beim Fibrosegriff

HINWEIS
Mit dem Fibrosegriff alleine läßt sich der indurierte Bereich nur unangemessen verändern. Eine allmähliche und vor allem ungefährliche/unschädliche Fibroselockerung (d.h. eine Gewebsnormalisierung) ist nur *in Verbindung mit einem Druckerhöhungspolster,* das in die anschließende *Kompressionsbandage* eingebracht wird, möglich.

Eine Anregung der Lymphgefäßmotorik ist beim Fibrosegriff nicht zu erwarten.

Eine vergleichende Bewertung aller genannten speziellen Lymphödemgriffe bietet **Tabelle 2.4.**

Tabelle 2.4. Charakteristika und Wirkung der speziellen Lymphödemgriffe im Überblick

Bezeichnung	Wirkung			
	Lockernd, lösend, verflüssigend → vom Gel zum Sol	Verdrängend (in lokalen Ödemproblemzonen)	Verschiebend, umleitend	Steigerung der Lymphgefäßeigenmotorik
Ringförmiger Lockerungsgriff bzw. Ringgriff (früher „Rundumödemgriff“)	***	*	∅	∅
Stehender Pumpgriff bzw. Großflächiger Lockerungsgriff	***	**	**	?
Stehender Drehgriff bzw. Großflächiger Verschiebegriff (früher „Vollhandödemgriff“)	*	*	***	*
Großflächiger Umleitungsgriff (früher „Umleitungs-Quergriff“)	∅	*	***	*
Kleinflächiger Umleitungsgriff (früher „Sulcus-medialis-Technik“)	∅	*	***	?
Kleinflächiger Lockerungsgriff (früher „Ultrafiltratüberschußödemgriff“ oder „Wasserfallgriff“)	***	**	∅	∅
Kleinflächiger Verschiebegriff	*	**	***	*
Fibrosegriff (früher „Hautfaltengriff“)	***	*	∅	∅

* = geringe Wirkung;
** = gute Wirkung;
*** = Hauptwirkung;
? = wahrscheinlich zu gering;
∅ = keine Wirkung zu erwarten

2.1.9 Schlußbemerkungen/Das Problem des zeitlichen Aufwandes

Mit der dargestellten Palette der Grund-, Sonder- und Lymphödemgriffe ist der Therapeut in der Lage, sich in jeder Ödemsituation den jeweiligen Gewebeverhältnissen anzupassen. Die Griffe und der systematische Behandlungsaufbau (siehe hierzu Bd. 2, Kapitel 3 bis 7) gewährleisten somit selbst bei schwierigsten Ödem- und damit Gewebeverhältnissen eine erfolgreiche Beseitigung der Ödemflüssigkeit. Damit unterscheidet sich die Manuelle Lymphdrainage letztlich von allen anderen Entstauungsmethoden, die in den folgenden Abschnitten beschrieben werden. Mit anderen Worten: Die Manuelle Lymphdrainage ist die variabelste und nachhaltigste Entstauungsmethode.

Prinzipiell läßt sich sagen, daß mit *zunehmender Ödematisierung*

- die (ohnehin geringe) Griffegeschwindigkeit abnimmt und gleichzeitig
- die Druckstärke zunimmt,

wobei sich diese Vorgaben natürlich immer innerhalb enger Grenzen bewegen: Es darf keine Gewebsmehrdurchblutung und schon gar kein Schmerz provoziert werden.

Tabelle 2.5 zeigt die Anwendungsprinzipien für die Griffe der Manuellen Lymphdrainage nochmals im Überblick.

Zusätzlich steigt mit zunehmender Ödematisierung der *Zeitaufwand*, und zwar weil

- die Griffe verlangsamt appliziert werden,
- meist mehr Körperabschnitte zur Entstauung herangezogen werden und
- die Körperabschnitte in immer kleineren Einzelabschnitten entstaut werden.

Tabelle 2.5. Die Griffe der Manuellen Lymphdrainage: Schematische Übersicht der Anwendungsprinzipien

Gewebeveränderung bei zunehmender Ödematisierung			Anwendungsprinzipien der Griffe der Manuellen Lymphdrainage	
Haut- und Flüssigkeitsverschieblichkeit	**Ödemkonsistenz**	**Dellenbildung**	**Art der Griffe**	**Art der Applikation**
Gut/nicht eingeschränkt	Normale Gewebsflüssigkeit/weiche Ödemkonsistenz	Keine bzw. nur leicht und flüchtig	Ausschließlich Grundgriffe	„Klassisch"
Reduziert	„Zäh"	Deutlich, Delle füllt sich jedoch schnell wieder	Grundgriffe	„Klassisch" und „Modifiziert" (ödemangepaßt)
Stärker eingeschränkt	„Gelartig"	Durch starken Druck möglich, Delle bleibt lange unverändert	Zunächst spezielle Lymphödemgriffe	erst anschließend Grundgriffe „modifiziert" (ödemangepaßt)
Sehr stark eingeschränkt/nicht möglich	Hart, „kautschukartig"	Trotz Ödem nicht/nur geringfügig möglich	Lange Zeit ausschließlich spezielle Lymphödemgriffe	erst allmählich Grundgriffe „modifiziert"

Letzteres gilt vor allem für die eigentliche Ödemregion.

Diese Aussagen sollen an zwei Beispielen verdeutlicht werden (für nähere Angaben zur Pathophysiologie und Therapie primärer Beinlymphödeme siehe Bd. 2, Kapitel 6).

Beispiel 1: Bei einem etwa 14jährigen Jungen mit primärem Beinlymphödem (**Abb. 2.108**) hat die Befunderhebung ergeben, daß die Umfangdifferenzen gering sind und sich überwiegend auf die Unterschenkelregion beschränken. Die Ödemkonsistenz kann als *„weich"* und „geringfügig dellbar" bezeichnet werden. Zur erfolgreichen Entstauung genügt folgender Behandlungsaufbau (**Abb. 2.109 a**):

- Die Regionen Hals und Bauch (blau markiert) dienen als „Ödemabflußgebiete", die es vorzubehandeln gilt, um „den Entstauungsweg vorzubereiten".
- Am Bein selbst, also am eigentlichen Ödemgebiet (rot markiert), entscheidet die Konsistenz der Schwellung, wie der Behandlungsaufbau zu organisieren ist und wie die Griffe den Verhältnissen anzupassen sind (**Abb. 2.109 b**).

Bei einem weichen Oberschenkel, in etwa zwei Abschnitte unterteilt, unterscheiden sich die Griffe von den üblichen Grundgriffen lediglich dadurch, daß sie evtl. etwas langsamer zu applizieren sind.

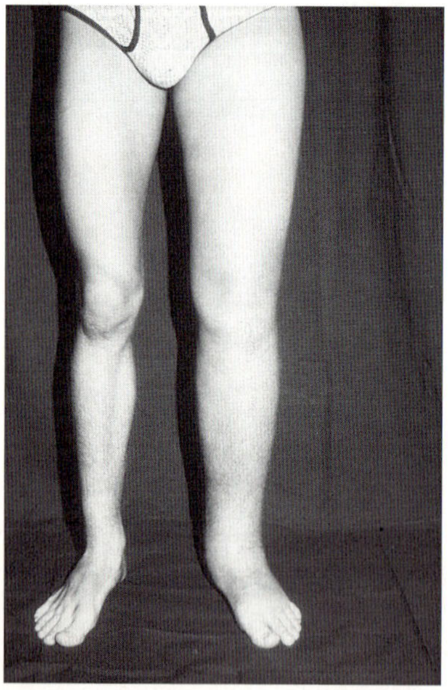

Abb. 2.108. Primäres Beinlymphödem bei einem 14jährigen Jungen

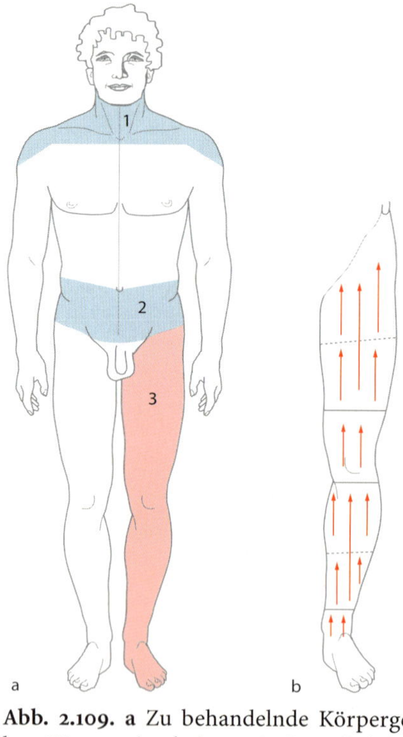

Abb. 2.109. **a** Zu behandelnde Körpergebiete der ventralen Körperseite beim primären Beinlymphödem geringen Ausmaßes, **b** Einteilung der einzelnen Abschnitte am Bein ventral

- ▶ Der hauptsächlich betroffene Unterschenkel mit Tendenz zur Dellenbildung bedarf dagegen folgender Vorgehensweise:
  Die Gesamtstrecke des Unterschenkels wird von vorneherein in eine proximale und in eine distale Hälfte eingeteilt, wobei selbstverständlich zunächst die proximale Hälfte zu behandeln ist. Hier erfolgt die Applikation der Griffe noch langsamer als am Oberschenkel, dafür mit höherem Druck als „grundgriff-üblich". Erst nachdem alle möglichen Abläufe vielfach sowie die Griffe über die physiologische Engstelle Knie hinweg bis zur Leiste mehrfach wiederholt wurden, erfolgt die Behandlung der distalen Unterschenkelhälfte in gleicher Weise.
- An die Mitbehandlung der Fußregion ist erst nach mehreren Sitzungen zu denken.

BEISPIEL 2: Anders gestaltet sich die Behandlung eines primären Beinlymphödems, das bei der Befunderhebung als „ausgeprägtes", nicht nur auf die Beinregion beschränktes, sondern sowohl den Unterbauch als auch die Hüft-, Gesäß- und Lendenhälfte umfassendes weitgehend „*hartes*" Lymphödem klassifiziert wurde (**Abb. 2.110**).
Abb. 2.111 a zeigt den Behandlungsaufbau.

- Neben der Hals- und Bauchregion muß hier die ipsilaterale Thoraxhälfte mitbehandelt werden, da sie als sog. „Zusatzabflußgebiet" für das sicherlich überforderte Hauptabflußgebiet der Leiste und damit letztlich der Becken-/Bauchregion dient. Zusätzlich wird zur kontralateralen Leiste umgeleitet, die ebenfalls als „Zusatzabflußgebiet" fungiert. Appliziert werden hauptsächlich Grund- und Sondergriffe, auf den lymphatischen Wasserscheiden sog. „Anastomosengriffe" (siehe Bd. 2, Kapitel 6).

2.1

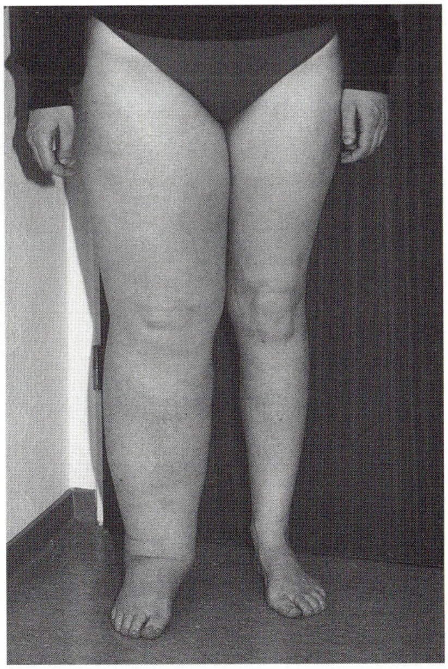

Abb. 2.110. Ausgeprägtes primäres Beinlymphödem bei einer erwachsenen Frau

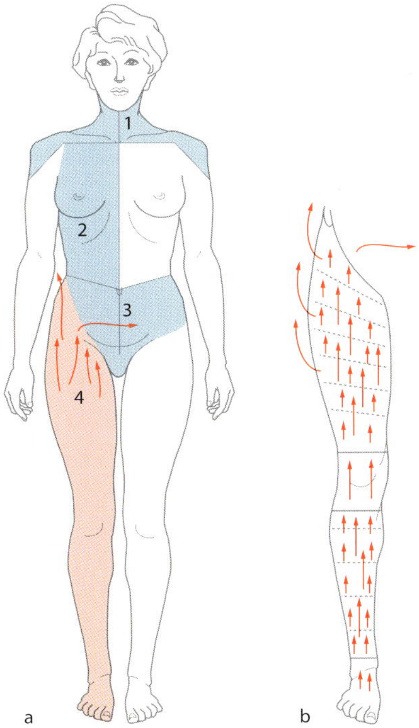

Abb. 2.111. a Behandlungsgebiete beim ausgeprägten primären Beinlymphödem, **b** Einteilung der einzelnen Abschnitte am Bein ventral und an der lateralen Oberschenkel- und Hüftregion

- Die Behandlung des Beins selbst (rot markiert) bedarf einer anderen, intensiver abgestufen Vorgehensweise als in Beispiel 1 dargestellt.
  - Am harten und aufgrund der „kautschukartigen" Ödemkonsistenz nur schwer dellbaren Oberschenkel sind zunächst die speziellen Lymphödemgriffe angezeigt.
  - Die Einteilung der Region Oberschenkel erfolgt in möglichst kleinen Abschnitten, quasi „scheibchenweise". Erst mit zunehmender Lockerung und „Verflüssigung" des Ödemgebietes werden die Grundgriffe in „modifizierter" Form (besonders langsam und druckintensiver als üblich) appliziert. Gleichzeitig werden die Abschnitte vergrößert (**Abb. 2.111 b**).

Erst nach vielen Behandlungen für die ventrale und dorsale Oberschenkelseite gleichermaßen sind distalere Beinabschnitte wie Knie, Unterschenkel und zuletzt die Fußregion in die Entstauung miteinzubeziehen.

Daß sich bei einem solchen Aufbau die durchschnittliche Behandlungszeit erhöht – die einzelnen Sitzungen sollten mindestens 45 min, beim ausgeprägten Beinlymphödem sogar 60 min dauern; die Behandlung sollte in jedem Fall täglich, evtl. sogar 2mal täglich stattfinden –, erklärt sich von selbst. Daß es weiterhin mit 6 Behandlungen pro Quartal nicht getan ist, liegt auf der Hand.

Zudem werden selbstverständlich beide Fälle während der Entstauungsphase konsequent mit einer Kompressionsbandagierung behandelt, die dann in eine Kompressionsbestrumpfung (nach Maß) in der Erhaltungsphase übergeht. Außerdem sind eine Gang- und Haltungsschulung und eine Korrektur evtl. vorhandener Bewegungseinschränkungen notwendig, um nur die wichtigsten weiteren Maßnahmen zu nennen.

Wir sind uns durchaus bewußt, daß diese Aufzählung therapeutischer Maßnahmen manchen „überzogen" erscheint; das Gegenargument lautet dann etwa, der Behandlungsplan sei „der angespannten Kostensituation nicht angemessen". Wir sind uns dieser Problematik bewußt, stellen hier aber dar, welche Behandlung angesichts der Tragweite der Beschwerdesituation tatsächlich therapeutisch erforderlich ist bzw. wäre.

Es kann nicht unsere Aufgabe sein – weder in unserer Funktion als Fachlehrer für Manuelle Lymphdrainage/Komplexe physikalische Entstauungstherapie noch als Autoren –, therapeutisch richtige Behandlungskonzepte auf die Belange einer restriktiven Kostenpolitik „zurechtzustutzen", um dem Zeitgeist und den daraus resultierenden (nicht selten katastrophalen) Therapie-Alltagssituationen das Wort zu reden.

Rein finanziell betrachtet wäre es sicherlich „günstiger", die Patienten mit einem Entstauungsgerät zu versorgen, das die Flüssigkeit „aus dem Bein pumpt". Allerdings kann keine „Maschine" eine manuelle Behandlung ersetzen – ganz abgesehen von den eventuellen Folgen einer maschinellen Entstauung wie Eiweißstau an der Extremitätenwurzel, der wiederum schwere Schäden nach sich ziehen kann (Boris et al. 1998). Viele Behandlungen mit einer Apparatur, die dann zu Folgeproblemen führen, die dann noch aufwendiger korrigiert werden müssen, sind in der „Endabrechnung" kostenintensiver.

2.2 Die Kompressionstherapie

G. Bringezu · O. Schreiner · A. Tuchtfeldt

Eine Schwellung von außen zu komprimieren, entspricht einem geradezu „intuitiven“ Verhalten (**Abb. 2.112**): Es erscheint naheliegend, einen „Gegenhalt“ zur sich ausbreitenden Tendenz der Schwellung zu setzen. Dies kann in manchen Fällen zur Schwellungsreduktion führen, in anderen Fällen jedoch wird ein Druck von außen nicht toleriert, da die evtl. vorhandenen Schmerzen auf diese Weise noch verstärkt werden.

Angesichts des beeindruckenden Wirkungsspektrums der Kompressionstherapie (siehe Abschn. 2.2.1) erscheint es umso irrationaler, daß das Mittel Kompression allgemein die wohl unbeliebteste Entstauungsmethode ist. Dies gilt für alle Beteiligten gleichermaßen – für die Patienten, die die Kompressionsmittel („er“-)tragen müssen, für die Therapeuten, die sich vielfältigsten organisatorischen und praktischen Problemen ausgesetzt sehen, und auch für verordnende Mediziner, die sich mit den sich ständig ändernden Regularien der Kostenübernahme und gleichzeitig mit den Patienten, die dieses unliebsame Entstauungsmittel „nicht vertragen“, auseinandersetzen müssen.

Das Anliegen dieses Kapitelabschnittes ist es deshalb hier, neben der Beantwortung aller Fragen nach dem „Wie“ für alle Beteiligten ausreichend Argumente und Einsichten zu liefern, um den Mißstand hinsichtlich der Anwendung der Kompression zu beheben. Es soll verdeutlicht werden,

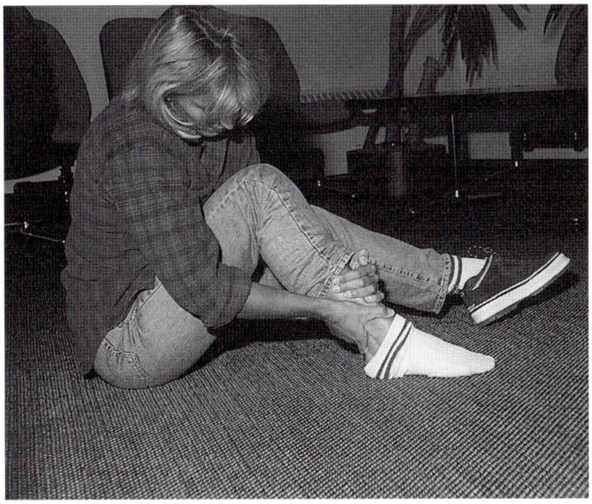

Abb. 2.112. Intuitives „Erstkomprimieren“ nach einem soeben erlittenen Inversionstrauma

- bei welchen Schwellungen eine Kompressionstherapie angebracht ist und wo sie keine Bedeutung hat oder sogar schädlich sein könnte,
- mit welchen Mitteln Kompressionstherapie heute durchgeführt werden kann,
- wie die verschiedenen Techniken auf die verschiedenartigen Ödeme abzustimmen sind und
- welche Vor- und Nachteile eine Kompression von außen hat und ob sie in einem akzeptablen Verhältnis zueinander stehen.

2.2.1 Prinzipielle Mechanismen

Die Wirkung einer von außen auf den Körper angebrachten Kompression läßt sich auf vielfältige Weise erklären.

- Durch die Erhöhung des Gewebedruckes wird der Filtration an der Blutkapillare entgegengewirkt. Dies ist gleichbedeutend mit einer *reabsorptionsfördernden Wirkung.*
- Auf die interstitielle Flüssigkeit wirkt sich eine Kompression von außen *verdrängend und verteilend* aus, da Flüssigkeit an sich nicht komprimierbar ist. Die Verteilung auf eine größere Fläche ist zwangsläufig mit einer *Vergrößerung der Reabsorptionsfläche,* bezogen auf die Anzahl der Blutkapillaren und initialen Lymphgefäße, verbunden.
- Durch zusätzliche *lokale Polsterungen* läßt sich erreichen, daß *fibrosierte Areale allmählich gelockert* werden. Der dauerhafte mechanische lokal erhöhte Druck dieser Polster hat eine ähnliche Wirkung wie in Abschn. 2.1.8 (Charakteristika der Lymphödemgriffe) beschrieben. Durch diesen passiven Druck von außen sowie durch den intermittierenden Druck durch die aktive Muskulatur „von innen" entsteht der gleiche Effekt, der schließlich zur Lockerung und „Verflüssigung" der fibrosierten Regionen führt. Erst in diesem Zustand haben diese Bestandteile dann für die Lymphgefäße eine resorbierbare Form. Ein besonderer Stellenwert kommt diesen Erkenntnissen bei manchen eiweißreichen Schwellungen zu.

HINWEIS
Prinzipiell „zur Fibrosierung neigende" eiweißreiche Schwellungen werden durch *lokale Polsterung* passiv und während der Kompression durch die Muskelpumpe gleichzeitig auch aktiv mobilisiert. Damit werden sie „aufnahmebereiten" Lymphkapillaren zugeführt, die ohne diese Maßnahmen nicht an der Reduktion beteiligt wären. Gleichzeitig bereitet man so die Basis für die manuelle Verschiebung der Ödembestandteile durch die Griffe der Manuellen Lymphdrainage.

Ein weiterer Effekt zusätzlicher lokaler Polsterungen besteht darin, daß die anatomisch bedingte „Unregelmäßigkeit" der Körperoberfläche v.a. in Gelenkregionen ausgeglichen wird. Dadurch wirkt sich die eigentlich zirkulär angelegte Kompression gleichmäßiger in der Druckverteilung aus.

- Neben der lokalen Verteilung ergibt sich zusätzlich eine *passive Expressionswirkung* von distal nach proximal. Auch dies beruht auf dem physikalischen Prinzip, daß sich Flüssigkeit nicht komprimieren, sondern nur verdrängen läßt. Voraussetzung ist natürlich ein verfahrensbedingter distal höherer Kompressionsdruck.
- Die *Muskel- und Gelenkpumpe* wird *ökonomisiert,* und zwar hinsichtlich der *oberflächlichen,* also epifaszialen Venen und Lymphgefäße. Durch die Faserelastizität der Haut sind diese Gefäße nämlich üblicherweise einer direkten Druckwirkung der sich kontrahierenden Muskulatur weitgehend entzogen. Die Kompression von außen stellt hier funktionell eine „künstliche Muskelfaszie" dar. Durch diesen Gegenhalt beim Verdicken der Muskulatur ergibt sich eine Druckeinwirkung auf die epifaszialen Gefäße, die mit dem physiologischen Druck auf die inter- und intramuskulären Gefäße vergleichbar ist. Damit kommt es zu einer Verbesserung des venösen und lymphatischen Rückflusses insgesamt.

- *Erweiterte oberflächliche und tiefliegende rückführende Gefäße* werden durch den Druck von außen *lumeneingeengt*. Dies ermöglicht den oberflächlichen Gefäßen wieder die Nutzung der verlorengegangenen Klappenfunktion. Gleichzeitig führt die Lumeneinengung zur erhöhten Strömungsgeschwindigkeit. Damit ergibt sich zum einen ein schnellerer Abfluß der besser reabsorbierten Flüssigkeit und zum anderen ein prophylaktischer Effekt im Hinblick auf die Entstehung einer Thrombose.
- Ein weiterer Nutzen ist die *Lockerung von Narbengewebe* z. B. bei hypertrophen Narben und Narbenkeloiden.

→ Eine Kompression in der Entstauungstherapie ist eine *aktive, d. h. funktionelle Maßnahme* und daher von einem Verband, der überwiegend passive Schutzfunktion erfüllt, zu unterscheiden. Sie ist ein *funktionelles Entstauungsmittel*, dessen volle Wirkung nur in Kombination mit anderen physikalischen Maßnahmen (Bewegung, Atmung, Manuelle Lymphdrainage) zum Tragen kommt.

2.2.2 Komprimierende Materialien und Verfahren

Prinzipiell eignen sich sowohl elastische Materialien wie Kompressionsbinden („Gummibinden") als auch unelastische Materialien wie z. B. Klebebinden für eine Kompression. Statt einzelner Binden ist eine Kompression auch durch Strümpfe („Gummistrümpfe") möglich.

Eine interessante Alternative zu den herkömlichen Kompressionsmethoden stellen gestrickte „Kompressionsschläuche" in Rollen, sog. „Schlauchbandagen", dar. Daneben sind grundsätzlich auch apparategesteuerte Manschetten geeignet, einen bestimmten Körperabschnitt unter Druck zu setzen.

Unterstützen läßt sich die eigentliche Kompression durch diverse Polstermaterialien.

Die einzelnen Materialien bzw. Verfahren lassen sich folgenden Kategorien zuordnen:

- Bandagierung (variabelste Möglichkeit),
- Bestrumpfung und Schlauchbandagen (vorgefertigte „schnelle" Kompression) und
- maschinelle Kompression.

Bandagierung

Kompressionsbinden

Mit Hilfe der Kompressionsbinden erfolgt die eigentliche Kompression. Die Binden sind in verschiedenen *Elastizitätsgraden* lieferbar. Man unterscheidet zwischen

- Kurzzugbinden,
- Mittelzugbinden und
- Langzugbinden.

Die Elastizität einer Binde ist

- strukturbedingt durch die Art und Weise des sog. „Gestrickes" und
- materialbedingt, und zwar im wesentlichen durch den Anteil an gummielastischen Fäden.

Daraus resultiert die unterschiedliche Dehnbarkeit der einzelnen Bindenarten, die im Verhältnis zur ungedehnten Ausgangslänge angegeben wird.

Die Stärke der erzeugten Kompression wird grundsätzlich durch zwei Faktoren bestimmt, und zwar durch

- Anlegedruck der einzelnen Bindentour und
- Anzahl der Bindentouren übereinander.

HINWEIS

Prinzipiell gilt, daß die Binde während des Bandagierens „ausgezogen“ wird, d.h., sie wird im nahezu vollständig gedehnten Zustand gewickelt. Dies muß mit Fingerspitzengefühl geschehen; denn es darf dabei nicht zum „Abschnüren“ kommen!

Neben der „Zugstärke“ während des Umwickelns bestimmt noch ein weiterer Faktor den Kompressionsdruck: die Anzahl der übereinandergewickelten Bindentouren. Der Druck auf den Körper und das Widerlager für die dagegen anarbeitende Muskulatur erhöhen sich spürbar mit jeder „Umwickelung“.

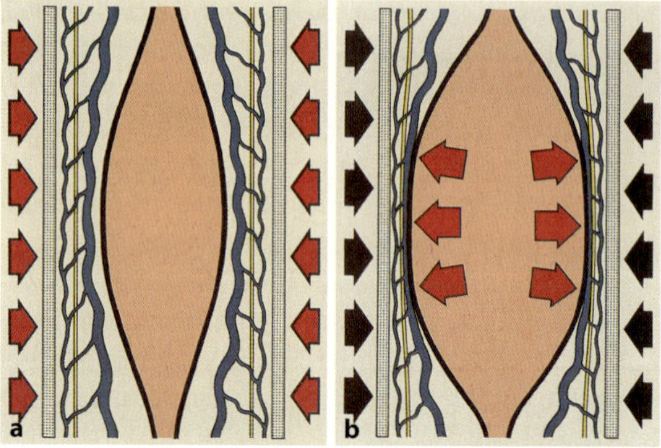

Abb. 2.113. a Ruhedruck, **b** Arbeitsdruck. (Mit freundlicher Genehmigung der Fa. Beiersdorf AG)

→ Anlegedruck und Anzahl der Bindentouren bilden die statische Komponente, Ruhedruck und Arbeitsdruck den funktionellen Wert der Kompressionsbandagierung.

Die verschiedengradige Elastizität von Kurz-, Mittel- und Langzugbinden entscheidet vor allem über den sog. *Arbeitsdruck im Verhältnis zum Ruhedruck.*

■ DEFINITION. Der *Ruhedruck* ist der Druck, der in Ruhelage der Muskulatur alleine durch die Kompression von außen wirkt (**Abb. 2.113 a**).

Der *Arbeitsdruck* ist der Druck, der bei aktiver Muskulatur, d.h. bei stetigem Wechsel von Anspannung und Entspannung, von innen gegen die Bandage wirkt (**Abb. 2.113 b**).

Sehr elastische Binden geben einem Druck der „arbeitenden Muskulatur“ sehr leicht nach, so daß der gewünschte Effekt des Drucks „von innen“ gegen das extrafasziale rückführende Gefäßsystem und gegen das extrafaszial gelegene Ödem geringer ist als bei geringelastische Binden.

Elastische Binden haben jedoch auch die Tendenz, aus der gedehnten Länge in ihre Ursprungslänge „zurückzustreben“. Da dies auf die Gummianteile beruht, spricht man auch von der „Gummielastizität“. Die Gummielastizität bei Langzugbinden kann dazu führen, daß die gewünschte Kompressionsstärke durch den Anlegedruck der Binden und die Anzahl der Bindentouren allmählich steigt, da die Bandage quasi „schrumpft“. Daraus kann sich ein schädlicher Kompressionsdruck entwickeln!

Im folgenden werden die Eigenschaften der Kurz-, Mittel- und Langzugbinden nochmals kurz erläutert.

Kurzzugbinden

Durch die Materialbeschaffenheit haben Kurzzugbinden nur eine geringe Dehnbarkeit von 30–90% ihrer Ursprungslänge. Sie sind also maximal auf knapp das Doppelte ihrer Ursprungslänge dehnbar.

Kurzzugbinden zeichnen sich aus durch einen *hohen Arbeitsdruck* bei gleichzeitig *geringem Ruhedruck*. Dadurch stellen sie ein gutes Widerlager und damit eine gute Aktivierung der Muskelpumpe dar.

Mittelzugbinden
Die Dehnbarkeit der Mittelzugbinde geht über die der Kurzzugbinde hinaus und kann bis zu 130% betragen. Prinzipiell ist sie mit der Kurzzugbinde vergleichbar, der funktionell nutzbare Arbeitsdruck ist jedoch geringer und der Ruhedruck aufgrund der größeren Elastizität stärker.

Langzugbinden
Die Dehnbarkeit der Langzugbinde kann bis zu 200% ihrer Ursprungslänge betragen (**Abb. 2.114**). Der funktionell nutzbare Arbeitsdruck ist hier vergleichsweise am geringsten, der Ruhedruck dagegen am höchsten. Die alleinige Verwendung von Langzugbinden vor allem zur dauerhaften Kompressionsbandagierung birgt besonders bei Patienten mit geringer Mobilität ein gewisses Gefahrenpotential: Der allmählich steigende Andruck durch die hohe Rückstellkraft der hochelastischen Binden kann zur Beeinträchtigung der Oberflächendurchblutung führen.

Insgesamt sind alle drei Bindenarten durch die verwendeten Materialien hautfreundlich, luftdurchlässig und waschbar.

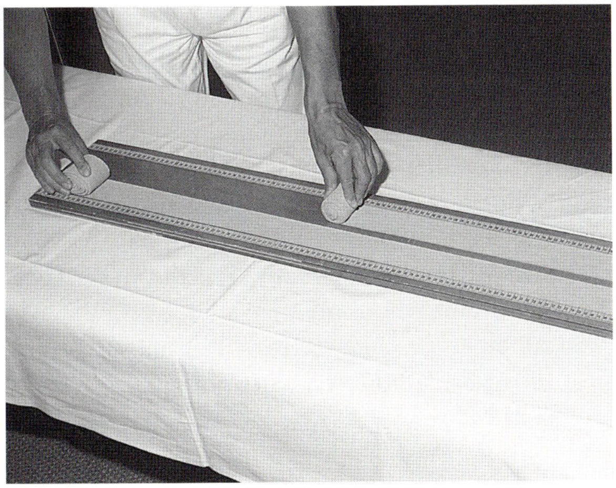

Abb. 2.114. Maximal gedehnte Kurzzugbinde und Langzugbinde im Längenvergleich

Zuweilen müssen die Patienten darauf hingewiesen werden, daß nur durch die strikte Einhaltung der Pflegeanleitung hygienische Bedingungen und eine lange Haltbarkeit gewährleistet sind.

Kurz-, Mittel- und Langzugbinden sind prinzipiell als sog. *Wechselverbände* konzipiert, d.h. sie werden indikationsabhängig von <1 Std. bis meist höchstens 24 Std. getragen. Danach werden sie entweder für einen längeren Zeitraum abgenommen – bis zum nächsten zweckgebundenen Einsatz – oder nach Kontrolle des Schwellungs- und Hautzustandes den aktuellen Gegebenheiten angepaßt, erneut angelegt.

Der Verbandmittelmarkt bietet ein breites Sortiment an Kompressionsbinden (siehe **Tabelle 2.7**, S. 178 ff.).

→ Für die Bandagierung zur Entstauung sind unter funktionellen Gesichtspunkten Kurzzugbinden zu bevorzugen. In Einzelfällen sind Mittelzugbinden gerade noch akzeptabel.

Langzugbinden sollten höchsten mit zeitlich enger Begrenzung eingesetzt werden – und hier auch nicht als alleinige Kompression, sondern in Ausnahmefällen in Kombination mit den Kurzzugbinden (siehe Abschn. 2.2.5, „Kompressionsbandagierung beim chronischen Lymphödem", S. 183).

Ein weiteres Einsatzgebiet der Langzugbinden ist die Prophylaxe. In der Phase der Mobilisation bettlägriger Patienten eignen sich Langzugbinden hervorragend dazu, das Versackens des Blutes in die Beine direkt nach dem Aufstehen zu vermeiden. Sie werden zu diesem Zweck noch im Bett angelegt.

Unelastische Binden

Zu den unelastischen Binden zählen

- geringelastische Haft- und Klebebinden (die Industrie unterscheidet zwischen kohäsiven Binden, die nicht auf der Haut, sondern nur an sich selbst haften, und adhäsiven Binden, die durch ihre Beschichtung auf der Haut kleben),
- völlig unelastische Klebe- und Pflasterbinden („Tapes“) sowie
- geringelastische Mullbinden.

Geringelastische Haft- und Klebebinden

Klebebinden wie die „altbewährten“ Zinkleimbinden (heute „Zinkgelbinden“ genannt), aber auch solche jüngerer Generation wie die geringelastischen Pflastertapes sind als *Dauerverbände* konzipiert. Sie sollten also bei möglichst starkem, dauerhaftem Druck möglichst lange getragen werden.

Der Einsatz reicht „klassisch“ von der Phlebologie bis „modern“ zum funktionellen Verband in der Sporttraumatologie.

Unelastische Klebe- und Pflasterbinden

Unelastischen Pflasterbinden, auch „Tapes“ genannt, sind Gewebeträger, die mit einer hypoallergenen selbstklebenden Masse beschichtet sind. Sie sind als 10 m-Rollen in unterschiedlichen Breiten im Handel erhältlich, wobei eine Breite von 3,75 cm am gängigsten ist. Auch die Tapes sind als *Dauerverbände* konzipiert, werden heute in der Sporttraumatologie eingesetzt und gehören zu den funktionellen Verbänden.

Mullbinden

Mullbinden in den Breiten 4 cm und 6 cm werden im Rahmen der Kompressionsbandagierung für die Wickelung von Zehen bzw. Fingern eingesetzt (siehe **Abb. 2.129 b, 2.135**). Eine weitere Funktion erhalten sie bei der sicheren Fixation von Schaumstoffeinlagen innerhalb der Kompressionsbandage (siehe **Abb. 2.136 a, b**).

Regeln für die Kompressionsbandagierung

Zusammenfassend lassen sich für die Kompressionsbandagierung folgende Regeln formulieren:

- Das Gewebe soll nur soweit unter Druck gesetzt werden, daß ein übermäßiges Ansteigen des Ultrafiltrates verhindert bzw. rückgängig gemacht wird, jedoch keine Durchblutungsstörung entstehen kann.

> **!**
>
> Folgende Symptome dürfen auf keinen Fall auftreten:
> - starkes Kribbelgefühl,
> - Taubheitsgefühl,
> - Schmerzen,
> - zunehmende zyanotische Hautverfärbung.

- Die Gelenkbeweglichkeit soll möglichst wenig eingeschränkt werden (funktioneller Gesichtspunkt!).
- Die unbedingt nötigen Bewegungen in der Bandage dürfen nicht zu lokalen Druckmaxima führen (Gefahr der Bildung von Scheuerstellen!).
- Gleichzeitig jedoch soll die komprimierte Region
  - gleichmäßig fest umschlossen sein – eine zu lockere Bandage ist lästig und wirkungslos! –,
  - von distal nach proximal im Anlegedruck kontinuierlich abnehmen und
  - zu einer „Erleichterung“ führen, d.h., das oftmals vorhandene „Spannungsgefühl“ soll sich vermindern.

Kompressionsstrümpfe

A. Tuchtfeldt

Aufgabe und Wirkung

Erst nach der maximalen Entstauung der Extremität erfolgt die Bestrumpfung. Die Aufgabe des Kompressionsstrumpfes besteht darin, den erreichten Status möglichst weitgehend zu erhalten. Durch die Kompression wird der interstitielle Gewebedruck erhöht und damit bei gleichzeitig gesteigerter Reabsorption die Ultrafiltration vermindert.

Bei der Kompressionswirkung wird in Ruhedruck und Arbeitsdruck unterschieden:

→ Je unelastischer das Material des Kompressionsstrumpfes, desto höher ist der Arbeitsdruck und desto niedriger der Ruhedruck.

Kompressionsklassen

Durch eine in Klassen eingeteilte und damit genau definierte Kompressionswirkung kann jeder Indikation unter Berücksichtigung der jeweiligen Lebensumstände des Patienten der richtige Kompressionsstrumpf zugeordnet werden. **Tabelle 2.6** gibt einen Überblick über die verschiedenen Kompressionsklassen. Der Kompressionsdruck, der der Klasseneinteilung zugrundeliegt, wird am Fesselmaß „B" erreicht (**Abb. 2.115**).

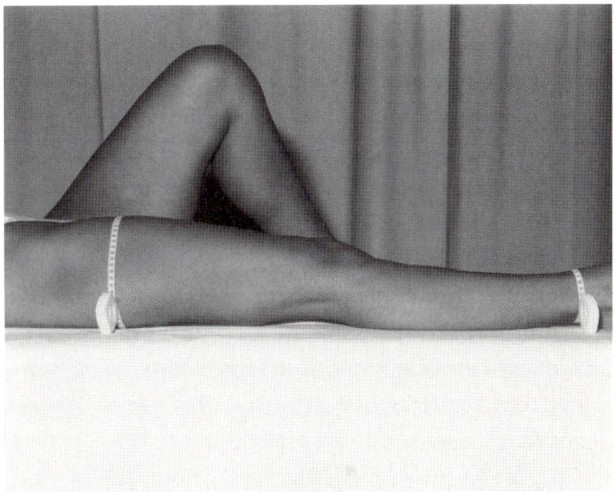

Abb. 2.115. Das sog. „B-Maß" (Fessel) im Vergleich zum proximalen „G-Maß" (Oberschenkel/„Schritt")

Tabelle 2.6. Die verschiedenen Kompressionsklassen mit den wichtigsten Indikationen

Kompressionsklassen mit Druckwerten		Wichtigste Indikationen
Kompressionsklasse 1	18,4–21,1 mmHg/2,45–2,80 kPa	Geringe Varicosis ohne wesentliche Ödemneigung
Kompressionsklasse 2	25,2–32,3 mmHg/3,35–4,30 kPa	Ausgeprägte Varicosis mit Ödemneigung Postthrombotische Schwellungszustände Nach unerheblichen Ulzerationen Nach oberflächlichen Thrombophlebitiden
Kompressionsklasse 3	36,5–46,6 mmHg/4,85–6,20 kPa	Alle Folgezustände einer schweren CVI Ausgeprägte Ödemneigung Sekundäre Varicosis Atrophie blanche Nach Abheilung evtl. schon rezidivierender Ulcera
Kompressionsklasse 4	mind. 59,0 mmHg/mind. 7,85 kPa	Lymphödeme und elephantiastische Zustände

Druckverlauf

Gemäß den Richtlinien der Gütezeichengemeinschaft Medizinischer Gummistrümpfe e.V. (GZG) muß ein Kompressionsstrumpf für die untere Extremität einen konstanten Druckabfall vom distalen B-Maß (100%) nach proximal bis zum G-Maß auf 40% aufweisen (siehe **Abb. 2.115**).

Gestrickarten

Aufgrund des Herstellungsverfahrens unterscheidet man zwei unterschiedliche Qualitäten:

- rundgestrickte, nahtlose Kompressionsstrümpfe und
- flachgestrickte Kompressionsstrümpfe mit Naht.

Rundgestrickte, nahtlose Kompressionsstrümpfe werden mit einer über die gesamte Länge gleichbleibenden Maschenzahl gestrickt. Umfang und Kompressionsdruck werden über die Maschengröße und die Vorspannung des eingelegten Kompressionsfadens eingestellt. Da diese Strümpfe für Venenpatienten konzipiert und ständig weiterentwickelt wurden, sind sie sehr elastisch, fein und dünn.

Flachgestrickte Kompressionsstrümpfe mit Naht werden durch Zunahme und Abnahme von einzelnen Maschen der genauen Körperform angepaßt und bestehen aus einem dicken, weniger elastischen Material.

Abgesehen von der Optik bietet diese Flachstrickqualität für den Lymphödempatienten nur Vorteile. So können durch die Maschenzahlveränderung auch sehr extreme Formen optimal versorgt werden; die Dicke und die verminderte Elastizität bewirken einen sehr flächigen und konstanten Druckaufbau; das robuste Material ist widerstandsfähiger gegen Durchscheuern und läßt sich aufgrund der verminderten Elastizität leichter anziehen.

Die Flachstricktechnik erlaubt es auch, Taschen, Reiß- oder Klettverschlüsse einzuarbeiten sowie Handschuhe und Zehenkappen exakt zu fertigen. Unterschiedliche Kompressionsdrücke in den verschiedenen Etagen betroffener Extremitäten sind ebenfalls gelegentlich erforderlich und möglich.

Rezeptur

Kompressionsstrümpfe zur Versorgung von Lymphödemen sind für den konsequenten täglichen Gebrauch gedacht. Sie sollten aus hygienischen Gründen in doppelter Ausführung rezeptiert werden, um dem Patienten ein sinnvolles Handling zu ermöglichen. Bei der Auswahl der Qualität und Kompressionsklasse sind neben der Indikation auch das Alter, die Mobilität und die Motivation des Patienten zu berücksichtigen.

Ein korrektes Rezept enthält folgende Bestandteile:

- Kompressionsstrumpf nach Maß mit/ohne Naht,
- Stückzahl,
- Länge des Kompressionsstrumpfes,
- Befestigung,
- Kompressionsklasse und
- Indikation.

Handling

Anziehen

Der Kompressionsstrumpf sollte zum Anziehen bis auf den Fußbereich auf links gestülpt werden. Dann zieht der Patient zunächst den Fußteil über und schiebt dann das restliche Material Stück für Stück nach oben (**Abb. 2.116 a, b**). Es ist sehr wichtig, daß das Kompressionsgestrick gleichmäßig am Bein verteilt wird und sich nicht in bestimmten Regionen staut, in anderen dagegen überdehnt wird.

Kompressions*arm*strümpfe können mit derselben Technik angelegt werden. Strümpfe der häufigsten Kompressionsklasse 2 können jedoch auch wie ein normaler Ärmel relativ einfach angezogen werden.

Hilfsmittel

Um eine Beschädigung des Gewebes zu vermeiden und eine bessere Haftung zu erreichen, sind Gummihandschuhe zum Anziehen sehr gut geeignet (siehe **Abb. 2.116 b**).

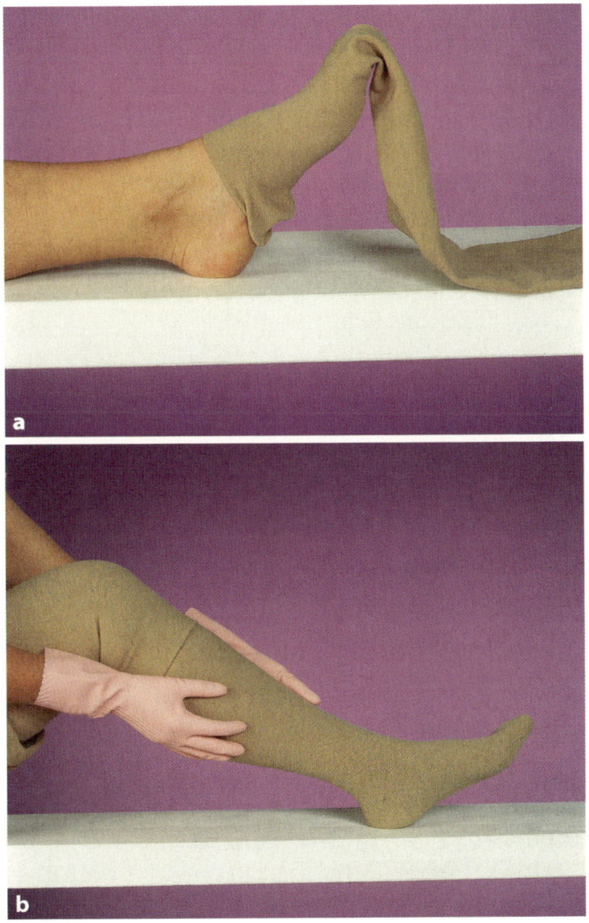

Abb. 2.116 a, b. Technik beim Anziehen einer Kompressionsstrumpfhose. (Mit freundlicher Genehmigung der Fa. medi-Bayreuth)

Ein weiteres Hilfsmittel, das auch vom Arzt verordnet werden kann, ist z. B. der sog. „medi-Butler" der Fa. medi-Bayreuth. Er dehnt den Strumpf vor und ermöglicht ein sehr einfaches Anziehen über Fuß und Spann (**Abb. 2.117**). Auch viele andere Firmen bieten verschiedenartige Anziehhilfen an (**Abb. 2.118, 2.119**).

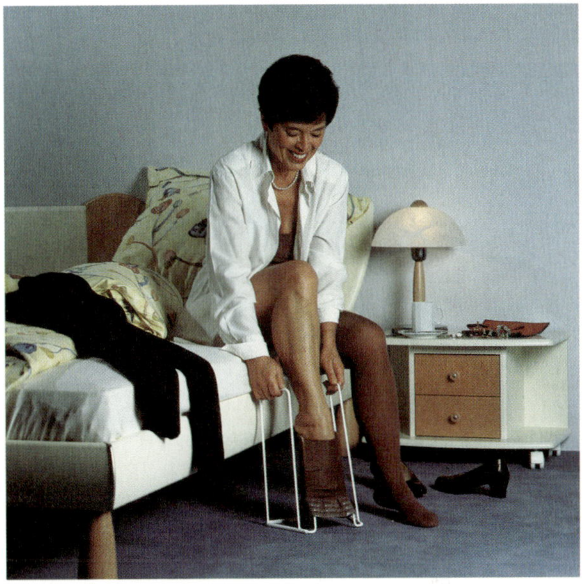

Abb. 2.117. Der „medi-Butler" der Fa. medi-Bayreuth

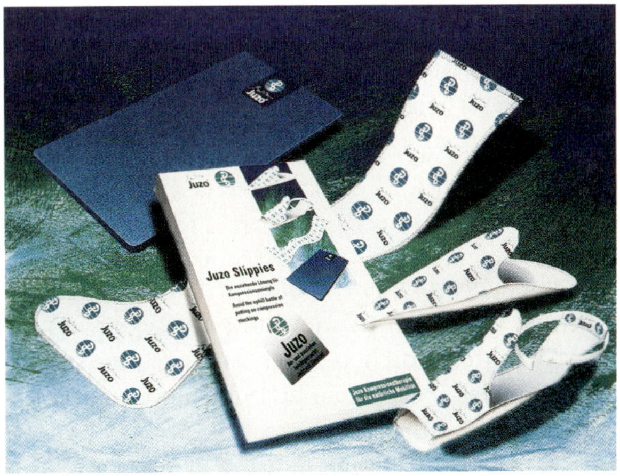

Abb. 2.118. Anziehhilfe der Fa. Juzo

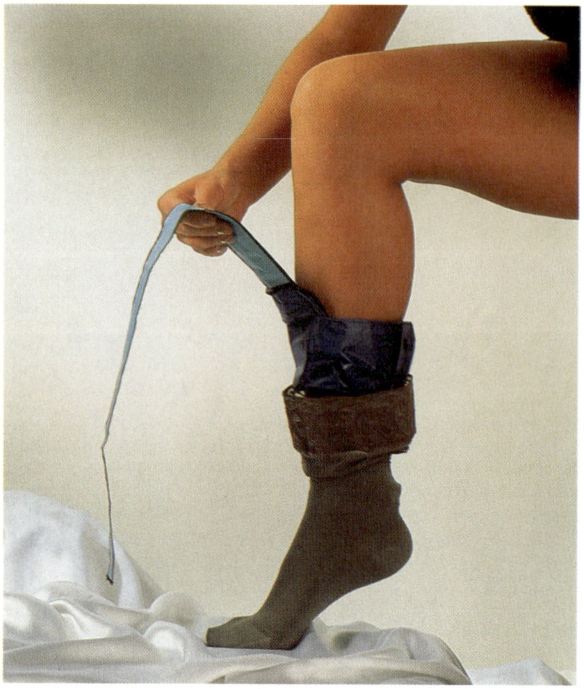

Abb. 2.119. Anziehhilfe der Fa. OFA-fit

Pflege

Um Beschädigungen des Gestrickes und der elastischen Fäden zu vermeiden, kann der Kompressionsstrumpf 1×wöchentlich, besser in noch kürzeren Abständen, gewaschen werden. Dadurch werden für den Faden schädliche Partikel und Schweiß sowie Arznei- und Kosmetikrückstände ausgespült. Der Strumpf bekommt so seine volle Kompressionskraft zurück, und die Lebensdauer wird erhöht.

Compliance

Entscheidend für den Therapieerfolg bei Lymphödemen ist die Motivation und die Eigenleistung der Patienten. Auch bei der Kompressionstherapie ist eine überzeugende Information und Argumentation für die konsequente Anwendung ausschlaggebend. Hier fällt dem versorgenden Fachgeschäft eine wichtige Aufgabe zu. Durch seinen intensiven Patientenkontakt spielt der Therapeut eine wesentliche Rolle bei der Vorbereitung des Patienten auf die erhaltende Therapie mit Kompressionsstrumpf und bei der Aufklärung über die richtige Qualität.

Schlauchbandagen

Ein viel zu selten verwendetes Kompressionsmaterial sind die sog. „Schlauchbandagen". Das Material ist querelastisch und komprimierend (**Abb. 2.120**) und steht in verschiedenen Größen zur Verfügung. Die besondere Herstellungsart läßt es zu, daß die Meterware auf die individuelle Länge zugeschnitten werden kann, ohne daß sich das Material von der Schnittstelle aus auflöst.

Weitere Vorteile dieses Materials sind:

- die schnelle Kompressionsanlage (kann auch vom Patienten leicht abgenommen und wieder angelegt werden);
- geringe Verrutschungsgefahr, womit eine weitere Fixation nicht nötig ist,
- gute Hautfreundlichkeit;
- Waschbarkeit ohne Elastizitätsverlust.

Bei Patienten, die eine Kompressionsbehandlung – vor allem die Bandagierung – rigoros ableh-

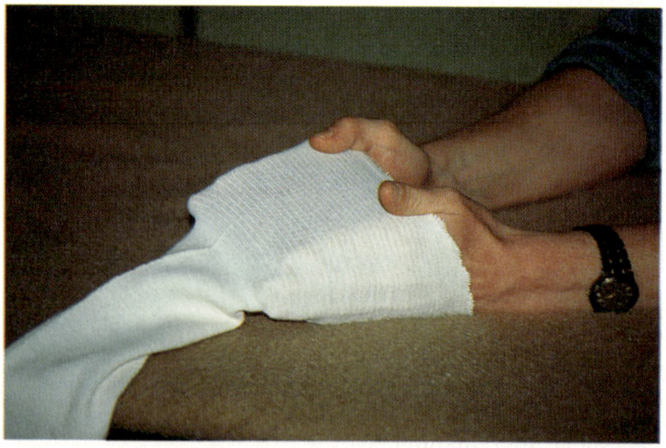

Abb. 2.120. Demonstration der Querelastizität der Schlauchbandagen

nen, kann dieses Material manchmal als Einstiegskompression den besseren Zugang zur angestrebten Kompressionsbandage gewährleisten.

Der Nachteil, daß bei Meterware über die Gesamtlänge hinweg ein gleichmäßiger Druck wirkt und somit *keine Druckunterschiede* von distal nach proximal erreicht werden können, läßt sich ausgleichen durch:

- Applikation mehrerer Lagen übereinander – distal mehr als proximal (**Abb. 2.121 a, b**),
- Überbandagieren mit einigen herkömmlichen Kurzzugbinden (**Abb. 2.122**) und
- zusätzliches Einbringen lokaler Druckerhöhungen mittels Schaumstoffteilen (**Abb. 2.123**).

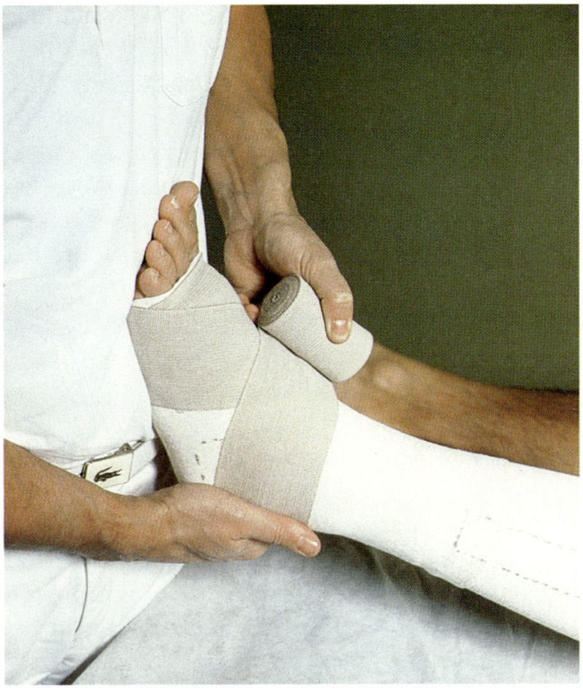

Abb. 2.122. Überbandagieren über einen angelegten Schlauchverband mit einigen herkömmlichen Kurzzugbinden

2.2

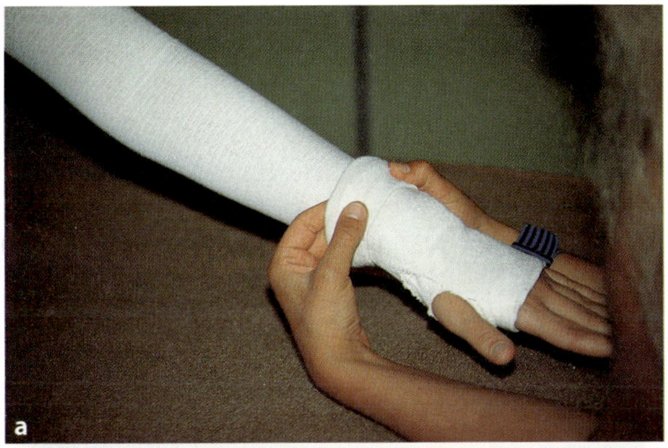

a

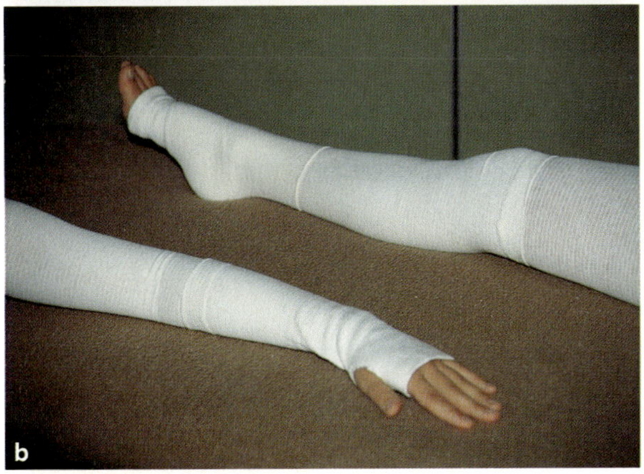

b

Abb. 2.121 a, b. Applikation verschieden breiter Schlauchbandagen übereinander. Distal werden mehrere und engere Stücke verwendet als proximal; damit läßt sich ein Kompressionsdruckabfall erzeugen

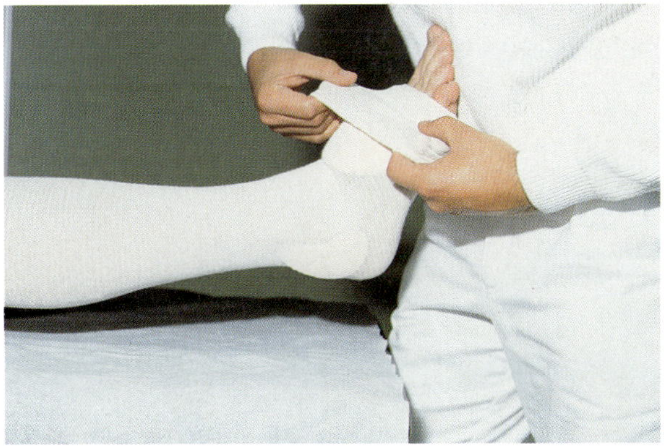

Abb. 2.123. Zusätzliches Einbringen lokaler Druckerhöhungen mittels Schaumstoffteilen

Mit dieser Kompressionsvariante ist es im Alltag leicht möglich, entweder durch Zugabe bzw. Wiederabnahme zusätzlicher Druckerhöhungen eine dem Tagesverlauf angepaßte Druckveränderung zu erreichen. Wenigstens eine Schicht sollte allerdings beibehalten werden. Viele Patienten tragen dieses Material auch nachts als Ergänzung bzw. im Wechsel zu den tagsüber benutzten Kompressionsstrümpfen, getreu dem Motto: Ein wenig Kompression ist besser als gar keine.

Apparative Kompression

Das Prinzip der apparativen Kompression besteht darin, daß Manschetten um die Extremität gelegt werden, die gerätegesteuert in bestimmten Intervallen mit Luft gefüllt werden. Dabei ist zwischen Einkammer- von Mehrkammersystemen zu unterscheiden (**Abb. 2.124**).

Die apparative Kompression kann auf eine lange Geschichte zurückblicken. Ende des 19. Jahrhunderts bis Anfang des 20. Jahrhunderts tauchte man Armlymphödeme in mit Quecksilber gefüllte Eisenzylinder. 1917 begann Härtl mit der Druckerhöhung in einer pneumatischen Kammer zur „Heraustreibung stagnierenden Venenblutes".

Es folgten sich rhythmisch füllende und entleerende Luftkissen im Einkammersystem. Um jedoch dem Prinzip der Verdrängung von Flüssigkeit von distal nach proximal besser gerecht zu werden, wurden Mehrkammersysteme entwikkelt, so daß man die Verdrängung besser steuern konnte. Auch in Deutschland etablierten sich diese Geräte und fanden vor allem in Kliniken erhebliche Beachtung. Dies führte in den 70er und 80er Jahren zunächst zu einem vermehrten Einsatz der Geräte in der Entstauungstherapie.

Daß sich die quasi parallel dazu, jedoch unabhängig davon entwickelnde Manuelle Lymphdrainage als „die Entstauungsmethode" gegenüber der apparativen Entstauung weitgehend durchgesetzt hat, erklärt sich aus ihrer Variabilität im Hinblick auf individuelle Ödemgegebenheiten.

Die Industrie betont deshalb auch folgende Vorteile der apparativen Kompression, die z. T. die Crux der Manuellen Lymphdrainage darstellen:

- erhebliche Personaleinsparung in der Ödembehandlung und
- kostengünstige Heimbehandlung.

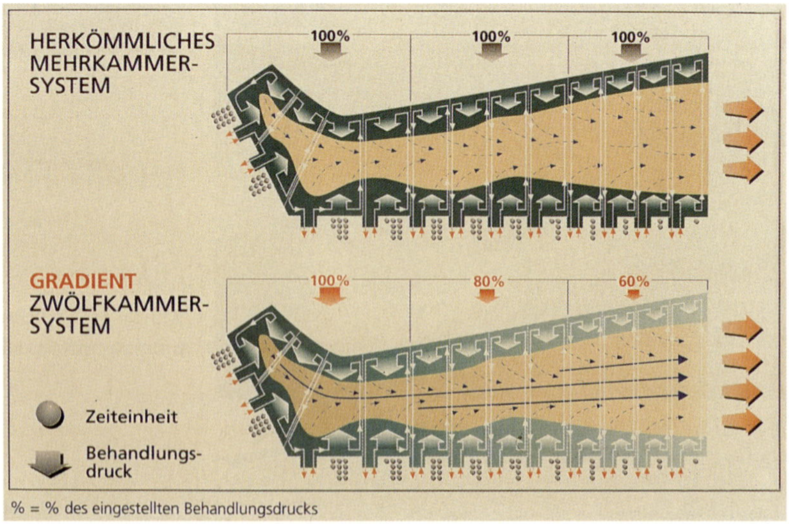

Abb. 2.124. Prinzip des Mehrkammersystems. (Mit freundlicher Genehmigung der Fa. Bösl)

Darüber hinaus bieten die Begleithefte neben den gerätetechnischen Belangen natürlich eine umfassende *Indikationsliste,* darunter venös bedingte Ödeme/Phlebödeme, Ulcus cruris mit oder ohne Ödem, Prophylaxe thromboembolischer Erkrankungen, Schwellungen im postoperativen und posttraumatischen Zustand, Begünstigung der Wundheilung, Lipödeme, primäre und sekundäre Lymphödeme. Zudem findet sich die Anmerkung, auf diese Weise ließe sich die Leistungsfähigkeit der physikalischen Abteilungen der Krankenhäuser bzw. Arztpraxen verbessern – womit der Einsatz der Geräte umfassend beschrieben ist.

Gerade im Hinblick auf die *Heimbehandlung* ist zu sagen, daß die Selbstbehandlung von Ödemen durch Patienten nicht ungefährlich ist. Die Problematik wird deutlich, wenn man den gerechtfertigten griffetechnischen Aufwand einer Lymphdrainagebehandlung bedenkt. Dabei geht es immer darum, das sog. „Abflußgebiet" der jeweiligen Ödemregion vorzubehandeln, um zu vermeiden, daß Ödeme lediglich nach proximal verlagert werden.

Weiterhin kann man aus Erfahrung sagen, daß bei der Entstauung größerer Ödeme, wie z.B. bei ausgeprägten Formen der chronisch-venösen Insuffizienz oder gar bei Lymphödemen, die genaue Beobachtung der Reaktion der Patienten vonnöten ist, um z.B. eine kardiale Überlastung rechtzeitig erkennen zu können.

Ein zusätzliches Problem ergibt sich bei Lymphödemen nach Lymphknotenexstirpation. Es bedarf eines großen Behandlungsaufwandes, das Lymphödem um solche „Barrieren herum" zu entstauen. Dies können auch Hüft-/Unterbauchmanschetten nicht leisten! Der teilweise unkritische monotherapeutische Einsatz bei solchen Problemschwellungen führte in der Vergangenheit nicht selten zu massiven zusätzlichen Stauungen an der jeweiligen Extremitätenwurzel, manchmal verbunden mit der Bildung von Lymphzysten, oder bei Anwendung an den unteren Extremitäten sogar zur Gefahr der Entstehung zusätzlicher Genitallymphödeme (Boris et al. 1998).

Zusammenfassend läßt sich sagen, daß sich die Erwartungen an diese Art der Entstauung nicht erfüllten und deshalb der Einsatz in Deutschland stark an Bedeutung verloren hat.

Kompressionsunterstützendes Material

Im Rahmen der Kompressionstherapie und hier vor allem bei der Kompressionsbandagierung erfüllt Polstermaterial im wesentlichen zwei Aufgaben:

- erzielen einer gleichmäßigen Rundung des zu komprimierenden Körperteiles und
- die gezielte lokale Druckerhöhung auf fibrotischen Gewebeveränderungen.

Zum Erfüllen dieser Aufgaben eignen sich:

- Wattebinden und
- Schaumstoff.

Sinnvolle Hilfsmittel sind

- Schlauchmull und
- Fixationsmaterial.

Wattebinden

Wattebinden dienen der optimalen Polsterung der Extremität und runden den anschließend zu komprimierenden Bereich ideal zylindrisch ab (**Abb. 2.125**). Vor allem an Problemstellen (El-

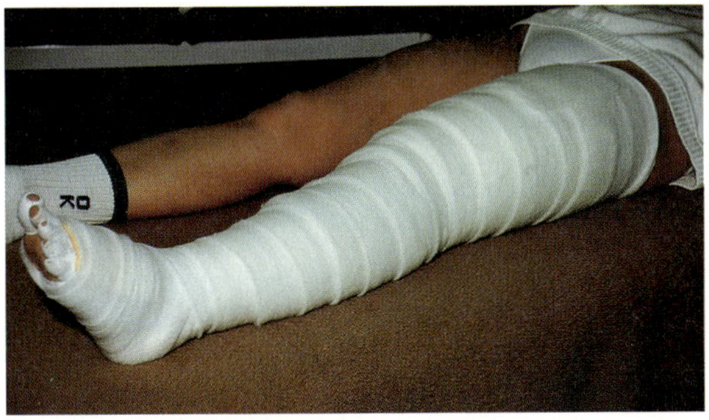

Abb. 2.125. Wattebinden zum Erreichen einer kompressionsoptimalen Zylinderform

lenbeuge, Kniekehle, Sprung- und Handgelenk) schützt dieses Polstermaterial sehr gut und beugt Hautaffektionen vor.

Schaumstoff

In einigen Fällen, z.B. bei extrem vertieften Hautfalten oder extremen Ödemformen, verwendet man statt der Wattebinden normalen Schaumstoff (**Abb. 2.126 a, b**). Dieses Material ist auch als Verpackungsmaterial bekannt (ca. 1,5–2,0 cm dick) und überall erhältlich.

Der Schaumstoff wird auf die gesamte Extremität paßgenau zugeschnitten und ummantelt diese somit vollständig. Dabei hat er einerseits Polsterwirkung, zum anderen erfüllt er den Zweck der gleichmäßigen Druckverteilung über die gesamte Extremität. In solchen Fällen ist jedoch abzuwägen, ob der Kompressionsgewinn in einem therapeutischen Verhältnis zur Verringerung des Bewegungsausmaßes steht.

Eine weitere Möglichkeit besteht darin, zur Auspolsterung bei extremen Vertiefungen der natürlichen Hautfalten vor allem in Gelenknähe Schaumstoffstreifen zu verwenden. Damit diese Streifen nicht mit der Haut in direkte Berührung kommen, empfiehlt es sich, Zellstoffmullkompressenmaterial als „Ummantelung“ zu verwenden (**Abb. 2.127**). In allen Fällen erfolgt die sichere Fixation der Schaumstoffteile mittels Mullbinden.

Die gewollte exakt gleiche Druckintensität bei zirkulärer Kompression ist weiterhin nur zu ermöglichen, wenn anatomisch bedingte Prominenzen und Vertiefungen so ausgeglichen werden, daß auch hier die Kompression nahezu zylindrisch ist (**Abb. 2.128 a, b**). Dazu wird entweder ebenfalls Schaumstoff paßgenau zugeschnitten, oder man verwendet Fertigteile (sog. Pelotten) (siehe **Tabelle 2.7**).

Zur besseren Kompression z.B. des Handrükkens beim Armlymphödem ist die Verwendung von Schaumstoff sowohl dorsal als auch palmar

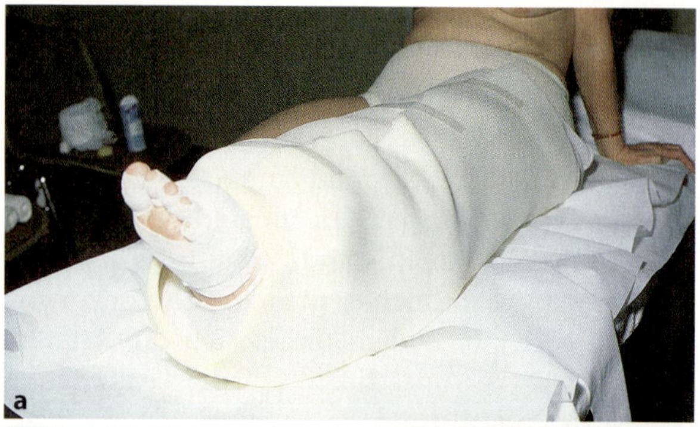

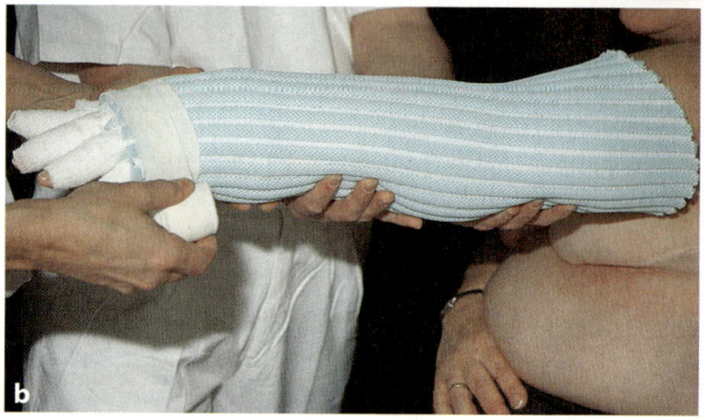

Abb. 2.126 a, b. Verschiedene Schaumstoffe und ihre Verwendung bei extremen Ödemen

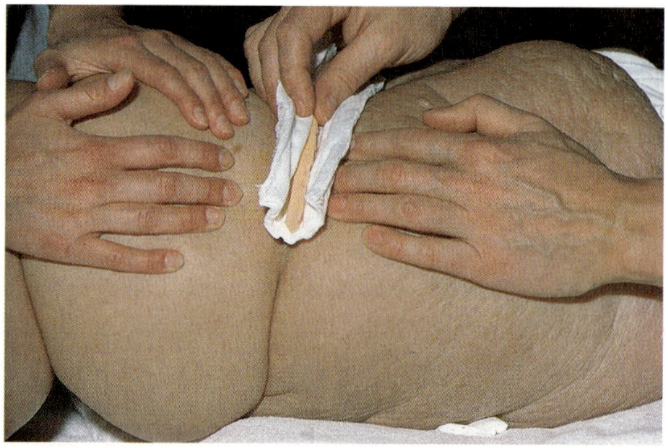

Abb. 2.127. Schaumstoffstreifen mit Zellstoff-Mull ummantelt in einer Hauteinziehung bei einem extremen Beinlymphödem

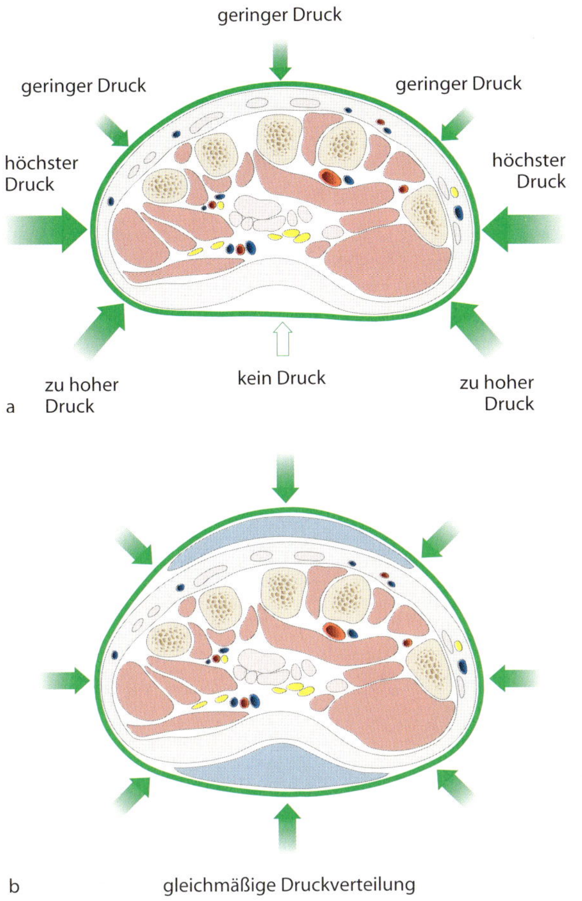

Abb. 2.128 a, b. Prinzip der Polsterung eines „unrunden" Körperteiles am Beispiel der Mittelhand (im schematischen Querschnitt dargestellt). **a** Zirkuläre Kompression ohne Polsterung, **b** zirkuläre Kompression mit Polsterung

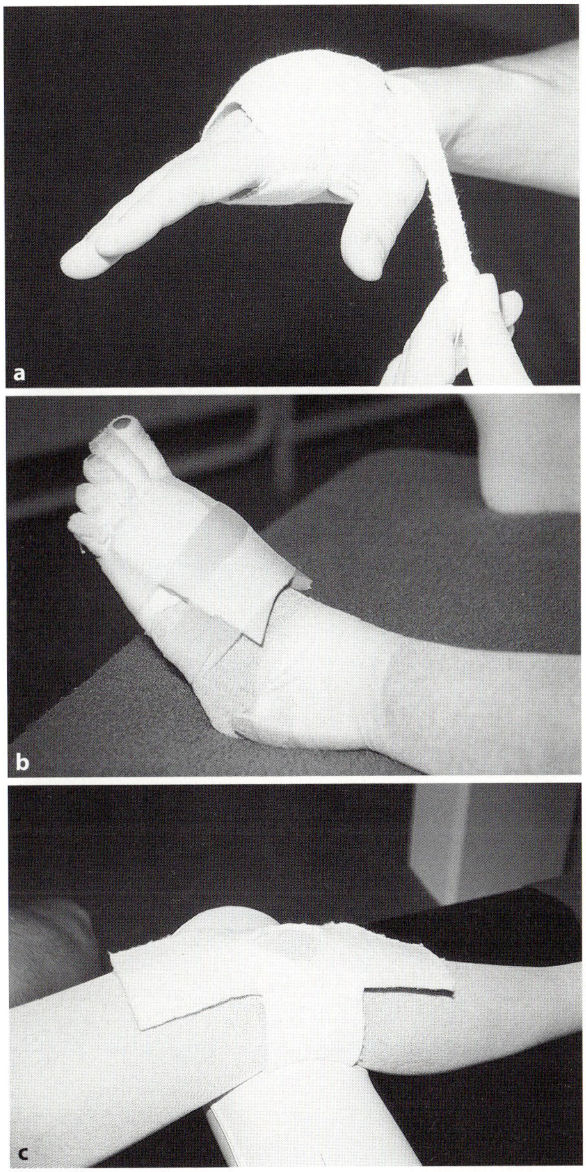

Abb. 2.129. a Gepolsterte „gerundete" Hand. **b** Polsterung des Fußrückens, so geschnitten, daß die Dorsalextension nicht behindert wird. **c** Speziell für die Problemstelle Knie geschnittenes Polster, das die Patella „hohllegt", die mediale und lateralen Knochenvorsprünge sowie die Tuberositas tibiae abpolstert und dorsal die Beugesehnen schützt

zur Entlastung der ulnaren und radialen Handseite aus funktionellen Gesichtspunkten sehr wichtig (**Abb. 2.129 a**). Nur so ist die eigentliche Kompression des Handrückens mit gleichzeitiger Entlastung der Handkanten zu erzielen. Gleiches gilt für den Fußrücken (**Abb. 2.129 b**) und für andere Problemstellen wie z.B. für die Knieregion (**Abb. 2.129 c**).

Zur lokalen Druckerhöhung auf fibrotischen Gewebeveränderungen wird ebenfalls Schaumstoff verwendet, meist in verdichteter Form.

Tabelle 2.7. Bandagematerial im Überblick

Material	Produkte der einzelnen Hersteller[a]				
	Beiersdorf AG	Lohmann & Rauscher GmbH & Co. KG	Paul Hartmann AG	Fournier Pharma GmbH „Urgo“	Schumacher medical-Produkte
Kurzzugbinden Dehnbarkeit 30–90%	*Compridur* 6/8/10/12 cm breit *Comprilan* 6/8/10/12 cm breit	*Durelast und Rosidal* 6/8/10/12 cm breit *Idealbinde und Lenkideal* 4/6/8/10/12/15/20 cm breit	*Lastobind* 6/8/10/12 cm breit *Pütterbinde* 8/10/12 cm breit *Hartmann-Idealbinde* 4/6/8/10/12/15/20 cm breit	*Urgoband* 6/8/10/12 cm breit	*Heliolan ultra* 6/8/10/12 cm breit *Heliolan duo und quattro* 10 cm breit
Mittelzugbinden Dehnbarkeit 90–130%	*Eloflex Lycra* 8/10/12 cm breit	*Lenkelast* 6/8/10/12/15/20 cm breit	Nicht im Sortiment	*Urgo Idealbinde* 4/6/8/10/12/15 cm breit	*Helios Idealbinde* 4/6/8/10/12/15/20 cm breit
Langzugbinden Dehnbarkeit 130–200%	*Elodur, kräftig und fein* 6/8/10/12 cm breit	*Dauerbinde K „kräftig“* 6/8/10/12/20 cm breit *Dauerbinde F „fein“* 6/8/10/12 cm breit	*Lastodur straff* 6/8/10/12/20 cm breit *Lastodur weich* 6/8/10/12 cm breit	Nicht im Sortiment	*Heliodur* 6/8/10/12 cm breit
Mullbinden[b]	*Elastomull* 4/6 cm breit	*Mollelast* 4/6 cm breit	*Hartmann-Mullbinden* 4/6 cm breit	*Urgomull* 4/6 cm breit	*Helioband-Mullbinden* 4 cm breit
Schlauchbandagen (Schlauchkompressionsmeterware)	*tricodur* Gr. D/E Arme Gr. F/G Beine	*tg-Grip* Gr. D/E Arme Gr. F/G Beine	*Lastogrip* Gr. D/E Arme Gr. F/G Beine	Nicht im Sortiment	*tubigrip* Gr. C/D/E Arme Gr. F/G/J Beine
Schaumstoffmaterial	*Artifoam* 4 mm dick Plattengröße 30×20 cm	*Komprex-Kompressen* nierenförmig Gr. 0/1, als Platte 10 mm dick, 100×50 cm, als Binde 8 cm breit, 2 m lang	*Lastocomp-Binde* Schaumstoff 3 mm stark, 8/15 cm breit Bindenlänge 2,5 m	Nicht im Sortiment	Nicht im Sortiment
Wattebinden „Synthetik“	*Artiflex* 6/10/15 cm breit	*Cellona-Watte* 6/10/15 cm breit	*Rolta* 6/10/15 cm breit	*Urgo-Polsterbinde* 7,5/10/15 cm breit	*Helio-Polsterbinde* 6/10/15 cm breit

Tabelle 2.7 (Fortsetzung)

Material	Produkte der einzelnen Hersteller[a]				
	Beiersdorf AG	Lohmann & Rauscher GmbH & Co. KG	Paul Hartmann AG	Fournier Pharma GmbH „Urgo“	Schumacher medical-Produkte
Baumwoll-schlauch Verbandmaterial „Schlauch-mull“	*Tricofix* Gr. D5 Arm Gr. E6/F7 Bein Gr. G9/Gr. K für sehr dicke Beine	*tg-Schlauchverband* Gr. tg 7 Arm Gr. tg 9 Bein Gr. K1 für sehr dicke Beine	*Stülpa* Gr. 2/3 Arm Gr. 4/5/6 Bein Gr. 7 für sehr dicke Beine	Nicht im Sortiment	*tubiton und tubinette* Gr. 3/4/5/6 Arm Gr. 7/8/T1 Bein
Fixationsmaterial (hypoallergene Pflaster)	*Leukoderm* 2,5/5 cm breit	*Silkafix-Heftpflaster* 2,5/5 cm breit	*Omnipor* 2,5/5 cm breit	*Urgo-pore* 2,5 cm breit *Urgofilm* 2,5 cm breit	Nicht im Sortiment

[a] Genannt sind die wichtigsten Hersteller im deutschsprachigen Raum.
[b] Im Handel sind noch weitere Breiten erhältlich, die jedoch in der Kompressionstherapie keine Bedeutung haben.

Auch hier gibt es fertige Pelotten, oder man kann die benötigten Polster angepaßt an die Größe der palpierten Fibrose zuzuschneiden. Der im Handel erhältliche Schaumstoff ist 0,4–1,0 cm dick (siehe **Tabelle 2.7**) und relativ hoch verdichtet, so daß eine entsprechend lokale Druckerhöhung zu erzielen ist.

Hauthygiene

Da durch die permanente Kompressionstherapie der Säureschutzmantel der Haut leiden kann, muß allen Beteiligten die Notwendigkeit einer peinlich genauen Hauthygiene und -pflege bewußt gemacht werden. Vor der Applikation der Kompressionsbandage muß die Körperregion deshalb mit einer pH-neutralen Creme gepflegt werden.

Hilfsmittel

Schlauchmull

Damit das Bandagematerial dadurch nicht verschmutzt wird und/oder die Wattebinden keinen direkten Hautkontakt haben, empfiehlt sich, als Schutz zunächst einen Baumwollstrumpf (hypoallergenes Material) über die Extremität zu streifen (**Abb. 2.130**). Die Verbandmittelindustrie bie-

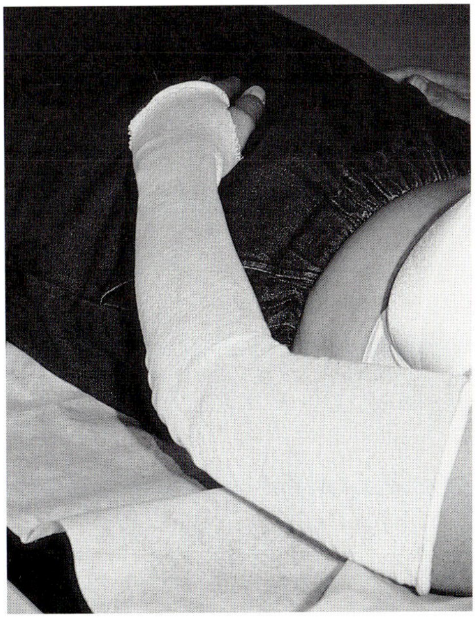

Abb. 2.130. Schlauchmull als Schutzschicht

tet Schlauchmullmeterware in verschiedenen Größen an (siehe **Tabelle 2.7**).

Fixationsmaterial
Zum Fixieren der Schlußbinden sollten Pflastermaterialien verwendet werden, die gut haften, sich aber auch leicht wieder entfernen lassen (siehe **Tabelle 2.7**). Von der Verwendung der üblicherweise mitgelieferten Fixationsklammern sollte Abstand genommen werden (evtl. Verletzungsgefahr).

2.2.3 Einsatzmöglichkeiten bei unterschiedlichen Ödemformen

Selbstverständlich ist der Aufwand – sowohl zeitlich als auch auf den Umfang des Materials bezogen – bei den einzelnen Ödemen sehr unterschiedlich. Während zur Kompression einer frischen posttraumatischen Schwellung meist zwei Kurzzugbinden der Breiten 6, 8 oder 10 cm (je nach Lokalisation) reichen, ist die fachgerechte Kompression eines Extremitätenlymphödemes viel aufwendiger.

Auch der Stellenwert und die Zielsetzung der Kompressionstherapie sind je nach Ödem sehr unterschiedlich. Während bei der posttraumatischen Schwellung die beiden Kurzzugbinden nur wenige Tage angezeigt sind – bis sie evtl. durch einen funktionellen Tape-Verband oder eine Orthese ersetzt werden –, stellt die Bandagierung einer Lymphödemextremität eine Dauerbehandlung dar, die durch eine Kompressionsbestrumpfung fortgesetzt wird.

Im folgenden wird der Stellenwert der Kompressionstherapie bei einzelnen Ödemformen beschrieben:

In der frühen Phase *posttraumatischer Schwellungen* ist die Kompressionstherapie ein entscheidender Faktor bei der Eindämmung der Schwellung. Nach den ersten Stunden posttraumatisch erfüllt die Kompressionsbandage neben der lokalen Druckerhöhung eine funktionelle Rolle: Sie läßt die Bewegungsfreiheit so weit zu, wie es für die Nutzung der Muskel- und Gelenkpumpe nötig ist, und verhindert gleichzeitig, daß Bewegungen in unerwünschte Richtungen erfolgen, die den Heilungsverlauf stören bzw. zunichte machen würden.

Bei *postoperativen Schwellungen* dient eine Wickelung meist mehr dem Schutz der Operationswunde als der Kompression. Sie erfüllt höchstens noch den Zweck, die Wundränder zusätzlich zusammenzuhalten bzw. zu verhindern, daß Scherkräfte diese verschieben. Die Entstauung steht dabei eher im Hintergrund.

Schwellungen aufgrund *venöser Abflußstörungen* sind eines der „traditionellen“ Einsatzgebiete der Kompressionstherapie.

- In den *Anfangsstadien venös bedingter Schwellungen* vor allem aufgrund einer *Varikosis* erfüllt die Kompression überwiegend prophylaktische Ziele, da durch optimale Nutzung der Muskel- und Gelenkpumpe eine Entlastung der vorgeschädigten Venen erfolgt. Damit läßt sich der typische Circulus vitiosus der chronisch-venösen Insuffizienz verhindern.
- In *fortgeschrittenen Stadien einer chronisch-venösen Insuffizienz* wird der Stellenwert der Kompression in der Ödemreduktion immer größer, die monotherapeutische Bedeutung jedoch immer geringer! Bei fortgeschrittener CVI erhöht sich die lymphostatische Komponente, was eine Eiweißanreicherung des Ödemes zur Folge hat. Die Kompressionstherapie erhält ihren Wert jetzt durch ihre Kombination mit anderen Entstauungsmaßnahmen, vor allem mit der Manuellen Lymphdrainage.
- Im *Akutstadium einer Phlebothrombose und einer Thrombophlebitis* dient die Kompression – in Form eines unelastischen (Zinkleim-) Verbandes – der kontinuierlichen Fließverbesserung und damit der kausalen Therapie. Solche Kompressionsverbände in der akuten

Phase einer Thrombosierung sind meist der ärztlichen Versorgung vorbehalten! Auch bei der Phlebothrombose ist darauf zu achten, daß der Beginn der Mobilisation nur unter Kompression geschehen darf.

In der Entstauungstherapie bei *chronischen Lymphabflußstörungen* ist die Kompressionstherapie ein unverzichtbarer Bestandteil und der Manuellen Lymphdrainage im Stellenwert nahezu gleichwertig.

Bei ausgeprägten *Schwangerschaftsödemen* stellt die Versorgung mit speziellen Kompressionsstrumpfhosen aus Gründen der Ödemreduktion und auch aus prophylaktischen Gründen (Schwangerschafts-Varikosis) eine Art „Basistherapie" dar.

Bei Ödemen aufgrund eines *Lipödems/Lipödem-Syndroms* erfüllt die Kompressionstherapie den Zweck, die Wassereinlagerung des Gewebes zu reduzieren. Gleichzeitig spielen auch hier prophylaktische Überlegungen eine Rolle, da die Gefäße durch die Fettvermehrung ohnehin belastet sind und die Kompression hier den nötigen „Gegenhalt" darstellt. Einschränkend muß jedoch gesagt werden, daß nicht wenige Patienten die Druckbelastung durch die Kompression aufgrund einer begleitenden Schmerzüberempfindlichkeit (Lipohypertrophia dolorosa) nicht tolerieren.

Beim *postapoplektischen Ödem* ist zu unterscheiden, ob es sich um das Stadium mit allen Zeichen der sympathischen Entgleisung handelt – hier kann sich Kompression beschwerdeverstärkend auswirken –, oder ob die Schwellung im Rahmen des sog. „Schulter-Hand-Syndroms" ohne ausgeprägte Schmerzen und Zeichen der Minderdurchblutung auftritt. Auch in neueren Publikationen (z.B. Waldner-Nilsson 1997) wird hier noch das „Auswickeln" mit einem Bindfaden von 1–2 mm Durchmesser empfohlen. Wir meinen, daß anstelle der Bindfäden weniger „martialische" Kompressionsmittel wie z.B. elastische Mullbinden in angepaßten Breiten angebracht sind. In Kombination mit der Manuellen Lymphdrainage ist dies die ideale Therapie zum Schwellungsabbau, der nach einem apoplektischen Insult besonders wichtig ist (vgl. Werner u. Goede 1990).

Bei Ödemen aufgrund einer *Hypoproteinämie* ist die Kompressionstherapie für die Ödemreduktion nicht von Bedeutung. In der Thromboseprophylaxe beim nephrotischen Syndrom dagegen hat die Kompressionstherapie einen nicht unerheblichen Stellenwert.

2.2

2.2.4 Kontraindikationen und Einschränkungen

Kontraindiziert ist die Kompressionstherapie bei:

- akuten Infekten in der Behandlungsregion (z.B. Erysipel oder Mykosen),
- akuten sterilentzündlichen Reaktionen wie Morbus Sudeck oder in der akuten Schubphase einer rheumatoiden Arthritis, wenn daraus eine Schmerzzunahme resultiert,
- Schwellungen mit kardialer Ursache bzw. Mitbeteiligung,
- arterieller Verschlußkrankheit (AVK ab Stadium II),
- Hauterkrankungen in der Behandlungsregion (z.B. flächenhaft nässende Ekzeme), die sich durch Druck verschlechtern würden,
- sehr schlechter Allgemeinkonstitution,
- Patienten im Terminalstadium und
- Materialallergie und/oder Kompressionsallergie (Druckurtikaria/Urtikaria mechanica).

Einschränkungen für eine Kompressionstherapie sind

- Koronarsklerose (mit Angina pectoris) und
- Herzrhythmusstörungen.

Dies gilt v.a. für Kompressionsmaßnahmen der Arme.

Bei Reizergüssen durch eine aktivierte Arthrose würde eine Kompression die Druckbelastung intraartikulär noch erhöhen, was dann auch meist nicht toleriert wird.

Auch bei Patienten mit Klaustrophobie (Angst vor der Enge) ist mit Ausmaß und Verfahren der Kompression sehr vorsichtig umzugehen.

Weitere Einschränkungen für eine Kompressionstherapie ergeben sich manchmal aus der Berücksichtigung paralleler Beschwerdezustände. Dies verdeutlichen die folgenden Beispiele.

Beispiel 1: Die Versorgung einer Patientin mit einem Armlymphödem nach Ablatio mammae mit einem Kompressionsstrumpf der Klasse 2 kann durchaus angezeigt sein; die Patientin ist jedoch aufgrund begleitender Gebrechen wie einer fortgeschrittenen Gelenkdestruktion der Hand nach mehreren Schüben bei rheumatoider Arthritis nicht in der Lage, den Strumpf anzuziehen. Hier muß überprüft werden, ob die heute erhältlichen Anziehhilfen (siehe **Abb. 2.117–2.119**, auch für Armstrümpfe angeboten) angebracht sind.

Man kann zudem versuchen, das Problem durch die Verordnung einer Kompressionsklasse 1 zu lösen. Ein solcher Strumpf wird dann zwar dem Ausmaß des Armlymphödemes nicht ganz gerecht, ist aber von der Patientin leichter zu handhaben und wird folglich eher getragen werden. Hier gilt dann: Eine etwas zu geringe Versorgung ist besser als gar keine!

Beispiel 2: Jede Kompression schränkt zusätzlich zur ödembedingten Beweglichkeitseinschränkung die Gelenkbeweglichkeit ein. Ist die Beweglichkeit sowieso schon stark reduziert (z. B. aufgrund eines arthrogenen Stauungssyndroms bei lange bestehender venöser Insuffizienz im Bereich des funktionell so wichtigen Sprunggelenkes), muß der Nutzen der Kompression sorgfältig bedacht werden. Auch hier könnte eine geringere Kompressionsklasse einen größeren Erfolg bringen als die richtige Kompressionstärke, die den Patienten in seiner Gesamt-Mobilität zusätzlich einschränken würde.

Beispiel 3: Die Versorgung mit einer Kompressionsstrumpfhose bei Beinlymphödemen ist zwar angezeigt, die Herzinsuffizienz des Patienten läßt jedoch die damit hervorgerufene Vorlasterhöhung nicht zu. In einem solchen Fall muß meist ganz auf Kompression verzichtet werden.

In **Tabelle 2.8** sind die Indikationen und Kontraindikationen der Kompressionstherapie bei verschiedenen Ödemen nochmals zusammengefaßt.

Tabelle 2.8. Stellenwert der Kompressionstherapie bei verschiedenen Ödemen

Hoher Stellenwert/besonders geeignet in Kombination mit anderen Maßnahmen	Gut geeignet in Ergänzung zu anderen Maßnahmen, Stellenwert als alleinige Maßnahme geringer	Bedeutungslos bzw. sogar kontraindiziert
Posttraumatische Schwellungen, die konservativ versorgt wurden	Postoperative Schwellungen	Akute Form des Reizergusses aufgrund einer aktivierten Arthrose bzw. einer Überbelastung, da nicht tolerierbar
Alle Stadien der venösen Insuffizienz	Postapoplektisches Ödem	Akutes Stadium des Morbus Sudeck, da nicht tolerierbar
Chronische Lymphabflußstörungen	Lipödem bzw. Lipödem-Syndrom	Akutes Stadium der rheumatoiden Arthritis, da häufig nicht tolerierbar
Schwangerschaftsödeme		Kardiales Ödem bei fortgeschrittener Herzinsuffizienz sehr stark vorlasterhöhend! Ödeme aufgrund einer Hypoproteinämie

2.2.5 Wichtige Hinweise für die Praxis

Grundregeln

Ob und welche Art der Kompressionstherapie angebracht ist, hängt von verschiedenen Faktoren ab. Zunächst sind folgenden Fragen zum *Umfeld des Patienten* zu stellen:

- Entsteht durch die Kompression eine Einschränkung im beruflichen Alltag des Patienten?
- Lebt der Patient allein im Haushalt?
- Wie alt ist der Patient?
- Wie ist seine Konstitution?

Außerdem ist entscheidend, ob es sich um eine

- stationäre Behandlung oder
- eine Therapie unter ambulanten Bedingungen

handelt, und ob die Kompression

- im Rahmen einer sog. „Initialbehandlung" (d.h. Einstieg in die Entstauungsphase der Ödemtherapie) oder
- in der sog. „Erhaltungs- bzw. Stabilisierungsphase"

eingesetzt wird.

Während in der sog. „Initialbehandlung", also in der eigentlichen Entstauungs- bzw. Volumenreduktionsphase, die individuelle Bandagierung vorzuziehen ist, ist in der „Erhaltungs bzw. Stabilisierungsphase" in vielen Fällen der (lückenlose) Wechsel zur Kompressionsbestrumpfung angezeigt.

Dies gilt für alle Ödeme, die aus einer chronischen Abflußstörung resultieren, insbesondere bei der chronischen Lymphabflußstörung, aber auch bei der chronisch-venösen Insuffizienz.

Voraussetzungen für eine wirkungsvolle Kompressionstherapie sind also:

- Abklärung evtl. Kontraindikationen,
- Wahl und Umfang des geeigneten Kompressionsmaterials und der Methode,
- Motivation der Patienten und damit Akzeptanz (sog. „Compliance"),
- fachgerechte Applikation, die die Intensität auf den Ödembefund abstimmt,
- Anleitung zur funktionellen Nutzung der Kompression, d.h. zur Bewegung mit der Kompression, wie
  - Gangkorrektur und Haltungskorrektur,
  - gezielte Bewegungsanleitungen und

  - gezielte „Hausaufgaben",
- Informationen über
  - Tragedauer,
  - Pflege der Haut und
  - Maßnahmen von seiten des Patienten, falls beim Tragen Nebenwirkungen auftreten.

HINWEIS
Treten infolge der Kompression (vor allem bei der Kompressionsbandage) schmerzhafte Druck- und/oder Scheuerstellen auf, soll der Patient die Kompression entfernen. Bei der nächsten Sitzung müssen solche Stellen sorgfältig mit geeignetem Material abgepolstert werden.

Es ist nicht ungewöhnlich, daß die Kompression direkt nach dem Anlegen zunächst als „ungewohnt" oder gar „unangenehm" empfunden wird. Das Gefühl der zusätzlichen Schwere resultiert aus der teilweise nicht unerheblichen Materialmenge besonders bei der Kompressionsbandagierung eines Lymphödemarmes oder Lymphödembeines.

Ein zunehmendes Druckgefühl während des Anlegens einer Kompressionsbandage oder sichtbare Farbveränderungen an den Akren (Fingerspitzen bzw. Zehenspitzen) sind nicht gleich mit „Durchblutungsstörungen" gleichzusetzen und gelten daher nicht unbedingt als Kontraindikation. Die Bandage braucht nicht übereilt entfernt werden: Der Therapeut sollte zunächst versuchen, das Problem durch Bewegung evtl. in Verbindung mit kurzer Hochlagerung zu lösen. Nicht selten verschwinden die „Erstreaktionen" in dem Maße, in dem der Anlegedruck, bedingt durch die Bewegung und evtl. durch die Körperwärme, etwas nachläßt.

!

Verschwinden die Beschwerden trotz aller Maßnahmen nicht vollständig, muß die Bandage unbedingt entfernt werden.

Spezielle Kompressionsbandagetechnik bei Lymphödemen

„Unterbau"

Für den „Unterbau" empfiehlt sich folgendes Vorgehen:

1. Haut sorgfältig pflegen (pH-neutrale Creme).
2. Nichtkomprimierenden Baumwollschlauch („Schlauchmull") anmessen und überstreifen.
3. Finger bzw. Zehen bandagieren.
4. Zu komprimierende Extremität abpolstern.
   - Im *Handbereich* erfolgt die Abpolsterung und Abrundung mittels Schaumstoff-Pelotten, die entweder aus Platten ausgeschnitten oder als Fertigpelotten verwendet werden (siehe **Abb. 2.129 a**).
   - Im *Fußbereich* ist eine solche Abpolsterung/Abrundung selbstverständlich nur auf der Fußrückenseite möglich (siehe **Abb. 2.129 b**). Hier muß jedoch zusätzlich der Retromalleolarbereich bedacht werden. Die anatomisch bedingten „Gruben" werden aufgepolstert – ebenfalls wahlweise durch Fertigpelotten oder durch selbstangefertigte Schaumstoffteile.

     Die Aufpolsterung erfolgt gerade auch beim Lymphödem, obwohl der Bereich durch das Ödem bereits zylindrisch ist. Ohne Pelotten würden sich die anatomischen Kulissen nicht wieder „herausdrücken" lassen.

Palpierte Fibrosen werden mit dafür zugeschnittenen Schaumstoffdruckpolster abgedeckt.

Vom Handgelenk bzw. Sprunggelenk an nach proximal wird meist mit Wattebinden gepolstert/gerundet, seltener mit Schaumstoffplatten.

Zu beachten sind noch Ellenbogen- bzw. Kniegelenk. Anatomische Prominenzen wie das Olekranon, die Patella einschließlich der Tuberositas tibiae und die Beugesehnen der Kniekehle (!) bedürfen nicht selten einer besonderen Abpolsterung, um Scheuerstellen, bedingt durch die Gelenkbewegungen, zu vermeiden (siehe **Abb. 2.129 c**).

Kompression

Erst jetzt erfolgt die eigentliche Kompression, vorzugsweise mittels Kurzzugbinden.

Neben den im folgenden Abschn. „Druckaufbau und Druckverlauf" genannten Punkten zur kontinuierlichen Druckabnahme von distal nach proximal gilt es noch zu bedenken, daß die jeweiligen Gelenke der Extremität in *funktioneller Stellung,* d.h. Gebrauchsstellung, bandagiert werden müssen:

- Oberes Sprunggelenk: 90-Grad-Stellung.
- Unteres Sprunggelenk: Pronationsstellung. Der Verlauf der einzelnen Bindentouren muß dabei so gestaltet werden, daß der laterale Fußrand nicht in Richtung Supination gezogen wird (**Abb. 2.131**) Von dieser „Regel" wird nur bei einer festgestellten ausgeprägten Valgusstellung des Fußes („Knickfuß") abgewichen.
- Kniegelenk: ca. 45-Grad-Stellung.
- Handgelenk: Mittelstellung.
- Ellenbogengelenk: ca. 45 Grad-Stellung bei gleichzeitiger Mittelstellung zwischen Pronation und Supination.

Zeigt der vorab erhobene Befund, daß bereits eine sehr eingeschränkte Gelenkbeweglichkeit besteht, könnte dieses Problem durch die Verwendung von Kurzzugbinden noch verstärkt werden. Hier ist im Einzelfall zu überlegen, ob die Verwendung von Mittelzugbinden nicht eine Art „funktionellen Kompromiß" darstellt. Der Arbeitsdruck ist dann zwar nicht so effektiv, doch wirkt sich vielleicht jedes zusätzliche Grad an Gelenkbeweglichkeit ausgleichend aus.

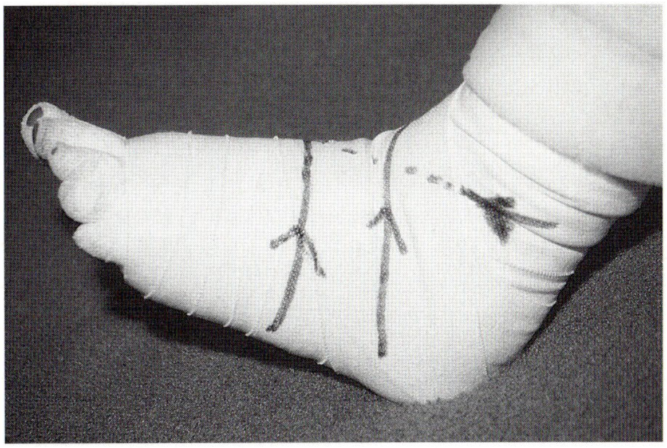

Abb. 2.131. Bindenverlauf zur Betonung bzw. Unterstützung der Pronationsstellung

2.2

Druckaufbau und Druckverlauf

Es versteht sich von selbst, daß eine Kompression distal einen höheren Druck aufweisen muß als proximal. Bei Kompressionsstrümpfen ist dies bereits durch die Herstellung gewährleistet.

Bei der *manuellen Umwickelung* mit Kompressionsbinden sind dagegen bestimmte Grundsätze zu beachten. Wie bereits in Abschn. 2.2.2 („Bandagierung") erläutert, ergibt sich die Kompressionsstärke aus dem Anlegedruck der einzelnen Bindentour und aus der Anzahl der einzelnen Bindentouren übereinander. Bei der *Bandagierung vor allem einer ganzen Extremität,* wie dies bei Lymphödemen üblich ist, verfährt man folgendermaßen:

- Im distalen Bereich der Extremität verwendet man Kurzzugbinden geringer Breite (etwa 4 cm für die unmittelbare Bandagierung der Hand, 6 cm für die Fußregion).
- Die Binden werden unter gleichmäßigem Zug so angelegt, daß sich Tour für Tour nahezu vollständig überlappt (**Abb. 2.132**).
- Im weiteren Verlauf nach proximal nimmt dann die Breite der verwendeten Binden zu (von 6 cm zu 8 cm bis zu 10 bzw. 12 cm, in Einzelfällen bis zu 15 und 20 cm).
- Gleichzeitig überlappen sich die einzelnen Touren in immer geringerem Maße.

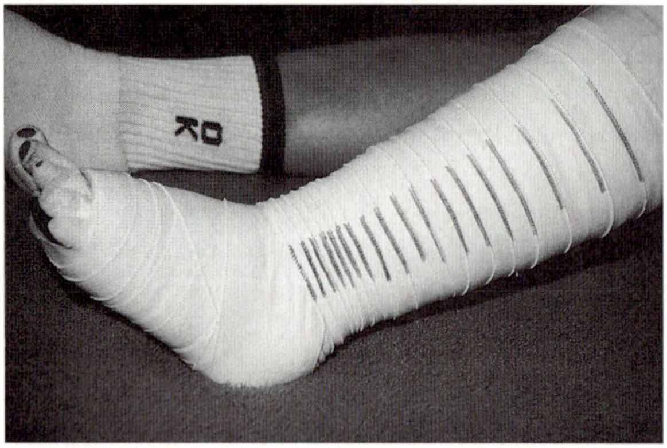

Abb. 2.132. Starke Überlappung der einzelnen Bindentouren distal

Dadurch ergeben sich distal ungleich mehr Bindentouren auf den zu komprimierenden Körperabschnitt als proximal.

Weiterhin ist zu bedenken, daß bei der Umwickelung mit Kurzzugbinden ein ständiger *Richtungswechsel* erfolgt (sog. „gegensinniges Bandagieren"). Bandagiert man immer in die gleiche Richtung, neigt die extrafasziale Lage des Extremitätenlymphödemes zur Verwringung. Dieser Effekt verstärkt sich mit zunehmender Entödematisierung, da sich die Ödemkonsistenz damit von anfänglich „hart" zu allmählich „weich" verändert. Gerade bei Armlymphödemen läßt sich feststellen, daß eine – natürlich wünschenswerte – rasche Entödematisierung zur Bildung lokaler „Hängesäcke" führt (**Abb. 2.133**), da die über einen langen Zeitraum gedehnten Gewebsfasern ihre Rückstellfunktion nun nicht mehr erfüllen können. Wird nicht gegensinnig bandagiert, kann es an solchen Stellen im Extremfall zu Abschnürungen kommen!

Manchmal werden bei der Kompressionsbandage auch *zusätzliche Langzugbinden* eingesetzt. Als zusätzliche Schicht auf die fertige Kurzzugbindenbandage kann dies durchaus sinnvoll sein (**Abb. 2.134**)! Zusätzliche Langzugbinden bewirken eine deutliche Drucksteigerung der bereits

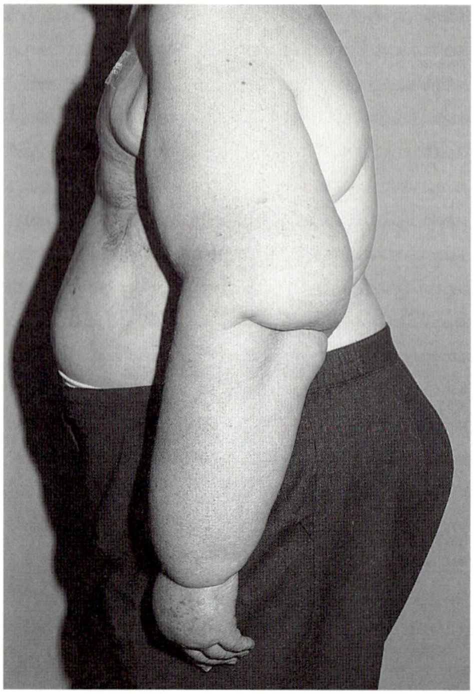

Abb. 2.133. Deutlich sichtbare Tendenz des relativ weichen Ödemes zum Überhängen. (Aus dem Bildarchiv des Lehrinstitutes Damp, mit freundlicher Genehmigung der Akademieleitung)

bestehenden Kompression vor allem *in Ruhe*. Dies kann – zeitlich begrenzt – dann sinnvoll sein, wenn feststeht, daß der Patient am fraglichen Tage wenig mobil sein wird, der Arbeitsdruck also ohnehin nicht effektiv genutzt werden kann. Auf die suffiziente Durchblutung muß dabei besonders geachtet werden.

Einer besonderen Betrachtung bedarf die Bandage der *Finger* bzw. *Zehen*. Es ist zwar unerläßlich, Finger und Zehen in die Kompression einzubeziehen; dies kann jedoch aus verständlichen Gründen nicht mit Kurzzugbinden geschehen, die

- die nötige Beweglichkeit nahezu vollständig verhindern und – viel gravierender –
- die Durchblutung der Akren vermindern würden.

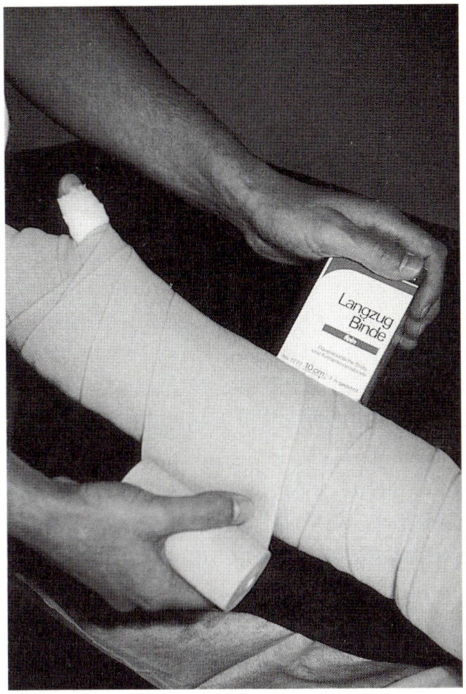

Abb. 2.134. Zusätzliche Langzugbinden-Schicht auf eine bereits fertige Kompressionsbandage

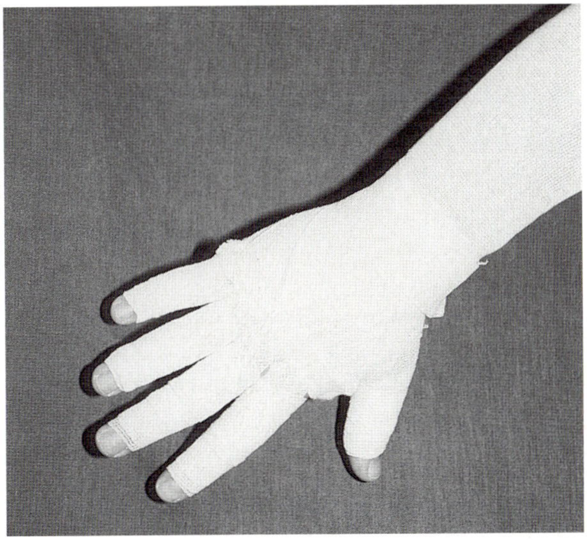

Abb. 2.135. Sorgfältig bandagierte Finger mit 4 cm breiten Mullbinden

Verwendet werden deshalb 4–6 cm breite Mullbinden (**Abb. 2.135**, die je nach Bedarf vorher sogar längsgefaltet und damit in doppelter Lage für einen ausreichenden Gegendruck zur Mittelhand- bzw. Mittelfußkompression sorgen. Gleichzeitig ist darauf zu achten, daß die Finger- bzw. Zehenspitzen freibleiben.

Als Anhaltspunkt für die Bandagierung der Finger bzw. Zehen gilt die Nagelfalz als distalste Begrenzung.
Vor allem für die Finger ist eine „Tastfläche“ unerläßlich. Zusätzlich läßt sich an der freien Fläche der Durchblutungszustand kontrollieren.

2.2

Materialbedarf

Angaben zum Materialbedarf sind selbstverständlich nur Durchschnittswerte, die bei Lymphödemen von Kindern bzw. Jugendlichen niedriger, bei ausgeprägten Lymphödemen großer, kräftiger Erwachsener hingegen erheblich höher liegen können. Zudem muß unterschieden werden, ob die Bandagierung unter stationären Bedingungen oder ambulant erfolgt. Ist gar die Ausdehnung der Kompression an den Körperstamm – die sog. „Thoraxfixation“ bzw. „Hüftfixation“ – nötig, kommen zusätzliche Binden hinzu.

Tabelle 2.9 zeigt den durchschnittlichen Materialbedarf unter stationären Bedingungen für Arm- und Beinbandagen im Vergleich. Wichtig für die ambulant durchgeführte Kompressionsbandage ist, daß die Binden alle 4–6 Tage gewaschen werden müssen. Deshalb ist ggf. ein doppelter Bindensatz notwendig!

Die zusätzlichen Besonderheiten, die sich bei

- Erweiterung der Kompressionsbandage auf die Hüft-/Beckenregion,
- Erweiterung der Kompressionsbandage auf die Schulterregion,
- Kompression des Genitalbereiches und
- Kompression am Kopf

Tabelle 2.9. Durchschnittlicher Materialbedarf unter stationären Bedingungen

Armbandage	Beinbandage
1 Stck. Schlauchmull von ca. 1 m Länge	1 Stck. Schlauchmull von ca. 1,20 m Länge
2 Schaumstoff-Pelotten für die palmare und dorsale Hand	2 Schaumstoff-Pelotten für den retromalleolären Bereich 1 weitere Schaumstoff-Pelotte für den dorsalen Fuß
3–4 Mullbinden, 4 bzw. 6 cm breit	3–4 Mullbinden, 4 cm breit
2–3 Wattebinden, 10 cm breit 1–2 Wattebinden, 15 cm breit	2–3 Wattebinden, 10 cm breit 2–3 Wattebinden, 15 cm breit
1–2 Kurzzugbinden, 4 cm breit 1–2 Kurzzugbinden, 6 cm breit 1–2 Kurzzugbinden, 8 cm breit 1 Kurzzugbinde, 10 cm breit	2 Kurzzugbinden, 6 cm breit 2 Kurzzugbinden, 8 cm breit 2–3 Kurzzugbinden, 10 cm breit 1–2 Kurzzugbinden, 12 cm breit

ergeben, werden in Bd. 2, Kapitel 6 anhand konkreter Beispiele dargestellt. Gleiches gilt für die damit verbundenen Überlegungen zum geeigneten Schuhwerk beinbandagierter Patienten.

Aus all diesen Punkten wird der „temporäre" Charakter der Kompressionsbandagierung deutlich. Der erhebliche *Aufwand*

- an Material,
- an Zeit und Personal und
- an Umstellungen im Alltag des Patienten, zweifellos verbunden mit einer Einschränkung der Lebensqualität

bringt es mit sich, daß eine solche Bandagierung nur in der eigentlichen „Entstauungs- bzw. Volumenreduktionsphase" gerechtfertigt ist. Das Ziel besteht darin, diesen sowie den parallel dazu durch die Manuelle Lymphdrainage und andere adäquate Entstauungsmaßnahmen entstehenden Aufwand baldmöglichst zu verringern.

Wenn das Lymphödem soweit entstaut ist, daß die weiteren Maßnahmen vor allem der Stabilisierung dienen, ist der Zeitpunkt gekommen, den Patienten mit einer entsprechenden Bestrumpfung zu versorgen.

HINWEIS
Es ist unbedingt wichtig, dem Patienten die Bestrumpfung in Aussicht zu stellen, damit nicht der Eindruck entsteht, er müsse „ein Leben lang mit einer aufwendigen Bandage zurechtkommen".

Gleichzeitig gilt jedoch: Bei der Entstauung von Extremitätenlymphödemen gibt es keine Alternative zur Kompressionstherapie!

BEISPIEL: Bei einer täglichen einstündigen Behandlung mit Manueller Lymphdrainage ohne Kompression würde lediglich 1/24 des Tages therapiert, an 23/24 des Tages würde hingegen nichts passieren. Der Behandlungserfolg würde nicht bis zur nächsten Sitzung anhalten, da die manuell beseitigte Ödemflüssigkeit bis dahin wieder „nachgelaufen" wäre.

Der Grund dafür ist, daß mit dem Entstauungserfolg der Manuellen Lymphdrainage eine Senkung des lokalen Gewebedruckes einhergeht. Ohne „Gegenhalt" ist der Effekt der Behandlung eher negativ: Die Reabsorption verschlechtert sich, so daß die Filtrationsrate solange erhöht ist, bis der vorherige Status wieder erreicht ist – eine typische „Sysiphus-Arbeit".

Bedenkt man, daß zum behandlungsfreien Zeitraum mindestens ein, meist zwei Wochenendtage hinzukommen, ist die Bilanz von 5 Entstauungsstunden pro Woche gegenüber 163 Stunden „ohne Therapie“ geradezu kläglich.

→ Mit jeder Stunde, in der eine Kompression erfolgt, verbessert sich die Bilanz der Entstauung.

Tragedauer

Grundsätzlich gilt also:

→ Je konsequenter und je länger die Kompression eingesetzt wird, desto effektiver ist sie.

Realistischerweise bedarf es anfänglich einer Eingewöhnungsphase, die den betroffenen Patienten zugestanden werden muß. Gerade in dieser Phase muß der Therapeut unbedingt darauf achten, daß die angelegte Bandage optimal sitzt und in keinem Fall abschreckt, wie es anfänglich evtl. durch eine zu hohe Kompressionswirkung möglich sein kann. Ein subtiles Vorgehen ist deshalb hier besonders wichtig.

So kann es durchaus sinnvoll sein, die Kompressionsbandage nicht gleich mit der ersten Behandlung unter Einsatz allen Materials über die gesamte Extremität auszudehnen – auch wenn dies eigentlich angezeigt wäre. Es hat sich gezeigt, daß sich mit einem solch einfühlsamem Vorgehen nicht nur mögliche Unverträglichkeit rechtzeitig erkennen, sondern aufgrund der Erfolge auch eventuelle anfängliche Zweifel ausräumen lassen.

HINWEIS
Wenn irgend möglich, sollte die Bandage z.B. bei der Behandlung eines Lymphödemes in der Entstauungsphase immer bis zur nächsten Behandlungssitzung getragen werden – auch nachts.

Dies setzt jedoch eine lückenlose Betreuung im stationären Bereich auch über die Wochenendtage voraus. Unter ambulanten Bedingungen müssen hier selbstverständlich Abstriche gemacht werden.

BEISPIEL: Wird eine tägliche einstündige Manuelle Lymphdrainage mit anschließender Kompressionsbandagierung durchgeführt und die Bandage täglich 7 Stunden getragen, ergibt sich eine Entstauungszeit von 1/3 der Tageszeit! Auch in der Wochenbilanz verbessert sich damit das Verhältnis auf 40 Stunden Entstauung gegenüber 128 Stunden der „Nichtentstauung“ – immerhin 1/4 der Wochenzeit für die Entstauung.

Läßt es sich innerhalb der Klinik organisieren, daß auch an den Wochenend- und Feiertagen stundenweise ein „Bandagedienst“ zur Verfügung steht, und der Patient trägt seine Bandage am Wochenende 8 Stunden pro Tag, verbessert sich die Bilanz auf 56 Stunden gegenüber 112 Stunden, so daß wieder 1/3 Entstauungszeit erreicht wäre.

In einer lymphologischen Spezialklinik, für Patienten mit chronischen Lymphabflußstörungen *in der Entstauungsphase* eigentlich der einzig wahre Behandlungsort, sollte ein „Wochenend-Wickeldienst“ zum Standard gehören.

HINWEIS
Um den Patienten zu motivieren, die Kompressionsmittel konsequent zu tragen, empfiehlt sich die Einführung eines sog. „Kompressionstagebuchs".

Verordnung und Abrechnung

Die Leistung „Kompressionsbandagierung" wird bei diagnostizierten Lymphödemen prinzipiell vom Kostenträger übernommen. Voraussetzung dafür ist jedoch *eine ärztliche Verordnung*. Liegt für die Ödemtherapie beispielsweise lediglich die Verordnung „Manuelle Lymphdrainage" vor, muß der überweisende Arzt von der Notwendigkeit der Nach-/Zusatzverordnung der Kompressionsbandage und notwendiger Materialien überzeugt werden. Eine ärztliche Verordnung ist gleichzeitig auch als „Auftrag für die Durchführung" aufzufassen. Mit anderen Worten:

→ Ohne ausdrückliche Verordnung darf eine Kompressionsbandage nicht durchgeführt werden.

Da die Materialien für die Kompressionsbandage verordnet werden müssen und der Patient sie z.B. aus der Apotheke oder einem Sanitätshaus holen muß, ist es von Vorteil, dem verordnenden Arzt eine Aufstellung über die *Art und Menge der benötigten Kompressionsmittel* zu überlassen. Siehe dazu den Anhang zum Band 2.

Kompressionsverbände bei anderen Ödemen

Im Vergleich zur Bandagierung einer Lymphödem-Extremität sind der Materialbedarf und alle anderen Belastungen bei posttraumatischen Schwellungen und in der Phlebologie erheblich geringer.

Kompression bei venösen Abflußstörungen

Zu unterscheiden sind hier
- prophylaktische Verbände und
- entstauende Verbände.

Diese Unterscheidung ist lediglich eine „künstliche", da im Einsatz immer beide Zwecke relevant sind. Zu differenzieren ist lediglich die vorrangige Zielsetzung.

Überwiegend *prophylaktischen Charakter* haben die Verbände, die bei *akuten Venenentzündungen* – sowohl bei der Thrombophlebitis als auch bei der Phlebothrombose – eingesetzt werden. Hier geht es darum, durch möglichst hohen, möglichst dauerhaften Druck von außen für bessere Fließverhältnisse in den Venen zu sorgen. Deshalb werden hier Klebeverbände („Zinkleim") oder Kurzzugbinden eingesetzt. Durch die geringe Dehnung erfüllen sie die Anforderungen des tiefenwirksamen Druckes optimal (**Abb. 2.136**). Da einer der Faktoren für eine Thrombosierung die zu geringe Fließgeschwindigkeit ist („Virchow-Trias"), kann hier nahezu von einer kausalen Wirkung gesprochen werden. Im Zusammenhang mit anderen antithromboti-

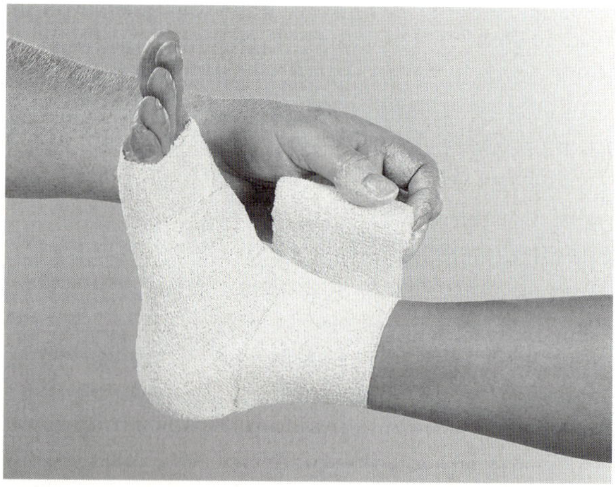

Abb. 2.136. Dauerverband mit einer unelastischen Zinkgelbinde während der Anlage. (Mit freundlicher Genehmigung der Fa. Lohmann & Rauscher)

schen Maßnahmen läßt sich durch eine Kompression verhindern, daß sich die Venenentzündung mit Thrombosierung z. B. vom oberflächlichen auf das tiefe Venensystem ausweitet bzw. im tiefen Venensystem immer größere Abschnitte erfaßt – mit steigender Emboliegefahr!

Der wesentliche Unterschied zwischen Thrombophlebitis und Phlebothrombose besteht allerdings darin, daß bei einer Thrombophlebitis neben der kräftigen Kompression eine ausgiebige Nutzung der Muskelpumpe wichtig ist, während bei einer Phlebothrombose bei angelegter Kompression zumindest für einige Zeit eine völlige Immobilisation des gesamten Beines, meist sogar beider Beine erforderlich ist.

Außerhalb des Stadiums einer Thrombose erfüllen Kompressionsverbände neben der immer gültigen prophylaktischen Wirkung vorrangig das Ziel der *Entstauung*. Da sich solche Schwellungen anatomisch bedingt bevorzugt in der Fuß-/Unterschenkelregion zeigen, reichen meist 2 Kurzzugbinden aus (**Abb. 2.137**). Sie werden so angelegt, daß alle genannten Kriterien (distal höherer Druck als proximal, Beachtung gelenkfunktioneller Gesichtspunkte und Kontraindikationen etc.) erfüllt sind. Auf die Besonderheiten bei venösen Beinschwellungen wie trophische Hautstörungen, allen voran das Ulcus cruris venosum, wird in Bd. 2, Kapitel 5 näher eingegangen.

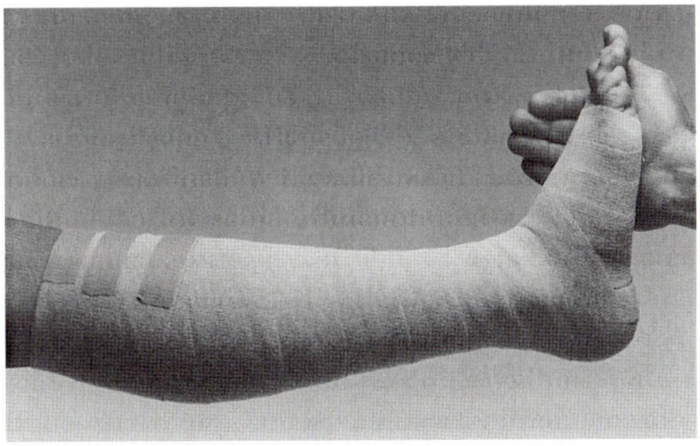

Abb. 2.137. Kompressionsverband mit 2 Kurzzugbinden. (Mit freundlicher Genehmigung der Fa. Beiersdorf AG)

Bei der chronisch-venösen Abflußstörung, bei der sich die Schwellung nicht mehr nur in den distalen Beinabschnitten zeigt, sondern das gesamte Bein betrifft, und zu der zusätzlich eine lymphatische Abflußstörung dazukommt, werden die Kompressionskriterien in den fortgeschrittenen Stadien an die der Lymphödembandage angeglichen.

Kompression bei posttraumatischen Schwellungen

2.2

In der Traumatologie ist zu unterscheiden, ob die Kompression in der akuten Phase der Verletzung erfolgt und damit einen überwiegend prophylaktischen Zweck (Vermeidung ausgeprägter Schwellungen) erfüllt, oder ob zum späteren Zeitpunkt der Verletzung ein entstauender und gelenkfunktioneller Aspekt gefragt ist.

Für die *akute Versorgung* kommen

- Distorsionen und
- Weichteilprellungen, also im wesentlichen Muskelkontusionen

infrage. Hier gehört die Kompression mittels Kurzzugbinden zur gängigen sog. „PECH-Regel". Während die Kompression im Zusammenklang mit der Hochlagerung („C" und „H") das Mittel der Wahl bei solchen akuten Verletzungen darstellen, ist das Eis („E" der PECH-Regel) heute sehr umstritten (siehe Abschn. 2.7). Die lokale Gewebsdruckerhöhung durch ca. 2 Kurzzugbinden (durchschnittlich der Breiten 8–10 cm, abhängig von der Lokalisation des stumpfen Traumas) bietet sowohl während der ersten Minuten der Blutung als auch in den folgenden Stunden einen adäquaten Gegenhalt zur entzündungsbedingten Schwellungszunahme.

Im Falle der *Distorsion* ist immer darauf zu achten, daß die Richtung der Umwickelung der Verletzungsrichtung entgegenläuft, die Gelenkbeweglichkeit aber nicht vollständig aufgehoben wird.

Bei der *Muskelkontusion* ist darauf zu achten, daß die Kompression ausreichend weit distal der Verletzungsstelle beginnt, dort aber am höchsten sein muß, da die oftmals starke Blutung inter- und intramuskulär sonst „versackt". Dabei ist jedoch auf folgendes zu achten:

> **!** Bei Muskelverletzungen besteht immer die Gefahr eines Kompartment-Syndroms. Deshalb sind die Kompression und die Reaktionen des Verletzten in den ersten Stunden engmaschig zu überprüfen.

Posttraumatisch erfüllt ein solcher Verband verschiedene Funktionen. Wo der Schwerpunkt liegt, ist von der Art der Verletzung und der festgelegten Weiterbehandlung abhängig.

Distorsion

Soll nach einer Distorsion mit ausgeprägten Bandrupturen eine *operative Intervention* erfolgen, so können unter dem Gesichtspunkt der möglichst optimalen Entstauung bis zur Operation zwei Kurzzugbinden in Verbindung mit Manueller Lymphdrainage sinnvoll sein.

Soll die Distorsion *konservativ* behandelt werden, ist zu entscheiden, ob das Gelenk zunächst für eine gewisse Zeit mehr oder weniger ruhiggestellt werden muß, oder ob eine frühfunktionelle Behandlung möglich ist. Hier ist zu fragen, ob mit zwei Kurzzugbinden neben dem entstauenden Gesichtspunkt auch der gelenkstabilisierende funktionelle Gesichtspunkt erfüllt ist. Für Kurzzugbinden spricht in jedem Fall, daß sie leicht und schmerzfrei auszutauschen sind und jederzeit eine Kontrolle des Zustands ermöglichen. Außerdem läßt sich auf diese Weise zu einem frühen Zeitpunkt eine gezielte Manuelle Lymphdrainage der Hämatomregion durchführen.

Eine andere Versorgungsmöglichkeit stellt ein sog. „Tape-Verband" mittels Pflasterbinden dar (**Abb. 2.138**). Er wird zunächst ohne Druck angelegt und erfüllt seine komprimierende und damit entstauende Wirkung lediglich unter Funktion – was auch seiner grundsätzlichen Aufgabe als „funktioneller Verband" entspricht. Vorteilhaft ist hier die gute Gelenkstabilisation bei bestmöglicher Mobilität in den Bewegungsrichtungen, die nicht geschützt werden müssen. Der Nachteil besteht darin, daß der Tape-Verband (allein aus ökonomischen Gründen) immer als Dauerverband zu verstehen ist und damit die Vorteile einer Versorgung mit Kurzzugbinden nicht genutzt werden können.

Eine weitere Alternative für die frühfunktionelle Behandlung sind moderne Funktionsbandagen und Gelenkorthesen (**Abb. 2.139**). Je nach Modell sind sie zusätzlich mehr oder weniger für die Entstauung geeignet.

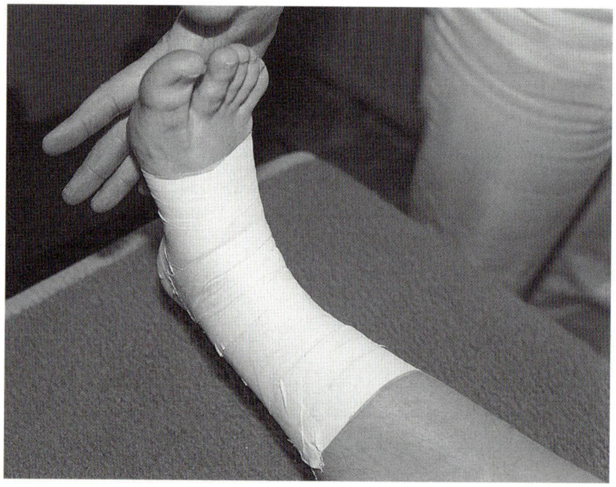

Abb. 2.138. Tape-Verband zur Stabilisation des Sprunggelenkes

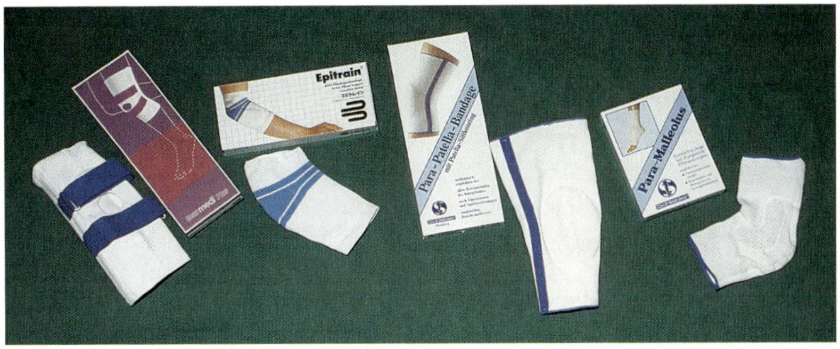

Abb. 2.139. Diverse Funktionsbandagen verschiedener Firmen (willkürlich ausgewählt)

Muskelkontusion

Im Falle einer Muskelkontusion wird nach der Erstversorgung über weitere Behandlungsstrategien entschieden. Hier lassen sich keine allgemeingültigen Regeln festlegen. Das wichtigste Ziel nach der Erstversorgung besteht in jedem Fall darin, das inter- oder/und intramuskuläre Hämatom zu beseitigen, um eine bindegewebige Organisation zu verhindern.

Deshalb wird meist noch unter der erstversorgenden Kompression proximal der Läsionsstelle isometrisch gearbeitet. Die Manuelle Lymphdrainage der proximalen regionären Lymphknoten kann wie die elektrotherapeutische Resorptionsförderung ebenfalls zu diesem frühen Zeitpunkt einsetzen.

Auch hier entscheidet die Behandlungsstrategie darüber, ob ein schnell zu wechselnder Kompressionsverband mit Kompressionsbinden angelegt oder auf einen sog. „Muskelentlastungsverband" mit Tape zurückgegriffen wird.

Schlußbemerkung

Aus den Fakten, Erklärungen und aus der Beschreibung aller Umstände, die mit der Entstauungsmethode Kompressionstherapie verbunden sind, wird folgendes deutlich:

Die Kompressionstherapie

- ist ein absolut unentbehrliches Mittel zum wirksamen Schwellungsabbau,
- ist jedoch auch ein sehr mühsames Mittel, das mit zahlreichen Schwierigkeiten verbunden ist,
- erfordert große Disziplin vor allem von den betroffenen Patienten und bedarf deshalb einer ständigen Motivation,
- erfordert neben der „selbstverständlichen" Sachkenntnis auch ein erhebliches Maß an Einfühlungsvermögen für die Probleme der Patienten und an organisatorischen Fähigkeiten, die aus den besonderen Umständen zur Bewältigung der Materialbeschaffung und -verwendung resultieren.

Bedenkt man noch, daß die vorrangige Zielgruppe dieses Buchs zum medizinischen Assistenzpersonal zählt und damit auf die sachkundige enge Zusammenarbeit mit den verordnenden Ärzten angewiesen ist, deren Arbeit wiederum den ständig wechselnden Rahmenbedingungen der Kostenträger unterworfen ist, wird die ganze Tragweite der Schwierigkeiten mit dem unerläßlichen Entstauungsmittel „Kompressionstherapie" deutlich.

Es ist zu einfach, in der besonderen Atmosphäre eines Fachkongresses festzustellen, daß bei der Behandlung von Lymphödemen die so notwendige Kompressionstherapie offensichtlich nicht genügend eingesetzt wird, und die Gründe dafür quasi „vom Elfenbeinturm herab" allein bei den „Therapeuten vor Ort" und der scheinbar unzureichenden Ausbildung in einigen Lehrinstituten wie dargelegt festzumachen. Die Problematik ist sehr viel vielschichtiger.

2.3 Entstauende Wirkung der Muskel- und Gelenktätigkeit

O. Schreiner

Es gehört geradezu zum therapeutischen Allgemeinwissen, daß sich die sog. Muskelpumpe rückstromfördernd auswirkt und damit ein wertvolles Mittel darstellt – sowohl prophylaktisch als auch therapeutisch bei bereits vorhandenen Schwellungen. Diese Erkenntnis ist in jedem Lehrbuch der Physiotherapie nachzulesen. In einem Fachbuch, das sich speziell der Entstauungstherapie widmet, müssen jedoch folgende Fragen ausführlich diskutiert werden:

- Gilt die Rückstromförderung gleichermaßen für Venen- und Lymphgefäßsystem?
- Gilt die Rückstromförderung unabhängig vom Zustand der Gefäße?
- Gilt die Rückstromförderung gleichermaßen für oberflächliche und tiefliegende Gefäße?
- Gilt die Rückstromförderung für alle Schwellungen gleichermaßen?
- Besteht ein Unterschied hinichtlich der Rückstromförderung zwischen aktiven und passiven Bewegungen?
- Bestehen Unterschiede hinsichtlich der Rückstromförderung zwischen isometrischen Muskelkontraktionen und auxotonen Kontraktionen, die bei Alltagsbewegungen vorrangig vorkommen?
- Wie funktioniert die sog. Gelenkpumpe, und welcher Anteil an Rückstromförderung kommt ihr zu?
- Was hat es mit der in diesem Zusammenhang stets erwähnten „Hautpumpe" auf sich?

2.3.1 Prinzipielle Mechanismen

Prinzipien der Muskelpumpe

Die Wirkung der Skelettmuskelkontraktion auf die *tiefen*, d.h.

- intramuskulären und
- intermuskulären Venen

einerseits und auf die *oberflächlichen*, d.h.

- epifaszialen oder auch subkutanen Venen

andererseits sowie auf deren *Verbindungsgefäße*, nämlich die

- transfaszialen oder auch Perforansvenen

ist relativ einfach zu erklären (**Abb. 2.140, 2.141**).

Die Kontraktion eines Skelettmuskels führt dazu, daß die intramuskulären Gefäße ausgepreßt werden, so daß die abführenden *tiefen Venen* gefüllt werden. Heute ist man allerdings der Ansicht, daß nicht die Kontraktion der Muskulatur der Hauptfaktor ist, sondern daß die Dehnung, die bei Kontraktion des jeweiligen Antagonisten entsteht, das meiste intramuskuläre Blut freisetzt und so hauptsächlich für die Füllung der tiefen Leitvenen verantwortlich ist.

Gleichzeitig führt die kontraktionsbedingte Muskelbauchverdickung zu einer Kompression der größeren Venen, die unmittelbar in der Nachbarschaft verlaufen und z.B. durch eine Faszie, eine osteofibröse Struktur (wie die Membrana in-

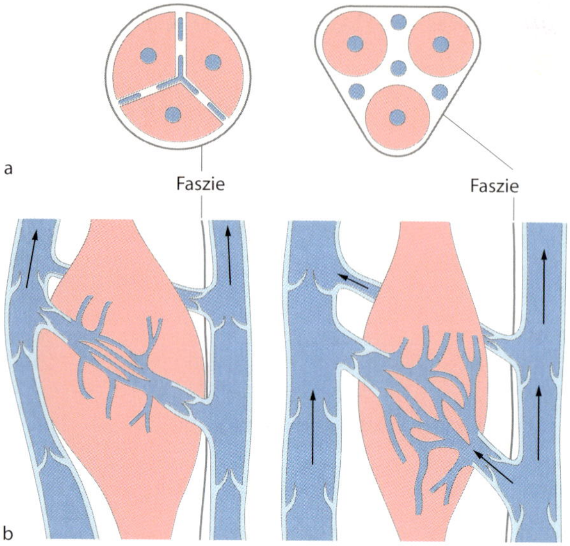

Abb. 2.140 a, b. Schematische Darstellung der Muskelvenenpumpe bei Kontraktion (links) und bei Erschlaffung (rechts) der Skelettmuskeln. **a** Querschnitt, **b** Längsschnitt. Deutlich ist erkennbar, daß bei Muskelkontraktion lediglich die tiefen, d.h. inter- und intramuskulären Venen direkt ausgedrückt werden, während die Hautvenen nur indirekt, nämlich in der Erschlaffungsphase der Muskulatur „entleert" werden. (Aus Marshall 1987)

terossea cruris zwischen den beiden Unterschenkelknochen) oder gar durch einen Knochen daran gehindert werden, dem Druck auszuweichen (siehe **Abb. 2.141**). Dabei bewirken die intakten Venenklappen dieser intermuskulären Gefäße, daß das Blut nach proximal bewegt wird.

Distal des sich verdickenden Muskelbauches kommt es innerhalb der Faszienräume, die die Muskeln einbinden, durch Aufdehnung der „Faszienröhre" gleichzeitig zu einer Lumenerweiterung der Venen. Infolge dessen saugen die Venen in diesem Moment Blut von noch weiter distal gelegenen Gefäßabschnitten an.

Vergleichbar wirken sich die Muskelpumpmechanismen auf das *tiefe Lymphgefäßsystem* aus.

Die *epifaszialen Hautvenen* werden durch die Muskelbauchverdickung nicht direkt, sondern indirekt entleert. Dies erklärt sich durch das Perforansvenensystem, ein transfasziales Verbindungssystem zwischen den Oberflächenvenen und den tiefen Leitvenen, deren Klappen meist von der Oberfläche in die Tiefe führen (Staubesand 1984).

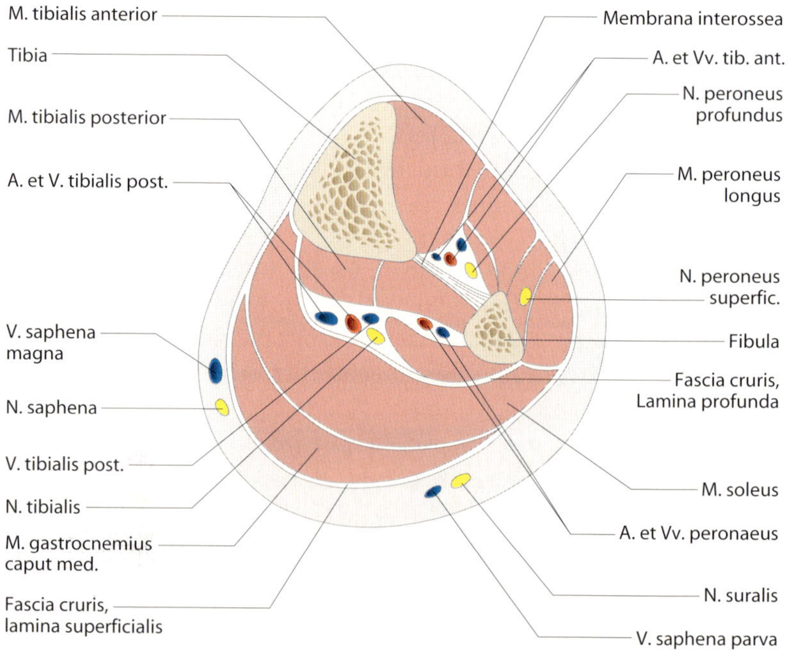

Abb. 2.141. Querschnitt durch das proximale Drittel des Unterschenkels. Deutlich erkennbar ist die „Logenbildung" durch die Fascia cruris (Lamina profunda) und der Membrana interossea

Das *epifasziale Lymphgefäßsystem* dagegen ist von der Kontraktion der Skelettmuskulatur nahezu unabhängig. Die Erklärung dafür liegt in seiner Fähigkeit zur Eigenmotorik und damit – im Gegensatz zum „passiven" Venensystem – in der Möglichkeit des aktiven Rücktransports. Dadurch kommt dem Lymphgefäßsystem der Haut auch eine größere Bedeutung bei der Rückführung aus der Peripherie zu als dem tiefen System – beim venösen System ist es genau umgekehrt!

Die Anzahl der Perforansvenen am Bein wird mit durchschnittlich 100 angegeben, was deren Bedeutung unterstreicht.

Keine Klappen wurden in den Perforansvenen in der Fuß- und Knieregion gefunden. Die sehr straffe Haut bewirkt hier, daß bei Gelenkbewegung das Blut in die Tiefe gepreßt wird.

Prinzipien der Gelenk- und Hautpumpe

Der abstromfördernde Mechanismus der Gelenkpumpe ist etwas komplizierter als der der Muskelpumpe, obwohl beide natürlich in direktem Zusammenhang stehen.

Gelenkregionen stellen für Gefäßverläufe immer Engpässe dar, weshalb sie auch gerne mit einem Flaschenhals verglichen werden. Dies alleine erklärt eigentlich schon, daß Gelenkbewegungen Einfluß auf die dort verlaufenden Gefäße nehmen. Im einzelnen lassen sich folgende Faktoren unterscheiden:

- Alle Gelenkbewegungen müssen von den Gefäßen mitgemacht werden. Die Gefäße werden also entweder gestaucht (z. B. in der Kniekehle bei Beugung) oder gedehnt (bei Streckung und Rotation).
- Die Zugwirkung der Sehnen und ihrer Hüllstrukturen (z. B. der Sehnenscheiden) führt entweder zur Kompression der darunter- oder dazwischen verlaufenden Gefäße oder aber zur Lumenweitstellung durch „Gefäßlüftung". Dies geschieht beispielsweise über dem Sprunggelenk, wenn bei der Dorsalextension durch die Umlenkung von Sehnen durch die Retinacula über das Gelenk hinweg das sehnenumgebende Gewebe und damit gleichzeitig die Gefäße angehoben werden.
  Auch Fettkörper im Gelenkbereich können während der Bewegung die Funktion der Gefäßlüftung übernehmen, wie dies z. B. in der Poplitea durch das dortige Corpus adiposum geschieht.
- Gleichzeitig führt die Gelenkbewegung auch zur Dehnung der Muskulatur, die sich antagonistisch zur Bewegungsrichtung befindet, und damit zum Gefäßentleeren bzw. -füllen. Dieser Effekt ist weitgehend unabhängig davon, ob die Gelenkbewegung aktiv oder passiv ausgeführt wird.
- Einen weiteren Faktor der Gefäßbeeinflussung in der Gelenkregion bildet die Haut. Da sie in Endstellung des Gelenkes die Grenzen ihrer strukturellen Dehnbarkeit erreicht hat, komprimiert sie die oberflächlichen Gefäße. Manche Autoren (z. B. Brunner, zitiert in Staubesand 1984), sprechen von einer regelrechten „Hautpumpe".

Bei *Gelenkergüssen* wird häufig die Frage nach den physikalisch-therapeutischen Möglichkeiten der Behandlung gestellt. Daher soll hier das Gelenk selbst nochmals genauer betrachtet werden, damit deutlich wird, auf welchen Wegen Flüssigkeit aus der durch die Gelenkkapsel umschlossenen Gelenkhöhle nach extraartikulär gelangt.

Die im wesentlichen aus zwei Schichten bestehende Gelenkkapsel wird unterteilt in

- eine äußere Schicht (Membrana fibrosa) und
- eine innere Schicht (Membrana synovialis).

Die *innere Schicht* weist reichlich arterielle und venöse Blutgefäße und reichlich Lymphgefäße auf (Tillmann 1987). Die Blutkapillaren gehören allen drei Typen an, d. h., es finden sich auch gefensterte Blutkapillaren, die in der Lage sind, großmolekulare Teile aufzunehmen. Daneben gewährleisten die Lymphkapillaren, daß alle nichtreabsorbierbaren Stoffwechselanteile ebenfalls nach extraartikulär transportiert werden können. Dies ist für die empfindliche Homöostase der Gelenkhöhle auch von großer Bedeutung.

Die *äußere Schicht* hat im Gegensatz zur inneren keine ernährenden Funktionen, sondern sie fügt das Gelenk in der Umgebung ein und besteht aus überwiegend straffem, kollagenem Bindegewebe, das meist durch kapsuläre Bänder verstärkt ist. Die Bänder haben sowohl führende als auch hemmende Funktionen. Neben allen anderen Aufgaben dient diese äußere Schicht auch als sog. „Leitstruktur" für die gelenkversorgenden und entsorgenden Gefäße.

Alle Gelenkbewegungen führen über eine wechselnde Entspannung und Straffung der Membrana fibrosa dazu, daß die hier verlaufenden abführenden Venen und Lymphgefäße komprimiert und lumenerweitert werden. Dadurch werden das venöse Blut und die Lymphe aus dem Gelenkinnenraum in die entsprechenden gelenknahen Gefäße befördert, die ihrerseits funktionell den Gelenkbewegungen unterliegen.

2.3.2 Die Muskel- und Gelenkpumpmechanismen an den unteren Extremitäten

Der venöse Rückstrom der unteren Extremitäten wird hinsichtlich seiner Abhängigkeit von der Muskel- und Gelenkpumpe in folgende Einzelbereiche unterteilt:

- Zehen- und Fußsohlenpumpe,
- Sprunggelenkpumpe,
- Wadenmuskelpumpe,
- Kniegelenkpumpe,
- Oberschenkelmuskelpumpe und
- Saugpumpe unter dem Leistenband.

Die Bereiche stehen miteinander in Beziehung und sind voneinander abhängig.

Zehen- und Fußsohlenpumpe

Die Bewegung der Zehen kommt sowohl durch die *langen Fußmuskeln* mit ihrem Ursprung im Bereich von Tibia, Fibula und Membrana interossea cruris zustande als auch durch die *kurzen Fußmuskeln*, die vom Fußskelett selbst entspringen. Trotzdem schreiben die Anatomen den kurzen Fußmuskeln überwiegend Halte- und Stabilisationsfunktionen für die Gewölbearchitektur des Fußes zu (**Abb. 2.142**), den langen dagegen mehr die eigentliche Bewegungsfunktion.

Dies hat insofern Konsequenzen für den venösen Rückstrom, als die kurzen Zehenflexoren vor allem dann aktiv werden, wenn durch Druck auf die Fußsohle propriozeptiv eine statische oder/und dynamische Belastung „angekündigt" wird. Die Bedeutung dieser Konstruktion wird verständlich, wenn man bedenkt, daß die kurzen Fußmuskeln der Fußsohle zusätzlich noch durch eine sehr derbe *Plantaraponeurose* überspannt werden, die

- sowohl „scheidewandähnliche" Verbindungen zum knöchernen Skelett hat und dadurch im wesentlichen 3 Logen bildet (auf der Großze-

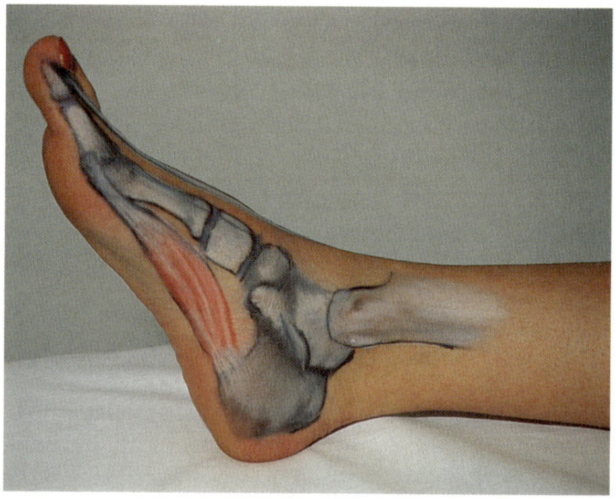

Abb. 2.142. Trans-Paint-Darstellung des M. flexor hallucis brevis, stellvertretend für die kurzen Zehenflexoren

henseite, auf der Kleinzehenseite und auf der Sohlenmitte)
- als auch Faserzüge zur Haut erkennen läßt und damit Verbindungen zum plantaren Fettpolster mit seinem ausgeprägten Venennetz hat (**Abb. 2.143**).

Bei Fußbelastung während des Gehens wird das dicke plantare Fettpolster um mindestens 50% komprimiert, was zur Entleerung des in ihm befindlichen plantaren Venenplexus führt. Gleichzeitig sorgt die Spannung der kurzen Fußmuskeln innerhalb der Logen für einen zusätzlichen venösen Abstrom. Die gleichen Mechanismen wirken sich auf das Lymphgefäßsystem der plantaren Fußregion aus.

Die besondere Bedeutung dieser anatomischen Gegebenheiten für das venöse System wird durch Staubesand (1984) unterstrichen, der beschreibt, daß selbst bei narkotisierten Patienten ein leichter Druck auf die Fußsohle eine deutliche Zunahme der Strömungsgeschwindigkeit in der V. iliaca externa hervorruft. Ein weiteres Indiz für die Rolle der Fußsohlenkonstruktion in Bezug auf die venöse Strömung liefern Angaben, wonach die durchschnittliche Strömungsgeschwindigkeit in den Venen der Beine im Liegen mit 7,5–8 cm/sec erwartungsgemäß am höchsten ist, im Stehen immerhin noch ca. 2 cm/sec, bei hängenden Beinen ohne Fußsohlenkontakt dagegen lediglich ca. 1,5 cm/sec beträgt. Dies erklärt auch die Bezeichnung „Fußsohlenmotor" (Brunner, zitiert in Staubesand 1984).

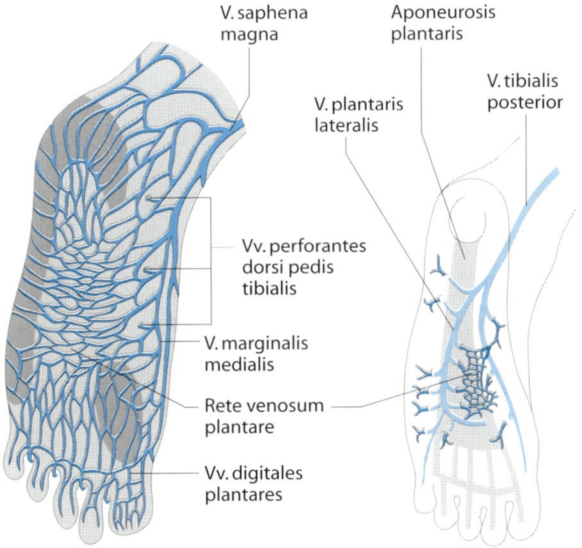

Abb. 2.143. Venensituation der Fußsohle. **Links** Oberflächliche Venen, **rechts** Tiefe Venen und Vv. perforantes der Planta pedis. (Aus Rieger u. Schoop 1998)

HINWEIS

Der aktive und bewußte Einsatz der kurzen Fußmuskeln wird mit den bekannten *krankengymnastischen Übungen* wirksam gefördert. Die häufig verwendeten Hilfsmittel wie kleine „Igelbälle" u.ä. erlauben einen besonders effektiven propriozeptiven Reiz.

Bettlägerige Patienten sollten im Zuge der *Mobilisation* Fußsohlenkontakt haben, sobald sie an der Bettkante sitzen. So läßt sich vermeiden, daß das Blut regelrecht „versackt".

Sprunggelenkpumpe

Der venöse Rückstrom auf der Dorsalseite des Fußes (**Abb. 2.144**) wird besonders während des Gehens gefördert. Während der gesamten Schwungbeinphase und zeitweise noch nach dem Aufsetzen und Abrollen des Fußes ist der Fuß dorsalextendiert. Dies wird im wesentlichen durch die langen Dorsalextensoren (M. tibialis anterior, M. extensor hallucis longus und M. extensor digitorum longus) hervorgerufen. Besonders an der Sehne des M. extensor hallucis longus ist dabei deutlich zu erkennen, daß sie die Haut über dem Großzehenverlauf „firstartig" von ihrer Unterlage abhebt und damit zusammen mit den übrigen Strecksehnen die oberflächlichsten, d.h. die subkutanen Venen komprimiert. Gleichzeitig ergibt sich so eine lumenvergrößernde Zugwirkung auf tiefere Venen und Lymphgefäße.

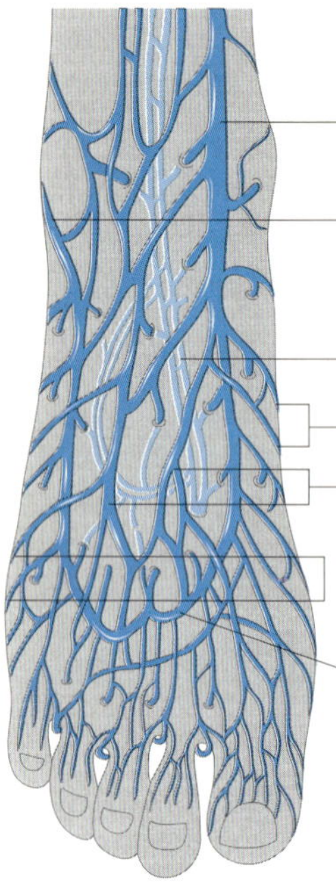

Abb. 2.144. Venensituation des Fußrückens. Oberflächliche Vene *dunkelblau,* tiefe Venen *hellblau,* Vv. perforantes mit *Kreisen* markiert. (Aus Rieger u. Schoop 1998)

Nicht übersehen werden darf dabei, daß die Muskelkontraktion in der Streckerloge des Unterschenkels zu einem Auspressen der ableitenden Vv. tibiales anteriores und der sie begleitenden Lymphgefäße führt (siehe **Abb. 2.141**). Bereits mit dem Aufsetzen der Ferse addiert sich wie oben beschrieben die Funktion der anatomischen Gegebenheiten der Fußsohle hinzu.

Auf der ventralen Seite des Sprunggelenkes kommt es zusätzlich noch durch die gleichzeitig führende und fixierende Funktion der Retinacula mm. extensorum (superius et inferius) bei der Dorsalextension zu vergleichbaren Effekten wie bei der Zehenstreckung (siehe oben). Durch die starke Verspannung der Malleolengabel über die verschiedenen Bänder und durch die Enge des Raumes aufgrund der Sehnenscheiden und anderer Faktoren mehr kommt es hier zu einem noch stärkeren Druck- und Saugeffekt als auf dem Zehen- und Mittelfußrücken.

An der Rückseite des Sprunggelenks entsteht der Druck- und Saugeffekt aufgrund der Wirkung, die der relativ weit nach dorsal hinausragende „Hebelarm" des Calcaneus während der Sprunggelenkbewegung auf die umgebenden Weichteile ausübt. In Dorsalextension steht der gesamte Weichteilbereich einschließlich des Fettkörpers unter der Achillessehne unter Spannung, während bei Plantarflexion eine ähnlich starke, gleichzeitig komprimierende und lumenvergrößernde Wirkung auf die Gefäße entsteht wie vorne während der Dorsalextension.

Die Venen bilden hier also offenbar eine Art „Ringsystem" (siehe **Abb. 2.143, 2.144**), welches das aus der Fußregion verdrängte Blut aufnimmt. So erklärt sich die Effizienz der sich wechselseitig bedingenden Mechanismen während des Gehens. Die besonders deutliche Strömungszunahme in der V. iliaca externa bei Bewegung des gesamten Fußes unterstreicht die besondere Bedeutung der Sprunggelenkpumpe. Welche schädlichen Auswirkungen das häufige Gehen in bewegungseinschränkenden hochhakkigen Schuhen nicht zuletzt auf die Gefäße hat, erklärt sich damit von selbst.

→ Betrachtungen über die orthopädische Sichtweise hinaus machen aus rückstromfördernder Sicht deutlich, wie wichtig es ist, daß z.B. nach Sprunggelenkverletzungen frühfunktionell behandelt wird. Unter Einschränkung von Pro- und Supination sollten dabei *in jedem Fall* Dorsalextension und Plantarflexion gefördert werden.

Die Folgen einer eingeschränkten Beweglichkeit des Sprunggelenks werden in Bd. 2, Kapitel 5 beschrieben.

Wadenmuskelpumpe

In der Mehrzahl der Studien wurde die Muskelpumpwirkung auf die Venen bislang am Beispiel des sich verdickenden M. triceps surae erklärt, der die größte rückstromfördernde Wirkung haben soll. Diese Annahme resultiert aus der auffälligen muskulären Asymmetrie des Unterschenkels: Querschnitte zeigen, daß dadurch die dorsal gelegenen Plantarflexoren die ventral gelegenen Dorsalextensoren um das 4fache übertreffen (Lang u. Wachsmuth, zitiert in Schneider u. Walker 1984), denn für den massigen M. triceps surae existiert auf der Unterschenkelventralseite kein Gegenstück (siehe **Abb. 2.141**).

Neuere Untersuchungen von Gallenkemper et al. (1996) dagegen schreiben den Gelenkbewegungen und hier der Dorsalextension im Sprunggelenk mit der damit verbundenen *Dehnung* der Wadenmuskulatur die entscheidende Bedeutung zu. Die zweifellos hohe Bedeutung des M. triceps surae für die Sprunggelenkpumpe über die Hebelwirkung durch das Fersenbein wurde bereits beschrieben (siehe oben). Die weitere Abstromförderung des venösen Blutes durch die Wadenmuskulatur läßt sich jedoch nicht allein auf den M. triceps surae zurückführen.

Rückstromeffekte auf das tiefe Venensystem

Der rhythmische Wechsel zwischen Verdickung und nachfolgender Umfangminderung der gesamten Wadenmuskulatur beim Gehen führt

- zur Auspressung intramuskulärer Gefäße und gleichzeitig
- zur Druck- und Saugwirkung auf die tiefen Leitvenen (Vv. peronaeae und Vv. tibiales posteriores).

Die tiefen Leitvenen liegen zwischen dem M. soleus und den langen Zehenflexoren, die vom M. soleus durch das tiefe Blatt der Fascia cruris getrennt sind (siehe **Abb. 2.141**).

Die *Druck-/Saugwirkung* entsteht folgendermaßen: Bei angespannter Wadenmuskulatur werden zwar die im direkten Muskelbauchbereich verlaufenden Venenabschnitte komprimiert, gleichzeitig jedoch werden die distal und proximal befindlichen Venensegmente in ihrem Lumen erweitert (siehe **Abb. 2.140**). Die Verdikkung eines Muskels bedingt nämlich auch seine Verkürzung, so daß der distale und proximale Längenverlust die jeweiligen Venensegmente erweitert. Dadurch saugen diese Segmente Blut von noch weiter distal gelegenen Venensegmenten an. Gleichzeitig sind die ebenfalls aufgedehnten proximalen Venensegmente in der Lage, das Blut aus den komprimierten Abschnitten der Muskelbauchbereiche aufzunehmen. Bei Muskelentspannung kehren sich die Verhältnisse dieser „Druck-/Saugpumpe" um.

Rückstromeffekte auf das transfaziale Venensystem

Gleichzeitig mit dem Absaugen des venösen Blutes aus der distalen Unterschenkelregion kommt es zur Aufnahme des venösen Blutes aus den oberflächlichen Venen der Haut durch das Perforansvenensystem (**Abb. 2.145, 2.140**).

Während der Dorsalextension läßt sich beobachten, daß sich die Haut im distalen Bereich der Wadenmuskulatur und der Achillessehnenregion spannt. Dadurch wird das Blut aus den oberflächlichen Gefäßen durch die Perforansvenen in die Tiefe gepreßt. Deren Klappen (in die Tiefe gerichtet) verhindern, daß während der darauffolgenden Wadenmuskelkontraktion zur Plantarflexion das Blut wieder zurück an die Oberfläche gepreßt wird.

Sind die Gefäße allerdings pathologisch verändert, entsteht an den typischen Stellen der

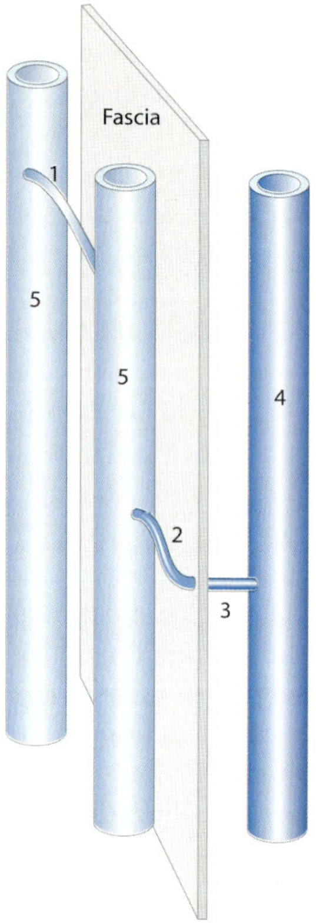

Abb. 2.145. Schema der Verbindung zwischen oberflächlichen Venen und dem tiefen Venensystem über die Perforansvenen, auch transfasziales System genannt. *1* V. communicans, *2* V. perforans (epifascialis), *3* V perforans (subfascialis), *4* V. profunda, *5* V. superfascialis

Cockett-Perforansvenen (siehe **Abb. 2.146**) durch das sog. „Pendelblut" eine Gefäßektasie, die als Dowsches Zeichen oder „Blow out" bezeichnet wird (**Abb. 2.147**).

Da gleichzeitig mit der Perforansvene auch eine versorgende kleine Hautarterie durch die Faszienlücke zieht, wird diskutiert (z.B. von Staubesand 1984), daß die dilatierte Vene die Hautarterie einschnüren könne – mit allen daraus resultierenden Folgen für das Hautareal. Dies würde auch zur Erklärung der häufig gerade an diesen Stellen auftretenden Ulcera cruris venosum als Nekrosefolge beitragen (**Abb. 2.148**).

Rückstromeffekte auf das Lymphgefäßsystem

Für das tiefe Lymphgefäßsystem des Unterschenkels darf ein vergleichbarer Druck-/Saugpumpeneffekt angenommen werden. Ob das oberflächliche ventromediale Bündel im Verlauf der V. saphena magna und das dorsolaterale Bündel in Begleitung der V. saphena parva während der Muskelkontraktion auch Lymphe aus den tiefen Lymphgefäßen aufnehmen (in Umkehrung zu den venösen Verhältnissen), ist nicht eindeutig geklärt (siehe hierzu Abschn. 1.1.10, „Die unteren Extremitäten", S. 54ff.).

Die Wadenmuskulatur hat jedoch auch Auswirkungen auf die Kniegelenkpumpe, da der M. gastrocnemius mit seinen beiden Köpfen an den Femurkondylen inseriert.

Kniegelenkpumpe

Effekte auf das tiefe Venensystem

Der größte Anteil an der Pumpwirkung findet in der Kniekehle statt. Die hier verlaufende tiefe V. poplitea ist distal und proximal der Kniekehle bindegewebig relativ fest verankert (**Abb. 2.149, 2.150**).

Die *proximale Verankerung* entsteht durch bindegewebige Verbindungen im Hiatus tendineus (adductorius) des M. adductor magnus. Die *distale Verankerung* der V. poplitea ist im Arcus tendineus m. solei (Soleusschlitz) zu finden. Dieser entsteht durch die bogenförmige Verankerung des M. soleus an der Rückfläche der proximalen Tibia und am proximalen Drittel der Fibularückfläche. Hier hat die Membrana interossea cruris eine Lücke, durch die Gefäße zur ventralen Unterschenkelseite treten können.

Aus diesen Verankerungen der V. poplitea ergibt es sich, daß eine Kniestreckung bis zur möglichen Endstellung die Vene dehnt und damit durch Lumeneinengung auspreßt. Hierzu

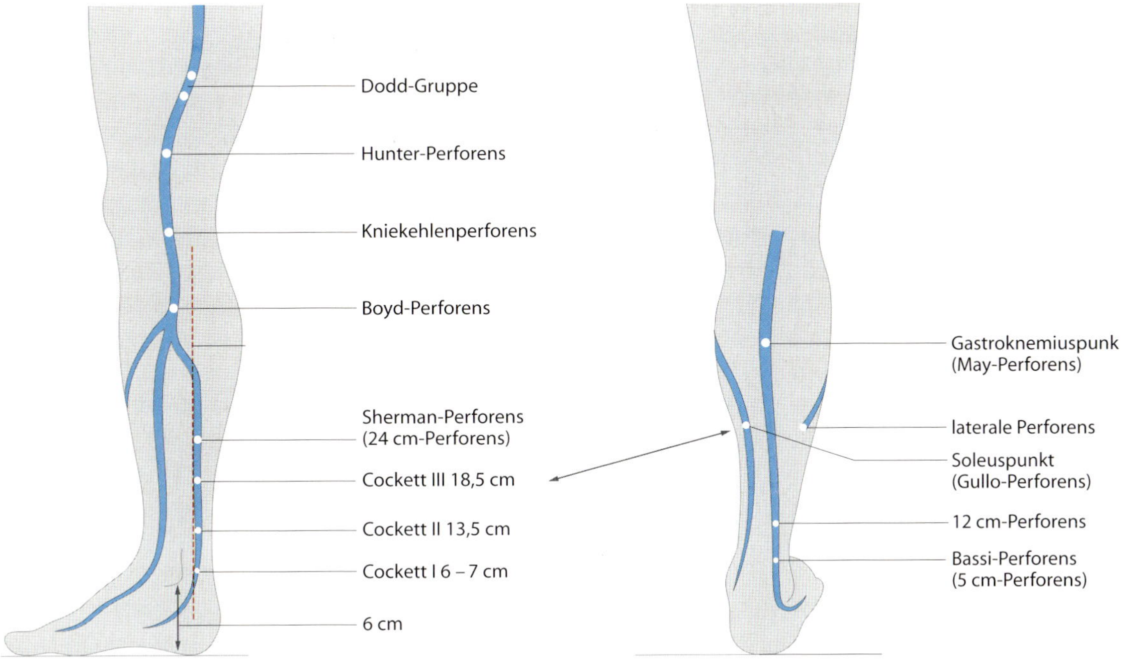

Abb. 2.146. Die wichtigsten Perforansvenen der V. saphena magna (*links*) und V. saphena parva (*rechts*) und deren phlebologische Benennung. (Aus Rieger u. Schoop 1998)

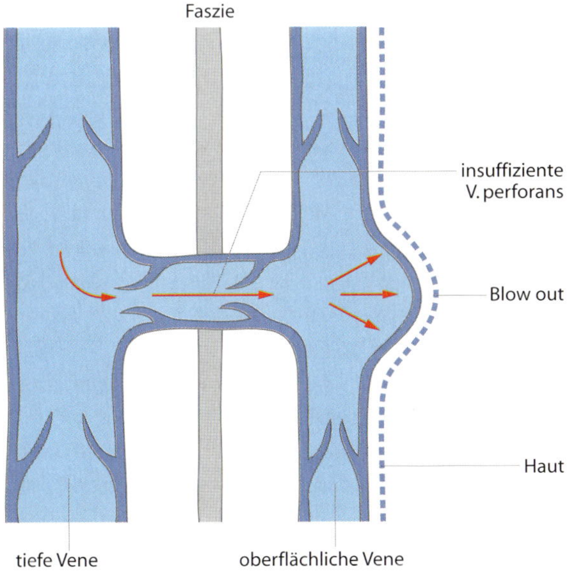

Abb. 2.147. Schema der Entstehung eines „Blow out"

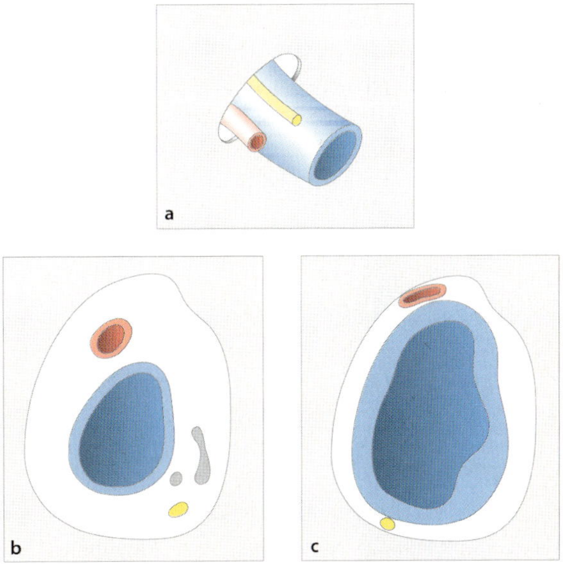

Abb. 2.148 a–c. V. perforans mit Begleitarterie und -nerv. **a** Räumliches Schema, **b** normale Verhältnisse einer Faszienlücke mit V. perforans, kleiner Hautarterie, dünnem Begleitnerven und Lymphgefäßen, **c** erweiterte und varikös veränderte V. perforans, die die Faszienlücke fast vollständig ausfüllt, so daß der arterielle Hautast zwischen Faszienrand und Venenrand eingezwängt wird

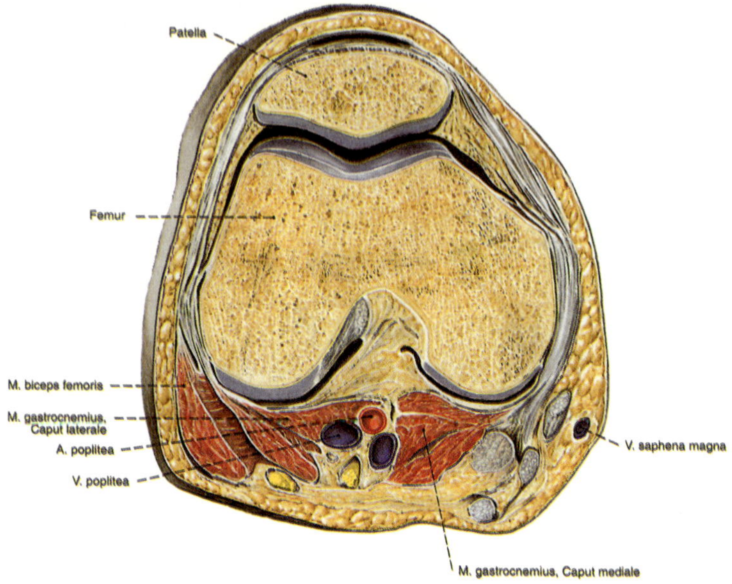

Abb. 2.149. Querschnitt durch das linke Kniegelenk, Ansicht von distal. Deutlich zu erkennen ist die lagebedingte enge Beziehung der poplitealen Gefäße zum medialen und lateralen Kopf des M. gastrocnemius. (Mit freundlicher Genehmigung entnommen aus: Putz, R. und Pabst, R. (Hrsg.): Sobotta, Atlas der Anatomie des Menschen. 20. Auflage, Urban & Schwarzenberg 1998)

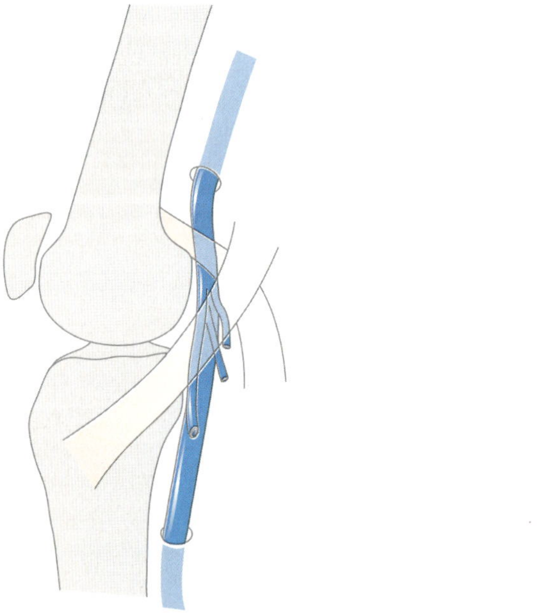

Abb. 2.150. Proximale Verankerung der V. poplitea im Hiatus tendineus und distale Verankerung im Arcus tendineus m. solei

dürfte auch das Corpus adiposum der Poplitea beitragen, da sich leicht beobachten läßt, daß es sich bei durchgestrecktem Knie deutlich sichtbar vorwölbt – ein Hinweis auf die Raumeinengung in der Fossa poplitea infolge der Streckung.

Andererseits wäre zu erwarten, daß eine Kniebeugung bis zur möglichen Endstellung die distal und proximal verankerten Gefäße abknickt. Bei *passiver forcierter Flexion* im Kniegelenk ist dies wohl auch der Fall. So berichtete Braune (zitiert in Staubesand 1984) bereits 1871, die so erzeugte Kompression führe dazu, daß sich selbst der Arterienpuls am Unterschenkel verringere bzw. ganz schwinde. Bei nur kurzfristiger passiver Beugung zur Endstellung, intakten Venenklappen und wenn keine sonstige funktionelle Einschränkung vorliegt, stellt dies sicherlich kein ernstes Problem dar. Bei Immobilisation kann dieser Zusammenhang allerdings durchaus eine Rolle spielen.

Bei *aktiver Beugung* des Kniegelenkes dagegen bewirken verschiedene Mechanismen eine regelrechte Druck-/Saugpumpenwirkung, wobei gleichzeitig verhindert wird, daß die Gefäße abknicken. Zur aktiven Flexion des Kniegelenkes spannen sich nämlich sowohl die ischiokruralen Muskeln als auch der M. gastrocnemius an. Die zwischen den Gastroknemiusköpfen verlaufende V. poplitea (siehe **Abb. 2.149**) wird – röntgenologisch nachweisbar – dadurch regelrecht von beiden Seiten komprimiert und damit zur Kniekehle hin ausgepreßt.

Gleichzeitig wird der gesamte Gefäßverlauf proximal dieser Stelle im Lumen geweitet, und zwar infolge mehrerer Mechanismen: Die Ansatzsehnen des M. semitendinosus und des M. semimembranosus sowie des M. biceps femoris springen deutlich sichtbar hervor. Dies führt dazu, daß die Fascia poplitea, die die Kniekehle nach außen hin überdeckt, abgehoben wird, so daß sich eine Raumvergrößerung ergibt.

Daß sich bei aktiver Beugung selbst bis zur Endstellung *kein Abknicken der Gefäße* ergibt, wie dies bei passiver Beugung vorkommen kann, liegt an folgenden Mechanismen:

- Der Vorgang des „Gefäßlüftens" vermindert die Gefahr des Abknickens.
- Laut Tillmann (1987) besteht die Hauptfunktion des M. plantaris, der unter dem Caput laterale des M. gastrocnemius liegt und bei aktiver Beugung mitkontrahiert, darin, dem Abknicken der Gefäße entgegenzuwirken, da es Faserverbindungen zwischen Muskelfaszie und Gefäßadventitia gibt.

Effekte auf das oberflächliche Venensystem

Es darf nicht vergessen werden, daß die subkutanen, also oberflächlichen Venen bei aktiver Gelenkbewegung nicht nur von der Tiefe her (durch hervortretende Sehnen- und Muskelbauchanteile), sondern auch von außen her (durch die Spannungszunahme der Haut) komprimiert und damit in die Tiefe ausgepreßt werden, wie bereits für den Fußbereich und die Sprunggelenk- und distale Unterschenkelregion beschrieben. Auch hier ist bisweilen von einer zusätzlichen „Hautpumpe" die Rede.

Effekte auf das Lymphgefäßsystem

Für das Lymphgefäßsystem stellt gerade die Knieregion eine wichtige *Passagestelle* im Verlauf der unteren Extremität dar (siehe auch Abschn. 1.1.10, S. 54ff.):

- Hier mündet das *dorsolaterale Gefäßbündel* in popliteale Lymphknoten ein – ähnlich wie die V. saphena parva in die Tiefe der Fossa poplitea zieht und in die V. poplitea einmündet – und vereinigt sich in der Tiefe mit den subfaszialen Lymphgefäßen des Unterschenkels. Es ist anzunehmen, daß die Muskelkontraktionen mit all ihren Auswirkungen auf den venösen Rückstrom auch die tiefen Lymphgefäße betreffen.
- Das oberflächliche *ventromediale Bündel* verläuft etwa in Begleitung der V. saphena magna durch den „Flaschenhals" der medialen Knieregion und unterliegt hier sicherlich den gleichen Mechanismen der Gelenkbewegung die auf die oberflächlichen Venen einwirken – nämlich dem „Hautpump-Effekt".

Oberschenkelmuskelpumpe

Die Muskelpumpwirkung am Oberschenkel ähnelt prinzipiell den Mechanismen an der Unterschenkelmuskulatur; allerdings spielt hier natürlich die bindegewebige Verankerung der V. femoralis im Hiatus tendineus des M. adductor magnus eine große Rolle. Diese Verankerung ist nicht nur für die V. femoralis, die aus der V. poplitea im Kniekehlenbereich hervorgeht, von Bedeutung; sie wirkt sich auch bei der Hüftextension dehnend und damit abstromfördernd aus, an der der M. adductor magnus mit bindegewebiger Verankerung der tiefen Venen mitbeteiligt ist. Inwieweit dies jedoch therapeutische Bedeutung hat, ist nicht bekannt.

Saugpumpe unter dem Leistenband

Die Art und Weise, wie die V. femoralis im Bereich der Lacuna vasorum unter dem Lig. inguinale hindurchtritt (**Abb. 2.151, 2.152**) und damit in die V. iliaca externa übergeht, legt die Vermutung nahe, daß sich alle Bewegungen, die im Hüftgelenk stattfinden, auf den venösen Rückstrom auswirken. Dies wird umso plausibler, wenn man betrachtet, *wie die gesamte Region verbunden ist:*

- Das straffe Lig. inguinale ist etwa auf halber Strecke vom Tuberculum pubicum nach lateral in Richtung Spina iliaca anterior superior bindegewebig unterbrochen, und zwar durch den Arcus iliopectineus. Diese bindegewebige Verbindung zur Sehne des M. psoas minor einerseits und dem Lig. pectineale andererseits trennt den Raum unter dem Leistenband in die mediale Lacuna vasorum und die laterale Lacuna musculorum, durch die der Haupthüftbeuger M. iliopsoas tritt.
- Die Fascia lata schließt sich an das Lig. inguinale von distal kommend an und ist lediglich durch den Hiatus saphenus unterbrochen, durch den die V. saphena magna hindurchtritt, um in die V. femoralis zu münden.
- Die schrägen Bauchmuskeln Mm. obliquus externus et internus haben ebenso Verbindung mit dem Lig. inguinale wie der M. transversus abdominis, und zwar über ihre Aponeurosen, die ihrerseits wiederum den geraden Bauchmuskel „einhüllen“ und dadurch die Rektusscheide bilden.

Folgenden *Mechanismen* tragen also dazu bei, daß die Lacuna vasorum offengehalten wird und damit der Tendenz zum Abknicken der Gefäße entgegenwirkt:

- Bei der aktiven Hüftbeugung wird infolge der Kontraktion des M. iliopsoas das Leistenband in der lateralen Hälfte angehoben.
- Auch Bewegungen von der Bauchdecke her, wie z.B. die Bauchpresse, spannen das Leistenband.
- Die Hüftstreckung spannt das Leistenband alleine schon durch die Anspannung der Oberschenkelfaszie.

Bedenkt man zusätzlich, daß die passierenden Gefäße auch in der Lacuna vasorum bindegewebig verankert sind, wird verständlich, daß dieser Übergang der Beingefäße unter dem Leistenband in das Becken hinein gelegentlich als „Gefäßtrichter“ beschrieben wird (Staubesand 1984).

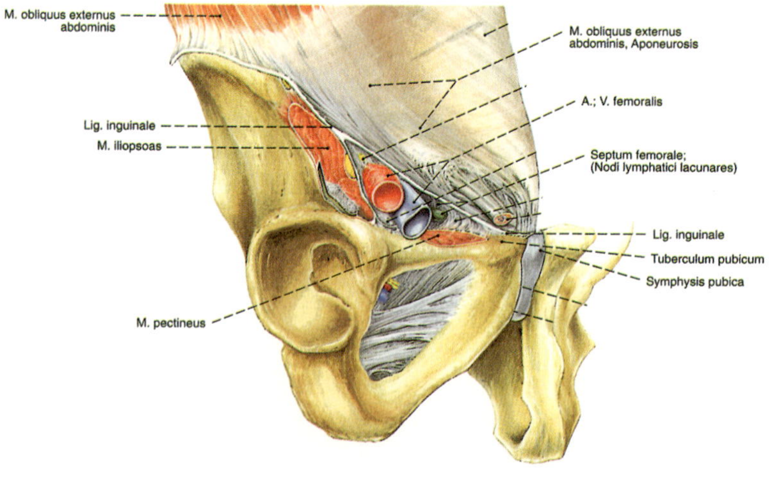

Abb. 2.151. Schnitt auf Höhe des Leistenbandes der rechten Seite. Deutlich erkennbar die Lacuna musculorum mit dem M. iliopsoas und die Lacuna vasorum mit A. und V. femoralis und einem Lymphknoten. (Mit freundlicher Genehmigung entnommen aus: Putz, R. und Pabst, R. (Hrsg.): Sobotta, Atlas der Anatomie des Menschen. 20. Auflage, Urban & Schwarzenberg 1998)

Abb. 2.152. Verbindungen der Bauchmuskeln zum Ligamentum inguinale und damit Beeinflussung der Gefäßdurchtritte.

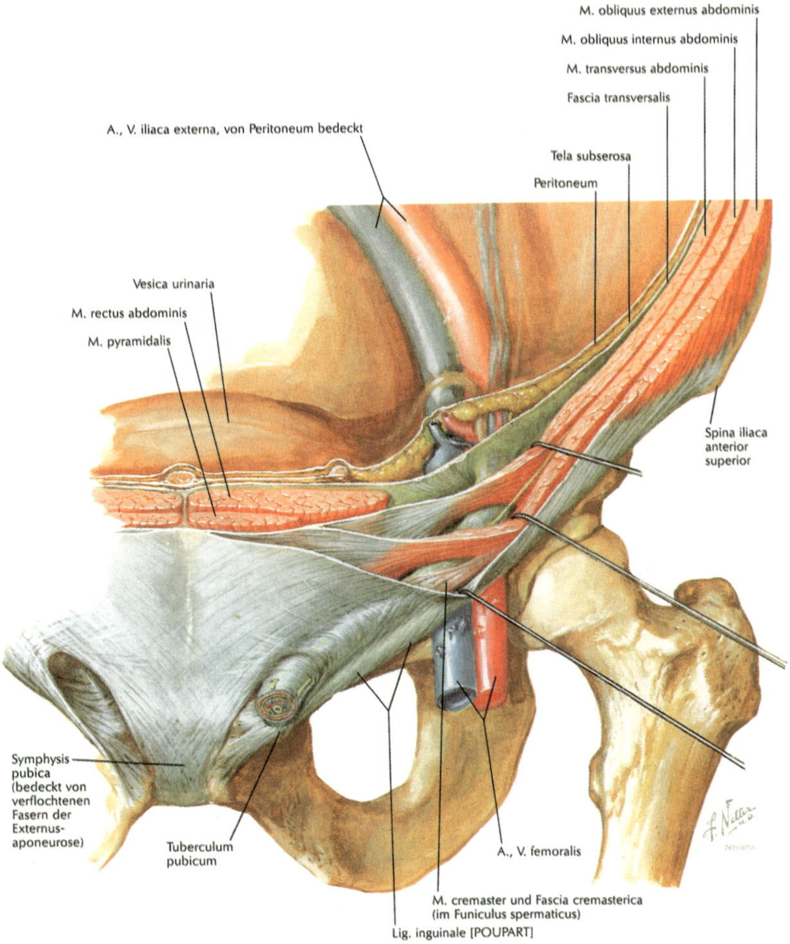

HINWEIS
Nahezu jede aktive Bewegung im Hüftgelenk führt zu einem Ansaugen von venösem Blut aus der Oberschenkelregion in das Becken hinein.

Besondere Bedeutung für das Lymphgefäßsystem

→ Für das Lymphgefäßsystem stellt die Leistenregion geradezu eine *Schlüsselstelle* dar, da nahezu alle Lymphgefäße der unteren Extremität (sowie der Bauch-, Lenden- und Gesäßhaut) das Leistenband passieren müssen, um in das Becken einzutreten (siehe Abschn. 1.1.10, S. 54 ff.).

Es darf als sicher angenommen werden, daß sich die beschriebenen Mechanismen der venösen Abstromförderung gerade auch auf die inguinale Lymphknotenansammlung, die ja ein natürliches Stromhindernis darstellt, fördernd auswirken.

Man kann sogar noch weiter gehen und darüber spekulieren, ob „die Natur" die physiologisch notwendigen Filterstationen, die gleichzeitig Strömungshindernisse darstellen müssen, nicht „mit Absicht" in Regionen gelegt hat, in denen die Förderwirkung durch die Lymphgefäßmotorik wenig bewirkt, externe Fördermechanismen jedoch optimal einwirken können.

2.3.3 Die Muskel- und Gelenkpumpmechanismen an den oberen Extremitäten

Die Beschäftigung mit der Frage nach den rückstromfördernden Mechanismen an den Armen führt zur Erkenntnis, daß sich das medizinische Interesse hier offenbar sehr in Grenzen hält. Die typischen phlebologischen Fachartikel beschäftigen sich in allen Einzelheiten mit den Verhältnissen an den unteren Extremitäten; die oberen Extremitäten hingegen werden stiefmütterlich behandelt.

Der Grund dafür liegt nicht zuletzt in der Tatsache, daß phlebologisch relevante Erkrankungen an den Armen viel seltener vorkommen als an den Beinen. Nach Mörl (1983) findet man gerade 1–2% aller tiefen Venenthrombosen an den oberen Extremitäten; neuere Studien gehen von ca. 4% aus (Theiss u. Rieger in Rieger u. Schoop 1998). Die Prädilektionsstelle für solche Thrombosen ist die anatomische Engstelle des Gefäßdurchtrittes zwischen Clavicula und Costa I. Diese Thrombose wird häufig als „Paget-von-Schrötter-Syndrom" bezeichnet.

Daß Thrombosen an den Armen nicht so häufig vorkommen, liegt sicher an der vergleichsweise größeren Bewegungsintensität und der geringeren hydrostatischen Druckbelastung. Ein Lehrbuch, das sich explizit mit der Entstauungstherapie beschäftigt, darf sich allerdings nicht damit zufrieden geben, daß „ähnliche Bedingungen anzunehmen sind wie an den Beinen". Hier geht es nicht nur um die phlebologische Prophylaxe, die in der Tat vernachlässigungswürdig ist; man muß sich auch mit der Frage beschäftigen, bei welchen Schwellungen an den oberen Extremitäten die Gelenk- und Muskelpumpmechanismen eine ödemverringernde Rolle spielen können.

Für die unteren Extremitäten haben also zahlreiche Studien den venösen Rückstrom dargestellt; die Wirkung der einzelnen Abschnitte Fuß- und Sprunggelenk, Unterschenkel, Kniegelenk, Oberschenkel und Leistenbeuge wurde differenziert betrachtet. Für den Arm existiert eine vergleichbare Einteilung jedoch nicht. Die folgende Darstellung der einzelnen Armabschnitte hinsichtlich ihrer Auswirkung auf den venösen und lymphatischen Rückstrom gründet also weitgehend auf eigene theoretische Rückschlüsse; Grundlage ist die funktionelle Betrachtung der Anatomie des Armes.

Das rückführende Gefäßsystem der oberen Extremitäten im Überblick

Prinzipiell ist das Venensystem an den oberen Extremitäten genauso gegliedert wie das der unteren Extremitäten. Das oberflächliche System weist eine lange Vene auf, die V. cephalica, die im axillären Bereich in das tiefe System einmündet – ähnlich wie die V. saphena magna, die im Leistenbereich in das tiefe System mündet. Das „Gegenstück" zur V. saphena parva, die im Kniegelenkbereich in das tiefe System mündet, bildet am Arm die V. basilica, die im Ellenbeugenbereich in die Tiefe mündet (**Abb. 2.153**). Das oberflächliche Venensystem ist auch hier über Perforansvenen mit dem tiefen System verbunden, was jedoch nach Rieger u. Schoop (1998) keine klinische Bedeutung hat.

Die Anatomie des Lymphgefäßsystems der oberen Extremitäten wird in Abschn. 1.1.10, S. 54ff. ausführlich beschrieben.

Finger und Handgelenk

Auf der palmaren Seite stellt sich das Venensystem als oberflächlicher und tiefer Bogen (Arcus venosus palmaris superficialis et profundus) dar, auf der dorsalen Seite als intensiv verzweigtes Venennetz (Rete venosum dorsale manus).

Aus diesem subkutanen Venennetz des Handrückens, das hauptsächlich auf der Beugeseite des Unterarmes seine Fortsetzung findet, gehen die beiden oberflächlichen Hauptvenen des Armes – auf der radialen Seite die V. cephalica, auf der ulnaren Seite die V. basilica – hervor. Ebenfalls auf der Beugeseite verläuft die V. mediana antebrachii (**Abb. 2.153**).

Aus den palmaren Venenbögen gehen die tiefen radialen und ulnaren Venen hervor, die am Oberarm als paarige Vv. brachiales weiterlaufen. Oberflächliches und tiefes Venensystem werden durch die transfaszialen Perforansvenen verbunden.

Es ist also anzunehmen, daß Beuge- und Streckbewegungen der Finger und des Handgelenkes eine ähnliche Rückstromförderung bedingen wie die Zehen-, Fußsohlen- und Sprunggelenkpumpe. Die meisten Alltagsbewegungen mit der Hand sind Greifbewegungen und damit Beugebewegungen. Die dabei entstehenden Drücke auf die volaren Venen führen sicherlich zu deren Entleerung in die tiefen radialen und ulnaren Venen.

Gleichzeitig kann man jedoch beobachten, daß die oberflächlichen Venen des Rete venosum dorsale manus (**Abb. 2.153** und **2.154**), die sich im Streckzustand der Finger sehr deutlich auf dem Handrücken abzeichnen, beim Faustschluß zurücktreten, da sie gedehnt und durch die sich spannende Haut gleichzeitig komprimiert werden. Das vergleichsweise große Bewegungsausmaß der Fingergelenke und die Tatsache, daß sie durch die alltäglichen „Handarbeiten“ auch viel häufiger betätigt werden als die meist in (dazu noch schlechten) Schuhen quasi ruhiggestellten Zehengelenke, ist ein entscheidender Faktor für diesen Teil des venösen Rückflusses.

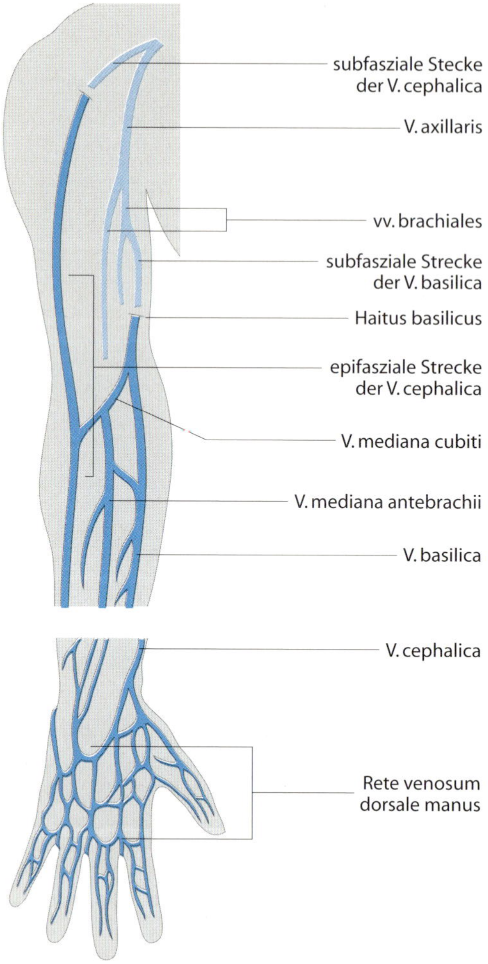

Abb. 2.153. Verlauf der Hautvenen der oberen Extremität mit Darstellung der Durchtrittstelle der V. basilica im Hiatus basilicus und der subfaszialen Strecke der V. cephalica. (Aus Diehm et al. 1999)

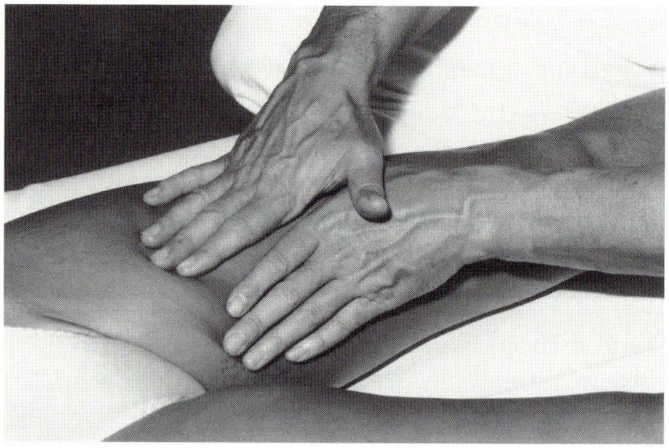

Abb. 2.154. Deutlich hervortretende subkutane Venen des Rete venosum dorsale manus bei aktiver Fingerstrekkung (hier bei Ausführung eines „Quergriffes“)

Erleichternd kommt noch hinzu, daß der hydrostatische Druck in den Venen der Hand bei weitem nicht mit dem der Fußregion zu vergleichen ist. Mit anderen Worten: Die Last der zu hebenden Blutsäule ist viel geringer. Außerdem werden Alltagsbewegungen gelegentlich auch auf Herzhöhe oder gar über Herzhöhe ausgeführt, so daß die Schwerkraft, anders als an den unteren Extremitäten, zusätzlich bei der Rückstromförderung mitwirkt (siehe Abschn. 2.6).

Streckbewegungen der Finger und des Handgelenkes, die funktionell eng miteinander verbunden sind, führen zu ähnlichen Vorgängen wie auf der dorsalen Fußseite. Die unter den Strecksehnen liegenden Venen werden „gelüftet", d.h., sie erfahren durch Zug eine Lumenerweiterung, während die Venen in unmittelbaren Nähe der Strecksehnen komprimiert werden.

Anders dürfte es sich jedoch mit den subkutanen Venen des Handrückens verhalten. Gerade in Streckstellung der Finger läßt sich beobachten, daß die Venen deutlich gefüllt hervortreten (**Abb. 2.154**). Die Haut ist zwangsläufig maximal faserentlastet, wodurch sie den Venen, die durch die Strecksehnen von unten angehobenen werden, keinen Widerstand entgegensetzen kann. Diese Venen können nun das venöse Blut auch aus der Tiefe der Hand aufnehmen.

Auf ähnlichen Mechanismen dürfte die Lymphdrainage der Hand beruhen, da auch hier die palmaren und die tiefen Handlymphgefäße hauptsächlich in die oberflächlichen Handrükkenlymphgefäße drainieren (siehe Abschn. 1.1.10, S. 54ff.).

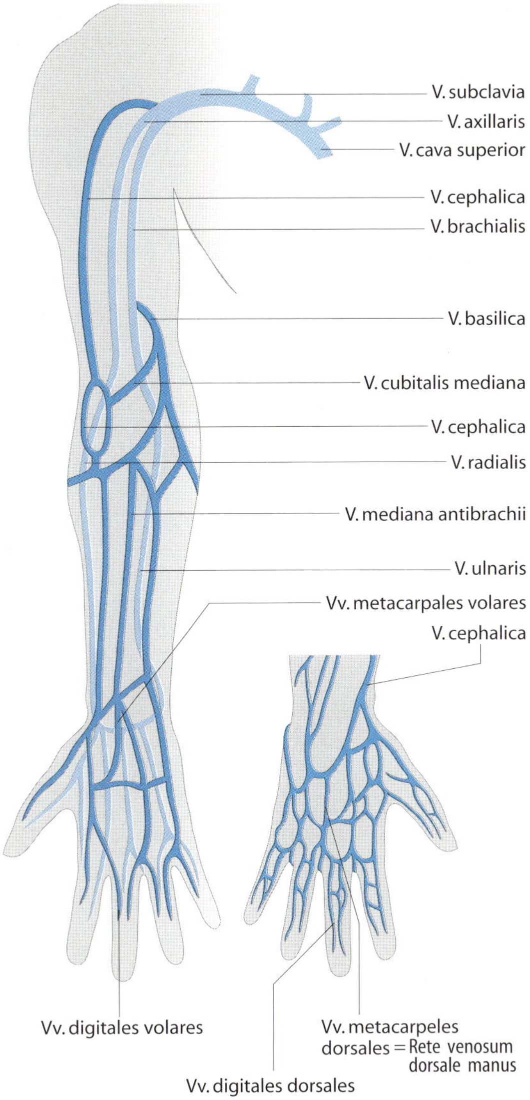

Abb. 2.155. Schematische Darstellung des oberflächlichen und tiefen Venensystems der oberen Extremität. (Aus Rieger u. Schoop 1998)

Unterarm

Verbunden mit der Dorsalextension und Palmarflexion der Finger- und Handgelenkregion ist das Wechselspiel der langen Streck- und Beugemuskeln der Hand, die hauptsächlich im proximalen Unterarmbereich lokalisiert sind. Ihre Aktivierung führt sicherlich zu wechselseitiger

2.3

Kompression und Dehnung der tiefen Unterarmvenen. Ob allerdings auch die Perforansvenen die gleiche Rolle spielen wie am Unterschenkel, ist unklar.

Der wesentliche Unterschied zur Fuß-/Unterschenkelregion besteht in den Bewegungsrichtungen Pronation und Supination des Unterarmes, die zusammen immerhin 160–180 Grad ausmachen und bei Alltagsbewegungen einen großen Anteil haben. An den unteren Extremitäten hingegen beschränken sich Pro- und Supination auf das untere Sprunggelenk und damit auf den direkten Fußbereich

Bei proniertem Unterarm zeigt sich, daß sich die oberflächlichen Venen regelrecht in einer 8er-Tour um den Unterarm winden. Es ist also anzunehmen, daß die Venen durch den Übergang von Supination zu Pronation eine Dehnung und damit eine Lumeneinengung erfahren. Verstärkt wird diese Wirkung, wenn gleichzeitig Handgelenkbewegungen ausgeführt werden, was im Alltag auch ständig der Fall ist.

Auch für den Verlauf der oberflächlichen Lymphgefäße des Unterarmes sind Anpassungen in Länge und Verlauf, die bei Supinations-/Pronationsbewegungen ebenfalls notwendig werden, beschrieben (Földi u. Kubik 1993).

HINWEIS

Posttraumatisch bzw. postoperativ ist eine frühzeitige Bewegungstherapie wichtig, die möglichst alle erlaubten Bewegungsrichtungen und -umfänge beinhalten sollte. Hauptziel ist der vollständige Erhalt von Gelenkbeweglichkeit und Kraft.

Darüber hinaus trägt die Bewegungstherapie gemeinsam mit anderen ödemverringernden Maßnahmen dazu bei, daß vorhandene Schwellungen besser verteilt und abtransportiert werden bzw. nicht noch weiter zunehmen.

Gerade für die Hand- und Unterarmregion gibt es vielfältige Übungsmöglichkeiten mit und ohne Hilfsmittel.

Untermauert wird die Forderung nach einer frühzeitigen Bewegungstherapie durch die Erkenntnisse von Davies (1995), wonach eine der Ursachen für das Handödem bei Hemiplegikern in einer lagerungsbedingten Dauerflexionsstellung des Handgelenkes (durch falsche Lagerung, durch Unachtsamkeit o.ä.) besteht (siehe Bd. 2, Abschn. 7.3.4).

Ellenbogen und Oberarm

Im Bereich des Ellenbogengelenkes und des distalen Oberarmes erfolgt eine bedeutsame Trennung zwischen superfizialem und profundem Venensystem. Ein Teil des oberflächlichen Venenblutes wird von der V. cephalica über die V. mediana cubiti der V. basilica zugeführt, die damit gleichzeitig meist noch Blut aus der dritten Unterarmvene, der V. mediana antebrachii, aufnimmt. Dies erklärt auch, warum die V. basilica ab dem Ellenbogengelenk meist stärker ausgeprägt erscheint als die V. cephalica, während dies am Unterarm genau umgekehrt ist.

Die V. mediana cubiti wird auch als V. cubitalis mediana oder intermedia cubiti bezeichnet und gilt als typische „Injektionsvene".

Ob der Tatsache, daß die V. mediana cubiti ihren Verlauf meist über die Sehnenabspaltung des M. biceps brachii (Aponeurosis musculi bicipits brachii oder auch Lacertus fibrosus) nimmt, eine besondere Bedeutung zukommt, ist nicht bekannt. Die Streckung des Ellenbogengelenkes bei gleichzeitiger Supinationsstellung des Unterarmes führt jedenfalls zur maximalen Spannung dieser Aponeurose, so daß vermutet werden kann, daß die Vene gegen die gespannte Haut der Ellenbeuge gedrückt wird. Schumacher u. Kubota (1989) beschreiben, daß die V. interme-

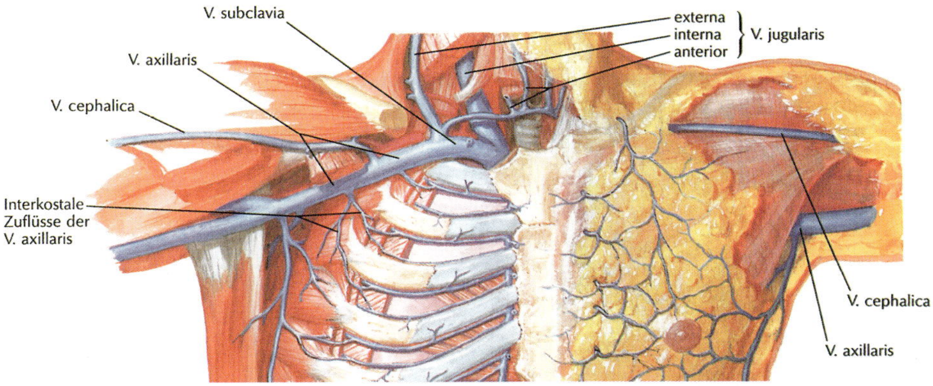

Abb. 2.156. Venenverlauf und Venenbenennung von der Achselhöhle, entlang der vorderen Brustwand zur oberen Öffnung der Brusthöhle (Apertura thoracis superior) (Copyright 1989. Novartis. Reprinted with permission from the Atlas of Human Anatomy, illustrated by Frank H. Netter, M.D. All rights reserved)

dia cubiti durch eine klappenlose Vene zusätzlich mit den tiefen Armvenen anastomosiert, wodurch der Blutfluß in beiden Richtungen möglich ist.

Die V. basilica verbleibt im weiteren Verlauf jedoch nur noch kurz oberflächlich, da sie bereits im distalen Sulcus bicipitalis medialis die Fascia brachii durchbricht, um in die Tiefe zu den Vv. brachiales zu gelangen, die schließlich in die V. axillaris übergehen (siehe **Abb. 2.155**).

Auch für das Lymphgefäßsystem des Armes wurden wechselnde Verbindungen zwischen dem tiefen und dem oberflächlichen System beschrieben. Gerade in der Regio cubiti sind die tiefen Kollektoren durch kubitale Lymphknoten unterbrochen, und zusätzlich bestehen Verbindungen zu oberflächlichen Kollektoren (Földi u. Kubik 1993). Außerdem beschreibt Kubik, daß mit dem Durchtritt der V. basilica auch oberflächliche Lymphkollektoren in die Tiefe zu dortigen Kollektoren drainieren und an der Durchtrittstelle bisweilen von einem oder sogar von mehreren Lymphknoten unterbrochen sind.

Die durch die V. intermedia cubiti nun quasi „entlastete" und deshalb schwächer ausgeprägte V. cephalica verbleibt im Sulcus bicipitalis lateralis, verläuft weiterhin oberflächlich und durchbricht erst jenseits des Schultergelenkes – in der Rinne zwischen M. deltoideus und M. pectoralis – die Faszie, um dann in der Fossa infraclavicularis in die Tiefe und in die dortige V. axillaris einzumünden, die kurz danach als V. subclavia bezeichnet wird (**Abb. 2.156**).

Gefäßsituation an der oberen Brusthöhlenöffnung

Die Gegebenheiten des Gefäßtrichters der Leiste lassen sich nicht direkt auf die obere Extremität übertragen. Der eigentliche Übertritt der Gefäße aus der oberen Körperhälfte erfolgt – zumindest für die Hauptgefäße – in die obere Öffnung der Brusthöhle (Cavum thoracis), die Apertura thoracis superior genannt wird (lat. apertura = Öffnung).

Diese Öffnung, in der die Halsorgane, Gefäße und Nerven liegen, wird dorsal vom 1. Brustwirbel, ventral vom Manubrium des Sternum und seitlich vom ersten Rippenpaar begrenzt. Weiterhin ist von Bedeutung, daß auch die Clavicula am Manubrium ansetzt. Nach kranial bilden Muskeln wie der M. sternocleidomastoideus und sternohyoideus, die Mm. scaleni und die prävertebralen Halsmuskeln wie der M. longus colli und der M. longus capitis eine regelrechte zeltförmige Kuppel über dieser Öffnung.

Da die Pleurakuppeln quasi aus dieser oberen Thoraxöffnung herausragen und weiterhin sowohl Oesophagus und Trachea sowie manchmal auch die Schildrüse Raum beanspruchen, bleibt für die Gefäße auf ihrem Weg zum Mediastinum nur wenig Platz (**Abb. 2.156** und **2.157**).

Das Mediastinum ist der Mittelfellraum bzw. der Raum zwischen den beiden Brustfellhöhlen, die die Lungen beinhalten. Er ergibt sich aus dem Halsraum und beginnt mit der oberen Thoraxöffnung.

Die Rückstromförderung, die vom axillären Bereich ausgeht, wird also durch folgende Faktoren beeinflußt:

- durch die sich zum Zwecke der Armbewegungen kontrahierenden Muskeln,
- durch Atemexkursionen und
- durch Bewegungen, die vom Kopf-Hals-Bereich ausgehen.

Alle Schultergelenkbewegungen werden durch Schultergürtelmuskeln mitbestimmt (**Abb. 2.158**). Diese Muskeln wirken sich auf die Gefäße, die durch den axillären Raum ziehen, entweder dehnenden oder komprimierend aus. Zudem sind v. a. die Mm. pectoralis major et minor und der M. latissimus dorsi an der Atmung beteiligt.

Die anatomischen Gegebenheiten scheinen so zu sein, daß selbst gefäßbehindernde Bewegungen keine Rückstromeinschränkung ergeben. Selbst bei maximaler Elevation des Armes, wobei strömungsvermindernde anatomische Einengungen z. B. zwischen Proc. coracoideus und dem Ansatz des M. pectoralis minor oder der sog. kostoklavikulären Enge zwischen Costa I und Clavicula entstehen, überwiegen offenbar die rückstromfördernden Mechanismen wie v. a. die Schwerkraft.

Eine weitere rückstrombegünstigende Situation findet sich im Bereich der V. subclavia vor der oberen Thoraxöffnung. Hier dürften sich Atemexkursionen noch stärker auswirken als im axillären Raum. Die enge Nachbarschaft der Vene zur Clavicula, die bei allen Schultergelenkbewegungen mitbeteiligt ist, und zu den Halsmuskeln, die wie die Mm. scaleni ebenfalls zu den Atemhilfsmuskeln zählen, spricht auch hier für ein enges Zusammenwirken (siehe **Abb. 2.158**).

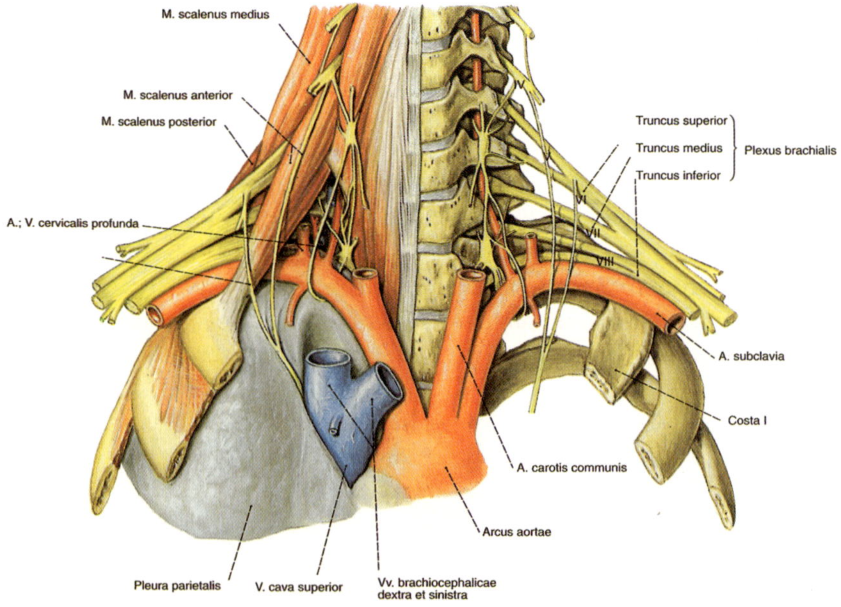

Abb. 2.157. Gefäße und Nerven am Übergang vom Hals zum Thorax. (Mit freundlicher Genehmigung entnommen aus: Putz, R. und Pabst, R. (Hrsg.): Sobotta, Atlas der Anatomie des Menschen. 20. Auflage, Urban & Schwarzenberg 1998)

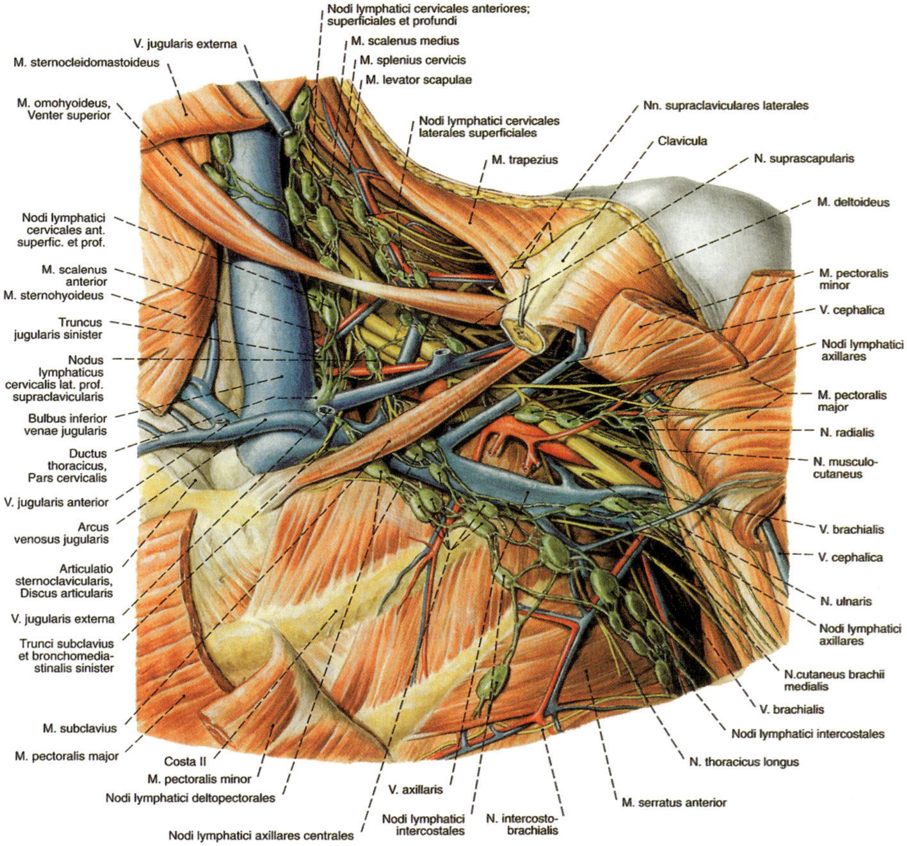

Abb. 2.158. Übergang der Fossa axillaris zur oberen Thoraxapertur von vorne links. Durch die teilweise Entfernung der Clavicula und der Durchtrennung der Mm. pectorales wird der Blick auf den tiefen Halsbereich möglich. Besonders deutlich werden die funktionellen Zusammenhänge zwischen der Skelettmuskulatur des Schultergürtels sowie des Halses und den rückführenden Gefäßen (Venen und Lymphgefäße). (Mit freundlicher Genehmigung entnommen aus: Putz, R. und Pabst, R. (Hrsg.): Sobotta, Atlas der Anatomie des Menschen. 20. Auflage, Urban & Schwarzenberg 1998)

Unterstützt wird diese Annahme u.a. durch die Aussage von Tillmann (1987), wonach die V. subclavia mit der Fascia clavipectoralis verwachsen ist, die den M. pectoralis minor und den M. subclavius umgibt. Da diese Faszie ständig unter Spannung steht, wird das Lumen der Vene ständig offengehalten.

Ein weiterer Aspekt des venösen Rückflusses, der sich von den Gegebenheiten in der Leistenregion unterscheidet, ergibt sich aus der relativen Nähe des axillären Raums und der oberen Thoraxöffnung zum Herzen. Die aus der Vereinigung der V. subclavia und den Vv. jugulares (=Angulus venosus) hervorgehende V. brachiocephalica (siehe **Abb. 2.159**) tritt hinter dem Manubrium des Sternum in das Mediastinum ein. Noch hinter dem Manubrium ergibt sich aus beiden Vv. brachiocephalicae die V. cava superior, die bereits etwa auf Höhe der III. Rippe in den rechten Vorhof mündet.

Betrachtet man das Lymphgefäßsystem, fällt auf, daß mit Beginn des äußeren axillären Bereiches regelrechte Lymphknotenketten zwischen der Thoraxwand, der Scapula dorsal und den

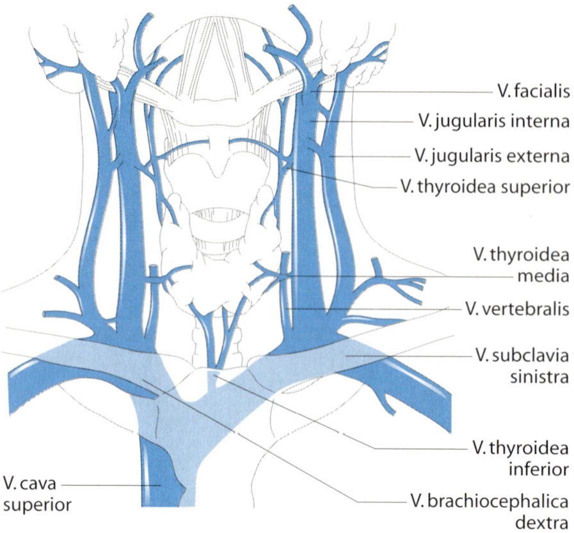

Abb. 2.159. Das Venensystem des Halsbereiches. (Aus Diehm et al. 1999)

Mm. pecortalis major et minor nach medial ziehen (siehe **Abb. 2.158**). Aus diesen Ketten gehen in der Region der V. subclavia und damit des Angulus venosus die kurzen Stämme wie Trunci infra-, supra- und subclavia hervor, die schließlich im Venensystem enden. Da Lymphknoten natürliche Strömungshindernisse für den Lymphfluß darstellen, findet man größere Ansammlungen offenbar auch immer dort, wo durch externe Einwirkungen für einen reibungslosen Weiterfluß gesorgt ist. Dies trifft an der oberen Thoraxöffnung aufgrund der beschriebenen anatomischen Gegebenheiten in jedem Fall zu.

Ein weitere Unterstützung erfahren all diese Annahmen dadurch, daß das Lymphgefäßsystem in seiner Gesamtheit hier im Bereich der beiden Venenwinkel endet, und zwar *außerhalb der Thoraxhöhle!* Dazu verlassen die großen Lymphgefäßstämme wie z. B. der Ductus thoracicus sogar das Mediastinum, um dann außerhalb des Thoraxraumes in das Venensystem zu münden. Mit anderen Worten: „Die Natur" kann es sich leisten, die gesamte im Körper anfallende Lymphflüssigkeit an dieser Stelle quasi „ihrer Bestimmung zu übergeben". Es handelt sich hier also offensichtlich um eine Region, in der der Übertritt normalerweise nicht behindert, sondern ausschließlich gefördert wird.

HINWEIS
Dies ist nur einer der Gründe, warum die initiale Behandlung dieser Region in der Entstauungstherapie mit der Therapieform Manuelle Lymphdrainage sinnvoll erscheint (siehe Abschn. 2.1.7, Stichwort „Hals-" oder „Basisbehandlung"), obwohl dies zusätzliche Therapiezeit erfordert und u. a. deshalb immer wieder angezweifelt wird. Eine weitere Unterstützung dieser Gefäßübergänge läßt sich sicherlich über Atemlenkung „hochkostosternal" zu Entstauungszwecken nutzen.

2.3.4 Bedeutung der Muskel- und Gelenkpumpe an den Extremitäten: Zusammenfassung

Zusammenfassend läßt sich feststellen, daß eine sehr enge Beziehung gerade zwischen dem venösen Rückstrom und aktiven Bewegungen besteht. Man könnte soweit gehen anzunehmen, daß der Vorteil, den das Lymphgefäßsystem durch seine Fähigkeit zur Eigenmotorik dem Venensystem gegenüber bietet, vom Venensystem durch dessen enge Beziehung zu Skelettmuskelkontraktionen und den Gelenkbewegungen wieder wettgemacht wird.

Die genaue Beschreibung der anatomischen Verhältnisse in den vorangegangenen Abschnitten soll klar machen,

- daß aktive Bewegungen hinsichtlich der venösen Rückstromförderung passiven Bewegungen weit überlegen sind und
- daß komplexe Bewegungen, wie sie z. B. mit dem Gehvorgang verbunden sind, im Bezug auf die Rückstromförderung einfachen einachsigen Gelenkbewegungen oder gar iso-

metrischen Muskelkontraktionen überlegen sind.

HINWEIS
Eine Entstauung ist am effektivsten, wenn die komplexen Alltagsbewegungen durch Komplexbewegungen im Sinne der PNF nachgeahmt werden.

Gleichzeitig muß die krankengymnastische Maxime, passive Gelenkbewegungen bei immobilisierten Patienten *immer* bis zur Gelenkendstellung durchzuführen, zumindest für die großen Gelenke der unteren Extremität (Knie und Hüfte) überdacht werden.

!

Thrombosegefährdete Patienten sollten auf keinen Fall längere Zeit sitzen, da dadurch die Muskel- und Gelenkpumpe ausgeschaltet ist und die Strömung durch die gleichzeitige (passive) Knie- und Hüftbeugung behindert wird. Wird dabei noch ein Bein über das andere geschlagen, entsteht im aufliegenden Bein eine noch größere Gelenkbeugestellung, und gleichzeitig besteht kein Fuß-Boden-Kontakt: Die Strömung wird zusätzlich verringert, und die Thrombosegefahr erhöht sich noch mehr!

Welche Gefahr deshalb für entsprechend disponierte Menschen von längeren Bus- oder Flugreisen ausgeht, liegt auf der Hand.

All die aufgeführten Mechanismen unterstreichen jedoch auch, welche große Bedeutung der Muskel- und Gelenkpumpe in der *Thromboseprophylaxe* zukommt. Laut Witsch (1980) (zitiert in Staubesand 1984) bietet eine rein physikalisch ausgerichtete und konsequent durchgeführte Thrombose-Embolie-Prophylaxe gar eine solch große Sicherheit vor thromboembolischen Komplikationen, daß auf eine Antikoagulantientherapie ganz verzichtet werden kann!

HINWEIS
Thrombosegefährdete Patienten, z. B. nach Operationen, oder Patienten mit zeitweiliger Immobilisierung aus anderen Gründen sollten konsequent krankengymnastisch behandelt werden. Dabei ist es wichtig, die Patienten so zu motivieren, daß sie die entsprechenden Bewegungsübungen eigenverantwortlich durchführen.

Der große Vorteil einer solchen konsequenten Therapie besteht darin, daß die Patienten während der Zeit der Gefährdung „lernen“, die Therapie bewußt auszuführen und sich nicht auf die Wirkung der täglichen „Bauchdeckenspritzen“ zu verlassen. Dies ist gerade heute – im Zuge der immer kürzeren stationären Aufenthalte – von Bedeutung, da die Patienten oftmals in einem konstitutionellen Zustand entlassen werden, der eine längere häusliche Schonung bedingt. In dieser Phase der Rehabilitation wird die Antikoagulationstherapie dann nicht selten nicht mehr konsequent fortgesetzt. Dadurch erhöht sich die Thrombosegefahr wieder, wie im klinischen Alltag derzeit gut zu beobachten ist.

2.3.5 Unterschiedliche Auswirkungen der Muskel- und Gelenkpumpe auf die einzelnen Ödeme

Für die Muskel- und Gelenkpumpe als *Ödembehandlungsmethode* läßt sich also folgendes festhalten:

- Über das tiefe venöse System lassen sich Ödeme nur dann ausleiten, wenn die im Interstitium liegende Ödemflüssigkeit vorab per Reabsorption in die Kapillaren aufgenommen wurde.

- Daraus folgt, daß *eiweißreiche Schwellungen* prinzipiell schlechter auf dem venösen Wege abzutransportieren sind als *eiweißarme.* Die Muskel- und Gelenkpumpe greift hier also überwiegend über das Lymphgefäßsystem, für welches eiweißreiche Flüssigkeit ja „lymphpflichtig" ist.
- Durch die *Muskelpumpe* werden also lediglich tiefliegende Lymphgefäße und das tiefe Leitvenensystem in größerem Umfang angesprochen. Zum Ausgleich dieses Defizits bietet sich eine *Kombination mit der Kompressionstherapie* an. Dabei werden auch die Hautgefäße beider Gefäßsysteme der wechselnden Druck-/Saugwirkung der Muskel- und Gelenkbewegung ausgesetzt. Allerdings muß hier die mit der Kompressionstherapie immer verbundene Bewegungseinschränkung, die die Wirkung vermindert, in Kauf genommen werden. Deshalb kommt bei allen oberflächlichen Schwellungen der Manuellen Lymphdrainage eine so große Bedeutung zu.
- Daraus folgt weiterhin, daß im Zuge frühfunktioneller Behandlung traumatische Schwellungen nach Gelenkdistorsionen, Muskelkontusionen oder als Folge operativer Interventionen nur zum Teil durch den Muskelpumpeffekt erfaßt werden.
- Ein weiteres Problem besteht darin, daß die optimal entstauenden dynamischen Gelenkbewegungen (im Zuge komplexer Alltagsbewegungen) so früh posttraumatisch nicht durchführbar sind.

  Dies alles gilt auch für intraartikuläre Schwellungen wie den typischen „Reizerguß".

HINWEIS

Um v.a. bei intraartikulären Schwellungen den gewünschten Pumpeffekt zu nutzen, genügen isometrische Spannungsübungen. Sie sollten mehrmals täglich wiederholt werden und je etwa 15–20 min dauern. Da dies aktiv nur unzureichend möglich ist, bietet sich der Einsatz einer Maschine an. So läßt sich mit Hilfe elektrisch erzeugter Muskelanspannungen eine resorptionsfördernde Wirkung erzielen (siehe Abschn. 2.4).

- Weiterhin muß man erkennen, daß die Wirkung der Muskel-, Gelenk- und Hautpumpe *keine nachhaltige, d.h. dauerhafte Rückstromwirkung* hat, sondern nur in dem Moment zum Tragen kommt, in dem die Bewegung stattfindet! Auch aus diesem Grund sollten zur optimalen Nutzung verschiedene Maßnahmen *kombiniert* angewendet werden, und zwar:
- Bewegung und Hochlagerung bei komplett oder zumindest teilweise immobilisierten Patienten.
- Bewegung und Kompression bei Patienten ohne Immobilisation.
- Bei *chronischen Lymphabflußstörungen* potenzieren sich die Schwierigkeiten, weil die eiweißreiche Ödemflüssigkeit eigentlich den Lymphgefäßen vorbehalten bleibt. Die Ursache für das Ödem ist jedoch die Insuffizienz des Lymphgefäßsystems, weshalb dies kaum bis gar nicht auf die Gelenk- und Muskelpumpe anspricht. Ähnlich verhält es sich bei fortgeschrittener venöser Insuffizienz.

  Ist das Lymphödem durch operative Entfernung und strahlentherapeutische Behandlung der Lymphknoten an den Extremitätenwurzeln entstanden, greift hier noch nicht einmal das geradezu „ausgeklügelte" System der Druck-Saug-Pumpe der Leistenregion bzw. der Axilla. Der Muskelpumpeffekt ist in allen diesen Fällen nur im Zusammenklang

Tabelle 2.10. Stellenwert der Muskel-/Gelenkpumpe bei verschiedenen Ödemen

Hoher Stellenwert	Gut geeignet in Ergänzung zu anderen Maßnahmen, Stellenwert als alleinige Maßnahme gering	Bedeutungslos bzw. sogar kontraindiziert
Chronisch-venöse Insuffizienz im Anfangsstadium (CVI Stadium I)[a]	Posttraumatische Schwellungen wie Distorsionen und Kontusionen Postoperative Schwellungen Reizergüsse	Fortgeschrittene kardiale Insuffizienz
Inaktivitätsödem nach längerem Sitzen/Stehen	Chronisches Lymphödem Chronisch-venöse Insuffizienz fortgeschrittener Stadien (CVI Stadium II und III)	Akut-entzündliche Ödeme wie rheumatische Schwellung, Sudeck-Symptomatik in Stadium I
Schwangerschaftsödem und zyklisch bedingte Ödeme	Postapoplektisches Ödem im Zusammenhang mit dem „Schulter-Arm-Syndrom"	Ödeme aufgrund einer Hypoproteinämie
	Lipödem bzw. Lipödem-Syndrom	

[a] Vor allem unter prophylaktischen Gesichtspunkten

mit weiterentstauenden Maßnahmen effektiv, v.a. mit der Kompression.

- *Entzündliche Schwellungen* während eines akuten Schubes im Rahmen eines rheumatologischen Geschehens gehören ebenfalls zu den Ödemformen, die durch die Gelenk- und Muskelpumpe wenig beeinflußbar sind. Grund dafür ist nicht nur der hohe Eiweißgehalt, sondern auch die Tatsache, daß entzündliche Vorgänge mehr oder weniger schmerzhaft sind. Aktive oder gar passive Bewegungen der betroffenen Region verstärken dann meist den Schmerz und stellen deshalb keine relevante Therapie dar.

2.3.6 Kontraindikationen und Einschränkungen

Das *akute thrombotische Ödem* stellt die einzige echte *Kontraindikation* für krankengymnastische Übungen jeglicher Zielsetzung dar. Dies gilt jedoch nur, solange die Gefahr besteht, daß sich durch Betätigung der Muskelpumpe und damit durch Auspressen bzw. durch Dehnung der betroffenen Venen der Thrombus ablöst.

Direkte Kontraindikationen für die Durchführung von Bewegungen sind prinzipiell nicht gegeben.

Einschränkungen für dynamische Bewegungen bestehen in folgenden Fällen:

- bei ausgeprägt insuffizientem Herzen, das durch Betätigen der Muskel- und Gelenkpumpe mit einem zu großen Flüssigkeitsrücktransport zusätzlich belastet würde,
- bei akutentzündlichem Reizzustand eines Gelenkes (z.B. in der akuten Phase der rheumatoiden Artritis, bei einem Reizerguß eines Gelenkes oder in der akuten posttraumatischen oder postoperativen Phase), der durch dynamische Gelenkbewegungen noch verschlimmert würde.

In **Tabelle 2.10** sind Indikationen und Kontraindikationen der Muskel- und Gelenkpumpe als Methode zur Ödembehandlung nochmals zusammengefaßt.

2.4 Resorptionsförderung durch elektrotherapeutische Maßnahmen

T. Galic · O. Schreiner

In diesem Abschnitt werden die Grundlagen der Elektrotherapie als bekannt vorausgesetzt; wir verweisen auf die entsprechende Literatur (Galic u. Schreiner 2001).

2.4.1 Wirkungsspektrum monophasischer Impulsströme

Die monophasischen Impulströme (0,2–200 Hz) besitzen einen breiten therapeutischen Einsatzbereich:

Durchblutungssteigerung

- direkt in der Haut und subcutan bis 1 cm Gewebetiefe
  - kommt es direkt unter den Elektroden zu gefäßerweiternden Effekten mit einer massiven und über die Therapiezeit hinaus anhaltenden Hyperämiereaktion
- reflektorisch in tieferen Gewebeschichten
  - wird die Durchblutungssteigerung über cutiviscerale Reflexe vermittelt

Schmerzlinderung

- direkt über den Schmerzverdeckungseffekt besteht ein besonders günstiger Einfluß bei neuropathischen Schmerzsyndromen
  - durch die Stimulation von Vibrationsrezeptoren und deren Nervenfasern, welche im Hinterhorn des Rückenmarks mit den einlaufenden Nociceptoren segmental verschaltet sind, kommt es zu einer selektiven Anhebung der Schmerzschwelle (Gate Control Theorie, Melzack und Wall 1965, 1989)
- indirekt über eine Vielzahl ineinandergreifender Mechanismen, wie
  - absteigende Elektrodenapplikation bei Behandlung ganzer Nervenstämme, hierfür wird die Anode proximal und die Kathode distal appliziert; diese Anlage bewirkt eine unspezifische Dämpfung der Nervenaktivität im Behandlungsgebiet
  - Ausschwemmung algetischer Substanzen durch hyperämisierende und reorptionsfördernde Applikationen
  - Normalisierung des Muskeltonus

Muskelstimulation

- Atrophieprophylaxe und Muskelaufbau durch tetanisierende Ströme mit spezifischen Reizparametern
- Tonussenkung hypertoner Skelettmuskulatur mittels spezieller Stromformen und alternierender Stimulation
- Stimulation peripherer Lähmungen
  - durch Einzelimpulse zur Erhaltung der Erregbarkeit und

  - ein spezielles Muskeltrainig bei beginnender Reinnervation
- funktionelle Elektrostimulation (FES) bei Para- und Tetraplegien

Die Möglichkeiten der elektrotherapeutischen Ödembehandlung

Im Zusammenhang mit einer gezielten Elektrostimulation werden immer wieder mehrere Punkte diskutiert, welche als Mechanismen zur Resorption verschiedenster Ödeme geeignet erscheinen. Diese werden nachfolgend kurz erörtert (eine ausführliche Analyse findet sich in Galic/Schreiner 2001).

- Förderung des venösen Rückflusses durch elektrische Muskelstimulation (EMS)
- Anregung des Lymphflusses
- Elektrische Stimulation der Lymphmotorik
- Drainierende Wirkung auf intrakapsuläre Gelenkschwellungen
- Verminderung der Kapillarpermeabilität
- Ausschwemmende Wirkung auf Entzündungs- und Schmerzmediatoren.

Förderung des venösen Rückflusses durch EMS?

Da mittels Elektrostimulation großflächige Muskelkontraktionen ausgelöst werden können, welche unmittelbar auf das tiefe Leitvenensystem der Extremitäten einwirken, lässt dieser Gedanke einen therapeutisch bedeutsamen Einfluß auf die venös-lymphatische Insuffizienz erwarten. Dies ist jedoch nicht der Fall. Hierfür können mehrere Gründe angeführt werden:

Alle (in Abschn. 2.3 ausführlich dargestellten) Mechanismen der venösen Rückstromförderung greifen in vollem Umfang *nur bei komplexen Bewegungsabläufen*, entweder bei fortgesetzten Alltagsbewegungen oder therapeutischen Maßnahmen, welche diesen weitgehend nachempfunden sind und mehrfach täglich durchgeführt werden. Isolierte Kontraktionen einzelner Muskeln, z.B. isometrische Kontraktionen der Wadenmuskulatur, können erwiesenermaßen eine fehlende Bewegung nicht ersetzen. Dies gilt insbesondere bei Extremitätenschwellungen, denen ein geschädigtes Gefäßsystem (primäre Varikosis, postthrombotisches Syndrom u.a.) zugrunde liegt.

Ein wirkungsvoller Einfluß der Elektrostimulation wäre somit ebenfalls an diese Bedingungen geknüpft. Mit anderen Worten, es würde ein Mehrkanalgerät mit mindestens drei, besser fünf voneinander unabhängigen Kanälen benötigt, welches eine alternierende Stimulation ganzer Muskelgruppen erlaubt.

Einerseits gibt es ein solches Gerät derzeit nicht, andererseits stellt sich auch die Frage, unter welchen klinischen Bedingungen, zur Behandlung einer venös-lymphatischen Insuffizienz, ein solcher Aufwand im Vergleich zu einer aktiven Bewegungstherapie erforderlich wäre?

Eine Ausnahme bildet die *Funktionelle Elektrostimulation* bei Tetra- und Paraplegikern (z.B. nach Querschnittssyndromen). Bei diesen Patienten ist allerdings das Gefäßsystem i.d.R. intakt und die Elektrostimulation besitzt hier ohnehin einen besonderen Stellenwert. Der positive Einfluß auf den venösen Rückstrom ist hier ein willkommener Nebeneffekt.

→ Die Grundregeln der elektrischen Muskelstimulation erfordern für jede funktionelle Muskelstimulation (FES), bei welcher Bewegungen ausgelöst werden sollen, ein differenziertes und mehrwöchiges Aufbautraining. In keinem Falle darf die FES ohne dieses Übungsprogramm und ohne eine individuelle Parameteranpassung erfolgen, da es gerade bei untrainierten Muskeln sehr schnell zu erheblichen Verletzungen kommen kann.

Anregung des Lymphflusses durch EMS?

Da das oberflächige Lymphgefäßsystem extrafaszial liegt, kann eine Muskelkontraktion nur einen indirekten Einfluß auf den Lymphfluß ausüben.

Für die Einwirkung auf das oberflächige Lymphgefäßsystem ist vielmehr die alternierende Spannungsänderung der Haut über den Gelenken von Bedeutung, welche sich ebenfalls nur bei fortgesetzten, komplexen Beweungsabläufen bemerkbar macht. Im übertragenen Sinne gelten aus Sicht der Elektrostimulation ähnliche Einschränkungen, wie sie bereits für den venösen Rückfluß diskutiert wurden.

→ Im Vergleich zu aktiven, komplexen Bewegungsabläufen ermöglicht die elektrische Muskelstimulation nur eine geringfügige Anregung des lymphatischen Rückflusses.

Elektrische Stimulation der Lymphmotorik?

Für eine gezielte Steigerung der Lymphmotorik durch Impulsströme gibt es derzeit keine Hinweise. Selbst auf der Basis hypothetischer Überlegungen lassen sich keinerlei Übereinstimmungen zwischen den Reizprinzipien der Elektrotherapie und der Physiologie der Lymphgefäßtätigkeit herstellen.

Drainierende Wirkung auf intrakapsuläre Gelenkschwellungen

Die anatomisch-physiologischen Gegebenheiten an der Gelenkkapsel und deren Gefäßverhältnisse werden in Abschn. 2.3 beschrieben.

Alle Gelenkbewegungen führen durch die Skelettmuskelkontraktionen direkt und indirekt zu einer wechselnden Straffung und Entspannung der fibrösen Kapselanteile, so daß auch die dort verlaufenden ableitenden Venen und Lymphgefäße abwechselnd komprimiert und lumenerweitert werden.

Über diesen Mechanismus werden sowohl das venöse Blut, als auch die Lymphe aus dem Gelenk heraus in kapselnahe Gefäße überführt, welche in ableitende Gefäße aus der gesamten Region münden. Gerade die Venen folgen in ihrem Verlauf den bewegenden Muskeln und werden über die Muskelkontraktion entleert.

HINWEIS
Es ist naheliegend, daß durch EMS hervorgerufene rhythmische Muskelkontraktionen auf Gelenkschwellungen einen deutlichen drainierenden Effekt haben. Vorzugsweise dann, wenn diejenigen Muskelanteile zur Kontraktion gebracht werden, welche einen komprimierenden Einfluß auf die abführenden Gefäße haben.

Verminderung der Kapillarpermeabilität?
Darstellungen von Kern (1994) weisen darauf hin, daß *durch die Anwendung monophasischer Impulsströme die Kapillarpermeabilität für Plasmaproteine sinkt.* Der zugrundeliegende Mechanismus (direkte Wirkung auf die Kapillaren oder reflektorisch über die Hemmung sympathischer Reflexe?) ist z. Z. noch nicht geklärt.

Daß eine posttraumatische Ödemresorption auch ohne forcierte Aktivierung der Muskelpumpe möglich ist, konnte experimentell nachgewiesen werden, wenn monophasische Impulsströme um 120 Hz (T 1–2 ms) zur Anwendung kommen. Allerdings müssen die Ströme noch in der Akutphase, also innerhalb der ersten 24 Stunden, motorisch unterschwellig appliziert werden. Die Untersuchungen werden durch Erfahrungen aus der täglich Praxis unterstützt. Dieses Verfahren eignet sich vor allem in der Akutphase leichterer Muskel- u. Sehnenverletzungen. Neben den 120 Herzströmen hat sich der Einsatz des „Ultrareizstroms" nach Träbert, bewährt (Impulsparameter: T = 2 ms, R = 5 ms = Frequenz ca. 143 Hz). Es handelt sich dabei um einen in nahezu allen Elektrotherapiegeräten fest programmierten monophasischen Impulsstrom, der aufgrund der geringen Impulsflußzeit von 2 ms gerade in dieser Situation gut vertragen wird.

Da durch diese Anwendungen gleichzeitig auch eine intensive Hyperämie im Behandlungsgebiet hervorgerufen wird, können größere Traumata, rheumatische Schwellungen und alle Erkrankungen mit ausgedehnten Kapillarwandschäden mit diesem Verfahren nicht behandelt werden.

→ In der Frühphase (bis 24 h nach) Sehnen- und Muskelverletzungen kann durch Applikation spezieller Impulsströme, die Kapillarpermeabilität für Plasmaeiweiße wirkungsvoll vermindert werden. Dadurch wird die posttraumatische Regeneration erheblich beschleunigt.

Ausschwemmende Wirkung auf Entzündungs- und Schmerzmediatoren

Durch die Applikation monophasischer Impulsströme wird lokal im Ödemgebiet eine Hyperämie herorgerufen, vorausgesetzt, das Behandlungsgebiet wird direkt vom Strom durchflossen. Dies hat mehrere Auswirkungen, die sich günstig auf die Ödemresorption auswirken können:

- Es kommt zu einer Vermischung des Ödems mit Ultrafiltrat aus den Kapillaren. Dadurch wird einer frühzeitigen Fibrosierung hochmolekularer Ödembestandteile entgegengewirkt.
- Die Fließeigenschaften der Ödemflüssigkeit werden verbessert, was in Verbindung mit dem drainierenden Effekt der rhythmischen Muskelstimulation die Flüsigkeitsmenge insgesamt reduzieren kann.
- Mit Abnahme der Ödemflüssigkeit ist auch eine wirkungsvolle Reduktion der Entzündungs- und Schmerzmediatoren denkbar.
- Zusätzlich trägt der Spannungsrückgang im Gewebe dazu bei, daß die stark sensibilisierten Nocirezeptoren weniger greizt werden.

Um diese Möglichkeiten im Behandlungskonzept posttraumatischer Geschehen möglichst frühzeitig zu nutzen, müssen sowohl der Zeitpunkt zum Einsatz der Therapie als auch die Dosierung, d.h. Häufigkeit und Zeitdauer der Anwendungen, individuell bestimmt werden. Hierfür sind eine fundierte, klinische Praxiserfahrung und ein umsichtige Kooperation aller Beteiligten gefragt.

! Ein verfrühter Einsatz und eine forcierte Dosierung monophasischer Impulströme (mit Flußzeiten > 1 ms) kann leicht zu einer Überdosierungsreaktion mit deutlicher Zunahme der Schwellung führen. In diesen Fällen soll die Therapie ausgesetzt werden. Eine leichte Zunahme der Entzündungssymptome Schmerz und Hitzegefühl tritt im direkten Anschluß an die Behandlung fast regelmäßig auf, verschwindet aber bei richtiger Dosierung nach den ersten Behandlungen zusammen mit Abnahme der Schwellung.

Eine geringfügige Verstärkung der Schmerzsymptomatik läßt sich bei frühstmöglichem Einsatz der Impulsstromtherapie (wie bei fast allen mobilisierenden Therapien) nur selten vermeiden. Ist dies auch bei umsichtiger Dosisanpassung für den einzelnen Patienten zu belastend, kann einfach der Einsatz der Behandlung um ein paar Tage verschoben werden.

Es hat sich gezeigt, daß es gerade in der Frühphase nach Verletzungen (in den ersten Tagen) am besten ist, ein lokal wirksames Schmerzmittel zu verabreichen, als mit Kältetherapie den traumatischen Entzündungsprozess zu verzögern oder zu unterdrücken (siele Abschn. 2.7).

Gleiches gilt auch für die häufigen arthrotischen Reizergüsse. Auch hier hat sich gezeigt, daß richtig dosierte Wärmeanwendungen in Kombination mit resorptionsfördernden Impulsstromapplikationen gut vertragen werden und die akuten Schmerzphasen deutlich verkürzen können.

2.4.2 Zusammenfassung

Eine Resorptionsförderung durch die Applikation monophasischer Impulströme vereint hauptsächlich zwei ödemreduzierende Aspekte:

- lokal drainierende Effekte durch Aktivierung der Muskelpumpe
- gleichzeitige Hyperämie im Ödemgebiet mit ausschwemmender Wirkung auf Entzündungs- und Schmerzmediatoren.

Eine Sonderstellung nimmt die Verminderung der Kapillarpermeabilität bei Applikation spezieller Ströme in der Akutphase von Sehnen- und Muskelverletzungen ein.

Ein therapeutisch bedeutsamer Einfluß auf die Förderung des lymphatischen Rückstroms oder gar eine Stimulation der Lymphmotorik selbst, besteht nicht. Eine signifikante Steigerung des venösen Rückstroms bei venös-lymphatischer Insuffizienz läßt sich nur unter höherem technischen Aufwand einer Mehrkanalstimulation realisieren und scheitert z. Z. auch an nicht vorhandenen Geräten.

Unberührt davon ist der nachgewiesene positive Einfluß einer Rückstromförderung durch Elektrostimulation bei Tetra- und Paraplegiepatienten (Kern 1995).

2.4.3 Behandlungsparameter

Elektrostimulation zur Drainage intrakapsulärer Schwellungen- und Muskelverletzungen:

- Es kommen *monophasische Impulsströme* mit $T \geqslant 1$ ms zur Anwendung. Bei einem Einsatz *innerhalb der ersten 24 Stunden* posttraumatisch haben sich Flußzeiten um $T \sim 0{,}5$ ms bewährt.
- Das *Ödemgebiet wird großflächig mit Elektroden abgedeckt* (**Abb. 2.160**), um eine ausreichende Durchströmung zu gewährleisten. Dies geschieht entweder durch eine sehr große Elektrode oder durch das Zusammenschalten mehrerer kleiner Elektroden, die sich so vor allem in Gelenkregionen viel besser den Konturen anmodellieren lassen. Dies werden parallel als Anode geschaltet.
- Die Kathode liegt *unter funktionellen Gesichtspunkten* entweder im Verlauf der betroffenen Struktur (bei Muskel- und Sehnenbehandlung) oder auf der Muskulatur (siehe **Abb. 2.160**), die die Abflußrichtung funktionell beeinflußt (bei Kapsel- und Bänderverletzungen), also stets proximal der Verletzung. Sie kann kleiner als die im Ödemgebiet liegende Elektrode sein, da dann zur Auslösung der Skelettmuskelkontraktion weniger Strom benötigt wird. Ist der Größenunterschied zu extrem (>50%) kommt es vorzeitig zu Muskelreaktionen. Die Stromdichte reicht dann unter der großen Anode nicht mehr aus, um eine Therapie relevante Hyperämie zu erzeugen.

2.4

HINWEIS
In der älteren Literatur wird gelegentlich beschrieben, daß stets die *Kathode im Ödemgebiet* plaziert werden soll, um den *elektroosmotischen Effekt* zu nutzen. Die elektrisch negativen Eiweiße bewegen sich im Experiment nämlich im elektrischen Feld in Richtung Anode, sie wandern also aus dem Ödemgebiet heraus. Damit ließe sich die Ödemreduktion zusätzlich

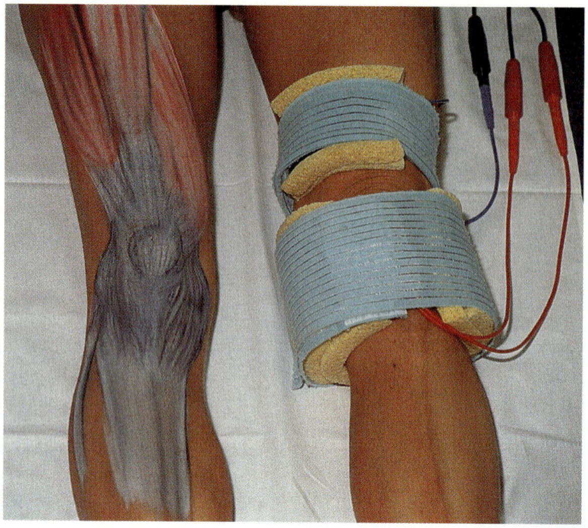

Abb. 2.160. Elektrodenanlage zur Resorptionsförderung bei einem Kniegelenkerguß. Die Patellaregion bleibt zur Vermeidung von Kompressionseffekten der Elektrodenunterpolsterung ausgespart; gleiches gilt für die Kniekehle (ungewollte Stimulation d. N. Ischiadicus)

unterstützen. Aufgrund der *langsamen Wanderungsgeschwindigkeit von wenigen mm pro Stunde (!)* macht sich dieser Effekt bei den üblichen Behandlungszeiten jedoch nicht bemerkbar, weshalb uns der Vorteil der proximal liegenden Kathode aus den erwähnten Gründen größer erscheint.

- Um den gewünschten Pumpeffekt auf das Ödemgebiet über die stimulierte Skelettmuskulatur zu erreichen, sollte das *Verhältnis Stimulationszeit: Pausenzeit 1:1 bzw. 1:2* sein, wobei die Stimulationszeit selbst 1–3 Sekunden beträgt.
- Die *Dosierung* erfolgt mit *motorisch schwelliger* Intensität.

> **!** Die Intensität wird so gewählt, daß eine minimal sichtbare Muskelkontraktion zustande kommt. Diese reicht vollkommen aus, um die ableitenden Venen zu komprimieren. Eine höhere Dosierung würde bei den vorgeschlagenen Stimulations/Pausenzeiten zu einem völlig unphysiologischen Muskeltraining führen.

- Die *Behandlungszeit beträgt 15–30 min bis zu* 2× tgl.
- Zur Behandlung wird die betroffene Extremität unter maximaler Entlastung funktionsgerecht gelagert. Hierzu gehören die optimale Gelenkentlastung durch Unterlagerung und die Annäherung der Insertionen der stimulierten Musulatur.

Speziell für Sehnen- und Muskelverletzungen bietet sich die *exsudationsvermindernde Elektrostimulation* mit folgenden Parametern an:

- ▶ Zur Anwendung kommen niederfrequente Impulsströme.
- ▶ Die Frequenz sollte um 120 Hz liegen.
- ▶ Die Impulsbreite darf nicht größer als 0,5 ms sein, um eine durch den Strom direkt erzwungene Hyperämie im Durchströmungsgebiet zu vermeiden.
- ▶ Die Dosierung darf die motorische Schwelle nicht erreichen, um keine Gewebsschädigungen durch quasi passive Muskelkontraktionen zu provozieren.
- ▶ Die Elektroden sollten möglichst groß gewählt werden, so daß sie die Verletzungsregion so vollständig wie möglich abdecken.
- ▶ Die Kathode kommt in diesem Falle auf die Verletzungsstelle, die Anode wird unter funktionellen Gesichtspunkten plaziert.
- ▶ Die Behandlungszeit sollte mindestens 30 min betragen, wenn möglich 2mal am Verletzungstag.

Angenähert an diese Bedingungen sollen auch die zur Behandlung von akuten Zerrungen bewährten konventionellen Ströme wie der Ultrazeitstrum nach Träbert keine sichtbaren Kontraktionen auslösen.

2.4.4 Vorteile der elektrotherapeutischen Resorptionsförderung

Das beschriebene Verfahren birgt einen besonderen Vorteil.

Bei intraartikulären Schwellungen sowie bei posttraumatischen Weichteilschwellungen z.B. aufgrund einer Distorsion oder einer Kontusion sind aktive Bewegungen oft aufgrund der Schmerzhaftigkeit nicht durchführbar, und in Einzelfällen sogar kontraindiziert. Für einen Pumpeffekt im Gewebe sind aktive Bewegungen außerdem auch nicht unbedingt erforderlich. Hier genügen *isometrische Spannungsübungen*, die mehrmals täglich wiederholt werden sollten, und zwar jeweils etwa 15–20 min lang.

Aktiv ist dies jedoch aus verschiedenen Gründen nur unzureichend möglich. Zum einen tritt bei isometrischen Muskelanspannungen rascher eine Ermüdung auf als bei dynamischer Muskelarbeit, zum anderen scheitern sie oft an der mangelnden Motivation, eine solch „stupide" rhythmische Muskelanspannung über einen so langen Zeitraum durchzuführen. Gerade deshalb bietet sich hier die Elektrostimulation an. Gleichzeitig ist damit eine nachhaltige Durchblutungssteigerung mit allen dargestellten Vorteilen verbunden, die durch andere physikalische Reize in dieser Qualität nicht zu erreichen ist (siehe Galic u. Schreiner 2001).

2.4.5 Indikationsspektrum

Das *Hauptindikationsgebiet* für die elektrotherapeutische Resorptionsförderung stellen die *posttraumatischen Schwellungen* dar, vor allem

- Kapsel- und Bandverletzungen,
- Muskelzerrungen und -faserrisse sowie Kontusionen,
- akute Insertionstendinosen und Überdehnungen des Muskel-Sehnenübergangs,

wie sie im Sport an der Tagesordnung sind.

> HINWEIS
> Vorausetzung für eine Behandlung ist, daß die Behandlungsregion direkt vom Strom durchflossen werden kann, mit anderen Worten nicht tiefer als 1–2 cm im Gewege liegt.

Auch *arthrotische Reizergüsse* können mit resorptionsfördernden Strömen in Kombination mit anderen Therapien wirkungsvoll behandelt werden (siehe Bd. 2, Abschn. 3.4.6), da es sich dabei im weiteren Sinne ebenfalls um entzündliche verletzungsbedingte Schwellungen handelt.

Ein weiterer denkbarer Einsatz für elektrotherapeutische Resorptionsförderung stellt sich *präoperativ* bei nicht sofort zur operativen Versorgung anstehenden Kapsel-Band-Verletzungen.

> → Grundsätzlich wird vor Beginn der Therapie das Ausmaß der Schädigung diagnostiziert, um Frakturen, Operationsindikationen, rheumatische Sellungen, Autoimmunreaktionen u.s.w. und möglicherweise gefährliche Begleitsymptome wie Durchblutungsstörung bei Diabetis auszuschließen.

2.4.6 Einschränkungen und Kontraindikationen

Einschränkungen

Postoperative Schwellungen wären, da sie letztlich auch traumatischer Natur sind, ebenso für eine Behandlung mit resorptionsfördernder Elektrostimulation geeignet. Was hier die Behandlung oft erschwert bzw. unmöglich macht, sind die operationsbedingten Hautläsionen, auf die keine Elektroden appliziert werden können: Die Wundabdeckungen sind im Wege, die Sterilität ist nicht gewährleistet, es besteht vermehrte Verätzungsgefahr und Schmerzhaftigkeit der Anwendung über verletzter Haut! *Ausnahmen* stellen minimalinvasive operative Eingriffe wie die Arthroskopie dar.

Bei postoperativen Schwellungen kommen daher im Rahmen der direkten postoperativen Mobilisation isometrische Übungsprogramme und vor allem die Manuelle Lymphdrainage als effektivste Behandlungsstrategie zur Anwendung. Insbesondere in der Handchirurgie lassen sich so in kurzer Zeit beeindruckende Ödemverringerungen erzielen (siehe Bd. 2, Kapitel 3).

Durch Elektrostimulation nicht beeinflußbare, also auch *nicht indizierte Ödeme* sind:

- die chronisch-venöse Insuffizienz (CVI) bzw. das postthrombotische Syndrom (PTS),
- hypoproteinämische Ödeme beim nephrotischen Syndrom, der exsudativen Enteropathie und
- kardial bedingte Ödeme.

Eine Elektrostimulationen ist bei diesen Erkrankungen zwar ganz allgemein nicht kontraindiziert, doch läßt sich festhalten, daß sie zur Ödembehandlung entweder im Vergleich zu anderen physikalischen Maßnahmen bedeutungslos ist (z.B. bei Veneninsuffizienz) oder gar keinen Wirkansatz besitzt.

Kontraindikationen

Eine Kontraindikation für die elektrotherapeutische Resorptionsförderung stellt die posttraumatische/postoperative Komplikation des *Sudeck-Syndroms* dar. Die direkte Applikation von monophasischen Impulsströmen gerade in den entzündlichen Phasen (I und II), in denen Schwellungen auftreten, wird von den Patienten wegen der Schmerzhaftigkeit nicht toleriert und führt erwartungsgemäß nur zur Verschlimmerung des Bildes.

Rheumatische Schwellungen wie bei der cP/RA und allen Kollagenosen (Systemischer Lupus erythematodes – SLE–, Sklerodermie, Dermatomyositis etc.) während der entzündlichen Schubphasen bilden weitere Kontraindikationen. Hier besteht generell die Gefahr einer entgleisenden Verschlimmerung durch hyperämisierende Ströme. Zudem sind die betroffenen Regionen für eine direkte Elektrodenapplikationen meist viel zu schmerzempfindlich.

Auch bei *Lymphödemen* ist eine Aktivierung der Muskelpumpe nicht sinnvoll, da die eiweißhaltige Lymphlast nicht ersatzweise durch die Venen aufgenommen werden kann. Die Umleitung der Ödemflüssigkeit über die Hautlymphgefäße in andere Abflußgebiete, wie sie durch die Manuelle Lymphdrainage geschieht, läßt sich durch eine Elektrostimulation in keiner Weise bewerkstelligen. Jede Maßnahme, die auch nur gering hyperämisierend wirkt, birgt außerdem das Risiko, daß die kapilläre Filtrationsrate zunimmt und sich das Ödem entsprechend vergrößert. Zudem erhöht sich durch reizende Therapien, wie sie auch eine Elektrostimulation darstellt, signifikant die Gefahr einer Hautschädigung, da die Trophik der Haut im Ödemgebiet erheblich vermindert ist. Die Gefahr einer unbeabsichtigt zugefügten Verätzung ist bei verminderter Sensibilität des Lymphödemarmes (typisches Beispiel!) extrem hoch. Dies wäre in einem solchen Falle als echte Katastrophe anzusehen, da aufgrund der schlechten und verzögerten Wundheilung eine erhebliche Infektionsgefahr besteht.

Tabelle 2.11. Stellenwert der elektrotherapeutischen Resorptionsförderung bei verschiedenen Ödemen

Hoher Stellenwert/ besonders geeignet	Bedeutungslos	Kontraindiziert
Posttraumatische Schwellungen: Kapsel-Band-Verletzungen, Muskelverletzungen, Sehnenverletzungen	Chronisch-venöse Insuffizienz aller Stadien und Ursachen	Chronische Lymphödeme
Arthrotische Reizergüsse	Hypoproteinämische Ödeme	Ödeme aufgrund rheumatisch-entzündlicher Erkrankungen
Postoperative Schwellungen (praktisch nur sehr eingeschränkt behandelbar, da die Wundabdeckung, die Größe der Narbe etc. die Behandlung verhindert)	Kardiale Ödeme	Sudeck-Syndrom
		Postapoplektisches Ödem

Tabelle 2.11 faßt den jeweiligen Stellenwert, den die elektrotherapeutische Resorptionsförderung bei verschiedenen Ödemen einnimmt, nochmals zusammen.

2.4.7 Praxis der elektrotherapeutischen Resorptionsförderung

Um das praktische Vorgehen bei der elektrotherapeutischen Resorptionsförderung zu verdeutlichen, werden hier die Behandlungsprinzipien im Rahmen eines Konzeptes vorgestellt, wie es bei konservativ versorgten Verletzungen zur Anwendung kommt.

Akutphase (innerhalb der ersten 24 Stunden)

Unmittelbar nach dem Trauma bestehen die vorrangigen *Ziele* darin,

- die Einblutungen und die nachfolgende Schwellung des Gewebes zu minimieren und
- die Schmerzen zu reduzieren.

Dazu eignen sich folgende *Maßnahmen:*

- *Kompressionsverband* zur Erhöhung des Gewebedruckes, wodurch die Blutverteilung eingedämmt werden kann; je nach Lokalisation trägt der Verband auch zur Ruhigstellung bei.
- *Hochlagerung* zur Verringerung des schmerzsteigernden Kapillardruckes und zur Vermeidung des „Absackens“ von Blut in Muskellogen und/oder Gelenkregionen.
- *Kältebehandlung* zur Minderung des Schmerzempfindens; die Qualität des Schmerzes ist jedoch engmaschig zu erfragen. Je nach Art und Lokalisation des Traumas muß auch an die Entwicklung eines Kompartment-Syndroms gedacht werden!

Nach möglichst genauer Diagnose über das Ausmaß der Schädigung sind die *weiteren therapeutischen Möglichkeiten* äußerst vielfältig und hängen vom individuellen Befund ab. Wie lange mit welchem Schwerpunkt behandelt werden sollte, läßt sich also nicht durch allgemeine Regeln darstellen.

Generelle Ziele des weiteren therapeutischen Vorgehens sind Exsudationsverminderung und Schmerzreduktion.

Nach der Erstversorgung bieten sich folgende Maßnahmen an:

- *Manuelle Lymphdrainage* der betroffenen Region. Falls die Behandlungsregion durch einen Kompressionsverband abgedeckt ist, sollten zumindest die nächst proximal gelegenen Lymphknoten behandelt werden.
- *Aktive isometrische Kontraktionen* zu diesem Zeitpunkt dienen der Unterstützung.
- *Exsudationsvermindernde Elektrostimulation* bei Sehnen- und Muskelverletzungen.

Subakute Phase (ab 2. Tag)

In der subakuten Phase ist die *Schwellungsverminderung* das vorrangige Therapieziel.

Sobald eine ständige Kompression nicht mehr erforderlich ist, wird *direkt in der Hämatomregion* mittels

- Manueller Lymphdrainage und
- resorptionsfördernder Elektrostimulation

für eine rasche Verteilung der Hämatomreste gesorgt werden. Zu diesem Zeitpunkt erhält auch die Schulung der gestörten Propriozeption eine große Bedeutung.

Elektrostimulation mit resorptionsfördernden Anlagen kann einsetzen, sobald eine schmerzarme Kontraktion der Muskulatur möglich ist. Sie wird dann idealerweise mehrmals pro Tag durchgeführt, um den lokal drainierenden Effekt auszunutzen.

Von den konventionellen Strömen eignen sich folgende Formen:

- Verschiedene Modifikationen der *Träbertschen Frequenz*, am besten als „*Ultrareizstrom (URS)*“ die geschwellt appliziert werden.
- Von den diadynamischen Strömen kommt der *CP* Strom (mit seinem Wechsel 50/100 Hz im Ein-Sekunden-Rhythmus) zur Anwendung.
  Die Kontraktion bei motorisch schwelliger Dosierung erfolgt beim CP zuerst in der 100-Hz-Phase, da hier die doppelte (!) Strommenge fließt. Ideal ist demzufolge eine in der 100-Hz-Phase amplitudenerhöhte Form des Stroms, wie sie von manchen Herstellern angeboten wird.
  Da der CP Strom mit einer Flußzeit von 10 ms eine sehr starke Hyperämie auslöst und subjektiv oft als sehr reizend empfunden wird, bleibt sein Einsatz meist auf die spätere Verletzungsphase beschränkt.

Chronische Phase (bei Restödemen oder rezidivierenden Zuständen, die seit Wochen bestehen)

Neben anderen hyperämisierenden Maßnahmen der Physikalischen Therapie wie

- Heiße Rolle oder Bedampfungen,
- temperaturansteigende Bäder und
- Ultraschall

ist in der chronischen Phase besonders die Stromform *CP* angezeigt.

Diese Maßnahmen können zusätzlich kombiniert werden mit

- verschiedenen Formen der Massage sowie
- Muskeldehnungen und nachfolgenden Antagonistenkräftigung.

Eine detaillierte Beschreibung der Behandlungsparameter für Ultraschallanwendung findet sich im Elektrobuch (Galic u. Schreiner 2001).

2.5 Der Stellenwert der Atmung für den venösen und lymphatischen Rückfluß

O. Schreiner

Ebenso wie bei der Rückflußförderung durch die Muskel- und Gelenkpumpe (siehe Abschn. 2.3) wird auch immer als selbstverständlich hingenommen, daß die Atmung für den Rückfluß des venösen Blutes und der Lymphe aus der Peripherie mitverantwortlich ist. Detaillierte Angaben darüber, welchen Stellenwert im Rahmen der Entstauungsmaßnahmen welche Atemform bei welcher Art von Schwellung hat, fehlen jedoch in der ansonsten umfangreichen Literatur über Atemtherapie.

Die einzelnen Vorgänge bei der Atmung und die therapeutisch mögliche Atembeeinflussung werden in diesem Abschnitt nur soweit betrachtet, wie sie für die Förderung des venösen und lymphatischen Rückflusses von Bedeutung sind.

2.5.1 Prinzipielle Mechanismen

Der Vorgang der Atmung ist über die Ein- und Ausatmung funktionell mit einem ständigen Wechsel von Überdruck und Unterdruck zwischen Thoraxraum und Abdominalraum verbunden. Während die *Inspiration* (Einatmung) ein aktiver, d.h. muskulär bewirkter Vorgang ist, ist die *Exspiration* (Ausatmung) ein überwiegend passiver Vorgang.

Einatmung (Inspiration)

Die Einatmung beruht auf dem Prinzip, daß durch die Vergrößerung des Thoraxraumes ein atmosphärischer Unterdruck entsteht, damit von außen Luft in die dafür vorgesehenen Räume wie Luftröhre, Bronchien, Bronchiolen und schließlich Alveolen einströmen kann.

Diese Thoraxraumvergrößerung ist nur mit Hilfe von Muskeln zu erreichen und ist deshalb ein aktiver Vorgang, der im einzelnen folgendermaßen abläuft: Der wichtigste Atemmuskel ist das *Zwerchfell* (Diaphragma), das die Trennwand zwischen Brust- und Bauchhöhle darstellt. Es handelt sich um einen flachen Muskel, der sich kuppelförmig zwischen der Innenfläche der Knorpel der 6 unteren Rippen (Pars costalis), dem Brustbein, d.h. der Innenfläche des Processus xiphoideus (Pars sternalis), und der Vorderfläche des 1.–3. bzw. sogar des 4. Lendenwirbelkörpers (Pars lumbalis) spannt. In der Mitte befindet sich ein größerer sehniger Anteil, das *Centrum tendineum*, von dem die beschriebenen Muskelanteile „strahlenförmig“ bis zu ihren Ansätzen am Thorax bzw. der LWS verlaufen. Zu beiden Seiten dieses Sehnenzentrums wölbt sich der muskuläre Anteil jeweils leicht kuppelförmig nach kranial, rechts etwas höher als links, bedingt durch die rechtsgelegene Leber. Auf dem Sehnenzentrum liegt das Herz, wodurch das typische Bild der beiden Kuppeln zusätzlich geprägt wird (**Abb. 2.161, 2.162**).

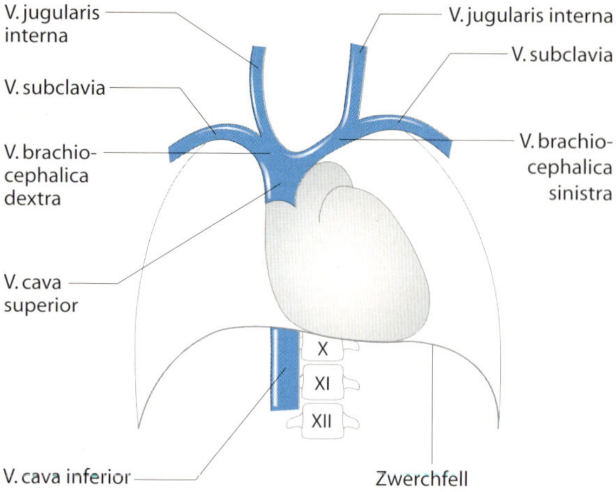

Abb. 2.161. Schematische Darstellung der Lage und Gestalt des Zwerchfells sowie der herznahen großen Venen

Im *entspannten Zustand*, d.h. in vollständiger Exspiration, wölbt sich das Diaphragma weit in den Thoraxraum – rechts bis auf Höhe der 4. Rippe (von der ventralen Thoraxseite aus gesehen), während links die etwas niedrigere Kuppel etwa einen Rippenzwischenraum tiefer liegt.

Bei der *Einatmung* kontrahiert der muskuläre Faseranteil, innerviert durch den N. phrenicus, und zieht damit das sehnige Zentrum kaudalwärts. Das Sehnenzentrum bewegt sich dabei maximal um entwa 10 cm von kranial nach kaudal (Lippert 1993). Diese Angaben beziehen sich auf eine sehr tiefe Einatmung im aufrechten Stand. In Bauch- und Rückenlage ist die Stellung des Zwerchfells noch mehr nach kranial verlagert.

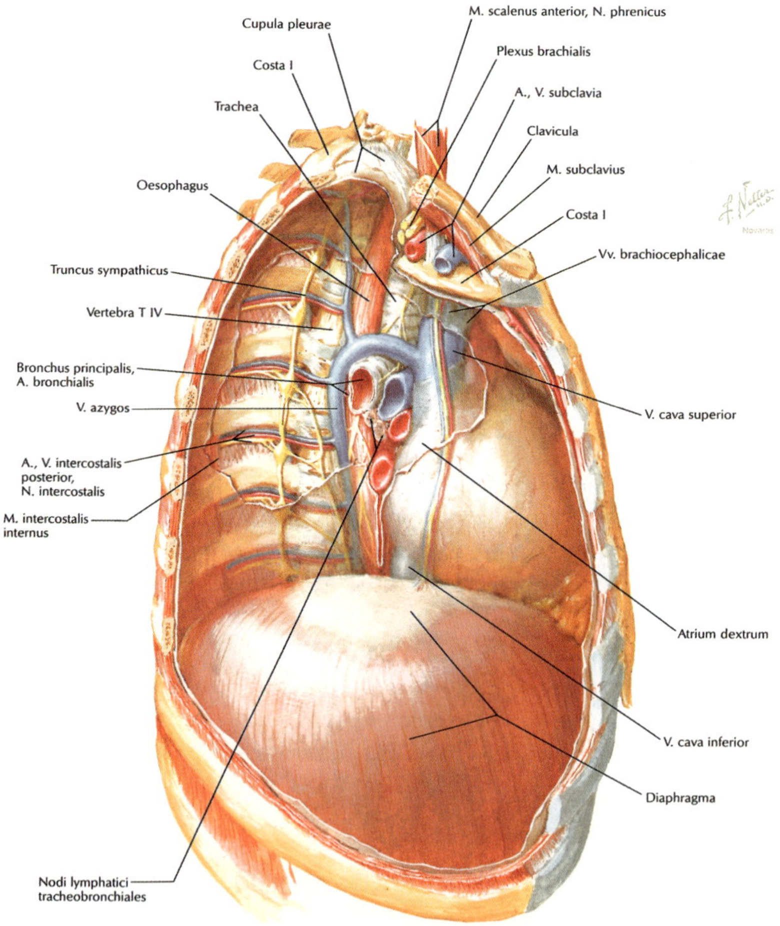

Abb. 2.162. Blick in den Thoraxraum von rechts mit Darstellung der Nähe der V. subclavia zum Mediastinum. (Copyright 1989. Novartis. Reprinted with permission from the Atlas of Human Anatomy, illustrated by Frank H. Netter, M.D. All rights reserved)

Die starke Muskelfaserverkürzung bei der tiefen Einatmung kann dazu führen, daß sich das Zwerchfell in eine horizontale Stellung bzw. manchmal sogar in eine leichte („paradoxe") Krümmung unter die Horizontale bewegt. Bei ruhiger Atmung verändert sich die Lage des Sehnenzentrums dagegen nur um etwa 1–2 cm, so daß die Form der Zwerchfellkuppeln nahezu unverändert bleibt.

Durch die Abflachung des Zwerchfells entsteht in jedem Falle ein mehr oder weniger großer Raumgewinn intrathorakal. Dadurch entsteht ein relativer Unterdruck mit gleichzeitiger Raumeinengung intraabdominal; der Druck nimmt zu. Das Ausmaß dieser Druckzunahme hängt dabei von der Einatemtiefe und der jeweiligen Atemform ab (siehe dazu Abschn. 2.5.1, „Auswirkungen auf die rückführenden Gefäße").

Einen weiteren Faktor für die Thoraxraumvergrößerung stellen die *Interkostalmuskeln* und die *Mm. scaleni* dar. Die Mm. intercostales externi und die Anteile der Mm. intercostales interni, die sich im knorpeligen Rippenanteil befinden, tragen bei Kontraktion dazu bei, daß die Rippen und das Brustbein gehoben werden (**Abb. 2.163**).

Die *Mm. scaleni* (auch Treppenmuskeln oder Rippenheber genannt) werden als zervikale Fortsetzung der Interkostalmuskeln betrachtet. Sie verbinden die beiden obersten Rippen mit den Querfortsätzen der 5 unteren Halswirbel. Laut Lippert (1993) haben elektromyographische Untersuchungen gezeigt, daß bei der forcierten kostosternalen Atmung („Rippenatmung") zuerst die Kontraktion der Skalenimuskeln und damit die Hebung der beiden obersten Rippen beginnt, die sich dann Zwischenrippenraum für Zwischenrippenraum absteigend fortsetzt (siehe **Abb. 2.163**).

Um eine noch tiefere Inspiration zu erreichen, werden weitere Muskeln eingesetzt, die einerseits an den Rippen und andererseits am Schultergürtel, an der Wirbelsäule und sogar am Kopf inse-

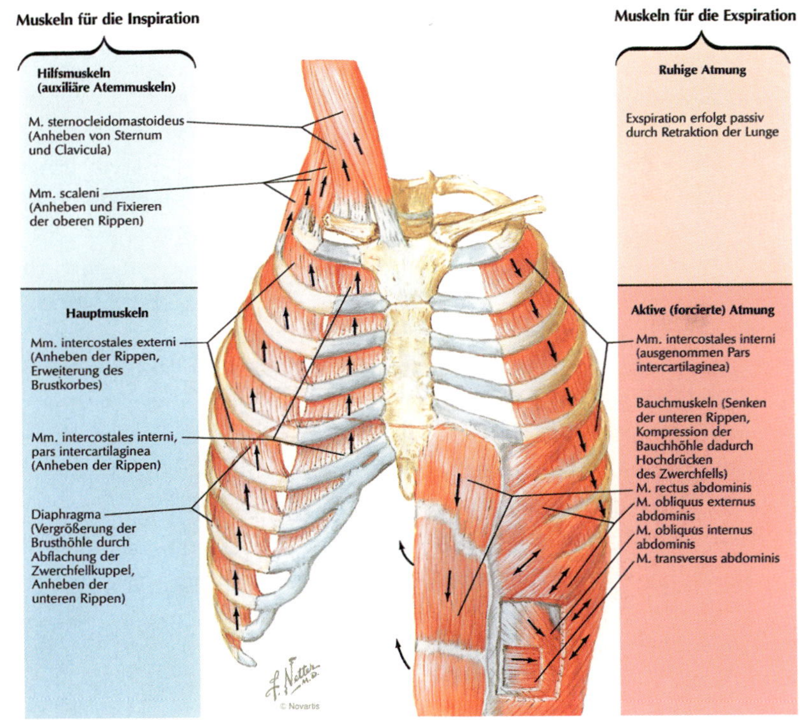

Abb. 2.163. Gegenüberstellung der wichtigsten Hilfsmuskeln für Inspiration und Exspiration. (Copyright 1989. Novartis. Reprinted with permission from the Atlas of Human Anatomy, illustrated by Frank H. Netter, M.D. All rights reserved)

rieren. Die Zuordnung und die Rolle, die diese „Einatemhilfsmuskeln“ spielen, wird von den verschiedenen Anatomen unterschiedlich bewertet. Zu den *Einatemhilfsmuskeln* zählen:

- der M. sternocleidomastoideus, der das Brustbein und die Clavicula kranialwärts hebt (siehe **Abb. 2.163**);
- die Mm. serratus posteriores (superior et inferior), die die obersten Rippen mitanheben bzw. die untersten 4 Rippen fixieren (M. serratus posteriores inferior) und damit verhindern, daß die Kontraktion der Zwerchfellmuskelfasern diese Rippen nach innen zieht, was zu Lasten des Raumgewinns ginge;
- der M. serratus anterior, der bei fixiertem Schulterblatt die Rippen anhebt;
- der M. pectoralis minor, der bei fixiertem Schultergürtel die obersten Rippen mitanhebt;
- die Pars sternocostalis des M. pectoralis major, die bei fixiertem Humerus die Rippen mitanhebt;
- der M. errector spinae, der bei Extension der Brustwirbelsäule bewirkt, daß die Rippen „ziehharmonikaartig“ auseinandergezogen werden;
- der M. quadratus lumborum, der die 12. Rippe gegen den Zug des sich kontrahierenden Zwerchfells festhält.

Ausatmung (Exspiration)

Im Gegensatz zur Einatmung ist die Ausatmung ein überwiegend passiver Vorgang, an dem hauptsächlich folgende Faktoren beteiligt sind:

- *Elastische Kräfte des Lungengewebes.*
  Nach Dehnung der elastischen Anteile aller Gewebe bei der Einatmung ziehen sich diese nach Beendigung des Vorganges wieder zusammen und nehmen die Brustwand mit der Lunge, die über die Pleura an der Brustwand haftet, in die Ausgangsposition mit.
- *Elastizität des knorpeligen Rippenanteils.*
  Durch die anatomische Form der Rippen, der Rippengelenke und der knorpeligen Anheftung an das Sternum führt die Inspiration zu einer „Verdrillung“ dieser Rippenknorpel (Lippert 1993). Die hierfür nötige Energie wird bei der Ausatmung wieder frei und hilft mit, den Brustkorb wieder in die Ruhestellung zurückzuführen.
- *Schwerkraft.*
  Besonders im Stehen bewirkt die Schwerkraft während der Ausatmung, daß der Oberkörper leicht nach vorne sinkt und damit den Brustkorb zusammenpreßt. Im Liegen sorgt die Schwerkraft dafür, daß die durch die Einatmung kaudalwärts verdrängten Eingeweide nun wieder zurückdrängen und so das Zwerchfell zusätzlich kranialwärts schieben. Dadurch erhöht sich der intrathorakale Druck zusätzlich.

Der *aktive, muskuläre Anteil beim Ausatemvorgang* ist viel geringer als bei der Inspiration und wird vorwiegend bei forcierter Ausatmung wie Husten, Lachen etc. gebraucht. Die dafür hauptsächlich verantwortlichen Muskeln sind:

- die Mm. intercostales interni (ausgenommen deren knorpelnahe Anteile), die die Rippen senken (siehe **Abb. 2.163**);
- die Bauchmuskeln insgesamt, die die Rippen senken und die Oberbauchregion komprimieren, wodurch das Zwerchfell zusätzlich nach intrathorakal zurückgedrückt wird (siehe **Abb. 2.163**);
- der M. latissimus dorsi durch seine Ursprünge an den unteren Rippen, wodurch er den Brustkorbrand zusammendrücken kann.

Der M. latissimus dorsi ist ein typischer fakultativer Ausatemhilfsmuskel, da er lediglich bei Vorgängen wie Husten oder Lachen eine Rolle spielt.

2.5.2 Therapeutisch nutzbare Auswirkungen von Inspiration und Exspiration auf die rückführenden Gefäße

Unter physiologischen Bedingungen sind generell folgende Wirkungen zu beobachten:

- Der Unterdruck im Thoraxraum während der Inspiration wirkt sich sowohl venös als auch lymphatisch stark (rück-)flußfördernd aus.
- Der gleichzeitige Überdruck im Bauchraum während der Inspiration fördert den Abstrom von dort in den Thoraxraum hinein und addiert sich damit zur von dort kommenden Sogwirkung.

Geht es um die Frage, welchen Einfluß die Ein- und Ausatmung auf den venösen Rückfluß aus den *unteren und oberen Extremitäten* hat, müssen viele Faktoren berücksichtigt werden.

Atemabhängigkeit des venösen Rückflusses aus den unteren Extremitäten

→ Eine prinzipielle Voraussetzung für eine atemabhängige Rückflußförderung ist ein intakter Klappenapparat.

Bei *insuffizienten Klappen* kann es dazu kommen, daß der intraabdominale Druckanstieg während der Einatmung venöses Blut in die Beinvenen zurückdrückt. Dies läßt sich bei einer phlebologischen Untersuchung mittels Doppler-Sonographie in der Leistenregion deutlich nachweisen.

Zu bedenken ist weiterhin, daß beim *liegenden Menschen* die Drucksteigerung in der V. cava abdominalis auf dem Höhepunkt der (tiefen) Einatmung zu einer Unterbrechung des Nachstromes aus den Beinen führt. Dies ist ein physiologischer Vorgang.

Bei *venösem Verschluß* entweder in der V. iliaca externa oder in den Beinvenen selbst zeigten Untersuchungen von Bollinger et al. (1970), daß das venöse Blut aus den unteren Extremitäten weitgehend atemunabhängig zurückfließt, mengenmäßig natürlich auf niedrigerem Niveau als unter Normalbedingungen. Erklärbar ist dies durch die Tatsache, daß ein Abflußhindernis zu einer Druckerhöhung distal des Hindernisses und gleichzeitig zu einer Umleitung in nichtverschlossene Begleitvenen führt. Diese allgemeine Druckerhöhung im abhängigen Venensystem übersteigt demnach den Spitzenwert in der V. cava des Bauchraumes bei Inspiration.

Dies läßt den Schluß zu, daß unter physiologischen Bedingungen auch beim *stehenden Menschen* der Einfluß der Atmung auf den Abstrom aus den unteren Extremitäten zumindest sehr gering ist, da aus hydrostatischen Gründen bereits ein deutliches Gefälle besteht. Dieses Druckgefälle reicht selbst bei insuffizientem Klappenapparat aus, den Blutrückfluß in die V. cava abdominalis aufrechtzuerhalten – vor allem, wenn durch die Muskelpumpe ein zu starkes „Versacken" in der Peripherie verhindert wird!

Bereits in den 70er Jahren führten Bollinger und Kollegen (Bollinger et al. 1970) Untersuchungen durch, die zeigten, daß unterschiedliche Atemformen unterschiedliche Auswirkungen auf den venösen Rückfluß haben. Bei betont *kostosternaler Atmung* (in der phlebologischen Literatur als thorakaler Atemtyp vom abdominalen Atemtyp unterschieden) zeigt sich, daß die tiefe Inspiration bei normalen Flußverhältnissen kaum Schwankungen im Abfluß aus den Beinvenen erzeugt. Kurioserweise kann es sogar bei der Exspiration zu einem Flußstopp kommen. Dies erklärt sich dadurch, daß bei Betonung der kostosternalen Atemform manchmal eine Art Bauchpresse eingesetzt wird, um aktiv eine Zwerchfellrückführung zu erreichen. Dies führt dann natürlich zu intraabdominalen Druckverhältnissen, die im Liegen über den intravasalen Beinvenendrücken liegen können. In dieser Untersuchung konnte gezeigt werden, daß ein Wechsel zu einer betont *kostoabdominalen Atemform* wieder zum „normalen Bild" führte, nämlich zum erwarteten endinspiratorischen Flußstopp.

> **!** In der Atemtherapie ist immer darauf zu achten, daß keinerlei „Preßatmung" erfolgt.

Atemabhängigkeit des lymphatischen Rückflusses aus den unteren Extremitäten

Es ist bekannt, daß es bei Inspiration zur Dilatation und in der Exspirationsphase zur Kompression der Angione des Ductus thoracicus kommt. Weissleder konnte dies bereits 1964 kinematographisch nachweisen und dokumentieren. Er fand jedoch auch heraus, daß der Ductus thoracicus nicht zwangsweise quasi an die Atemfrequenz gekoppelt ist, sondern eigenrhythmisch tätig ist. Inwieweit die Atmung direkt Einfluß auf den lymphatischen Abfluß aus den unteren Extremitäten nimmt, ist nicht bekannt.

In der Entstauungstherapie werden diese Erkenntnisse in der Grifftechnik der Manuellen Lymphdrainage durch Sondergrifftechniken (Bauchtiefendrainage bzw. Brustkorbrandgriffe) umgesetzt. Sie sind Bestandteil des Behandlungsaufbaus (siehe Abschn. 2.1.2).

Atemabhängigkeit des venösen Rückflusses aus den oberen Extremitäten

Wie bereits im Zusammenhang mit der Muskel- und Gelenkpumpe und deren rückstromfördernden Auswirkungen auf das Venensystem der oberen Extremitäten festgestellt wurde, existieren auch zur Frage nach der Atemabhängigkeit kaum aussagekräftige Unterschungen. Es bleibt also auch hier lediglich die Möglichkeit, logische Schlußfolgerungen aus den anatomischen Verhältnissen und den bekannten atemtherapeutischen Erkenntnissen zu ziehen und sie als Hypothesen zur Diskussion zu stellen.

Im Vergleich zu den unteren Extremitäten befinden sich die Arme weitaus näher an der Region der Hauptatembewegung, und auch die muskuläre Verbindung zur Einatem(Hilfs-)muskulatur ist viel enger. Außerdem ist der Gefäßverlauf aus dem axillären Raum über die Pleurakuppel hinweg zum Venenwinkel sowie zur anschließenden V. brachiocephalica und zur V. cava superior durch viele muskuläre Passagewege gekennzeichnet (z. B. zwischen M. pectoralis major und M. pectoralis minor als Einatemhilfsmuskeln; die Mm. scaleni als Einatemmuskeln befinden sich in unmittelbarer Nähe).

Diese anatomischen Gegebenheiten legen nahe, daß jede Einatemphase *den venösen Rückstrom unmittelbar mitbeeinflußt.*

Atemabhängigkeit des lymphatischen Rückflusses aus den oberen Extremitäten

Die Feststellungen zur Atemeinwirkung lassen sich gerade in der Venenwinkelregion natürlich nicht auf das venöse System begrenzen, sondern erstrecken sich aufgrund der anatomischen Verbindung auch auf das einmündende Lymphgefäßsystem. Hier kann als gesichert gelten, daß die Inspiration eine direkte Förderung des Übertritts der Lymphe in die beiden Venenwinkel hat (Kubik 1993). Manche Autoren sprechen in diesem Zusammenhang vom „Strohhalm-Effekt" oder auch vom „Wasserstrahlpumpen-Effekt".

HINWEIS

In manchen Fällen (z. B. bei Unverträglichkeit durch Hyperthyreosis oder bekannter „Carotis-Sinus-Symptomatik") ist eine Einwirkung auf die Region des Venenwinkels mit Manueller Lymphdrainage (Stichwort „Terminus-Behandlung") nicht möglich. Alternativ ist dann eine gezielte Atemlenkung Richtung „hochkostosternal" äußerst sinnvoll.

Bei der Beurteilung der Atemabhängigkeit auf den venösen und lymphatischen Rückfluß aus den oberen Extremitäten wird man den Verhältnissen nicht gerecht, wenn man die Atmung isoliert betrachtet. *Armbewegungen* beeinflussen nicht nur die Atmung, sondern durch die Muskelpumpe und die Lageveränderungen im Raum auch den venösen Fluß auf komplexe Weise. Gymnastische Übungen, die Armhebungen und Atmung miteinander verbinden, sind ein Beispiel für die Nutzung dieses komplexe Zusammenspiel.

Gleichzeitig bestimmen *Lage und Bewegungen der Kopf-Hals-Region* sowohl die Atmung als auch den venösen Rückfluß aus der oberen Extremität und den „lympatischen Übertritt" in das Venensystem mit (siehe auch Abschn. 2.3 und 2.6).

2.5.3 Unterschiedliche Auswirkungen auf die einzelnen Ödeme

Die Atmung und damit auch atemtherapeutische Maßnahmen wirken über intraabdominale und intrathorakale Druckschwankungen auf den jeweiligen „Gefäßtrichter" der Extremitätenwurzel. Damit wirken solche Maßnahmen

- auf die jeweilige Extremität insgesamt (lokale Schwellungen lassen sich auf diese Weise also nicht gezielt beeinflussen),
- auf epifasziale und subfasziale Ödeme gleichermaßen,
- auf die Extremitätenwurzelregion mehr als auf Ödeme in distalen Abschnitten der Extremität,
- nur auf die Ödemflüssigkeit, die bereits per Reabsorption dem venösen System zugeführt bzw. durch die Lymphkapillaren aufgenommen wurde.

In den Mittelpunkt des Interesses rücken damit vor allem *Schwellungen aufgrund folgender Ursachen:*

- venöse Abflußstörungen,
- lymphatische Abflußstörungen (bzw. Kombinationen von beiden) und
- Schwellungen während der Schwangerschaft (die Atemgymnastik während der Schwangerschaft ist ein geradezu traditioneller Bestandteil der Geburtsvorbereitung; Schwerpunkt: Atemlenkung zur kostoabdominalen Atmung).

Keine nennenswerte Indikation für eine isolierte atemtherapeutische Ödembeseitigung stellen lokalentzündliche Schwellungen dar wie

- postoperative bzw. posttraumatische periphere Schwellungen und
- Schwellungen im Rahmen rheumatischer Erkrankungen.

Tabelle 2.12. Stellenwert der Atmung bei verschiedenen Ödemen

Gut geeignet, vor allem in Kombination mit anderen Maßnahmen	Geringer Stellenwert bzw. bedeutungslos	Kontraindiziert (als forcierte Atmung)
Chronisch-venöse Insuffizienz der Stadien II bis III	Chronisch-venöse Insuffizienz Stadium I	Ödeme aufgrund einer akuten Thrombosierung während der instabilen Phase
Chronisches Lymphödem Schwangerschaftsödeme	Kardiale Ödeme, Ödeme aufgrund einer Hypoproteinämie, Lipödem bzw. Lipödem-Syndrom, Lokale Schwellungen wie postoperative/posttraumatische Ödeme, Schwellungen bei rheumatoider Arthritis, Morbus Sudeck, postapoplektisches Ödem	

Von besonderer Bedeutung ist es jedoch, wenn die *Atemtherapie mit anderen entstauenden Maßnahmen kombiniert* wird, und zwar auf folgende Weisen:

- Zur Behandlung von Schwellungen an den *unteren Extremitäten:*
  Kombination der Griffe der Manuellen Lymphdrainage (Bauchtiefendrainage sowie Brustkorbrandgriffe) mit einer kostoabdominalen Atemlenkung. Besonders effektiv bei venösen und lymphatischen Abflußstörungen.
- Zur Behandlung von Schwellungen an den *oberen Extremitäten:*
  Kombination der Muskel- und Gelenkpumpe und der Atmung durch atemunterstützende Bewegungen der Arme und des Rumpfes.

Eine weitere Wirkungsverbesserung erfahren solche Maßnahmen durch eine angemessene, d.h. die Bewegung nicht wesentlich beeinträchtigende Kompression.

2.5.4 Kontraindikationen und Einschränkungen

Schwellungen aufgrund einer *akuten Thrombose* des tiefen Beinvenensystemes, vor allem aber der Beckenvenen stellen die einzige wirkliche Kontraindikation für atemtherapeutische Maßnahmen bei Ödemen dar, solange die Gefahr besteht, durch Druckschwankungen eine Ablösung des Thrombus zu fördern.

Tabelle 2.12 faßt nochmals zusammen, welchen Stellenwert die Atmung bei verschiedenen Ödemen einnimmt.

2.6 Entstauende Wirkung durch Lagerung

O. Schreiner

2.6.1 Prinzipielle Mechanismen

Neben dem Druck, der durch die Kontraktion des Herzens entsteht, dem sog. *hydrodynamischen Druck* (oder auch „Vis a tergo"), wirkt sich in den Blutgefäßen eine zusätzliche Kraft aus: die schwerkraftabhängige Last der Blutsäule. Dieser *hydrostatische Druck* ist selbstverständlich lageabhängig.

Im Stehen erreicht diese hydrostatische Druckbelastung Maximalwerte. *Im Liegen* dagegen wirken sich die geringen vertikalen Differenzen zwischen der Ebene des Herzens und den Gefäßverläufen praktisch nicht aus und sind deshalb unter physiologischen Bedingungen vernachlässigbar.

Etwa 5–10 cm unterhalb der Zwerchfellebene ändert sich der Druck in den Gefäßen bei Lageveränderungen nicht. Er bleibt also z. B. im venösen System konstant auf einem Niveau von ca. 11 mmHg, unabhängig davon, ob der Mensch aufrecht steht oder liegt. Diese Region wird daher als *hydrostatische Indifferenzebene* bezeichnet.

In den *Füßen* dagegen, die sich mehr als 1 m unterhalb der hydrostatischen Indifferenzebene befinden, werden beim aufrecht stehenden Menschen die höchsten hydrostatischen Druckwerte mit rund 85 mmHg gemessen. In den Fußarterien kommt also zu einem mittleren hydrodynamischen Druck von 90–95 mmHg (bedingt durch die Auswirkung der Ventrikelkontraktion) ein hydrostatischer Druck von ca. 85 mmHg hinzu, so daß sich ein *gesamtarterieller Blutdruck von rund 180 mmHg* ergibt.

In den größeren venösen Gefäßen auf Fußknöchelhöhe addiert sich zum hydrostatischen Druck der geringe venöse hydrodynamische Restblutdruck von rund 10 mmHg hinzu, so daß der gesamtvenöse Blutdruck insgesamt mit *90–95 mmHg* angegeben wird.

Oberhalb der Vorhofebene strebt das Blut, der Schwerkraft folgend, von sich aus dem Herzen zu, bzw. in den Arterien muß vom Herzen gegen den Rückstromeffekt angearbeitet werden. Deshalb läßt sich im arteriellen System eine Verminderung des mittleren Blutdruckwertes von eigentlich 100 mmHg auf Werte um durchschnittlich 50 mmHg feststellen. Der Druck in den venösen Gefäßen stellt sich dagegen mit einem negativen Wert dar (**Abb. 2.164**).

Hebt man z. B. zusätzlich noch einen Arm über den Kopf, ergeben sich weitere arterielle Druckminderungen. Auf Handgelenkhöhe werden im arteriellen System rund 35 mmHg gemessen, im venösen System sogar etwa –30 mmHg. Bei herabhängenden Armen sind die Drücke in den Extremitätengefäßen nahezu identisch mit den auf gleicher Ebene im Rumpf meßbaren.

Deshalb wird beim Blutdruckmessen mit der üblichen Stauungsmanschette darauf geachtet, daß die Manschette etwa auf Höhe des Herzens – also im Bereich der A. brachialis im distalen Oberarmdrittel – angelegt wird.

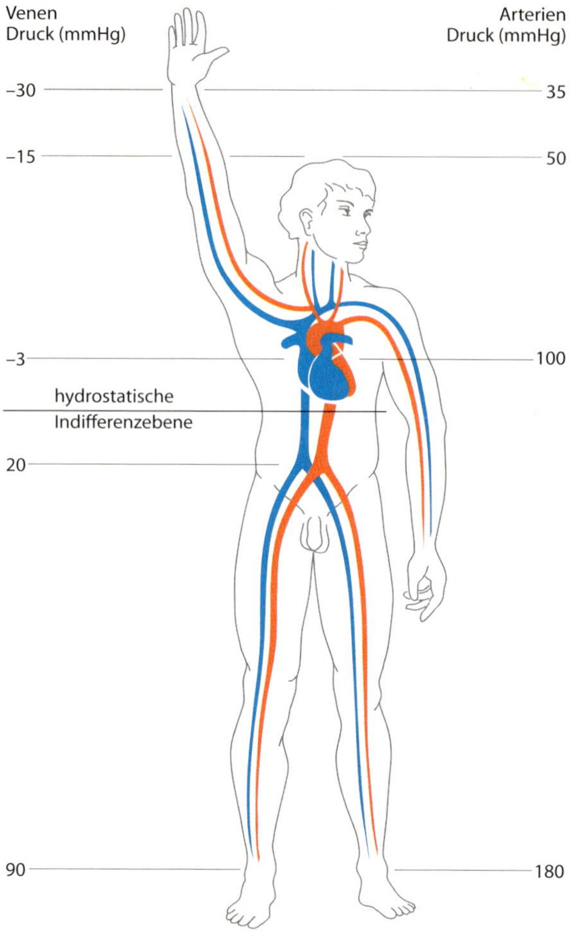

Abb. 2.164. Gegenüberstellung der arteriellen und venösen Drücke beim ruhig stehenden Menschen. (Aus Schmidt u. Thews 1997)

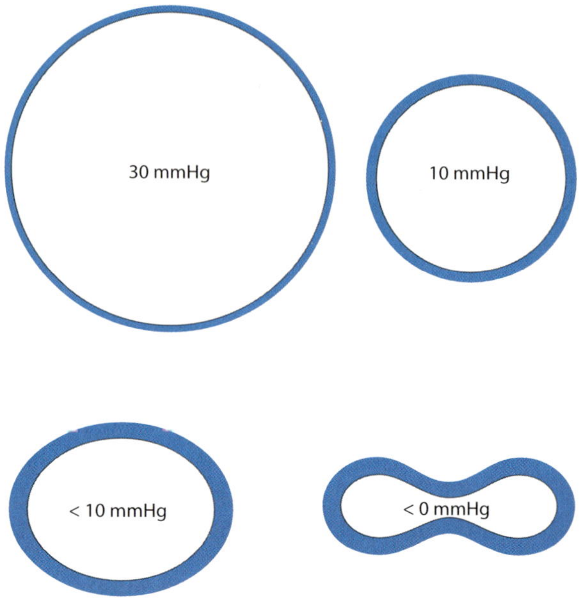

Abb. 2.165. Formveränderung der Venen: Von kreisrunder Form bis etwa +10 mmHg über elliptisch zwischen +10 mmHg und 0 mmHg zur „liegenden Acht" <0 mmHg. (Modifiziert nach Schmidt u. Thews 1997)

Ein negativer Druck in den venösen Gefäßen bedeutet zwar, daß sie kollabiert sind (dies gilt nicht für die intrathorakalen Venen!). Daraus ergibt sich jedoch kein entscheidendes Hindernis für den Blutrückstrom. Dafür gibt es zwei Gründe:

1. Da sich das Lumen einer kollabierten Vene als „liegende Acht" darstellt, d.h. sich die Wände lediglich in der Gefäßmitte annähern bzw. berühren, während das Lumen nach außen hin bis zu einem gewissen Grad offen bleibt, bleibt auch der Rückstrom gewährleistet (**Abb. 2.165**).
2. Die Schwerkraft bedingt, daß das Blut über Herzhöhe herzwärts drängt, ohne zusätzlichen Antrieb zu benötigen. Trotz lumenverminderter Venen entsteht also dadurch eher eine Rückstromförderung oder zumindest eine Rückstromerleichterung.

Eine *Besonderheit der venösen Druckverhältnisse* bei *flacher Rückenlage* ist allerdings noch zu erwähnen. Durch den anatomischen Verlauf der Beinvenen ergibt sich eine Höhendifferenz zwischen den Venen auf malleolarer Höhe und dem Leistenband als Durchtrittstelle in das Venensystem des Beckens. Diese Höhendifferenz bezeichnet Strössenreuter (1995) als „Beckenberg" und gibt sie im Mittel mit 12,8 cm an (**Abb. 2.166 a**). Dies führt nach seinen Angaben zu einer Druckzunahme zwischen Leistenband und Malleolen von rund 9 mmHg. Es bedarf also eines solchen Drucks, um den Höhenunterschied auf dem Rückweg von distal nach proximal zu überwinden.

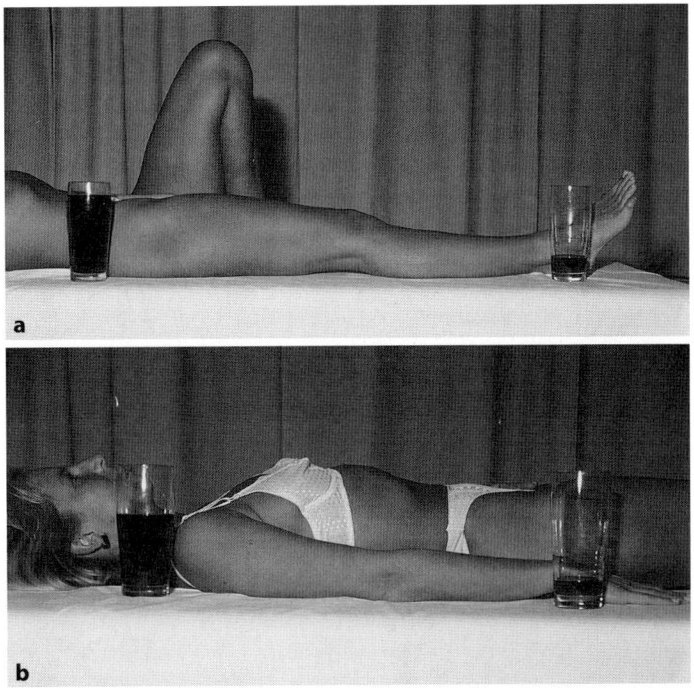

Abb. 2.166. a Höhendifferenz zwischen retromalleolärer Region und der Höhe des Lig. inguinale, sog. „Beckenberg"; sichtbar gemacht durch die unterschiedlich gefüllten Gläser. **b** „Venenwinkel-Berg" in Analogie zum „Beckenberg"

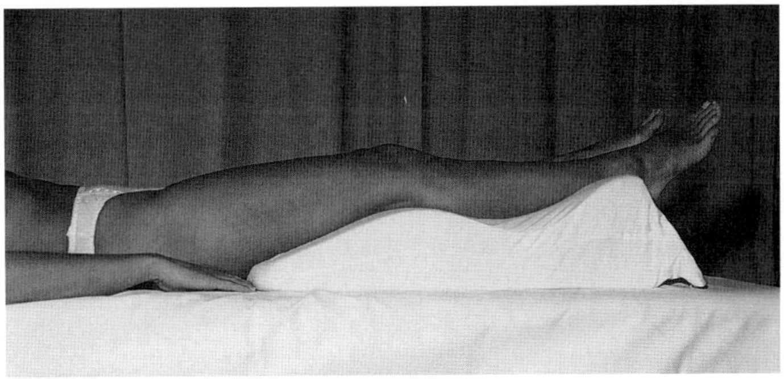

Abb. 2.167. Korrekte Lagerung der Beine zur Rückflußerleichterung; die Gelenkstellung sollte möglichst entspannt sein

Für die seitlich liegenden Arme eines flach auf dem Rücken liegenden Menschen dürfte ähnliches gelten. Auch hier muß eine Höhendifferenz zwischen Handgelenk und Angulus venosus (**Abb. 2.166b**), in den das venöse Blut des Armes über die V. axillaris und V. subclavia letztlich gelangt, überwunden werden. Analog zum „Beckenberg" könnte man hier vom „Venenwinkel-Berg" sprechen.

Diesen Verhältnissen kommt *unter physiologischen Bedingungen* – also ohne daß irgendwelche hämodynamischen Störungen oder Lymphabflußbehinderungen vorliegen – *keine besondere Bedeutung* zu. Unter anderen Bedingungen jedoch gewinnen die Erkenntnisse durchaus an Relevanz – z.B. bei halbseitengelähmten Patienten nach apoplektischem Insult, wobei in diesem Fall bei unkorrekter Lagerung nicht nur keine Spastikhemmung erreicht wird, sondern auch eine ungünstige Hämodynamik entsteht.

Die **Abb. 2.167** und **2.168a, b** zeigen Beispiele für eine korrekte Lagerung.

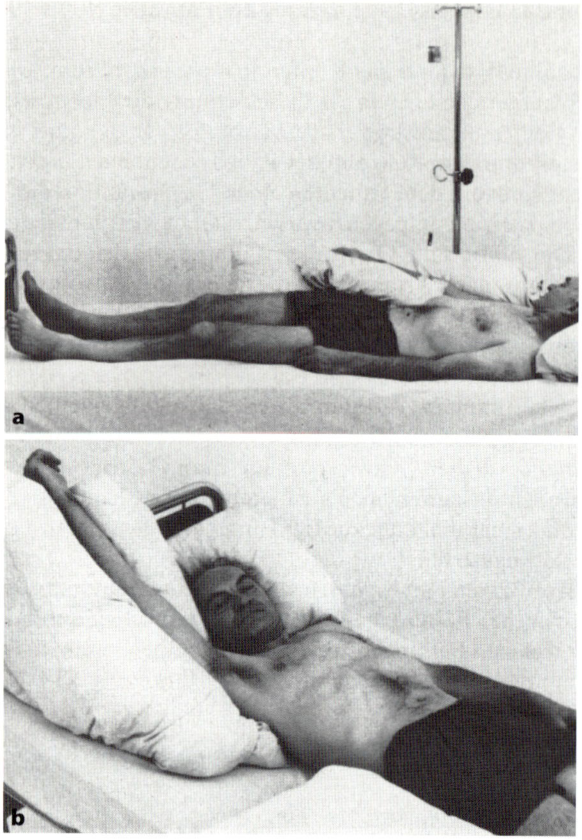

Abb. 2.168 a, b. Lagerungen eines hemiplegischen Patienten. Die Aspekte der Rückflußerleichterung sind berücksichtigt. (Aus Davies 1995)

Wird die flache Rückenlage entweder durch *Aufrichtung des Oberkörpers* oder durch *Hochlagerung der unteren und/oder oberen Extremitäten* verändert, ergeben sich gravierende Änderungen in bezug auf die hydrostatische Indifferenzebene. Je weiter die Aufrichtung des Oberkörpers erfolgt, desto mehr nähern sich die intravasalen hydrostatischen Druckverhältnisse den Werten an, die für den aufrecht stehenden Menschen gelten. In den unteren Extremitäten ist bei Hochlagerung ein negativer Druck in den venösen Gefäßen zu erwarten; der Rückstrom wird begünstigt, und gleichzeitig senkt sich der sonst relativ hohe arterielle Blutdruck. Für einen höhergelagerten Arm, d.h. eine Lagerung über das Niveau der Frontalebene, gilt vergleichbares.

Diese Gegebenheiten sind vor allem in folgenden Fällen von großer Bedeutung:

- Bei einem Kreislaufkollaps, wenn in der Peripherie zuviel Blut zu Lasten der Gehirndurchblutung versackt ist.
  Adäquate Maßnahme: Hochlagerung der Beine bei gleichzeitiger Oberkörperflachlage.
- Wenn eine Herzinsuffizienz zu Atemnot führt.
  Adäquate Maßnahme: Hochlagerung des Oberkörpers.
- Bei peripheren Ödemen.
  Adäquate Maßnahme: Hochlagerung der betroffenen Extremität(en) mit dem Ziel, bei gleichzeitiger venöser Rückstromförderung die Filtrationsmenge nicht noch zusätzlich durch die Schwerkrafteinwirkung zu erhöhen.
- Wenn bei arteriellen Durchblutungsstörungen ein Befund der Durchgängigkeitsverhältnisse der Gefäße erhoben werden soll.
  Maßnahme: Der Umlagerungstest nach Ratschow bringt gut verwertbare Ergebnisse für weitere therapeutische Maßnahmen. Gleichzeitig ist jedoch in solchen Fällen zu bedenken, daß Dauerhochlagerungen den arteriellen Zustrom noch weiter erschweren, weshalb sogar empfohlen wird, die Beine „tiefzulagern".

→ Auf das *Lymphgefäßsystem* hat die Lage des menschlichen Körpers im Raum keinen unmittelbaren Einfluß.

Das Lymphgefäßsystem stellt im Prinzip ein Reaktionssystem auf die interstitiellen Flüssigkeitsverhältnisse dar. Mit anderen Worten: Die Menge und die Zusammensetzung der interstitiellen Flüssigkeitsverhältnisse bestimmen, in welchem Maße das Lymphgefäßsystem in seiner Funktion als Sicherheitsventil tätig werden muß. Durch die Fähigkeit zur Eigenmotorik ist das Lymphgefäßsystem zusätzlich unabhängiger von der Lage im Raum als das venöse System.

Das Lymphgefäßsystem ist also durch Lageveränderungen erst dann betroffen, wenn sie sich störend auf die Hämodynamik auswirken, so daß es zu einem Anstieg der Flüssigkeitsmenge im Gewebe kommt. Ob es dann zu einem Ödem im klinischen Sinne kommt, ist wiederum vom Ausmaß der gestörten Hämodynamik abhängig. Wenn das Lymphgefäßsystem die Störung vollständig kompensieren kann, entsteht keine Schwellung. Kann es nicht vollständig kompensatorisch wirksam werden, bildet sich ein Ödem.

2.6.2 Auswirkungen der Lagerung auf die einzelnen Ödeme

Aufgrund der unterschiedlichen pathophysiologischen Gegebenheiten liegt es nahe, daß sich die intravasalen Druckverhältnisse bei entsprechender Lagerung auch unterschiedlich auf die verschiedenen Ödeme auswirken. Prinzipiell kann eine *Hochlagerung geschwollener Körperregionen* zwei unterschiedliche therapeutische Effekte haben:

- Eine echte Schwellungsreduktion durch den erleichterten venösen Rückstrom bei gleichzeitiger arterieller Binnendrucksenkung; dadurch verbesserte Reabsorption.
- Eine Verhinderung der schwerkraftbedingten Ödemzunahme. Dabei muß es jedoch nicht unbedingt auch gleichzeitig zu einer Ödemreduktion kommen.

Um die Wirksamkeit der Lagerung einschätzen zu können, ist es äußerst wichtig, die *Zusammensetzung der Ödemflüssigkeit* zu betrachten (siehe Abschn. 1.2):

- *Eiweißarme Ödeme* mit systemischen Ursachen (Hypoproteinämie, kardiale Insuffizienz, hormonelle und medikamentöse Ursachen) oder aufgrund von venösen Abflußstörungen in Stadium I auf überwiegend variköser Basis und auch Inaktivitätsödeme sind anders zu bewerten als Ödeme, die einen höheren Eiweißgehalt als 1 g% aufweisen und deshalb als
- *eiweißreiche Ödeme* bezeichnet werden. Dazu zählen alle Permeabilitätsödeme (posttraumatische und postoperative Schwellungen/Hämatome, entzündliche Ödeme wie bei der cP etc.), die chronisch-venöse Insuffizienz in den fortgeschrittenen Stadien sowie die Lymphödeme.

→ Bei allen *eiweißarmen Ödemen* ist durch Hochlagerung ein rascher Ausgleich des Flüssigkeitsungleichgewichtes zu erzielen, weil der venöse Rückstrom erleichtert wird und sich dadurch die Reabsorption verbessert.

Dies macht sich z. B. bei kardialen Ödemen in Form einer Nykturie bemerkbar. Während der nächtlichen Ruhe in horizontaler Lage wird das im Interstitium angesammelte Wasser nun erleichtert reabsorbiert und damit dem Kreislauf zugeführt, was dann letztlich zur erhöhten renalen Ausscheidung führt.

Eiweißreiche Ödeme verhalten sich anders. Eiweißmoleküle sind nicht reabsorbierbar und müssen daher im Interstitium als lymphpflichtige Last verstanden werden. Daher bedingt eine Eiweißanreicherung der interstitiellen Flüssigkeit auch immer den vermehrten Einsatz des Lymphgefäßsystemes.

→ Bei *eiweißreichen Ödemen* hat die Hochlagerung lediglich den Effekt, einer weiteren Ödem*zunahme* vorzubeugen.

Bei einer entzündlichen und damit sehr eiweißreichen Schwellung ist eine Hochlagerung auch noch aus ganz anderen Gründen empfehlenswert. Läßt man z.B. nach einer Sprunggelenksdistorsion z.B. das Bein herabhängen, verstärken sich die Schmerzen im Verletzungsgebiet durch den schwerkraftbedingten hohen Druck in den kleinen Blutgefäßen. Daher lagert oder hält man die betroffene Region intuitiv hoch.

Bei geschwollenen Extremitätengelenke ist jedoch noch ein weiterer lagerungstechnischer Aspekt von Bedeutung: Zusätzlich zur Hochlagerung der gesamten Extremität ist es wichtig, das betroffene *Gelenk* in einer Position zu lagern,

- in der die Schmerzen zurückgehen bzw., falls die Schwellung nicht schmerzhaft ist,
- in der alle Strukturen des betroffenen Gelenkes und der periartikulären Weichteile möglichst entspannt sind.

Eine solche Lagerung ist für alle Gelenke beschrieben und wird in der Manuellen Therapie als „Ruhestellung" (auch „resting position" oder „loose-packed-position") beschrieben.

HINWEIS
Die geringe Weichteilspannung in der Gelenk-„Ruhestellung" gewährleistet, daß die Entödematisierung nicht durch eine zusätzliche Abstrombehinderung (komprimierte Gefäße) erschwert wird.

2.6.3 Kontraindikationen und Einschränkungen

Echte Kontraindikationen für eine lagerungsbedingte Rückstromförderung sind nicht bekannt.

Bestehen jedoch gleichzeitig zur Schwellung verringerte arterielle Gefäßdurchlässigkeiten – *AVK ab Stadium II nach Fontaine* –, führt eine längere Hochlagerung zur zusätzlichen Minder-

Tabelle 2.13. Stellenwert der Lagerung bei verschiedenen Ödemen

Lagerung besonders angezeigt	Geringfügige Schwellungsabnahme durch Lagerung	Geringer Effekt bzw. keine Schwellungsabnahme durch Lagerung
Kardiale Ödeme, jedoch nur für die Oberkörperhochlagerung![a]	Entzündliche Ödeme wie posttraumatisch/postoperativ, rheumatische Schwellung, Sudeck-Symptomatik Reizergüsse	Chronisches Lymphödem
Ödeme aufgrund einer Hypoproteinämie	Chronisch-venöse Insuffizienz in Stadium II und III	
Ödeme des varikösen Symptomenkomplexes in den Anfangsstadien (CVI Stadium I)	Postapoplektisches Ödem im Zusammenhang mit dem „Schulter-Arm-Syndrom"	Lipödem bzw. Lipödem-Syndrom
Inaktivitätsödem nach längerem Sitzen/Stehen oder infolge von Lähmungen Schwangerschaftsödem und zyklisch bedingte Ödeme		

[a] Für die Beine sogar kontraindiziert!

versorgung der abhängigen Körperpartien. Daher ist in diesem Fall eine Hochlagerung sorgfältig abzuwägen.

Bei *fortgeschrittener Herzinsuffizienz* muß eine Rückstromförderung durch flache Lagerung oder gar Lagerung mit erhöhten Beinen vermieden werden, da sich die kardiopulmonalen Beschwerden verstärken können. Im Regelfall läßt der Patient eine solche Lagerung auch gar nicht zu, da er die Folgen aus Erfahrung kennt.

Tabelle 2.13 faßt nochmals zusammen, welchen Stellenwert die Lagerung bei verschiedenen Ödemen einnimmt.

2.7 Ödemverringerung durch Kühlung

O. Schreiner

In der Therapie wie auch im Alltag gehört es zum Standard, auf Schwellungen „etwas Kühles" zu legen, „um die Schwellung zu verringern". Beschäftigt man sich jedoch intensiver mit den Wirkmechanismen von Kälte auf die physiologischen Abläufe erkennt man, daß die Überschrift dieses Kapitelabschnittes eigentlich mit einem Fragezeichen versehen sein müßte.

2.7.1 Prinzipielle Mechanismen

Zur Gewebeabkühlung, also zum Wärmeentzug, werden verschiedene Methoden angewandt (**Tabelle 2.14**).

Die Reaktionen werden durch folgende Faktoren bestimmt:

- Anwendungstemperatur (Temperaturdifferenz zwischen Kältemedium und Körperoberfläche),

Tabelle 2.14. Kühlungsverfahren im Überblick

Kältemedium bzw. Kühlverfahren	Applikationstemperatur auf der Körperdecke
Temperaturabsteigende Bäder	Von indifferent (ca. 33 °C) bis auf kühle Wassertemperatur (ca. 23/24 °C)
Leitungswasser, „brunnenkalt"	ca. 10–12 °C
Kalte Waschungen	ca. 10–12 °C
Wärmeentziehende Kneipp-Wickel	ca. 10–12 °C
Leitungswasser, versetzt mit Brucheis	ca. 5–1°C, je nach Eisanteil
Einmal-Kältepackungen auf der Basis chemischer Reaktionen	um 0 °C
Gel-Packungen mit Zwischenlage als Hautschutz	–10 bis –15 °C, jedoch durch die Zwischenlage um 0 °C
Natureis in Würfel- oder Blockform zur „Eisabreibung"	–10 bis –15 °C, jedoch durch die „isolierende" Schmelzwasserschicht um 0 °C
Kältespray	<0 °C direkt auf der Haut! [a]
Kältekammern, Kaltluft-/Kaltgasanwendungen	>;–100 °C

[a] Eigene Messungen

- Anwendungsdauer,
- Größe des Anwendungsgebietes,
- Häufigkeit der Anwendungen.

In der Kryotherapie wird vereinfachend unterschieden zwischen
- Kurzzeitanwendungen (wenige Sekunden bis einige Minuten) und
- Langzeitanwendungen (ab 10 Minuten).

Diese Übersichten machen deutlich, daß die Wirkung der Kühlung nicht einfach generalisiert werden kann. Bedenkt man zusätzlich, daß Kühlung häufig noch kombiniert angewandt wird, z.B. mit gleichzeitiger Kompression oder/und Hochlagerung in der akuten Verletzungsphase, wird klar, daß eine eindeutige Aussage über die Wirkung von Kälteanwendungen nicht immer möglich ist. Trotzdem lassen sich die physiologischen Auswirkungen in einigen Bereichen recht gut bestimmen.

Welche Reaktionen zeigt also lebendes Gewebe, wenn man es kurzfristig oder auch dauerhaft abkühlt? Folgende *physiologische Wirkungen* auf eine Kälteapplikation in großer Übereinstimmung in der Literatur zu finden:
- Senkung des örtlichen Stoffwechsels.
  Viele Auswirkungen sind eine direkte oder indirekte Folge dieses Effekts, so u.a.
  - Verzögerung bzw. Verringerung der Entzündungsmechanismen.
  - Depression des Immunsystems.
- Schmerzverminderung durch
  - Verringerung der Nervenleitgeschwindigkeit und durch
  - Senkung der Freisetzung von Schmerzmediatoren.
- Vasokonstriktion als Erstreaktion mit nachfolgender Vasodilatation bei längerer Kälteeinwirkung.
  Die Vasodilatation ist dabei als Schutzreaktion vor einer drohenden Ischämie zu verstehen.
- Spannungserhöhung quergestreifter Muskulatur als Erstreaktion mit nachfolgender Muskeldetonisierung bei längerer Kälteeinwirkung.
- Verringerung der Dehnbarkeit kollagenen Bindegewebes.
- Atemvertiefung und Steigerung der Atemfrequenz bei kurzer Kälteeinwirkung.

Fragt man jedoch nach der Auswirkung von Kälteanwendungen auf die Ödembildung bzw. nach der Möglichkeit der Ödemverminderung, fallen die Antworten sehr unterschiedlich aus.

2.7.2 Diskussion: Gegensätzliche Standpunkte zur Eistherapie

Basierend auf einer Übersichtsarbeit von van Wingerden (1992) lassen sich folgende Standpunkte zur Eistherapie festhalten.

Eistherapie und Ödembildung

Hier ist vor allem die Ödembildung als *direkte Traumafolge* und damit die Reaktion des Gewebes im Sinne einer Entzündung von Bedeutung. Prinzipiell ist eine Entzündung eine normale Reaktion auf ein Trauma; sie leitet die Wundheilung ein (siehe auch Bd. 2, Abschn. 3.1).

Vor allem im Zusammenhang mit akuten Verletzungen (z.B. bei einem stumpfen Trauma) wird Kälte bereits in den ersten Minuten posttraumatisch eingesetzt. Die *Kühlung* dient dabei in erster Linie der Schmerzminderung. Ein weiteres Ziel besteht darin zu verhindern, daß die Entzündungsreaktion „überschießt", wie dies bei der Entgleisung der normalen Reaktionen bei Morbus Sudeck beobachtet werden kann. Außerdem soll Kälte über die reaktive Vasokonstriktion die Blutung begrenzen. Hierzu ist zu sagen, daß der Defektverschluß an den Blutgefäßen in den ersten 3–5 Minuten physiologisch abläuft: Durch Kälte wird er in keinem Falle beschleunigt, sondern eher verzögert.

Laut van Wingerden gibt es keinen Nachweis dafür, daß eine Eisanwendung direkt posttraumatisch außer der Schmerzhemmung noch weitere positive Effekte hat bzw. daß sich auf diese Weise Ödeme verringern ließen. Im Gegenteil zeigen viele Untersuchungen, daß Kälte zu einer *Ödemzunahme* führen kann. Dies ist eigentlich seit langem bekannt, da leicht zu beobachten ist, daß eine starke Kälteeinwirkung Gewebe zerstört und dadurch Entzündungsreaktionen auslöst, in deren Folge es dann erst zu einer Ödemenzunahme kommen kann. Gerade die (unfachmännische) Verwendung von Kältesprays birgt die große Gefahr, Entzündungsreaktionen und damit eine Schwellung erst in Gang zu setzen.

In neueren Behandlungskonzepten der modernen Sportphysiotherapie werden diese Erkenntnisse auch berücksichtigt, so z.B. von Eder et al. (1998). Meeusen u. Lievens (zitiert in Wingerden 1992) stellten bereits 1986 fest, daß eine Eisapplikation nach 8 Minuten Behandlungsdauer die normale Permeabilität des Lymphgefäßsystemes gegenüber diffundierenden Teilchen um 105% (!) erhöht. Dies erklärt die beobachtete Schwellungszunahme nach etwa 8 Minuten bei direkter Kälteeinwirkung.

Wir selbst vermuten, daß sich die Frequenz der Angionkontraktionen unter Kälteeinwirkung verringert. Diese Annahme scheint aus folgenden Grund berechtigt: Kälte hemmt selbst die Leitgeschwindigkeit der Nerven, so daß dies sogar zur Verringerung spastischer Muskelkontraktionen über eine Hemmung der übersteigerten Aktivitäten der myostatischen Reflexe genutzt werden kann.

Gerade das Lymphgefäßsystem ist aber beim Vorgang einer Exsudation gefordert, den vermehrten Zustrom von großen Eiweißmolekülen zu beseitigen. Daher ist natürlich eine vermutete Verminderung der Angiomotorik nicht sinnvoll.

Eistherapie und Ödemverringerung

Die Untersuchungen von van Wingerden zeigen auch, daß die Entzündungsreaktionen bei einem Trauma durch Kälte nicht blockiert, sondern höchstens verzögert und evtl. sogar verstärkt werden. Nur durch die meist übliche Kombination mit Kompression und Hochlagerung läßt sich die negative Auswirkung von Eis wieder (teilweise) kompensieren. Es ist deshalb abzuwägen, ob Schmerzminderung durch Kälte so wichtig ist, daß man die Folgen in Kauf nimmt, oder ob nicht eine Schmerzmittelgabe sinnvoller ist.

In der Phase akuter Entzündungen ist auch immer abzuwägen, ob von der Schmerzminderung weitere positive Heilungsimpulse ausgehen (z.B. durch frühzeitig mögliche Mobilisation), oder ob die Wundheilung durch die Hemmung des Warnsignals Schmerz vielleicht sogar gestört wird, weil sich der Patient falsch verhält!

Die übliche Limitierung der sog. Kurzzeitanwendung auf bisher 10 Minuten sollte nach diesen Erwägungen auf 7–8 Minuten reduziert werden. Dies scheint deshalb sinnvoll, weil ab diesem Zeitpunkt deutliche Permeabilitätssteigerungen des Lymphgefäßsystemes zu beobachten sind. Auch wenn andere Reaktionen wie die Einwirkung auf den Muskeltonus etc. eine längere Zeitspanne zuließen, sollte man sich am „schwächsten Glied einer Kette“ orientieren, d.h. in diesem Falle an der Gewebsreaktion. Allerdings ist folgendes festzustellen: Die Untersuchungen von van Wingerden setzen stets *Eis* als Medium des Wärmeentzugs voraus.

2.7

HINWEIS
Im Gegensatz zu Eisanwendungen haben sich weniger extreme Temperatursenkungsmethoden wie temperaturabsteigende Teilbäder, „einfaches“ kaltes Leitungswasser z.B. in Form eines wärmeentziehenden Wickels bei der Minderung von Entzündungsreaktionen durchaus bewährt.

2.7.3
Stellenwert der Kühlung bei verschiedenen Ödemen

Kühlung zur Ödemverringerung bzw. zur Verminderung der Ödementstehung ist folglich nur in wenigen Therapiesituationen sinnvoll:

- Bei überschießender Reaktion (*M. Sudeck Stadium I–II*) kann vorsichtig gekühlt werden, um die Schmerzen und Entzündungsreaktionen zu mindern.
- In der akuten Phase der *RA/cP* dient die Kälteanwendung der Schmerz- und Entzündungsminderung.
- Bei *chronischen Lymphödemen* ist das Auftreten von Erysipelen eine der häufigsten Komplikationen (**Abb. 2.169**). Neben der dann *absolut vorrangigen medikamentösen Antibiotikatherapie* kann den betroffenen Patienten zur Linderung die Anwendung von wärmeentziehenden Wickeln empfohlen werden.

Bei anderen Ödemursachen (bei venösen, lymphatischen, hypoproteinämischen Ödemen), bei Schwellungen aufgrund einer Immobilisation etc. besteht ohnehin keine Indikation.

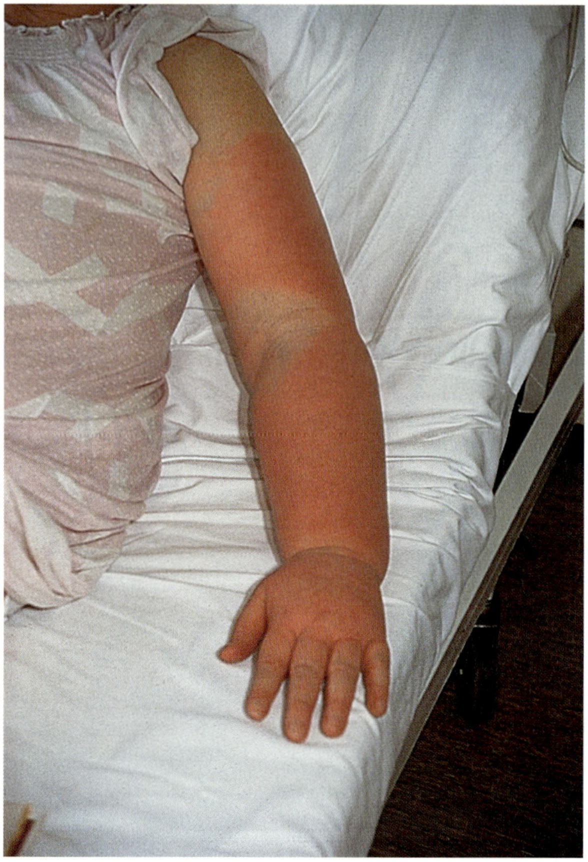

Abb. 2.169. Akutes Erysipel bei einem sekundären Armlymphödem nach Ablatio mammae

2.7.4
Kontraindikationen und Einschränkungen

Die folgenden Betrachtungen beziehen sich auf den Einsatz von Kälte, d.h. von Medien bzw. Methoden, die eine Applikationstemperatur *um 0°C oder darunter* erreichen und als *Langzeitanwendung*, also >8 min eingesetzt werden.

Unter diesen Voraussetzungen bestehen folgende Kontraindikationen:

- Posttraumatische und Postoperative Schwellungen, da die negativen Auswirkungen größer sind als der positive Effekt der Schmerzminderung.
- Postapoplektisches Ödem, da aufgrund nicht verläßlicher Sensibilität drohende Erfrierungen nicht sicher wahrgenommen werden können.
- Im unmittelbaren Bereich eines Lymphödemes bzw. einer chronisch-venösen Insuffizienz.

Tabelle 2.15 faßt nochmals zusammen, welchen Stellenwert die Kühlung bei verschiedenen Ödemen einnimmt.

Tabelle 2.15. Stellenwert der Kühlung in der Ödembehandlung

Gut geeignet: Milde Kühlung bzw. Kälte als Kurzzeitanwendung	Kontrainidiziert: Kälte (Eis) als Langzeitanwendung	Kein besonderer Stellenwert bzw. keine Bedeutung für Ödementstehung und Ödemverringerung
Posttraumatische/Postoperative Schwellungen in der Akutphase, vor allem zur Schmerzminderung bei gewünschter frühfunktioneller Behandlung	Posttraumatische/postoperative Schwellungen	Chronisches Lymphödem Chronisch-venöse Insuffizienz aller Stadien
Entzündliche Ödeme wie Sudeck-Symptomatik und rheumatoide Arthritis		Kardiales Ödem
Erysipel des chronischen Lymphödemes, begleitend zur vorrangigen Antibiotikatherapie		Ödeme aufgrund einer Hypoproteinämie
Reizergüsse	Reizergüsse	Schwangerschaftsödeme und zyklisch bedingte Ödeme Lipödem bzw. Lipödem-Syndrom Inaktivitätsödem und Postapoplektisches Ödem

2.8 Entstauende Wirkung durch hydrotherapeutische Anwendungen

T. Galic

Einführung

Serielle hydrotherapeutische Anwendungen greifen direkt und indirekt in physiologische Regelkreise ein. Daher ist es im allgemeinen immer schwierig, Einzelwirkungen isoliert darzustellen und voneinander abzugrenzen. Dennoch lassen sich einige Aspekte hervorheben, die als primäre entstauende Maßnahme für eine Reihe von Indikationsstellungen geeignet sind.

In diesem Zusammenhang sind zunächst die wichtigsten Einflußfaktoren einer Badetherapie zu nennen:

- der hydrostatische Druck und
- die Wassertemperatur.

Der sinnvolle Einsatz und die Grenzen einer Anwendung lassen sich vielfach unmittelbar aus dem Verständnis der physiologischen Regelkreise ableiten, die durch die Anwendung angesprochen weden. In der Übersicht zu den „Wirkungen der Badetherapie unter entstauenden Gesichtspunkten" werden alle physiologischen Reaktionen, die keine Bedeutung für eine entstauende Therapiemaßnahme haben, entweder nur am Rande erwähnt oder ganz weggelassen.

Wirkungen der Badetherapie unter entstauenden Gesichtspunkten

Die beiden Einflußfaktoren hydrostatischer Druck und Wassertemperatur wirken sich folgendermaßen aus:

Der *hydrostatische Druck* (bedingt durch die Eintauchtiefe in ein Bad)

- beeinflußt die Volumenregulation,
- verändert die Blutviskosität und
- steigert die Mikrozirkulation.

Die *Badetemperatur*

- beeinflußt Gefäßmotorik und Mikrozirkulation,
- beeinflußt die Stoffwechselaktivität und
- stimuliert eine Blutumverteilung durch die Regelmechanismen der Thermoregulation.

2.8.1 Physiologische Wirkung der Badetherapie

Einflüsse durch den hydrostatischen Druck

Beeinflussung der Volumenregulation

Die physiologischen Reaktionen gelten prinzipiell nicht nur für das Vollbad, sondern abgeschwächt auch für Teilbäder. Dabei sind die Effekte umso größer, je größer der Anteil des Körpers ist, der sich unter Wasser befindet. Hieraus ergeben sich aus therapeutischer Sicht gute individuelle Dosierungsmöglichkeiten.

Durch das Eintauchen (Immersion) in das Wasser entsteht ein gleichmäßiger Druck auf oberflächliche Venen und das Kapillarsystem. Durch Einengung des Gefäßlumens beschleunigt sich der venöse Rückstrom. Gleichzeitig erhöht sich durch den Wasserdruck die kapilläre Flüssigkeitsaufnahme aus dem komprimierten Gewebe. Bei großflächigen Anwendungen führen diese Effekte zu einer deutlichen Steigerung des Plasmavolumens mit einer zentralen Hypervolämie. Beim Gesunden sind z. B. im Vollbad zentrale Volumenvermehrungen bis zu einem knappen Liter nachgewiesen. Der zentrale Venendruck (ZVD) steigt sichtbar an (bis zu 15 mmHg). Die erhöhte kardiale Vorlast führt zu einer Steigerung des Schlagvolumens, das Herzzeitvolumen nimmt um 30–50% zu, während die Herzfrequenz leicht sinkt. Die Kapillardrücke in der Lunge können sich im Vollbad beim Eintauchen bis zum Hals verdoppeln, während sie bei Halb- und Sitzbädern nur geringfügig ansteigen. Infolgedessen steigt auch die Druckbelastung des linken Ventrikels an.

Diese Soforteffekte führen *beim Herzgesunden* zu einer Ökonomisierung der Herzaktion. Das erhöhte Schlagvolumen bedeutet nämlich eine verlängerte Füllungsphase mit größerer Vordehnung des Herzmuskels, wodurch die Kontraktionsvoraussetzungen für die Systole begünstigt werden. Gleichzeitig ist durch die längere Diastole auch eine bessere O_2-Versorgung des Herzmuskels zu erwarten.

> **!** *Bei bestehender Herzinsuffizienz* kann die vermehrte Blutfüllung des Herzens zu einer Überdehnung des Herzmuskels mit akuter Dekompensation führen. Es kann zu einem Herzstillstand kommen. Daher erhalten diese Patienten generell keine Vollbäder.

Im Verlaufe des Bades setzen komplexe Gegenregulationsmechanismen zur Kompensation des vermehrten zentralen Volumens ein. Die Reaktionen machen sich nach etwa 10–20 min Badedauer deutlich bemerkbar und führen in ihrer Summe zu einer gesteigerten Diurese. Bedeutend an dieser *„Badediurese"* ist, daß sie auch mit einer gesteigerten Natriumausscheidung einhergeht, was auf eine unmittelbaren Einfluß auf die Volumenregulationssysteme schließen läßt. Die effektive Nierenleistung, die glomeruläre Filtrationsrate selbst, wird dagegen nur wenig beeinflußt. Der natriuretische Effekt macht sich allerdings nur bei mehrstündigen Bädern bemerkbar und ist daher bei den üblichen Badezeiten vernachlässigbar gering (Epstein 1978).

Ausführlichere Informationen zu den Regelkreisen der Blutdruck- und Volumenregulation, die an den diuresefördernden Badereaktionen beteiligt sind, gibt der Exkurs auf S. 255.

> **HINWEIS**
> Um alle volumenregulatorischen Regelkreise wirkungsvoll zu stimulieren, muß der Wasserspiegel beim (sitzenden) Patienten mindestens in *Höhe des Bauchnabels* stehen.

Exkurs: An den diuresefördernden Badereaktionen beteiligte Regelkreise
An den diuresefördernden Badereaktionen sind alle wichtigen Regelkreise der Blutdruck- und Volumenregulation beteiligt. Die Badediurese steht somit in einem komplexen Zusammenhang physiologischer Regelkreise, die ineinandergreifen und sich gegenseitig beeinflussen. Im einzelnen handelt es sich dabei um folgende *Regelkreise:*

- Zunächst ist eine *Abnahme der Aktivität des Renin-Angiotensin-Aldosteron-Systems (RAAS)* zu verzeichnen (sie hierzu z.B. Schmidt u. Thews 1997). Dieses System ist der wirkungsvollste Regelkreis zur *Volumenregulation* und steht in direktem Zusammenhang mit der *Nierendurchblutung*. Durch die Zunahme des zentralen Blutvolumens vermindert sich die Reninausschüttung aus den Vas afferens der Glomeruli. Dadurch veringert sich die Bildung von Angiotensin, wodurch eine generelle Arteriolenweitstellung ausgelöst wird. Die geringere Ausschüttung von Aldosteron bewirkt eine Hemmung der Natriumrückresorption in den distalen Tubuli, wodurch eine Natriurese mit nachfolgender Diurese entsteht.
- Ein weiterer Faktor ist die *vermehrte Ausschüttung von ANF* (*a*trialer *n*atriuretischer *F*aktor), einem Peptidhormon, das bei Dehnung der rechten Vorhofwände aus speziellen Vorhofzellen ausgeschieden wird und die Natriumausscheidung stimuliert.
- Das erhöhte Blutvolumen geht mit einer prozentualen Minderung der Salzkonzentration im Blutplasma einher. Dadurch *nimmt* wiederum die *ADH-Ausschüttung* (*a*nt*d*iuretisches *H*ormon des Hypophysenhinterlappens) *ab*, und in den distalen Tubuli und den Sammelrohren der Nieren vermindert sich die Wasserrückresorption.

Die diuresebedingte Volumenminderung führt in Kombination mit der Gefäßweitstellung auch zu einer meßbaren Blutdrucksenkung. Dadurch reduziert sich die kardiale Nachlast zuerst linksventrikulär und in Folge davon auch am rechten Herzen. Begünstigend wirkt sich auch der im Bad verminderte Adrenalin-, Noradrenalin- und Cortisol-Blutspiegel aus. Die Wirkung wird durch die temperaturbedingte Gefäßweitstellung in warmen Bädern unterstützt.

→ Der Badeeffekt ist mit einer besseren Myokarddurchblutung, günstigen Kontraktionsbedingungen und einer gleichzeitigen Senkung des peripheren Gefäßwiderstandes verbunden. In der Kurmedizin ist die Badetherapie als „Herztraining unter entlastenden Bedingungen" bekannt.

Veränderung der Blutviskosität und Steigerung der Mikrozirkulation

Die Verschiebung des Gleichgewichts zwischen kapillärer Filtration und Reabsorption führt unter dem Einfluß des Wasserdrucks zu einer vermehrten Aufnahme von interstitieller Flüssigkeit in das Gefäßsystem. Dadurch vermindert sich der prozentuale Anteil der festen Blutbestandteile (vor allem der roten Blutkörperchen) im Verhältnis zum Plasma. Dies wirkt sich lokal im Kapillarsystem des gebadeten Körperteils günstig auf die Fließfähigkeit des Blutes aus. Bei großflächigen Anwendungen mit deutlicher Steigerung des Gesamtplasmavolumens ändert sich folglich zu Beginn des Bades die gesamte Plasmaviskosität, was sich am sinkenden Hämatokrit auch nachweisen läßt. Setzen allerdings die beschriebenen Gegenregulationsmechanismen ein, ist der Effekt nach 10–20 min wieder rückläufig.

→ Die Fließeigenschaften des Blutes sind bei der kapillären Durchblutung von entscheidender Bedeutung. Daher ist durch die verminderte Blutviskosität in der ersten Badephase eine Begünstigung der Mikrozirkulation zu erwarten.

Thermische Einflüsse

Im Vergleich zum Medium Luft läuft der Wärmeaustausch im Wasser unter grundlegend anderen Bedingungen ab. Der Wärmetransport erfolgt hauptsächlich über Wärmeleitung und -strömung; die Bedeutung der Wärmestrahlung ist im Gegensatz zur Luft vernachlässigbar klein. Die Wärmekapazität des Wassers liegt bedeutend über der Kapazität der Luft (um das 3000fache), das Wärmeleitvermögen ist ca. 23mal größer. Eine Kühlung des Körpers durch Schweißverdunstung ist nicht möglich.

→ Der Organismus ist gegenüber Temperaturveränderungen im Wasser deutlich empfindlicher als gegen Temperaturveränderungen in der Luft. Bereits geringe Abweichungen von der Indifferenztemperatur lösen umfassende thermoregulatorische Reaktionen aus.

Bei *Erniedrigung der Wassertemperatur* sind alle Reaktionen auf Unterkühlung zu beobachten: von peripherer Vasokonstriktion, Umleitung des venösen Rückflusses in tiefliegende Venen mit blasser, kühler Haut, Steigerung der Stoffwechselaktivität bis zu einem Mehrfachen des Grundumsatzes und vermehrter Wärmeproduktion durch Zunahme des Muskeltonus bis hin zum Kältezittern. Die Auswirkungen auf das Herz-Kreislauf-System sind auf die starke Stimulation des sympathischen Nervensystems zurückzuführen. Der zunehmende Kreislaufwiderstand führt zur Nachlaststeigerung mit deutlichem Blutdruckanstieg und reflektorisch bedingter Bradykardie.

Bei *Erhöhung der Wassertemperatur* kommt es zu entgegengesetzten Reaktionen: zu Überhitzung mit massiver Dilatation der Hautgefäße im Sinne eines Kühlstromeffektes, sinkender Stoffwechselaktivität und abnehmendem Muskeltonus. Die periphere Vasodilatation führt zu einer deutlichen Abnahme des diastolischen Druckes mit Steigerung der Pulsfrequenz und Zunahme des Herzzeitvolumens.

Auf weitere therapeutisch nutzbare Wärmeeffekte in Bädern wie die muskelrelaxierende Wirkung, die spasmolytischen Effekte und die Einflüsse auf das Immunsystem soll hier nicht näher eingegangen werden, da sie im Rahmen einer Entstauung keine Rolle spielen. Ebenso finden die Auswirkungen kalter Bäder hier keine weitere Berücksichtigung.

! Zusammenfassend führen die thermischen Reize zu einer deutlichen Blutumverteilung. Während unter hypothermen Bedingungen eine zunehmende Zentralisation des Kreislaufs einsetzt, kommt es unter Hyperthermie zu einer massiven Mehrdurchblutung der Körperschale. Die beschriebenen Reaktionen sind dabei umso deutlicher, je mehr die Wassertemperatur von der Indifferenztemperatur abweicht.

Den physiologischen Regelmechanismen sind natürliche Grenzen gesetzt. Während bei einer Unterkühlung des Körperkerns unter 25 °C ein Herzstillstand zum Tode führt, droht bei Überhitzung ein Koma durch Hirnödem oder ein Kreislaufkollaps durch akuten Volumenmangel aufgrund des exzessiven Schwitzens.

→ Gerade für die Entstauungsbehandlung lassen sich die *Blutumverteilungseffekte durch temperaturansteigende Bäder* sinnvoll nutzen. Für die Behandlung der Herzinsuffizienz und bei pulmonalen Stauungen ist dies von großer therapeutischer Bedeutung!

Reflektorische Reaktionen

Neben den zahlreichen lokalen Effekten der Hyperämie sind für die Therapie bei allen Teilanwendungen besonders die nerval-reflektorischen Gefäßreaktionen von Interesse. Diese werden als *konsensuelle Reaktionen* bezeichnet. Es handelt sich dabei um die unmittelbare „Mitreaktion" von Gefäßgebieten, die nicht direkt im Behandlungsgebiet liegen.

Die Gefäßreaktionen sind mit denen im Behandlungsgebiet identisch; sie sind jedoch weniger stark. Am deutlichsten sind sie an der *gegenüberliegenden Extremität* nachweisbar (mit einer Intensität von bis zu 50% im Vergleich zum Behandlungsgebiet). Abgeschwächt treten sie am ganzen Körper auf. Stark betroffen sind von der konsensuellen Reaktion auch alle Gefäße an den *Schleimhäuten innerer Organe*, welche in einer segmentalen reflektorischen Verbindung mit dem Behandlungsgebiet stehen. Außerdem reagiert die glatte *Muskulatur des Bronchialsystems* und aller *Hohlorgane* gleichsinnig mit den Blutgefäßen. Die Blutgefäße von Gehirn und Nieren bleiben, vermutlich aufgrund der starken Autoregulation dieser Organe, von konsensuellen Effekten unbeeinflußt.

Die Durchblutung der Skelettmuskulatur zeigt gegenüber der Hautdurchblutung einen ausgeprägten Antagonismus, der nicht nur bei Extremtemperaturen, sondern bereits bei Normaltemperaturen einer spontanen Eigenrhythmik unterliegt.

! Für das therapeutische Verständis ist entscheidend, daß die zentral gesteuerten thermoregulatorischen Regelmechanismen allen lokalen und konsensuell auslösbaren Effekten übergeordnet sind.

Dies ist immer dann von Bedeutung, wenn bei *empfindlichen und geschwächten Patienten* lokale Anwendungen zu zentralen Regelvorgängen führen, die der gestellten Indikation möglicherweise widersprechen.

BEISPIEL: So können durch temperaturansteigende Armbäder beachtliche Steigerungen der Körperkerntemperatur erzielt werden, die mit einer massiven Blutumverteilung in die Körperschale einhergehen. Folglich wird die Durchblutungssteigerung (z.B. der Lungenschleimhaut), die eigentlich reflektorisch ausgelöst werden sollte, wieder abgeschwächt!

Stoffwechselreaktion

Der wichtigste lokale Mechanismus ist die Stoffwechselreaktion, die durch die Wassertemperatur erzwungen wird. Sie geht mit einer deutlichen Reaktion des Gefäßtonus und der Mikrozirkulation einher. Deshalb muß folgendes besonders beachtet werden:

→ Für die Indikationsstellungen im Rahmen einer Entstauungstherapie ist die *Badetemperatur* besonders zu berücksichtigen.

Zu warme Badetemperaturen erzwingen neben einer Arteriolenweitstellung in der Regel auch eine Steigerung der Kapillarpermeabilität, die sich in einem Ödemgebiet ungünstig auf das Fließgleichgewicht auswirkt. *Zu kühle Badetemperaturen* provozieren leicht Gefäßfehlreaktionen und lösen stets eine mehr oder weniger starke Minderdurchblutung der gebadeten Extremität oder auch der gesamten Körperschale aus, die sich ungünstig auf die Ödemresorption auswirkt. Hinzu kommt dann noch die abnehmende Mikrozirkulation.

Zusammenfassung

Die physiologischen Reaktionen auf den hydrostatischen Druck und die Blutumverteilung durch temperaturansteigende Teilbäder lassen sich für die Entstauungstherapie nutzen.

Durch die komprimierenden Eigenschaften des Wasserdruckes wirken Bäder
- ödemresorptiv und
- diuresefördernd.

Diese Wirkungen basieren auf der vermehrten Flüssigkeitsresorption im Gewebe des gebadeten Körperteils, vor allem aber auch auf dem Einfluß des Wasserdrucks auf die Volumenregulation des Körpers. Es kommt
- zur Hemmung des Renin-Angiotensin-Aldosteron-Systems,
- zu einer gesteigerten ANF-Ausschüttung und
- zu einer Hemmung der ADH-Sekretion der Hypophyse.

Gleichzeitig verbessert sich im gebadeten Körperabschnitt die Mikrozirkulation.

Wichtig für den ausschwemmenden Effekt ist, daß die Badetemperatur im indifferenten Bereich liegt:
- Bei warmen Bädern kommt es mit Zunahme der Kapillarpermeabilität im gebadeten Körperteil zu gegenläufigen Effekten einer ödemvermehrenden Filtration.
- Zu kalte Badetemperaturen hingegen führen zu Gefäßkonstriktionen und Erhöhung des Muskeltonus mit vermindertem Blutfluß.

! Bedingt durch die vermehrte Volumenbelastung des Kreislaufs gerade zu Beginn des Bades sind sowohl Halb- als auch Dreiviertel- oder gar Vollbäder bei Patienten mit entsprechend schwerer Herzschädigung kontraindiziert.

Trotz der wirksamen Therapiehebel, die die Bäderbehandlung bietet, ist diese Möglichkeit der Ödemresorption bislang noch wenig bekannt. Gerade bestimmte Patientengruppen wie z. B. Patienten mit Aszites bei Leberzirrhose oder Schwangere mit Extremitätenödemen (ohne ausgeprägte Gestosesymptomatik) können außerordentlich von diesen Anwendungen profitieren.

2.8.2 Temperaturansteigende Teilbäder

Die thermoregulatorische Blutumverteilung vom Körperkern zur Körperschale läßt sich für die Entstauung vor allem in Form von temperaturansteigenden Teilbädern nutzen. Im Vordergrund steht hier die Behandlung bei Herzinsuffizienz und bei Stauungen im Lungenkreislauf. Die Wirkungen temperaturansteigender Bäder in diesem Zusammenhang sind gut dokumentiert. Daher wird das Verfahren hier ausführlich dargestellt.

Die temperaturansteigenden Bäder werden nach ihrer *Gesamteintauchtiefe* untergliedert in:

- ansteigende Hand- und Fußbäder,
- ansteigende Arm- und Unterschenkelbäder und
- ansteigende Sitz- und Halbbäder.

Durch die allmähliche Wärmezufuhr über einen Zeitraum von ca. einer halben Stunde kommt es sowohl zu lokalen Reaktionen als auch zu systemischen Effekten, die auf den beschriebenen Mechanismen der Thermo- und Kreislaufregulation des Körpers beruhen.

Wirkungen

Die auslösbaren Reaktionen beruhen auf komplexen Mechanismen.

- Lokal kommt es zu einem Temperaturanstieg der gebadeten Extremität. Diese *Hyperthermie des Gewebes* führt zu einer Steigerung des örtlichen Stoffwechsels über eine Arteriolenweitstellung, vermehrte Kapillardurchblutung und -permeabilität.
- Es kommt zu einer ausgeprägten konsensuellen Arteriolenweitstellung, am deutlichsten in der gegenüberliegenden Extremität (ca. 50%) und abgeschwächt am ganzen Körper.
- Aufgrund der segmentalen Verschaltungen sinkt auch der Gefäßtonus in den Schleimhäuten innerer Organe. Dies führt zu einer Hyperämie, welche i.d.R. eine gesteigerte Schleimhautsekretion nach sich zieht. Nützlich ist dieser Effekt z.B. zur Behandlung von Reizhusten bei chronischen Bronchialerkrankungen.
- Die glatte Muskulatur des Bronchialsystems und von Hohlorganen, hauptsächlich der Gallenblase, des Darms und des Urogenitaltraktes, reagiert auf temperaturansteigende Bäder spasmolytisch.
- Die *Senkung des peripheren Kreislaufwiderstandes* führt zu einem deutlich sinkenden diastolischen Blutdruck. Dies hat eine Senkung der kardialen Nachlast zur Folge. Durch den verminderten venösen Rückstrom verringert sich auch das endiastolische Ventrikelvolumen, was sich besonders günstig auf eine bestehende Herzinsuffizienz auswirkt. In der Summe tritt eine *Ökonomisierung der Herzarbeit mit verlängerter Füllungsphase und besserer Myokarddurchblutung* ein.
- Durch die *Verlagerung zentral gestauter Blutmengen in die Peripherie* wird eine nachhaltige Entlastung des Lungenkreislaufes bewirkt.
- In mehreren Studien (Drexel et al. 1990) ist ein *Trainingseffekt auf die Wärmeregulation* nachgewiesen. Ansteigende Teilbäder stellen hier einen sehr schonenden Trainingsreiz dar!

Praxis

Um ein temperaturansteigendes Teilbad durchzuführen, gibt es verschiedene Methoden.

Die Methode nach Kneipp

Diese älteste Methode funktioniert über das Zuschütten von heißem Wasser, das zur gleichmäßigen Termperaturverteilung anschließend umgerührt wird. Vor dem Zuschütten wird die gleiche Menge Wasser abgeschöpft. Die Methode ist anstrengend und zudem etwas ungenau. Sie wird heute praktisch nicht mehr angewandt.

Das Zulaufverfahren

Das Zulaufverfahren funktioniert über einen automatischen Wasserzulauf. Die klassische Form stellt die Wanne nach Schweninger-Hauffe mit Überlaufstutzen dar. Das sog. Hauff'sche Teilbad (Kurzbezeichnung) ist heute das gängigste klinische Verfahren. Der besondere Vorteil des Zulaufverfahrens besteht darin, daß es prinzipiell an jedem Waschbecken, also auch zu Hause, ausgeführt werden kann.

Das Erwärmungsverfahren

Im Wannenboden befindet sich eine Heizspirale, die über ein Thermostat reguliert wird und das Wasser langsam auf die eingestellte Temperatur erwärmt. Der Vorteil dieses Verfahrens besteht in der gleichmäßigen Wärmeverteilung bei gleichzeitiger Wasserersparnis.

Regeln zur Durchführung eines temperaturansteigenden Teilbades

Bei der Durchführung eines temperaturansteigenden Teilbades ist folgendermaßen vorzugehen:

1. Die Wassertemperatur ist zu Beginn indifferent (34–35 °C)!
2. Der Patient wird in eine Wolldecke eingehüllt (**Abb. 2.170, 2.171**). So wird vermieden, daß die zugeführte Wärme z. B. über vermehrtes Schwitzen der nicht gebadeten Körperstellen wieder abgegeben wird. Dadurch würde das Verfahren unnötig verlängert, und die Gefahr einer erheblichen Kreislaufmehrbelastung würde steigen.

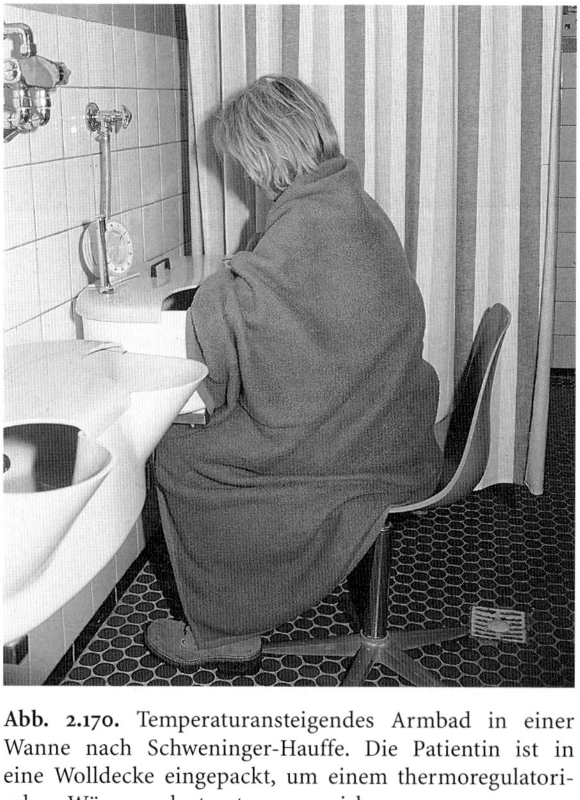

Abb. 2.170. Temperaturansteigendes Armbad in einer Wanne nach Schweninger-Hauffe. Die Patientin ist in eine Wolldecke eingepackt, um einem thermoregulatorischen Wärmeverlust entgegenzuwirken

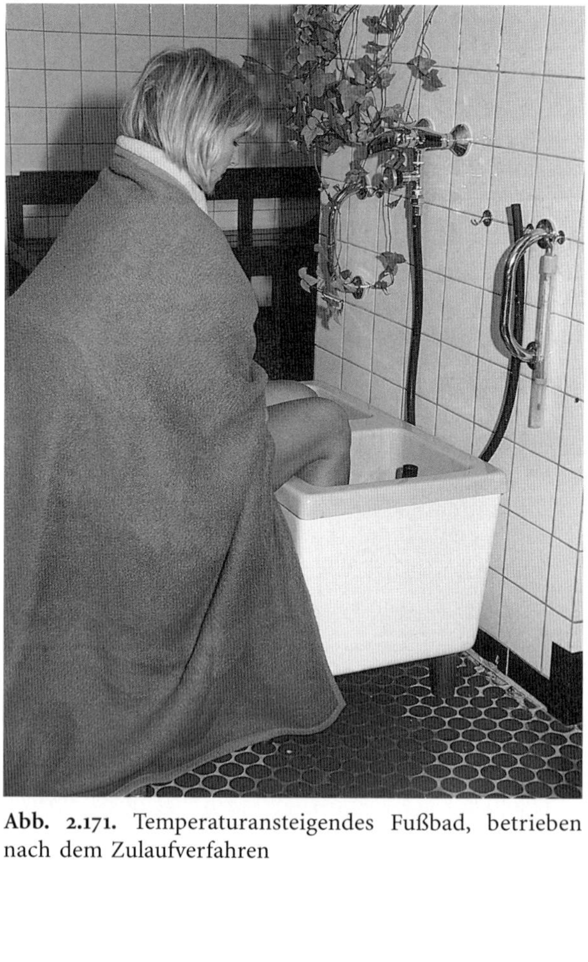

Abb. 2.171. Temperaturansteigendes Fußbad, betrieben nach dem Zulaufverfahren

3. Nach dem Eintauchen und Abdecken wird die Badetemperatur alle 3–5 min um 1 °C gesteigert.
4. Wenn keine Unverträglichkeitsreaktionen auftreten, wird die Temperatur auf diese Weise bis auf 43/44 °C weiter gesteigert.
5. Tritt vor Erreichen dieser Temperatur als Zeichen der massiven Thermoregulation ein Schweißausbruch auf, ist die Anwendung abzubrechen.
6. Der langsame Temperaturanstieg ist von entscheidender Bedeutung! Es dürfen keine Heißreizreaktionen ausgelöst werden.
7. Anschließend ist, wie bei allen Warmanwendungen, eine halbe Stunde Ruhe angezeigt.
8. Eine gute Dosisanpassung läßt sich mit folgender Reihenfolge erreichen: Zunächst wird der rechte Unterarm bzw. Unterschenkel gebadet, bei der nächsten Anwendung dann die linke Seite und erst nach guter Verträglichkeit beide Extremitäten gleichzeitig.

Durchführungskontrollen

!

Gerade zu Beginn des Bades ist auf sympathikotone *Gegenregulationssymptome* zu achten wie
- Fröstelgefühl,
- Gänsehaut,
- Zittern; RR↑ PULS↑; welche in der Summe ein Hinweis auf eine zu schnelle Steigung der Badetemperatur darstellen.

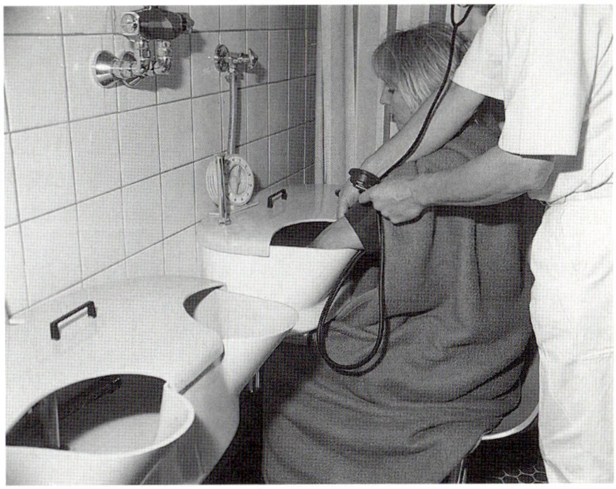

Abb. 2.172. Blutdruckkontrolle während des Bades

Unmittelbar vor und während der Anwendung sollte in ca. 5minütigen Abständen eine *Blutdruckkontrolle* erfolgen (**Abb. 2.172**). Sind die Patientenreaktionen bekannt, ist in Folgebehandlungen *eine extrem engmaschige Kontrolle* meist nicht mehr nötig.

Ist die Temperatursteigerung richtig gewählt, sinkt zuerst der diastolische Druck (aufgrund der Gefäßerschlaffung) durchschnittlich um 10–15 mmHg; später fällt auch der systolische Druck leicht ab. Bei Gefäß- und Herzgesunden ist jedoch meistens keine wesentliche Änderung im systolischen Druck zu verzeichnen. Eine Ausnahme bildet eine bestimmte Gruppe jüngerer Frauen mit der Neigung zu orthostatischen Fehlregulationen. Bei dieser Gruppe sind systolische Abfälle von 20 mmHg oder mehr keine Seltenheit. In diesen Fällen muß das Bad eventuell vorzeitig beendet werden, wenn Schwindel, Übelkeit, Schwarz werden vor den Augen u.a. Reaktionen einer hypotonen Kreislaufdysregulation auftreten.

> **!** Zusätzlich zum Blutdruck wird auch der *Puls* gemessen. Ein starker Anstieg über 100/min bei gleichzeitig sinkendem Blutdruck weist auf eine Kreislauffehlregulation hin und zwingt zum sofortigen Abbruch des Bades. Darauf muß bei allen Patienten mit einer Herzschädigung geachtet werden. Um einen Kreislaufkollaps rechtzeitig zu erkennen und von einer bedrohlichen Symptomatik zu unterscheiden, wird der *Schockindex* bestimmt. (Puls dividiert durch systolischen Blutdruck >1 als Zeichen einer akuten Kreislaufdekompensation).

Als Zeichen der gesteigerten örtlichen Kapillardurchblutung setzt nach etwa 10 min eine scharf auf die Wasserspiegelhöhe begrenzte Hautrötung ein.

2.8.3 Indikationen für temperaturansteigende Teilbäder als Entstauungsmaßnahme

Wichtigste Indikation für temperaturansteigende Teilbäder als Entstauungsmaßnahme ist die *Herzinsuffizienz in allen Stadien.* Sinn der Behandlung ist es, durch die Umverteilung des Blutes eine kreislaufschonende Ökonomisierung der Herzarbeit auszulösen. Damit gehen alle bekannten Mechanismen der verbesserten Myokardkontraktion des insuffizienten Herzens einher. Dies läßt sich z. B. bei bestehender Rechtsherzinsuffizienz objektiv an einer Verminderung der Halsvenenstauung und der Zyanose beobachten.

> **!** Liegen schwere Dekompensationen vor, sollen ansteigende Bäder erst nach guter Reaktion auf geringer regulierende Verfahren wie Trockenbürstungen, wechselwarme Waschungen und Abreibungen ausgeführt werden.

Gerade bei ursächlichen Erkrankungen wie Klappenfehlern, KHK und Myokarditis werden ansteigende Bäder gut vertragen und gehören daher in das Programm der Frührehabilitation. Die günstigste Wirkung dabei wird durch temperaturansteigende *Unterarmbäder* nach dem einschleichenden Reizprinzip erzielt:

> **!** **Regel zur Behandlung von Herzpatienten**
> Bei termperaturansteigenden Unterarmbädern wird zuerst nur der rechte, dann der linke Unterarm gebadet. Erst bei guter Verträglichkeit können beide Unterarme gleichzeitig gebadet werden.

Eine weitere Indikation sind *pulmonale Stauungen* z. B. infolge einer Mitralstenose/-insuffizienz, bei schwerem Bronchialasthma, Lungenemphysem oder Pulmonalsklerose sowie beim chronischen Cor pulmonale. Auch hier empfiehlt sich ein langsamer Behandlungsaufbau. Als direkte Wirkungen sind eine leichte Besserung der Zyanose und eine deutliche Erleichterung der Atemarbeit festzustellen. Subjektiv berichten die Patienten noch unter der Anwendung fast ausnahmslos von einem Befreiungsgefühl in der Brust mit der Empfindung, besser und leichter durchatmen zu können. Bestehender Reizhusten nimmt deutlich ab.

Bei Emphysempatienten ist keine deutliche Veränderung der Zyanose durch temperaturansteigende Teilbäder zu erwarten, da die Zyanose hier auf einer Polyglobulie beruht (blue bloater). Im Gegensatz zur Rechtsherzinsuffizienz ist also in diesen Fällen die Abnahme der Zyanose kein wichtiges Zeichen für den Therapieerfolg.

Gerade bei Asthma und bei chronischer Bronchitis machen sich zusätzlich auch die sekretolytischen Effekte, ausgelöst durch die vermehrte Durchblutung der Bronchialschleimhaut, positiv bemerkbar. Ansteigende Bäder empfehlen sich hier besonders als Vorbehandlung zur Atemtherapie.

Röntgenologisch findet sich bei bestehender Lungenstauung eine Verkleinerung der Herzsilhouette und eine Aufhellung der gestauten Lungenareale. Diese sind bei vergleichenden Untersuchungen vor dem Bad und direkt danach dokumentiert (Drexel et al. 1990). Im EKG können oft Rückbildungen überhöhter Vorhofzacken nachgewiesen werden (Krauss 1990), was als Ausdruck einer besseren Herzmuskelkontraktion gewertet werden kann.

Zusammenfassung: Regeln und Indikationen für temperaturansteigende Teilbäder

Um entstauend zu wirken, sollen temperaturansteigende Bäder individuell angepaßt und schonend durchgeführt werden. Eine starke Kreislaufbelastung muß in allen diesen Fällen unbedingt vermieden werden. Dies gelingt nur durch eine ausreichend *langsame Steigerung der Badetemperatur;* auf diese Weise lassen sich ausgeprägte thermoregulatorische Effekte mit Konsequenzen für das Herz-Kreislauf-System vermeiden. Als erstes Zeichen einer einsetzenden *Kreislaufüberlastung* steigt die Pulsfrequenz unverhältnismäßig stark an. In diesem Fall ist das Bad zu beenden (siehe Abschn. „Durchführungskontrollen").

→ Die Besserung der subjektiven Symptomatik durch temperaturansteigende Bäder hält bei Patienten mit pulmonalen Stauungen und bei Patienten mit Herzinsuffizienz für 2–3 Stunden über die Dauer des Bades hinaus an.

Weitere Indikationen temperaturansteigender Teilbäder

Neben diesen primär entstauenden Indikationen sind temperaturansteigende Bäder auch bei einer Reihe weiterer Erkrankungen von großem therapeutischen Wert.

- KHK
- Arrhythmien (Extrasystolen)
- essentielle Hypertonie
- Spannungskopfschmerzen
- Raynandsyndrom primäres
- Gangränneigung (konsensuelle Behandlung z. B. bei Diabetis mellitus)
- Resistenzsteigung der unspezifischen Immunabwehr
- lokal: chonische Insertionstendinosen, Bänderläsionen → an Hand und Fuß, Ellenbogen.
- multiple Arthrosen der Hände, Finger, Fußgelenke
- Vorbehandlung schlaffer Lähmungen; insbesondere bei posttraumatischen peripheren Lähmungen.

Diese können jedoch aufgrund des thematisch begrenzten Rahmens nicht ausführlich diskutiert werden. Wir verweisen daher auf entsprechende Veröffentlichungen.

2.8.4 Kontraindikationen

Natürlich ist keine Aufstellung problematischer Behandlungssituationen jemals vollständig. Auch lassen sich Therapiebeschränkungen oft nicht befriedigend in Schlagworten darstellen. Die hier dargestellten Einschränkungen können auf dem Verständnis des Therapiekonzeptes also ohne Schwierigkeiten nach dem Bedarf der individuellen Praxis ergänzt und erweitert werden.

Kontraindikationen für temperaturansteigende Teilbäder sind alle Erkrankungen, bei denen zu erwarten ist, daß sich Schwellungen oder Entzündungsreaktionen durch die lokale Hyperämie verschlechtern können, z. B.:

- Lymphödeme,
- fortgeschrittene chronisch-venös-lymphatische Insuffizienz/postthrombotisches Syndrom,
- posttraumatische Schwellungen in den akuten Stadien,
- Sudeck-Syndrom im akut entzündlichen Stadium,
- cP/RA während der entzündlichen Schubphasen, u. a. Arthritiden im akuten Stadium
- arthrotische Reizergüsse an der zu badenden Extremität,
- viele Fälle von Ekzemen und Neurodermitis, wenn Wärme oder Wasser den Zustand deutlich verschlechtern.

Temperaturansteigende Teilbäder sind zudem nicht anzuwenden, wenn abzusehen ist, daß die lokal erzwungene Stoffwechselsteigerung aufgrund von bestehenden Gefäßerkrankungen zu einem O_2-Mangel führt, z. B.:

- lokal bei fortgeschrittenen diabetischen Mikroangiopathien,
- bei entzündlichen Gefäßobliterationen und
- bei fortgeschrittener AVK der unteren Extremitäten, wenn das betroffene Bein gebadet werden müßte.

Konsensuelle Reaktionen durch ein temperaturansteigendes Teilbad der nichtbetroffenen Seite stellen in diesen Fällen meist kein Problem dar.

Eine weitere Kontraindikation sind systemische Störungen, die mit einer Fehlregulation des Blutdrucks und/oder des Gefäßspieles einhergehen können, z. B.:

- fortgeschrittene Glomerulonephritis mit gleichzeitiger Hypoproteinämie,
- schwere Atherosklerose (Gefahr von Fehlreaktionen mit Blutdruckanstieg),
- Cushing-Syndrom. Auch diese Patienten können bestimmte Mineralkortikoide in zu hohem Maße produzieren und dadurch an einer Fehlregulation des Blutdrucks mit erhöhten Werten leiden.

Ein temperaturansteigendes Teilbad ist auch nicht anzuwenden, wenn aufgrund einer schweren Kreislaufschwäche oder anderer fortgeschrittener Erkrankungen mit einer akuten Verschlechterung gerechnet werden kann:

- Bei Leberstauung mit Aszites bei chronischem Rechtsherzversagen.
- Wenn die Gefahr eines akuten Linksherzversagens mit Lungenödem besteht.
  Solche Fälle kommen jedoch in der physiotherapeutischen Praxis kaum vor.
- Bei schwerer exsudativer Enteropathie.
  Ein temperaturansteigendes Bad könnte zu einer starken Hyperämie der Darmschleimhaut führen und somit das Gesamtbild negativ beeinflussen. Dies ist deshalb zu beachten, weil man bei den insgesamt sehr mageren Patienten häufig nicht an die vermehrte Gefahr einer Ödembildung denkt.
- Bei Leberzirrhose u. a. mit der Folge der ungenügenden Syntheseleistung von Plasmaeiweißen, wenn Ödemneigung oder leichte Aszites besteht.
  Um sicherzugehen, sollte vor dem Teilbad nach dem Quickwert gefragt werden, da bei abnehmender Eiweißsyntheseleistung der Le-

ber die Produktion von Prothrombin als erstes reagiert.

Kontraindiziert sind temperaturansteigende Teilbäder außerdem, wenn durch Einnahme von Medikamenten oder aufgrund von Erkrankungen die Gefahr einer verminderten Blutgerinnung gegeben ist oder bei bestehenden Kapillarschäden durch eine starke Hyperämie mit Einblutungen ins Gewebe gerechnet werden muß, z. B.:

- bei Einnahme von Antikoagulantien!
- bei Hämophilie (allerdings selten in der Praxis)
- Vaskolitiden.

2.9 Das Verfahren HIVAMAT im Rahmen der Entstauungstherapie

H. Seidl

Vorbemerkung der Herausgeber:
In den 80er Jahren entwickelten Hans Seidl und Wolfgang Walder ein Behandlungsverfahren, das sie HIVAMAT (für *hi*stologisch *va*riable *ma*nuelle *T*echnik) nannten. Ende der 80er Jahre stellten sie dieses Verfahren allen Lehrinstituten, die Manuelle Lymphdrainage unterrichten, vor und berichteten von ihren Erfahrungen.

Die meisten Therapeuten betrachteten das Verfahren als Konkurrenz zur Manuellen Lymphdrainage und verhielten sich den beiden Entwicklern gegenüber sehr zurückhaltend. Auch uns stellten Hans Seidl und Wolfgang Walder Geräte zur Erprobung zur Verfügung. Leider hatten wir nur wenig Gelegenheit, uns umfassend von der Wirksamkeit zu überzeugen. Allerdings konnten wir bei einigen posttraumatischen Schwellungen sowie in der Nachbehandlung nach operativ versorgter Achillessehnenruptur (**Abb. 2.173 a, b**) beobachten, daß sich die Schwellungen in erstaunlich kurzer Zeit verringerten.

Da unsere eigenen Erfahrungen für eine Beurteilung nicht umfassend genug sind, haben wir Herrn Hans Seidl gebeten, sein Verfahren selbst zu beschreiben. Seine Ausführungen werden hier unkommentiert wiedergegeben.

Wenn wir in anderen Abschnitten des Buchs (z. B. in Abschn. 2.10) auf diese Methode nicht weiter eingehen, hat dies lediglich den Grund, daß wir uns derzeit außerstande sehen, eine auf unseren eigenen Erfahrungen basierende Therapieempfehlung zu geben. Wir würden uns wünschen, daß durch die Beschreibung an dieser Stelle viele Therapeuten dazu angeregt werden, das Verfahren auszuprobieren, so daß zu einem späteren Zeitpunkt verbindliche Aussagen möglich sind.

2.9.1 Das Intensivierungssystem HIVAMAT 200® Deep Oscillation in der praktischen Anwendung

Das Intensivierungssystem HIVAMAT 200® Deep Oscillation ist seit 1987 auf dem Markt und wird inzwischen weltweit vertrieben und eingesetzt. In dieser Zeit wurden allein in meinem Aufgabenbereich weit über 400 000 Behandlungen bei unzähligen Krankheitsbildern erfolgreich durchgeführt. Das System dient in erster Linie dazu, die Manuelle Lymphdrainage und die Komplexe Physikalische Entstauungstherapie (KPE) in ihrer Wirkung zu unterstützen.

Wirkungsweise

Aus der Physik ist eine Erscheinung bekannt, die nach ihren Entdeckern *Johnsen-Rahbek-Effekt* genannt wird (**Abb. 2.174**). Wird eine Halbleiterplatte (z. B. Schieferplatte) zwischen zwei Elektroden angeordnet, so entsteht zwischen den Elektroden eine starke magnetische Kraft. Diese

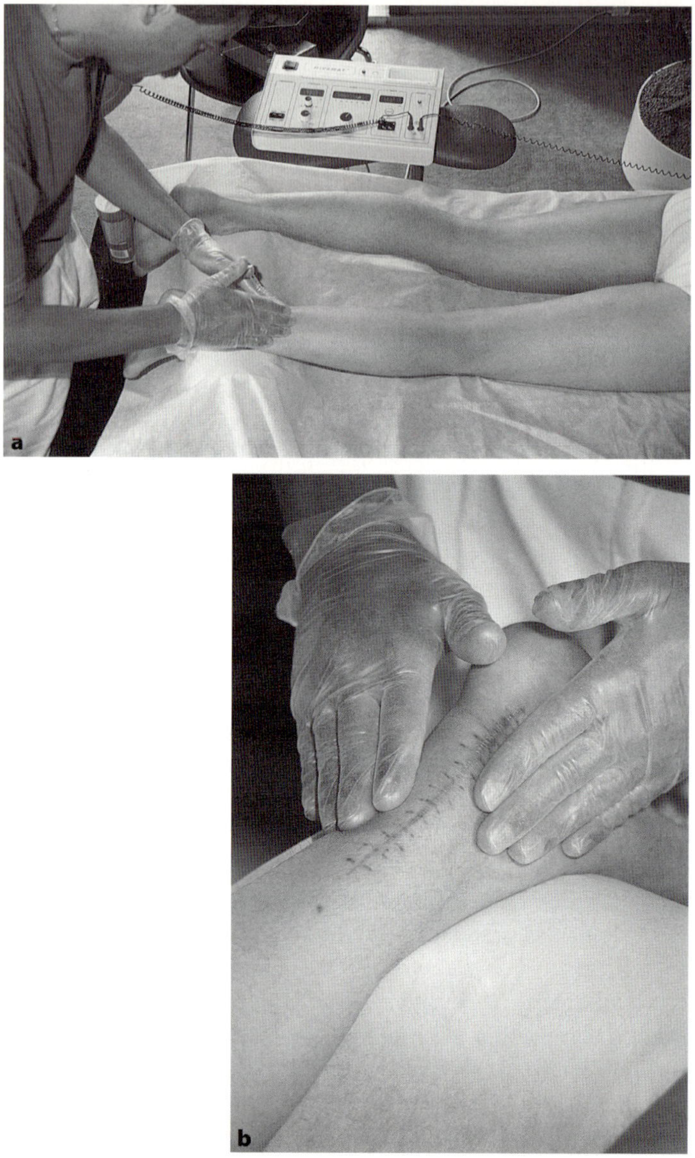

Abb. 2.173 a, b. Behandlung des postoperativen Zustandes nach einer Achillessehnenruptur

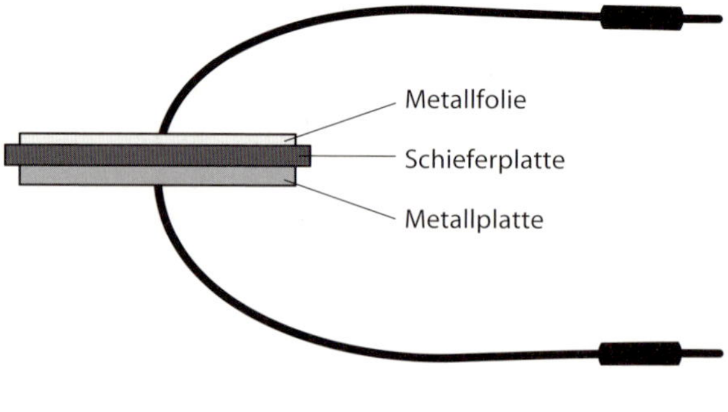

Abb. 2.174. Technisches und physikalisches Prinzip der biphasischen Kraftmodulation durch das Intensivieungssystem HIVAMAT 200® Deep Oscillation (Johnson-Rahbeck-Effekt)

Abb. 2.175. Kraftmodulation mit dem HIVAMAT 200® Deep Oscillation System: beteiligte Kräfte

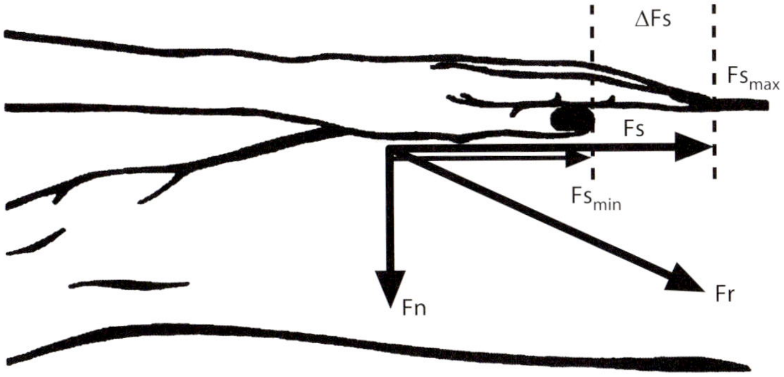

Fr	Richtung und Größe der Kraft des Therapeuten	Fs	Mittelwert der parallel zur Oberfläche des Gewebes wirkenden Kraftkomponente (Schubkraft)
Fn	senkrecht auf das Gewebe wirkende Kraftkomponente (Normalkraft)	Fs_{max} Fs_{min}	größte und kleinste Schubkraft infolge der elektrostatisch modulierten Reibungskraft
ΔFs	Größe der Kraftmodulation		

Kraft läßt sich mit Hilfe einer Halbleiterschicht und unter Erzeugung eines minimalen elektrostatischen Feldes zwischen den Elektroden sehr effektiv auf das menschliche Gewebe übertragen. Wird dieses elektrostatische Feld gepulst, so kommt es bei Bewegung einer der Elektroden zur intensiven Resonanzschwingung des betreffenden Gewebesegmentes (**Abb. 2.175**).

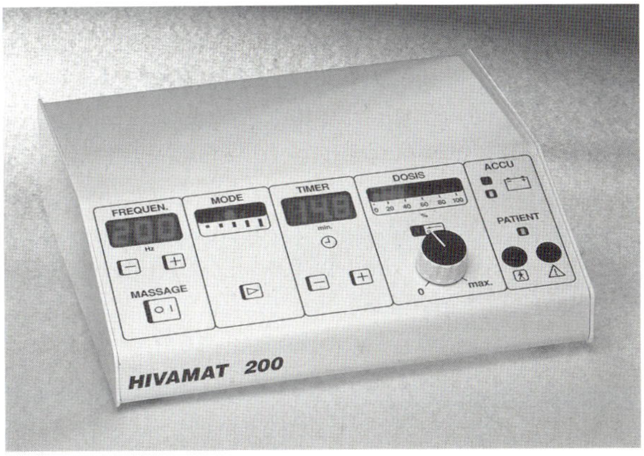

Abb. 2.176. Das HIVAMAT 200® Deep Oscillation System

Beteiligte Kräfte

Bei der Therapie mit dem HIVAMAT 200® Deep Oscillation System (**Abb. 2.176**) kommt es zwischen der Therapeutenhand und dem Patientengewebe zu rhythmischen Gewebsverformungen, die von 5–200 Hz je nach Beschaffenheit oder Konsistenz des Ödems frei wählbar zum Einsatz kommen (**Abb. 2.177**). Dies bedeutet gleichbleibende Behandlungsqualität. Hohe Frequenzen lösen auf, tiefe Frequenzen pumpen durch. Gegen den Kompressionsdruck der streichenden Hände des Therapeuten oder des bewegten Handapplikators wird das entsprechende Gewebesegment durch die Kraft des elektrostatischen Feldes angezogen und anschließend wieder fallengelassen.

Zwischen den Händen des Therapeuten und dem Körper des Patienten wird ein starkes pulsierendes elektrostatisches Feld aufgebaut, das während der Therapie zur Wirkung kommt. Die Spannung beträgt max. 500 Volt, die Stromstärke liegt im Mikroamperebereich. Patient und Therapeut sind an das Intensivierungssystem HIVAMAT 200® Deep Oscillation als Spannungsquelle mit hohem Innenwiderstand ähnlich der Hochvolttherapie angeschlossen. Die Frequenz ist zwischen 5 und 200 Hz biphasisch; Amplitude und Pulsdauer sind variabel und je nach Gewebekonsistenz stufenlos regelbar. Die Kontaktflächen während

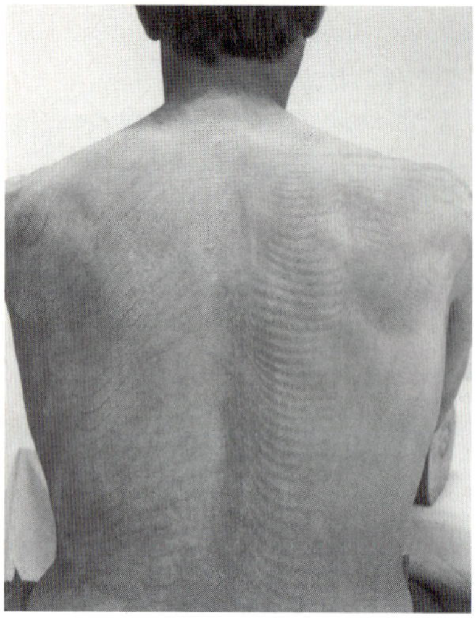

Abb. 2.177. Frequenzwiedergabe anhand eines Puderbildes

der Behandlungszeit sind mit Vinylhandschuhen „isoliert". Diese „Isolation" ist als schwach leitende Kondensatorfläche zu betrachten.

Das Wirkungsprinzip beruht auf dem in der Physik beschriebenen *Johnsen-Rahbek-Effekt* und dem *Coloumb'schen Gesetz*. Durch eine aktive Entladung, die im Gerät stattfindet, wird gewährleistet, daß es nicht zu einer statischen Aufladung für Patient oder Therapeuten kommen kann. Eine Elektrolyse ist durch die biphasische Anwendung des Intensivierungssystems HIVAMAT 200® Deep Oscillation nicht möglich. Durch die Bewegung der therapierenden Hände und den Kompressionsdruck kommt es in Verbindung mit dem Wechsel zwischen Gleit- und Haftreibung zu rhythmischen, in die Tiefe gehenden Gewebsverformungen, die als Pumpen oder Vibrieren wahrgenommen werden. Der gesamte Gewebekomplex mit seiner Grundsubstanz wird angezogen und wieder fallengelassen – bis zu 200mal pro Sekunde!

Diese Tatsache setzt neue Maßstäbe für die Physikalische Therapie – denn wenn es im Organismus pumpt, kann Transport stattfinden, und wenn gesteuert transportiert werden kann, wird gezielt in den physiologischen Wirkungsbereich eingegriffen.

2.9.2 HIVAMAT 200® Deep Oscillation in Kombination mit Manueller Lymphdrainage bei der Nachbehandlung des operierten Mammakarzinoms

Im Gegensatz zu den früheren radikalen Operationstechniken beim Mammakarzinom besitzt heute je nach Indikation die brusterhaltende Behandlung einen wichtigen Stellenwert. Brusterhaltende Verfahren sind generell kombiniert operativ-radiologische Therapien. Da die Haut und das restliche Brustgewebe nicht nur durch die Operation, sondern auch durch die postoperative interstitielle und/oder perkutane Radiatio geschädigt werden, läßt sich die Wirkung des Intensivierungssystems HIVAMAT 200® Deep Oscillation besonders bei diesen Patientinnen deutlich zeigen.

Behandlungsbeispiel nach Quadrantenresektion und Ausräumung von acht Axillarlymphknoten und perkutaner Radiatio

1. postoperativer Tag

- 1 Redon (Vakuum-Wunddrainage) im ausgeräumten Tumorbett.
- 2 Redon im Axillarbereich.
- Über dem lokalen Schnittverlauf sterile Wundabdeckung.

Behandlungsablauf

- Prüfung auf Funktionalität der Saugredons (der Abfluß muß gewährleistet sein).
- Die sterile Wundabdeckung belassen, Inspektion, Seitenvergleich etc.

Psychologischer Aspekt

Auf die Patientin eingehen, erklären warum behandelt wird: Wir möchten die physiologischen Begleiterscheinungen nach der Operation wie Schmerzen, Spannung etc. verbessern oder eliminieren.

Die Behandlung

Im Sinne der Manuellen Lymphdrainage werden bei mittleren Frequenzen von 25–60 Hz die Hals-, Nacken- und Terminusketten stimuliert bzw. entleert. Behandlungsdauer: 3–5 min.

Im Anschluß wird nur „interstitiell gedacht" und mit hoher Frequenz 160–200 Hz von der operierten Mamma aus in Richtung der Axillasaugdrainagen behandelt. Behandlungsdauer: ca. 10 min. Der Erfolg wird in den Vakuumflaschen als Exsudat sichtbar (oft bis zu 200 ml je nach Infiltration).

Der Kompressionsdruck der Therapiehand ist der jeweiligen Gewebekonsistenz anzupassen.

Die Patientin liegt bei der ersten Behandlung selbstverständlich nur auf dem Rücken. Arm und Schulter werden mit 25–40 Hz therapiert. Behandlungsdauer: ca. 10 min., hier allerdings wie bei der Manuellen Lymphdrainage nur in Fließrichtung.

Das Schulter-Arm-Gelenk wird in mittelgradiger Stellung in allen physiologischen Ebenen passiv durchbewegt; Atemgymnastik und Thromboseprophylaxe werden ebenfalls praktiziert.

3. postoperativer Tag

Initialbehandlung wie am 1. postoperativen Tag, dann jedoch auch in Seitenlage und Dehnlagerung. Hier ist es besonders wichtig, interkostal und auf den gegenüberliegenden Quadranten hin zu therapieren. Der Arm wird nur auf 90-Grad-Ebene bewegt.

4.–5. postoperativer Tag

Nach Ziehung der Saugdrainagen ist der Aufbau der Behandlung mit der Manuellen Lymphdrainage identisch. Die Behandlungseinheit erstreckt sich nun auf ca. 30 min. Ab dieser Zeit kann man durch Wahl der entsprechenden Frequenz und anderer Parameter des Intensivierungssystems HIVAMAT 200® Deep Oscillation individuell auf Veränderungen (z. B. Indurationen, Hämatome, Schmerzen, lokale Ödeme, muskuläre Dysbalancen, Hautveränderungen, Wundheilungsstörungen etc.) eingehen.

6. postoperativer Tag und Folgezeit

Ein Wundverband ist in der Regel nicht mehr notwendig. Die Behandlung erfolgt nach Tastbefund, ansonsten normaler Aufbau der Manuellen Lymphdrainage mit unterlegten adäquaten Frequenzen. Behandlungszeit: ca. 30 min. Ggf. intermittierende Kompression, anschließend aktive Krankengymnastik.

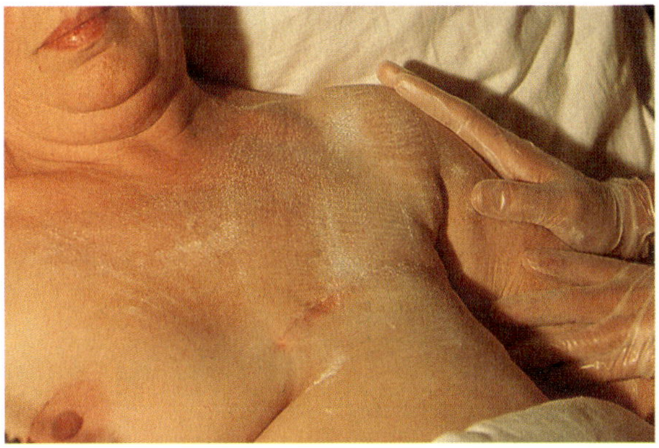

Abb. 2.178. 7. postoperativer Tag

2.9

2.9.3 Vorteile des Intensivierungssystems HIVAMAT 200® Deep Oscillation

Das Verfahren bietet folgende Vorteile:

1. Die Grundsubstanz wird durchmischt.
2. Die Endstrombahn (Transitstrecke) wird remobilisiert.
3. Interstitielle Septen und Spalten werden offengehalten.
4. Intersegmentale und -muskuläre Faszienverklebungen werden wieder gelöst.
5. Interstitielle Flüssigkeiten mit ihren Inhaltsstoffen (Eiweißen, Zellzerfallsstoffen, Neurotransmittern etc.) werden „weitergepumpt".
6. Lokale Ödeme mit lokalen aseptischen Entzündungen werden aus ihrer Konzentration abgeleitet.
7. Die Konsistenz läßt sich drastisch verbessern, mit immunologischer Konsequenz.
8. Eine schmerzbefreite Eigenmobilisation wird möglich.
9. Die Lebensqualität wird gesteigert und die Eingangsdiagnose durch Schmerzbefreiung verdrängt.
10. Therapien können im Normalfall auf ein mal pro Woche reduziert werden.
11. Durch dynamische Wundheilung wird beste Narbenbildung ermöglicht.

Positive Effekte bei chronischem Krankheitsverlauf

Bei sich organisierenden Indurationen bzw. Eiweißlasten kommt die Überlegenheit des Intensivierungssystems HIVAMAT 200® Deep Oscillation erst richtig zum Tragen. Im hohen Frequenzbereich (z.B. 160 Hz) spürt der Therapeut schon nach kurzer Behandlungszeit ein „Passierbarwerden" im interstitiellen Bereich, d.h., Eiweiße werden „aufgewühlt" und dadurch wieder transportfähig. Niedrigere Frequenzen und der therapeutische Kompressionsdruck in Verbindung mit speziellen Therapiegriffen lassen interstitiellen Transport zu. Dies trägt wiederum zur Remobilisation der Endstrombahn bei. Rein physiologisch gesehen hat dieser Prozeß immunologische Konsequenzen (z.B. Phagozytose). Die ableitenden Systeme venöser Kapillarschenkel und Lymphsystem werden optimal aktiviert.

Bei sekundären Lymphödemen mit bereits fibröser, skleröser Konsistenz nach Karzinomoperation und Radiatio- bzw. Chemotherapie sollte die zur Verfügung stehende Behandlungszeit nicht an die gesamte betroffene Extremität „verschwendet werden"; vielmehr sollte gezielt von proximal nach distal (Übergangsregionen) behandelt werden. Im Anschluß an die Entstauungstherapie ist selbstverständlich die Kompressionstherapie sehr wichtig. Nicht zu vergessen ist zur Erhaltung der Beweglichkeit die aktive Krankengymnastik.

Noch eine kurze Anmerkung zur Komplexität, die bei chronischen Anamnesen bezüglich der Bewegungsbereitschaft des Gewebssegmentes besteht. Intermuskuläre und intersegmentale Adhäsionen lassen sich in einem Behandlungsablauf gleichzeitig beseitigen, und zwar mit Frequenzen von ca. 90–100 Hz. Erfahrene Therapeuten wenden die Ansatz-Ursprungs-Technik an.

2.9.4 Kontraindikationen

Für die Anwendung des Intensivierungssystems HIVAMAT 200® Deep Oscillation gibt es folgende Kontraindikationen:

- nicht behandelte maligne Erkrankungen,
- akute Infektionen,
- frische Thrombosen,
- schwere Herzinsuffizienz,
- elektronische Implantate,
- Erysipel im akuten Zustand.

→ Mit dem Intensivierungssystem HIVAMAT 200® Deep Oscillation werden die Manuelle Lymphdrainage und die Komplexe Physikalische Entstauungstherapie in ihrer Wirkung verstärkt. Die Behandlungsqualität bleibt konstant hoch, denn die erforderliche „Pumpwirkung" erfolgt kontinuierlich je nach Bedarf und Geschwindigkeit. Damit ist eine konstante Therapiequalität gewährleistet.

2.10 Zusammenfassende Bewertung der Maßnahmen

O. Schreiner

In diesem Abschnitt werden alle entscheidenden Erkenntnisse zum Stellenwert der einzelnen entstauenden Maßnahmen nochmals im Überblick dargestellt. Damit ergibt sich die Möglichkeit, sich „in Kurzform“ darüber zu informieren, bei welcher Ödemform welche Entstauungsmaßnahmen besonders angezeigt sind.

1. Von der Erkenntnis ausgehend, daß sich die Ödemflüssigkeit interstitiell, d.h. extravasal befindet, stehen zum Ödemabbau generell zwei Gefäßwege zur Verfügung,
   - der venöse und
   - der lymphatische.

2. Alle Maßnahmen, die die rückführenden Gefäße in ihrer Funktion unterstützen, tragen lediglich dazu bei, die Flüssigkeit besser zu transportieren, die sich bereits in den Gefäßen befindet.

3. Auf venösem Wege können also nur solche Ödembestandteile abtransportiert werden, die auch reabsorbierbar sind!

4. Nichtreabsorbierbare, also lymphpflichtige Ödembestandteile müssen meist zunächst „mobilisiert“ und im Gewebe verteilt werden, bevor sie lymphatisch bewältigt werden.

5. Durch Maßnahmen zur venösen Rückflußerleichterung läßt sich der teilweise überhöhte Druck im venösen System senken. Dies wiederum führt zur Reabsorptionsverbesserung an den Blutkapillaren.

6. Maßnahmen zur lymphatischen Rückflußsteigerung tragen dazu bei, lymphodynamisch insuffiziente Bereiche zu entlasten.

7. Durch Maßnahmen, die den Gewebedruck erhöhen, läßt sich einerseits eine zu hohe Filtration mindern bzw. die Reabsorptionsrate verbessern; andererseits läßt sich eine bessere Verteilung des Ödems erreichen. Dadurch wiederum bietet sich eine vergrößerte Reabsorptionsfläche, sowohl in bezug auf die Blutkapillaren als auch auf den initialen Lymphgefäßabschnitt.

8. Gewebedruckerhöhungen tragen auch zur Ökonomisierung der Muskel- und Gelenkpumpmechanismen und zur Lumeneinengung vor allem extrafaszialer, z.T. dilatierter Gefäßabschnitte bei.

9. Die Mechanismen der Muskel- und Gelenktätigkeit hinsichtlich ihrer Rückstromförderung sind ausgeprägt temporär, d.h., sie wirken sich lediglich zum Zeitpunkt der aktiven Muskelbewegung aus und sind nicht nachhaltig.

10. Rückflußerleichternd vor allem in bezug auf das venöse System wirken sich aus:
    - Die Hochlagerung.
      Die oberen Extremitäten sind dabei aufgrund der alltäglichen Gegebenheiten im Vergleich zu den unteren Extremitäten „von Haus aus" bevorzugt.
    - Die Muskel- und Gelenkpumpe, jedoch zeitlich begrenzt auf die Dauer der (möglichst aktiven) Gelenkbewegungen.
    - Die Atmung, die allerdings die oberen Extremitäten dauerhafter und stärker beeinflußt als die unteren.
      Für eine gezielte Rückflußförderung ist eine Atemlenkung nötig.

11. Der lymphatische Rückstrom läßt sich vor allem durch folgende therapeutische Maßnahmen unterstützen:
    - Die Griffe der Manuellen Lymphdrainage.
      Die Manuelle Lymphdrainage wirkt über die Dauer der Griffeausführung hinaus und ist somit nachhaltiger als andere entstauende Maßnahmen.
    - Die Atmung zur Lymphflußsteigerung im Rumpfinneren.
      Die Atmung wirkt letztlich abstromverbessernd auf die unteren, mehr noch auf die oberen Extremitäten. Besonders zu bedenken ist die Auswirkung auf die Venenwinkelregion und damit auf den Übertritt des Lymphgefäßsystemes in das venöse System.
    - Die Muskel- und Gelenkpumpe, die sich jedoch lediglich auf die tiefen Extremitätenlymphgefäße nennenswert auswirkt.
      Besonders zu bedenken ist hier die besondere Wirkung auf die Lymphknotenansammlungen an den Extremitätenwurzeln, d.h. auf die Leistenregion und die Axilla einschließlich der Hals-Schultergürtelregion.

12. Gewebedruckerhöhend wirken sich vor allem aus:
    - Die Kompression, und zwar über einen langen Zeitraum und besonders wirksam in Kombination mit der Muskel- und Gelenkpumpe.
    - Die Muskel- und Gelenkpumpe besonders auf die tiefen Gefäße.
      In der Gelenkendstellung kommt die sog. Hautpumpe zum Tragen, und zwar auf die oberflächlichen Gefäße, jedoch wiederum intermittierend und begrenzt auf die Zeitabschnitte der aktiven Betätigung.
    - Impulsströme, motorisch schwellig dosiert durch intermittierende Spannungszu- und -abnahme vor allem auf intra- und periartikuläre Schwellungen.

13. Verteilend und „vermischend" in bezug auf die interstitiell befindliche Ödemzusammensetzung wirken sich aus:
    - Die Griffe der Manuellen Lymphdrainage.
    - Die Gelenk- und Muskelpumpe.
    - Impulsströme, motorisch schwellig dosiert.
      Auf diese Weise läßt sich gleichzeitig die Gewebedurchblutung nachhaltig steigern, wodurch sich Exsudate „verflüssigen".

Die **Abb. 2.179** zeigt die Entstauungsmöglichkeiten nochmals im Überblick, in **Tabelle 2.16** sind die Maßnahmen zusätzlich mit den einzelnen Ödemformen verknüpft.

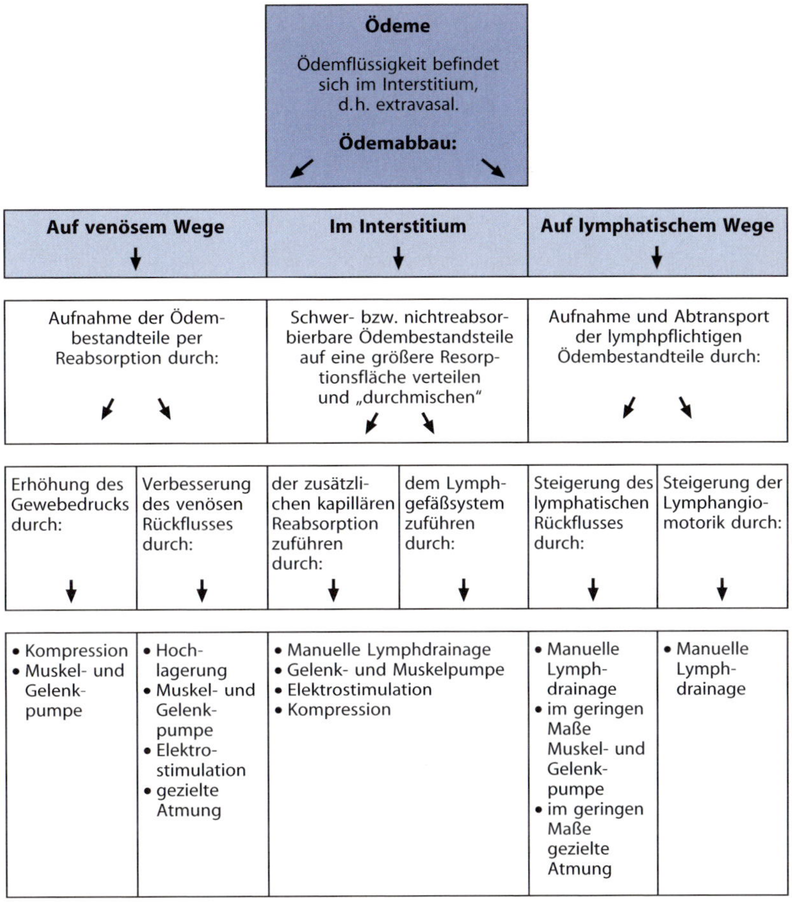

Abb. 2.179. Entstauungsmöglichkeiten im Überblick

Tabelle 2.16. Entstauende Maßnahmen in bezug auf verschiedene Ödemformen: Überblick

Ödemform	Entstauende Maßnahme							
	Manuelle Lymphdrainage	Kompressionstherapie	Muskel- und Gelenkpumpe	Elektrotherapeutische Resorptionsförderung	Atmung	(Hoch-) Lagerung	Kühlung	Temperaturansteigende Bäder
Posttraumatische Schwellung, konservativ versorgt	***	***	**	***	∅	** vor allem zur Schmerzminderung und aus prophylaktischen Gründen	** in der akuten Phase * im weiteren Verlauf KI als Langzeitanwendung	KI in der akuten Phase ** in der Nachbehandlung
Reizerguß	* vor- und nachbereitend zu elektrotherapeutischen Maßnahmen	∅ bzw. KI	** jedoch nur isometrisch	***	∅	** vor allem zur Schmerzminderung und aus prophylaktischen Gründen	** in der akuten Phase * im weiteren Verlauf KI als Langzeitanwendung	KI in der akuten Phase
Postoperative Schwellung	***	*	**	prinzipiell ***, jedoch meist nicht praktikabel	∅	** vor allem zur Schmerzminderung und aus prophylaktischen Gründen	** in der akuten Phase * im weiteren Verlauf KI als Langzeitanwendung	KI
Morbus Sudeck, akutes Stadium	**	KI	*** außerhalb der akutentzündlichen Phase	KI	∅	** vor allem zur Schmerzminderung und aus prophylaktischen Gründen	** falls Kälte toleriert wird; allerdings ohne wirkliche ödemvermindernde Wirkung	KI

Rheumatoide Arthritis/cP in der akuten Phase	** in der akuten Phase * in chronischen Phasen	KI in der akuten Phase, wenn schmerzverstärkend und lagerungsbehindernd	*** außerhalb der akutentzündlichen Phase	KI	∅	**vor allem als sog. „Funktionslagerung" zur Schmerzminderung und aus prophylaktischen Gründen	** falls Kälte toleriert wird; allerdings ohne wirkliche ödemvermindernde Wirkung	KI
Anfangsstadium der venösen Insuffizienz (CVI Stadium I)	∅ bzw. *	***	*** immer zusammen mit Kompression	∅	∅	***	∅ als entstauende Maßnahme ** als adjuvante Maßnahme bei Entzündungen	KI
Chronisch-venöse Insuffizienz/PTS der Stadien II und III	***	***	** immer zusammen mit Kompression	∅	**	**	∅ als entstauende Maßnahme ** als adjuvante Maßnahme bei Entzündungen	KI
Chronische Lymphabflußstörung	***	***	*** in Kombination mit Kompression	KI	** v.a. für* obere Extremitäten		∅ ** als adjuvante Maßnahme bei Entzündungen	KI
Schwangerschaftsödem	**	***	***	∅	**	***	∅	KI
Lipödem/Lipödem-Syndrom	**	**	**	∅	∅	*	∅	KI

2.10

Tabelle 2.16 (Fortsetzung)

Ödemform	Entstauende Maßnahme							
	Manuelle Lymphdrainage	Kompressionstherapie	Muskel- und Gelenkpumpe	Elektrotherapeutische Resorptionsförderung	Atmung	(Hoch-) Lagerung	Kühlung	Temperaturansteigende Bäder
Postapoplektisches Ödem	**	**	**	KI	∅	**	∅	KI bei zusätzlichen Zeichen der vegetativen Entgleisung ** ansonsten versuchsweise konsensuell
Kardiales Ödem	KI	KI	∅ da eher belastend	∅	∅	∅ für die Arme KI für die Beine *** Oberkörper	∅	*** als Armbäder zur Vorlastsenkung KI als Fußbäder!
Hypoproteinämisches Ödem	*	∅ bzw. * bei Schwellungen der Beine *** beim nephrotischen Syndrom zur Thromboseprophylaxe, da hohes Thromboserisiko	∅ bzw. * bei Schwellungen der Beine *** beim nephrotischen Syndrom zur Thrombosephrophylaxe, da hohes Thromboserisiko	∅	∅	***	∅	∅ bzw. KI bei ausgeprägter Niereninsuffizienz mit Beinschwellungen

* = kein hoher Stellenwert;
** = gut geeignet, vor allem in Kombination mit anderen Maßnahmen;
*** = besonders angezeigt;
∅ = keine Indikation, bedeutungslos;
KI = Kontraindikation

Literatur

Asdonk J (1966) Lymphdrainage, eine neue Massagemethode. Phys Med Rehab 7

Asdonk J (1976) Zur Wirkung und Indikation Manueller Lymphdrainage. Physiotherapie 67: 62–65

Asdonk J, Bartetzko-Asdonk C (1980) Diagnostik und Richtlinien zur physikalischen Therapie beim postmastektomischen, chronisch-progredienten Armlymphödem. Lymphol IV: 51–66

Barbey K (1984) Physiologie der peripheren Venen. In: Schneider W, Walker J (Hrsg) Kompendium der Phlebologie. Wolff & Sohn, München, S 141–208

Barbey K (1988) Physiologie und Pathophysiologie des Niederdrucksystems. Ödem Jahresband: 19–22

Bartetzko C (1980) Eine neue Grifftechnik zur wirksamen manuellen Behandlung von Lymphödemen im Ödemgebiet selbst. Physiotherapie 2 (Sonderdruck)

Berg D (1991) Nebenwirkungen nach brusterhaltender Therapie des Mammakarzinoms. Gynäkologische Praxis 1: 109–122

Bollinger A, Rutishauser W, Mahler F, Grüntzig A (1970) Zur Dynamik des Rückstromes aus der V. femoralis. Z Kreislaufforsch 59: 963–971

Boris M, Weindorf S, Lasinski BB (1998) The risk of genital edema after external pump compression for lower limb lymphedema. Lymphology 31: 15–20

Brenke R, Seewald A (1992) Vegetativer Tonus bei manueller Lymphdrainage. Lymphologica Jahresband: 90–91

Brenke R, Siems W (1996) Adjuvante Therapie beim Lymphödem. Z Lymphol 1: 25

Bringezu G, Schreiner O (1997) Die Therapieform Manuelle Lymphdrainage, 5. Aufl. Ebert, Lübeck

Davies PM (Hrsg) (1995) Hemiplegie. Springer, Berlin Heidelberg New York Tokyo, S 254–270

Deri G (1986) Das Druckwellen-Therapiegerät – Eine wertvolle Hilfe bei der Behandlung des Lymphödems. Physiotherapie 77: 354–356

Diehm C, Allenberg JR, Nimura-Eckert K (1999) Farbatlas der Gefäßkrankheiten. Springer, Berlin Heidelberg New York Tokyo

Drexel H, Hildebrandt G, Schlegel KF, Weimann G (Hrsg) (1990) Physiologische Grundlagen, Thermo- und Hydrotherapie, Balneologie und medizinische Klimatologie, Bd 1: Physikalische Medizin. Hippokrates, Stuttgart

Eder K (1998) Rehabilitation und Physiotherapie im Fußball. Dtsch Z Sportmed 49: 198–203

Ehrenberg H, von Ungern-Sterenberg A (1987) Krankengymnastik bei peripheren Gefäßerkrankungen. Pflaum, München

Fischer H (1984) Kompression. In: Schneider W, Walker J (Hrsg) Kompendium der Phlebologie. Wolff & Sohn, München, S 371–386

Földi E, Földi M (1993) Hypoproteinämische Ödeme. In: Földi M, Kubik S (Hrsg) Lehrbuch der Lymphologie, 3. Aufl. G. Fischer, Stuttgart, S 332–335

Földi M, Kubik S (Hrsg) (1993) Lehrbuch der Lymphologie, 3. Aufl. G. Fischer, Stuttgart

Galic T, Schreiner O (2000) Elektrotherapie – systematisch angewandt. Springer, Berlin Heidelberg New York Tokyo (Rehabilitation und Prävention, Bd 47)

Gallenkemper G, Rabe E, Kreysel HW (1996) Venöser Abfluß bei passiver Kompression verschiedener Fuß- und Unterschenkel-Regionen sowie bei aktiver und passiver Dorsalextension im Sprunggelenk. Phlebol 25: 89–94

Göltner E, Gass P (1989) Änderung der Extremitätenvolumina durch Kompressionsstrümpfe. Lymphologica Jahresband: 101–103

Gültig O (1988) Manuelle Lymphdrainage – eine Methode, eine Lehre? Physikalische Therapie 9/3: 141

Hahn v Dorsche H, (1983) Voss Herlinger – Taschenbuch der Anatomie, 17. Aufl. G. Fischer, Stuttgart

Herberhold C, May R (1996) Erhöht sich das Risiko einer Fernmetastasierung von Kopf- und Halstumoren nach Manueller Lymphdrainage? Lymphologica Jahresband: 86–90

Herbertz U (1996) Manuelle Lymphdrainage und Tumorzellverschleppung sowie Kompressionstherapie von Ödemen bei AVK. Lymphol 20: 92–95

Hirnle E, Hirnle P (1986) Metastasenförderung durch Massage? – Eine tierexperimentelle Studie. Ödem Jahresband: 120–123

Hohlbaum GG (1987) Zur Geschichte der Kompressionstherapie, Phlebologie und Proktologie. Schattauer, Stuttgart

Holzberger E (1989) Ergebnisse der intensivierten Lymphdrainage mit dem HIVAMAT 200 Deep Oscillation nach verschiedenen chirurgischen Eingriffen und Erkrankungen/Verletzungen. (Ausarbeitung, Neustadt an der Aisch)

Hutzschenreuter P, Mörler H, Brümmer H (1986) Manuelle Lymphdrainage vor und nach Lymphknotenexstirpation. Ödem Jahresband: 92–97

Hutzschenreuter P, Brümmer H (1986) Lymphangiomotorik und Gewebedruck. Lymphol X/2: 55–57

Hutzschenreuter P, Ehlers H (1986) Die Einwirkung der Manuellen Lymphdrainage auf das Vegetativum. Lymphol X/2: 58–60

Hutzschenreuter P, Ehlers H (1988) Bindegewebsmassagen versus manuelle Lymphdrainage nach Dr. Vodder beim AVK-Stadium IIa nach Fontaine. Z Phys Med Baln, Med Klim 17: 339

Hutzschenreuter P, Brümmer H, Ebberfeld K (1989) Experimentelle und klinische Untersuchungen zur Wirkungsweise der manuellen Lymphdrainage-Therapie. Lymphol XIII: 62–64

Hutzschenreuter P, Mörler H, Brümmer H (1988) Wirkung der Einhand-Effleurage und der manuellen Lymphdrainage auf interstitiellen Flüssigkeitsdruck und Lymphangiomotorik in der postoperativen Phase – Eine experimentelle Studie. Ödem Jahresband: 155–157

Kern H (1994) Elektrostimulation im Sport und in der Rehabilitation. Dissertation, Universität Wien

Knorz S, Heimann KD, Tiedjen KU (1995) Die Haut: Lymphatisches Transportorgan? Kongreßband Lymphologica: 170–175

Krauss H (1990) Hydrotherapie, 5. Aufl. Volk und Gesundheit, Berlin

Kubik S (1993) Anatomie des Lymphgefäßsystems. In: Földi M, Kubik S (Hrsg) Lehrbuch der Lymphologie, 3. Aufl. G. Fischer, Stuttgart

Kuhnke E (1975) Die physiologischen Grundlagen der Manuellen Lymphdrainage. Physiotherapie 12

Kuhnke E (1976) Volumenbestimmung aus Umfangmessung. Folia Angiologica XXIV: 228–232

Kuhnke E (1977) Erfahrungen mit der Manuellen Lymphdrainage. Lymphol I: 34–43

Lippert H (1993) Lehrbuch der Anatomie, 3. Aufl. Urban & Schwarzenberg, München

Marshall M (1987) Praktische Phlebologie. Springer, Berlin Heidelberg New York Tokyo

Mislin H (1961) Experimenteller Nachweis der autochtonen Automatie der Lymphgefäße. Experientia 17: 29–30

Mörl H (1983) Gefäßkrankheiten in der Praxis. Edition Medizin, Basel

Netter FH (1994) Atlas der Anatomie des Menschen. Novartis, Basel

Preisler V, Hagen R, Hoppe F (1996) Nimmt durch die Manuelle Lymphdrainage die Inzidenz lokoregionärer Rezidive bei therapierten Kopf-Hals-Tumoren zu? Lymphologica Jahresband: 63

Putz R, Pabst R (Hrsg) (1993) Sobotta – Atlas der Anatomie des Menschen, 20 Aufl. Urban & Schwarzenberg, München

Rieger H, Schoop W (Hrsg) (1998) Klinische Angiologie. Springer, Berlin Heidelberg New York Tokyo

Rogge H (1993) Physikalische Therapie bei Krebspatienten. Lymphol 17: 30–35

Rogge H (1994) Neurodermitis. (Unveröffentlicher Vortrag auf dem 18. Jahreskongreß der Deutschen Gesellschaft für Lymphologie in Frankfurt a. Main)

Rusnyák I, Földi M, Szabó G (1969) Lymphologie – Physiologie und Pathologie der Lymphgefäße und des Lymphkreislaufes, 2. Aufl. G. Fischer, Stuttgart

Salitter S (1990) Vergleich zwischen HIVAMAT 200® Deep Oscillation und der manuellen Lymphdrainage in der Behandlung von Lymphödemen. (Ausarbeitung an der Bezirksfachklinik für Lungenkrankheiten und Tuberkulose Beelitz-Heilstätten)

Schad H (1996) Physiologie der Lymphbildung und der Lymphströmung. Phlebologie 25: 213–221

Schmidt RF, Thews G (Hrsg) (1997) Physiologie des Menschen, 27. Aufl. Springer, Berlin Heidelberg New York Tokyo

Schmitz R (1988) Grundlagen der Kompressionstherapie. Ödem Jahresband: 115–119

Schneider W, Walker J (Hrsg) (1984) Kompendium der Phlebologie. Wolff & Sohn, München

Schumacher GH, Kubota K (1989) Oberflächen-Anatomie des Menschen. Ueberreuter, Wien

Staubesand J (1984) Zur systematischen, funktionellen und praktischen Anatomie der Venen des Beines. In: Schneider W, Walker J (Hrsg) Kompendium der Phlebologie. Wolff & Sohn, München, S 9–140

Staudinger P (1991) Kompression „Zug um Zug“ – Praktische Wickelanleitung. Beiersdorf Medical Bibliothek, Hamburg

Strössenreuter R (1995) Physikalische Maßnahmen bei Venenerkrankungen – Spezielle Aspekte der Prophylaxe und Therapie. In: Lymphologica Jahresband. Kagerer Kommunikation, 110–113

Thoma H (1995) Kompressionsbandage im Rahmen der KPE des Lymphödems unter besonderer Berücksichtigung sekundärer Gewebsveränderungen. Kongreßband Lymphologica: 164–166

Tillmann B (1987) Rauber/Kopsch Anatomie des Menschen, Bd I: Bewegungsapparat. Thieme, Stuttgart

Vodder E (1936) Le drainage lymphatique. Santé pour tous, 1ère brochure, Paris

Vodder E (1970) Die manuelle Lymphdrainage ad modum Vodder. Instruktionsheft und Behandlungstafeln. Eigenverlag

Vodder E (1983) Die technische Grundlage der manuellen Lymphdrainage. Physikalische Therapie 4:17–18

Waldner-Nilsson B (Hrsg) (1997) Ergotherapie in der Handrehabilitation, Bd 1. Springer, Berlin Heidelberg New York Tokyo

Weissleder H (1964) Röntgenkinematische Untersuchungen des menschlichen Ductus throacicus. Fortschr Röntgenstr 100: 435–440

Weissleder H (1964) Lymphographische Untersuchungen zur Physiologie und Pathophysiologie des menschlichen Ductus thoracicus. Habilitationsschrift, Universität Freiburg

Weissleder H (1998) Grundsätzliches zur Kompressionsstrumpfversorgung. Lymph Forsch 2: 45–50

Werner GT, Goede G (1990) Mögliche Indikationen der manuellen Lymphdrainage. Lymphologica Jahresband: 129–131

Wingerden BAM van (1991) Wundheilung (Skript der International Academy for Sportscience)

Wingerden BAM van (1992) Eistherapie – kontraindiziert bei Sportverletzungen? Leistungssport 2: 5–8

Winiwarter A von (1892) Elephantiasis. In: Deutsche Chirurgie. Enke, Stuttgart

Witsch L (1980) Thrombo-Embolie-Prophylaxe ohne Antikoagulantien. Swissme 2 (Sonder-Nr. 4a): 41–43

Sachverzeichnis

A

B

C

D

E

L

M

N

O

T

U

V

W

Z